Terapéutica en Medicina Interna
Tomo II

Agustín **Caraballo Sierra**
Marcos **Troccoli Hernández**

Terapéutica en Medicina Interna
Tomo II

Título de la obra: **Terapéutica en Medicina interna**
Tomo II

Editores: José Agustín **Caraballo Sierra**, MD,PhD, Internista. Profesor de Medicina. Universidad de Los Andes. Mérida-Venezuela,
Marcos **Troccoli Hernández,** MD, FACP, Médico internista. Director del postgrado de Medicina Interna. Hospital General del Este "Dr. Domingo Luciani". Caracas - Venezuela
Coeditores: José R. **Cedeño Morales,** MD. Internista - Infectólogo. Profesor de Medicina. Universidad Centro Occidental Lisandro Alvarado. Barquisimeto-Venezuela.
Adrianna **Bettiol M.** MD, Internista. Profesor de Medicina. Universidad de Los Andes. Extension San Cristóbal, estado Táchira - Venezuela.

Colección: Ciencias de la Salud
Serie: Medicina
1ª edición. 1991
2ª edición. 1995
3ª edición. 2004
1ª reimpresión de la 3ª edición. Corregida y actualizada. 2005
4ª edición. 2015

Hecho el depósito de ley
Depósito legal LF ME2016000019
ISBN-13: 978-1543192018
ISBN-10: 1543192017

A los estudiantes de medicina, a los médicos noveles
y a nuestros pacientes, que nos enseñan diariamente
sobre las enfermedades. Al pilar omnipresente de la familia.

Al doctor *Carlos Chalbaud Zerpa* (+), pionero de esta
Terapéutica en Medicina Interna y ejemplo
para las futuras generaciones de escritores médicos.

Hoy en día poseemos instrumentos de precisión en número cada vez mayor, con los cuales nosotros y nuestros asistentes del hospital, a un costo no revelado, hacemos pruebas y observaciones. En su gran mayoría, estas son simplemente suplementarias y de ningún modo comparables al estudio cuidadoso del enfermo cuando lo lleva a cabo un observador sutil que sabe emplear sus ojos, oídos, dedos y unos pocos instrumentos auxiliares.

Harvey Cushing (1869-1939)

COLABORADORES

ARNALDO ACOSTA. Médico endocrinólogo. Profesor de Medicina. Universidad Nacional Experimental Francisco de Miranda. Coro. Estado Falcón

ZAIDA ALBARRACÍN. Médico gastroenterólogo. Oregon Health Sciences University. Or, USA.

HILARIÓN ARAUJO UNDA. Médico neurólogo. Profesor de la Facultad de Medicina de la Universidad de Los Andes. Coordinador del Postgrado y jefe de la unidad de Neurología del Hospital Universitario de Los Andes. Coordinador del Programa de Movimientos Anormales y de Neurología. Mérida. Estado Mérida.

TRINO BAPTISTA. Médico psiquiatra. Profesor titular jubilado. Departamento de Fisiología de la Facultad de Medicina. Universidad de Los Andes. Mérida. Estado Mérida.

RAFAEL BARILLAS ARAUJO. Médico internista. Docente del postgrado de Medicina Interna del Hospital Central de la Fuerza Armada Nacional "Dr. Carlos Arvelo". Caracas.

LUISA BETANCOURT DE ADARMES ✝. Médico internista reumatólogo. Profesora de la Universidad de Los Andes. Instituto Autónomo Hospital Universitario de Los Andes. Mérida. Estado Mérida.

ADRIANNA A. BETTIOL MENEGALDO. Médico internista. Profesora de la Universidad de Los Andes. Hospital Central. San Cristóbal. Estado Táchira.

MORELLA BOUCHARD. Médico internista inmunólogo clínico. Profesora de la Universidad de Los Andes. Instituto de Inmunología Clínica. Mérida. Estado Mérida.

571

MARÍA OLGA BRAVO ACOSTA. Médico internista neumonólogo. Profesora de la Universidad Nacional Experimental Francisco de Miranda. Coro. Estado Falcón.

MANUEL CAMEJO. Médico internista endocrinólogo. Docente de la Escuela de Medicina "Doctor Luis Razetti" (UCV). Hospital Universitario de Caracas.

JOSÉ AGUSTÍN CARABALLO SIERRA. Profesor titular emérito en la Facultad de Medicina de la Universidad de Los Andes. Médico internista adjunto ad honorem de la Unidad de Medicina Interna del Hospital Universitario de Los Andes. Mérida. Estado Mérida.

YOHAMA CARABALLO ARIAS. Médico especialista en Medicina Ocupacional. Profesora agregada de la Universidad Central de Venezuela. Caracas-Venezuela

CARLOS GUILLERMO CÁRDENAS D. Jefe del Postgrado de cardiología. Profesor de la Universidad de Los Andes.

JOSÉ R. CEDEÑO MORALES. Médico internista infectólogo. Profesor del Dpto. de Medicina. Decanato de Medicina de la Universidad Centrooccidental Lisandro Alvarado (UCLA). Barquisimeto. Lara.

JORGE A. CEDEÑO TABORDA. Médico endocrinólogo coordinador de la sección de Endocrinología Ginecológica del Centro de Investigaciones UNILIME. Hospital Universitario "Dr. Ángel Larralde" Coordinador de la Consulta de Osteoporosis en Hombre (UNILIME). Valencia. Estado Carabobo.

NATHALIE CHACÓN FONSECA. Médico inmunólogo. Profesora de la Universidad Central de Venezuela. Escuela "Luis Razetti". Sección de Geohelmintiasis. Instituto de Medicina Tropical. Caracas.

JOSÉ LUIS CEVALLOS G. Médico internista endocrinólogo. Profesor de Clínica Médica. Escuela de Medicina Luis Razetti. Universidad Central de Venezuela. Caracas.

MARÍA MAGDALENA CIERCO DE GUTIÉRREZ. Doctora en Ciencias Fisiológicas. Profesora titular de la Unidad Curricular de Farmacología. Universidad Nacional Experimental Francisco de Miranda. Coro. Estado Falcón.

RAMEZ CONSTANTINO CHAHIN. Médico internista adjunto al servicio de Medicina Interna del Hospital Universitario "Dr. Ángel Larralde". Profesor del Pregrado y Postgrado. Universidad de Carabobo. Valencia. Estado Carabobo.

ADALGIS DÁVILA. Médico Psiquiatra. Profesor de Medicina. Universidad de Los Andes. Mérida - Venezuela

CARMEN JULIA DELGADO MOSQUERA. Médico internista neumonólogo. Adjunta al departamento de Medicina Interna del Hospital General del Este "Dr. Domingo Luciani". IVSS. Caracas.

YANETT L. FLORES T. Médico gastroentérologo. Hospital Universitarario de Los Andes. Profesora de la Facultad de Medicina de la Universidad de los Andes.Mérida - Venezuela

ORLANDO FLORES VIELMA. Profesor de neumología. Extensión Guanare. Universidad de Los Andes.

ANTONIO FRANCO USECHE. Médico internista. Profesor del postgrado de Medicina Interna de la Universidad Centrooccidental Lisandro Alvarado (UCLA). Adjunto al servicio de Emergencia del Hospital Universitario "Dr. Antonio María Pineda". Barquisimeto. Estado Lara.

ABDEL FUEMAYOR. Médico cardiólogo electrofisiólogo. Profesor titular del Instituto de Investigaciones Cardiovasculares "Dr. Abdel M. Fuenmayor P". Hospital Universitario de Los Andes. Mérida. Estado Mérida.

CARLOS GAÍNZA. Médico internista gastroenterólogo. Clínica Albarregas. Mérida. Estado Mérida.

NELSY C. GONZÁLEZ. Médico cardiólogo. Profesora de la Universidad de Los Andes. Mérida Venezuela.

YORLY GUERRERO. Médico internista endocrinólogo. Hospital Universitario de Los Andes. Mérida. Estado Mérida.

SHIRLEY NATTY GÜIPE GARCÍA. Médico nefólogo. Servicio de Nefrología en la unidad de Diálisis del Complejo Hospitalario Ruiz y Páez. Ciudad Bolívar. Bolívar.

LUIS ARTURO GUTIÉRREZ GONZÁLEZ. Médico internista reumatólogo. Servicio de Reumatología del Hospital Universitario de Caracas. Centro Nacional de Enfermedades Reumáticas (CNER). Caracas. Venezuela.

LUISA FERNANDA GUZMÁN MOLANO. Neurólogo del Hospital Militar Central. Universidad Militar de Nueva Granada. Bogotá. Colombia.

CARLOS HENRÍQUEZ. Médico internista nefrólogo. Profesor al servicio de Nefrología, Diálisis y Trasplantes. Hospital Universitario de Maracaibo. Universidad del Zulia. Maracaibo. Estado Zulia.

FRANCISCO LOPEZ. Profesor y jefe del servicio de oncología del Hospital Universitario de Los Andes.

VÁNEL RAFAEL MACHUCA. Médico internista. Profesor de Clínica Médica y Postgrado en Medicina Interna. Universidad Centrooccidental Lisandro Alvarado (UCLA). Adjunto al Servicio de Medicina Interna del Hospital Universitario Dr. Antonio María Pineda. Barquisimeto. Estado Lara.

CRISPÍN MARÍN VILLALOBOS. Médico internista nefrólogo. Profesor de la Universidad del Zulia. Departamento de Diálisis. Maracaibo. Estado Zulia.

MELANIA MARÍN. Médico internista. Profesora del Departamento de Medicina. Universidad de Oriente (UDO). Ciudad Bolívar. Estado Bolívar.

PEDRO LUIS MÁRQUEZ. Médico internista. Docente del postgrado en Medicina Interna. Hospital Central de la Fuerza Armada Nacional "Dr Carlos Arvelo". Caracas. Venezuela.

MARÍA DEL PILAR MATEO. Médico internista en Salud y Desarrollo del Adolescente. Profesora del Hospital Universitario "Dr. Ángel Larralde". Universidad de Carabobo. Valencia. Estado Carabobo.

OMAIRA MILELLA. Médico dermatólogo. Policlínica Santiago de León. Caracas. Venezuela.

JOSÉ EUGENIO MONTILLA. Profesor jubilado de la Clínica Médica, y de postgrado de Medicina Interna en la Universidad Centrooccidental Lisandro Alvarado (UCLA). Medicina Interna del Hospital Universitario "Dr. Antonio María Pineda". Barquisimeto. Estado Lara.

JOSÉ ERNESTO MORO GUÉDEZ. Médico internista. Profesor de Postgrado de la UCLA. Monitor R3. Barquisimeto. Estado Lara.

FRANCIA MOY. Médico internista e infectólogo. Docente del postgrado en Medicina Interna del Hospital Central de la Fuerza Armada Nacional "Dr. Carlos Arvelo". Caracas.

DIORELIS MUJICA SALAZAR. Médico internista. Hospital Domingo Luciani. Caracas.

ERIK E. MUÑOZ RODRÍGUEZ. Médico neurocirujano. Hospital Militar Central. Profesor de pre y postgrado de la Universidad Militar Nueva Granada y Clínica Universidad de la Sabana. Bogotá. Colombia.

ALIDA M. NAVAS C. Médico internista. Profesora de la Universidad de Oriente (UDO). Ciudad Bolívar. Estado Bolívar.

ALBERTO NOGUERA. Médico internista reumatólogo y doctor en Medicina. Profesor de la Universidad de Los Andes y fundador de la Unidad de Reumatología de Mérida (HULA). Master of Rheumatology, PANLAR 2012. Mérida. Estado Mérida.

CARLOS OBERTO. Médico internista. Postgrado de Medicina Interna. Hospital Central de la Fuerza Armada Nacional "Dr. Carlos Arvelo". Caracas. Venezuela

ALFONSO OSUNA CEBALLOS. Profesor titular emérito de la Facultad de Medicina. Universidad de Los Andes. Mérida. Estado Mérida.

ÁNGELA OTERO VILLANUEVA. Médico internista. Adjunta al departamento de Medicina Interna del Hospital General del Este "Dr. Domingo Luciani". El Llanito. Caracas.

ÉRIK PÁEZ. Médico dermatólogo. Adjunta al Servicio de Dermatología Instituto de Biomedicina, Hospital Vargas de UCV. Caracas.

ALBERTO PAIBA RIVODÓ. Médico internista. Profesor de postgrado. Hospital Central de la Fuerza Armada Nacional "Dr. Carlos Arvelo". Caracas- Venezuela

GENOVEVA PEDRIQUE. Medico internista - Endocrinólogo. Postgrado en Endocrinología. Universidad de Los Andes. Hospital Universitario de Los Andes. Mérida. Estado Mérida.

ANA ZULLYS PIÑA BUENO. Médico internista. Profesora de la Unidad Curricular Práctica Médica I. Profesora agregada de Medicina. Universidad Nacional Experimental Francisco de Miranda. Coro. Estado Falcón.

MAGALY QUIÑONES. Médico internista. Hospital Universitario de Los Andes. Profesora de la Universidad de Los Andes. Mérida. Estado Mérida.

ROBIN RADA ESCOBAR. Médico internista neumólogo y jefe del servicio de Medicina Interna. Hospital Militar Central de Colombia. Coordinador académico de pre y postgrado en Medicina Interna. Universidad Militar de Nueva Granada. Bogotá. Colombia.

CLARA ISABEL RAMÍREZ. Médico neurólogo del Hospital Universitario de los Andes. Profesora de la Universidad de Los Andes. Mérida. Estado Mérida.

IVAN RIVAS. Internista - gastroenterólogo. Profesor de la Universidad de Los Andes

MARIO SALVADOR RIVERA PROSPERI. Médico infectólogo. Profesor de la Escuela de Ciencias de la Salud. Universidad de Oriente. Ciudad Bolívar. Estado Bolívar.

HILDEBRANDO ROMERO SANDOVAL. Médico hematólogo. Profesor de la Facultad de Medicina en la Universidad de los Andes. Jefe de la unidad de Hematología del Hospital Universitario de los Andes. Mérida. Estado Mérida.

NATILSE RONDÒN LÀREZ. Médico dermatólogo. Clínica Santa Sofia. Caracas.

ANTONIO JOSÉ RONDÒN LUGO. Médico dermatólogo. Profesor emérito del Instituto de Biomedicina. Universidad Central de Venezuela. Cátedra de Dermatología. Escuela Vargas. Clínica Santa Sofía. Caracas

MIGUEL RONDÒN NUCETE. Médico nefrólogo. Profesor de la Facultad de Medicina de la Universidad de los Andes. Adjunto de la Unidad de Nefrología del Hospital Universitario de los Andes.

VIRGINIA SALAZAR MATOS DE SILVA. Médico internista. Especialista en Patología Médica del Embarazo. Adjunta docente del postgrado de Medicina Interna del Hospital Central de la Fuerza Armada Nacional "Dr. Carlos Arvelo". Caracas. Venezuela.

MARISOL SANDOVAL DE MORA. Médico internista infectólogo. Profesora de la Escuela de Ciencias de la Salud. Universidad de Oriente. Ciudad Bolívar. Estado Bolívar.

JAMES YURGAKY SARMIENTO. Médico internista. Servicio de Medicina Interna de la Universidad Militar Nueva Granada. Bogotá. Colombia

OLGA SILVA DE CASTRO. Médico gastroenterólogo. Coordinadora del Postgrado de Gastroenterología. Centro de Control de Cáncer Gastrointestinal "Dr. Luis E. Anderson". San Cristóbal. Estado Táchira.

LUIS SOSA. Médico internista. Coordinador docente del Hospital Periférico de Catia.

LUIS ENRIQUE SOTO. Médico internista adjunto al Departamento de Medicina. Profesor de Medicina. UNEFM. Coro. Estado Falcón.

DAYANA STOJAKOVIC S. Médico Cardiólogo. Egresada del Instituto de Cardiología. Universidad de Los Andes. Mérida - Venezuela

LILIANA SUÀREZ B. Médico internista adjunta al servicio de Medicina Interna. Módulo B del Hospital General del Este "Dr. Domingo Luciani". El Llanito, Caracas.

MARCOS TROCCOLI HERNÀNDEZ. Médico internista. Director del postgrado de Medicina Interna. Hospital General del Este "Dr. Domingo Luciani". El Llanito. Caracas.

EMERSON USECHE. Médico internista gastroenterólogo. Profesor de la Universidad Centrooccidental Lisandro Alvarado (UCLA). Profesor del postgrado de Gastroenterología. Servicio de Gastroenterología del Hospital Universitario Dr. Antonio María Pineda. Barquisimeto. Estado Lara.

MARÍA A. VARGAS. Médico internista. Postgrado de Medicina Interna. Hospital Universitario "Dr. Alfredo van Grieken". Universidad Nacional Experimental Francisco de Miranda. Coro. Estado Falcón.

OLGA VIVAS. Médico internista. Colaborador docente del postgrado de Medicina Interna. Hospital Universitario "Dr. Alfredo Van Grieken". Universidad Nacional Experimental Francisco de Miranda. Coro. Estado Falcón.

OLGA ZERPA. Médico dermatólogo. Coordinadora de la sección de Leishmaniasis en el Instituto de Biomedicina. Ministerio de Salud. UCV. Caracas.

ÍNDICE GENERAL

TOMO II

TOMO III

INTRODUCCIÓN

Nuestro quehacer cotidiano en las salas de hospitalización, la experiencia adquirida en el consultorio, una cuidadosa revisión bibliográfica y el asesoramiento de especialistas, han permitido la realización de esta obra, en cuya elaboración se tuvieron en cuenta los siguientes y muy definidos objetivos:

1. Contenido actualizado, abreviado y pragmático
2. Ajuste a las condiciones epidemiológicas del ambiente tropical
3. Orientado a la terapéutica, con diferentes alternativas válidas y cónsonas con la realidad socioeconómica de nuestros países
4. Uniformidad de conceptos y semántica, criterios diagnósticos y terapéuticos
5. Se prescindió de controversias, hipótesis y especulaciones científicas que entorpecen la noble idea de ofrecer conceptos claros
6. Se excluyeron enfermedades que por su naturaleza, escasa frecuencia y difícil manejo corresponden al campo de las subespecialidades

Es nuestro deseo que esta obra constituya un valioso aporte para el ejercicio de nuestra profesión.

Los autores

4

ENDOCRINOLOGÍA

ESTADOS HIPERTIROIDEOS

Luis Enrique Soto

INTRODUCCIÓN

El término *tirotoxicosis* se refiere a las manifestaciones clínicas, bioquímicas y fisiológicas derivadas del exceso de hormonas tiroideas en los tejidos e *hipertiroidismo* a las manifestaciones clínicas derivadas *exclusivamente* de la hiperproducción hormonal por la glándula tiroides (hipertiroidismo primario, secundario y terciario). La prevalencia de la enfermedad es aproximadamente del 1,9% en la mujeres adultas y del 0,16% en los hombres adultos.

Causas de tirotoxicosis

Tirotoxicosis por hiperfunción primaria (hipertiroidismo primario)

1. Enfermedad de Graves-Basedow
2. Bocio multinodular tóxico
3. Adenoma tóxico
4. Hipertiroidismo yodo inducido (Basedow yódico o Jod- Basedow)
5. Metástasis de cáncer tiroideo funcionante

Tirotoxicosis por hiperfunción secundaria (hipertiroidismo secundario)

1. Adenoma hipofisario secretor de TSH
2. Tumor troblástico

Tirotoxicosis sin hiperfunción tiroidea

1. Tiroiditis subaguda

2. Tirotoxicosis facticia

3. Tiroiditis indolora "silenciosa", con tirotoxicosis transitoria

4. Tejido tiroideo ectópico

5. Amiodarona

El hipertiroidismo asociado a enfermedades malignas de la glándula tiroides se observa en el carcinoma folicular de la glándula y sus metástasis cuando son funcionantes. El tratamiento consiste en la extirpación quirúrgica del tumor, seguida de dosis altas de I^{131} 100 a 200 milicuries VO.

El diagnóstico de tirotoxicosis se hace con la demostración del exceso de hormonas en la circulación. Los hallazgos bioquímicos se caracterizan por una TSH suprimida (VN= 0.5 - 4.7 mU/L) y elevación sérica de la T_3 y T_4 libres (VN= T_3 L= 1.4 a 4.2 pg/ml o 3 a 8 pmol/L. T_4 L= 0.7 a 1. 2 ng/dl o 9 a 20 pmol/L por el método RIA). Una vez diagnosticada la tirotoxicosis es importante identificar la causa que la produce, ya que el tratamiento es distinto en cada una de ellas. Es importante reconocer algunas variantes de tirotoxicosis.

T_3 **toxicosis.** Se caracteriza por una TSH suprimida, T_3 L elevada y T_4 L normal. Con frecuencia se encuentra este patrón al inicio de la tirotoxicosis cuando aún hay poca sintomatología, sobre todo en el Graves-Basedow y el adenoma tóxico. También es característico de la ingesta de T_3 y algunos fármacos antitiroideos.

T_4 **toxicosis.** Cursa con una TSH suprimida, T_4 elevada y T_3 L normal. Este patrón se encuentra en pacientes con tirotoxicosis y enfermedad no tiroidea concurrente debida a un descenso en la conversión periférica de T_4 a T_3.

Hipertiroidismo subclínico. Se caracteriza por presentar niveles normales de T_4 L y T_3 L con una TSH baja o suprimida.

Tiroiditis subaguda con bocio e ingesta de hormonas tiroideas sin bocio. Se produce una tirotoxicosis con captación de yodo radioactivo disminuido.

BOCIO DIFUSO TÓXICO O ENFERMEDAD DE GRAVES-BASEDOW

Es la causa más frecuente de hipertiroidismo; parece tener una predisposición genética familiar con herencia autosómica recesiva. Puede aparecer a cualquier edad, pero es más frecuente en las mujeres en la tercera y cuarta década de la vida; generalmente se desencadena en forma brusca por situaciones estresantes. La enfermedad tiene un curso errático e impredecible, con remisiones espontáneas y duración variable; son frecuentes las exacerbaciones, inclusive bajo tratamiento con drogas antitiroideas. Es una enfermedad autoinmune que se caracteriza por la presencia en el suero de *inmunoglobulina estimuladora de la tiroides* (TSI), generada en la glándula tiroides, médula ósea y ganglios linfáticos, y que actúa como estimulante de la glándula tiroides. Otros antígenos implicados son la *peroxidasa tiroidea (TPO),* que genera anticuerpos anti-TPO (antimicrosomales) *y la tiroglobulina (TG)* con anti-TG. Se han descrito factores ambientales como el estrés, las infecciones (virus de la influenza B, *Yersinia enterocolítica* y el virus de la hepatitis C), el uso del yodo, el estrés y el tabaco. Junto a las manifestaciones de tirotoxicosis, son relevantes el bocio, el exoftalmos, el mixedema pretibial y la acropaquia.

El bocio es simétrico, difuso, generalmente grado I o II, a veces se palpa un frémito y se ausculta un soplo sobre la glándula debido a la gran vascularización. Los trastornos cardiovasculares están dados por un pulso saltón, hipertensión arterial con aumento de la presión arterial diferencial, taquicardia y soplos cardíacos. Cuando el hipertiroidismo es severo puede cursar con insuficiencia cardíaca de alto gasto, trastornos del ritmo (extrasístoles auriculares y/o ventriculares multifocales, fibrilación auricular paroxística o permanente) y edema agudo del pulmón. Existen las siguientes manifestaciones clínicas:

Alteraciones neuropsiquiátricas: inquietud psicomotora, insomnio, ansiedad, apatía, incapacidad para la concentración mental o intelectual, inestabilidad del humor y cuadros depresivos y psicóticos. *Hiperactividad vegetativa-simpática*: temblor fino de las manos, retracción palpebral y fenómenos vasomotores

Alteraciones de la piel y los anexos: piel húmeda, sudorosa, caliente, con dermografismo excesivo, vitiligo o hiperpigmentación en zonas orbitarias, genital, anal y en zonas expuestas al roce; las uñas son quebradizas, con onicolisis (se desprenden fácilmente) y el cabello se cae con facilidad. El mixedema pretibial o dermatopatía pretibial son tumefacciones induradas de tamaño y coloración diversa, que dan el aspecto de "piel de naranja". La acropaquia consiste en el engrosamiento de los dedos de la mano y pies en forma de palillo de tambor debido a una osteoartropatía hipertrófica no dolorosa.

Alteraciones músculoesqueléticas: debilidad muscular y miopatía crónica atrófica

Manifestaciones gastrointestinales: apetito exagerado con pérdida de peso, a veces de aparición repentina; aclorhidria, esteatosis hepática, alteración de las pruebas del funcionalismo hepático, tránsito intestinal acelerado con diarrea y un síndrome de malabsorción intestinal

Alteraciones de la función renal: aumento de la filtración glomerular con poliuria

Alteraciones del aparato reproductor: retrasos menstruales, amenorrea, infertilidad con alteración de la secreción de LH y FSH; en el hombre ginecomastia e impotencia *coeundi*, con niveles altos de estrógenos

*Globos oculares***:** exoftalmos o protrusión de los globos oculares fuera de la cavidad orbitaria como consecuencia del aumento del tejido retrocular; en este aumento cumple un papel fundamental la miastenia importante de los músculos oculomotores y la estasia venosa del tejido retrocular. Cuando el exoftalmos es grave ("maligno") produce paresia de los músculos oculares, diplopía, propulsión ectrópica de la conjuntiva, cierre insuficiente de los párpados (lagoftalmos), queratitis, úlcera de la córnea y ceguera. El exoftalmos mejora muchas veces en forma espontánea después de la remisión de la tirotoxicosis, y en otras se agrava; sin embargo, la evolución del oftalmopatía lleva un curso independiente del hipertiroidismo. En pacientes con reserva tiroidea limitada puede existir una enfermedad de Graves-Basedow eutiroidea, expresada solamente por una oftalmopatía activa y progresiva.

Alteraciones metabólicas: aumento de las oxidaciones celulares, aumento del metabolismo basal, aceleración de la glucogenolisis hepática, disminución de la tolerancia a la glucosa, aumento del catabolismo proteico (que lleva a la osteoporosis) y alteración del metabolismo de la creatina, que conduce a la astenia muscular y fatigabilidad.

Los exámenes de laboratorio en la enfermedad de Graves-Basedow pueden revelar: aumento de los niveles circulantes de T_4 L y T_3 L y disminución marcada de la TSH (la disminución de la TSH con T_4 L normal, hace pensar en un hipertiroidismo a T_3), elevación de la captación de I^{131}, ausencia de respuesta de la secreción de TSH con la estimulación de la TRH y presencia en el suero de anti-TPO y anti-TG.

TRATAMIENTO DE LA ENFERMEDAD DE GRAVES-BASEDOW

El seguimiento de estos enfermos debe ser periódico: cada 3 meses en el primer año; en caso de controlarse la enfermedad, cada 6 meses por dos años y posteriormente controles anuales. El examen clínico debe acompañarse de determinaciones periódicas de T_3 L, T_4 L, TSH y, eventualmente, de los anticuerpos antit-TPO. El objetivo del tratamiento es mejorar rápidamente la clínica y disminuir la producción hormonal. El tratamiento del mixedema pretibial se hace con corticosteroides tópicos sintéticos y vendaje oclusivo. Existen tres posibilidades de tratamiento: farmacológico, quirúrgico y radiactivo.

Tratamiento farmacológico. El tratamiento farmacológico del bocio difuso tóxico no es totalmente curativo; controla la enfermedad durante la administración de los medicamentos, pero al suspenderlos puede recidivar en un 30 a 40%. No existen fármacos que actúen sobre la etiología inmune de la enfermedad ni para combatir el exoftalmo maligno. Las recidivas son mejor controladas con I^{131} o la cirugía. Los medicamentos más usados son los betabloqueadores, las tionamidas y la dexametasona (2 mg cada 6 horas EV). El tiempo para lograr el eurtiroidismo oscila entre 2 y 4 meses, aunque depende de la severidad de la enfermedad, el tamaño de la glándula y la dosis administrada. El tratamiento puede ser repetido cuantas veces sea necesario.

Betabloqueadores. Mejoran los síntomas debidos al exceso de actividad adrenérgica, como taquicardia, temblor, ansiedad e intolerancia al calor. El más usado es el propranolol, que también inhibe la conversión periférica de T_4 a T_3. Las dosis varía entre 10-40 mg VO cada 6 a 8 horas según la severidad del cuadro. También se puede usar atenolol, 25-50 mg VO diarios por 6 a 8 semanas; la dosis se debe reducir progresivamente hasta descontinuarlo y puede ser usado en pacientes con insuficiencia cardiaca de alto gasto, pero están contraindicados en bloqueo AV completo, bradicardia, insuficiencia cardiaca crónica y en asma bronquial.

Tionamidas. Incluyen el metimazol y el propiltiouracilo. El mecanismo de acción consiste en la reducción de la síntesis de hormonas tiroideas al inhibir la función de la *peroxidasa tiroidea*, lo que reduce la oxidación y organificación del yoduro para la yodinación de la tiroglobulina. Tienen también cierta acción inmunosupresora, lo cual es muy útil en la enfermedad de Graves-Basedow. El propiltiouracilo, además de bloquear la síntesis de hormona, inhibe la conversión periférica de T_4 a T_3; la dosis es de 100-200 mg cada 6-8 horas VO.

Metimazol. Es el más usado y puede administrarse en cualquier edad, sobre todo para pacientes que rechacen o estén contraindicadas las medidas quirúrgicas o radiactivas; tiene mayor rapidez de acción y una vida media más larga (5 horas), por lo que puede ser usado en una sola dosis diaria. Traspasa fácilmente la barrera placentaria, por lo que a dosis altas puede producir en el feto hipotiroidismo, bocio, prematuridad y muerte. El tratamiento puede durar un año o más. Las dosis iniciales recomendadas dependen de la severidad del cuadro, varía entre 10 a 20 mg VO cada 6-8 horas. Al controlar el hipertiroidismo se reduce a razón de 5 mg por mes, hasta lograr una dosis de mantenimiento de 15 mg diarios, divididos en 3 dosis. Los efectos colaterales se producen entre 1 y 5% de los pacientes, e incluyen fiebre, erupción cutánea, urticaria, artralgia, artritis, leucopenia transitorias, ictericia colestásica, vasculitis y un síndrome parecido al lupus eritematoso sistémico; muchos de estos efectos colaterales desaparecen aun continuando el tratamiento. La agranulocitosis, que puede llegar a 250 células por mm^3, ocurre en el 0,5% de los pacientes, sobre todo en mayores de 40 años de edad y con dosis superiores a 40 mg diarios; esta se presenta por lo general entre el primer y tercer mes de tratamiento. En vista de que el comienzo de la agranulocitosis es súbito e idiosincrático, muchas veces, el control periódico de la fórmula blanca no predice su aparición. La suspensión del medicamento y el uso de esteroides facilitan la recuperación médula ósea. Es necesario asociar antibióticos para las infecciones que afectan a estos enfermos; faringitis, úlceras bucales y septicemia severa.

Tratamiento quirúrgico. Por lo general, la tiroidectomía se recomienda en niños, adolescentes, mujeres en edad de procreación, embarazadas, individuos con bocios muy grandes, síntomas no bien controlados con los medicamentos antitiroideos, no aceptan o no se recomienda el tratamiento con I^{131}. El clínico deberá decidir el momento de la intervención; el paciente debe estar en condiciones eutiroideas con el tratamiento médico, ya señalado, por un período de 6 a 8 semanas. El metimazol o propiltiuracilo se mantienen hasta el momento del acto quirúrgico, y no es necesario administrarlos en el postoperatorio. Los betabloqueadores se indican hasta el día de la intervención y se continúa por 10 días más. El anestesiólogo debe abstenerse de usar atropina durante la intervención cuando se usa propranolol por la gran taquicardia que puede desencadenar; de igual manera, los anestésicos vagolíticos o simpaticomiméticos se deben evitar en pacientes con tirotoxicocis. Previa a la intervención (1 a 3 semanas, mínimo 10 días), con el paciente eutiroideo se debe usar la solución de Lugol fuerte o solución saturada de yoduro de potasio para disminuir una crisis tirotóxica, la vascularización de la glándula y facilitar la labor del cirujano; la dosis recomendada es de 5 gotas VO TID hasta el momento de la intervención. Los yoduros no deben administrarse precozmente, ya que el yodo complementario proporciona más sustrato para síntesis de hormonas tiroideas.

Las complicaciones de la cirugía son la disfonía por lesión del nervio laríngeo recurrente, el hipoparatiroidismo y el hipotiroidismo. El hipertiroidismo recidivante es posible; si ocurre en el postoperatorio inmediato se recomienda reanudar el metimazol y propranolol a la dosis habitual y; si es tardío se recomienda el[131]. Si además del hipotiroidismo, el bocio crece nuevamente a magnitudes notables, se plantea la reintervención quirúrgica.

Tratamiento con I[131]. Es el tratamiento de elección en la mayoría de los pacientes. Aunque inicialmente, el yodo radiactivo, fue rechazado en los niños por presuntos daños genéticos o cáncer, en la actualidad es la cura electiva en niños y adolescente. Solamente está contraindicada en mujeres embarazadas, y cuando se administra en edad fértil se debe evitar el embarazo por lo menos 6 meses. El tratamiento con I[131] es efectivo, económico, sencillo y deben suspenderse los antitiroideos previamente para facilitar la captación del I[131] por la glándula. Es recomendable en pacientes con alergia o toxicidad a los medicamentos antitiroideos, con bocios grandes o que rechacen la cirugía. La dosis de I[131] está relacionada con el tamaño de la glándula, la captación máxima de yodo radioactivo y, eventualmente, la vida media efectiva del radionúclido. Empíricamente, el I[131] se recomienda a la dosis de 100 a 200 microcuries, a retener por gramo de glándula, VO, diluidos en agua. Un hipertiroidismo moderado requiere un promedio de 8 milicuries (mCi) (1 mCi = 37 mega becquerelios MBq). La radiación que podrían recibir los ovarios con una dosis estándar de I[131] es semejante a la ofrecida con un estudio radiológico de vías digestivas (6 placas radiográficas). La complicación inmediata del tratamiento con I[131] es la tiroiditis por radiación y, la tardía, el hipotiroidismo permanente. No es recomendable por unos días el contacto íntimo del paciente con embarazadas y niños por el riesgo de radiación. Su uso no parece aumentar la incidencia del cáncer de tiroides, leucemias o problemas genéticos. El tratamiento con I[131] puede exacerbar un exoftalmos severo, razón por la que se debe evitar en estos pacientes, y cuando es ligero se debe asociar la prednisona 0,4 a 0,5 mg/Kg VO OD por un mes y reducirlo luego progresivamente en dos meses.

Tratamiento del exoftalmos. Las medidas que se emplean son sintomáticas y empíricas: dormir con almohadas altas, colirios a base de hidroxi-propil-metil-celulosa y alcohol polivinílico; lentes protectores de la luz solar y evitar lugares cerrados donde se fume. El tratamiento debe hacerse conjuntamente con el oftalmólogo y lo más precozmente posible para evitar complicaciones. Entre los tratamientos indicados está la prednisona a la dosis de 80-100 mg VO diarios con disminución progresiva de la dosis, según la respuesta del paciente y radioterapia retrorbitaria. La cirugía descompresiva se indica cuando el exoftalmos se acompaña de neuropatía óptica, edema de papila y daño severo de la córnea con proptosis progresiva que no responde al tratamiento con esteroides. También se ha ensayado la cirugía con torsorrafia e intervención sobre los tendones de los músculos oculares.

BOCIO MULTINODULAR TÓXICO BASEDOWDIFICADO

El bocio multinodular hiperfuncionante, también conocido como enfermedad de Plummer (Basedow yódico o Jod- Basedow), es el hipertiroidismo con captación aumentada de yodo radioactivo que se establece en un bocio multinodular antiguo previamente eufuncionante. Es frecuente en personas de edad madura, ancianos y de sexo femenino. Más común que el adenoma tóxico único y menos que el bocio difuso, su prevalencia hiperfuncionante es mayor en las zonas geográficas con déficit de yodo y la tirotoxicosis se puede presentar cuando se ingiere yodo a dosis altas para tratamientos de afecciones bronquiales o se hace la yodación del agua y de la sal para fines profilácticos. En estos pacientes es frecuente la existencia de hipertiroidismo subclínico que precede durante años a la tirotoxicosis.

Los tratamientos de elección del bocio multinodular hiperfuncionante son la cirugía y la administración de I^{131} ya que, al contrario de lo que ocurre en la enfermedad de Graves–Basedow, el hipertiroidismo del bocio multinodular hiperfuncionante es progresivo y puede alcanzar una autonomía permanente Por tanto, el tratamiento consiste en controlar el hipertiroidismo con drogas antitiroideas; una vez llevado a un estado eutiroideo se somete el paciente a la tiroidectomía o bien se suspenden los medicamentos por 5 a 7 días y se administra el I^{131} a la dosis de 20 a 50 milicuries (mucho mayor que en el bocio difuso tóxico). Aunque con este tratamiento se controla el hipertiroidismo, el tamaño del bocio no disminuye debido a la existencia de grandes áreas de tejido no funcionante, fibrótico o calcificado. Algunos pacientes pueden requerir una a dos dosis más de I^{131} para ser llevados al eutiroidismo; es frecuente que se presente posteriormente un hipotiroidismo en el transcurso de los años.

ADENOMA TÓXICO

El adenoma tiroideo tóxico, también llamado nódulo tóxico, es una neoformación benigna que asienta sobre una glándula tiroides morfológicamente normal y que origina un cuadro clínico de hipertiroidismo similar al descrito en la enfermedad de Graves-Basedow, pero sin oftalmopatía. Es de evolución lenta e insidiosa en varios años. Los últimos avances en genética molecular han puesto de manifiesto que algunos nódulos tóxicos tienen una mutación del gen para el receptor TSH (TSHR), que produce una activación de la cascada del AMP-cíclico como expresión de dicha mutación. Corrientemente, el nódulo es único (aunque puede ser doble), nodular, de tamaño variable, redondeado u ovoide, de consistencia firme o parenquimatosa y de naturaleza folicular. Afecta por lo general a mujeres por encima de los 40 años y los síntomas resaltantes corresponden a la esfera cardiovascular: palpitaciones, taquicardia y fibrilación auricular; y en menor frecuencia temblor, ansiedad y aumento de la hendidura palpebral.

El diagnóstico del adenoma tóxico tiroideo se hace con base en la clínica, exploración de la glándula tiroides y las pruebas complementarias (TSH baja o suprimida, elevación de T_4 L y T_3 L). La gammagrafía tiroidea detecta un nódulo hipercaptante o "caliente" (concentra en exceso el radionúclido), con inhibición parcial o total del tejido tiroideo restante o extranodular. La punción-aspiración con aguja fina y el ultrasonido tiroideo no añaden información útil al diagnóstico del nódulo tóxico.

El tratamiento de elección es el I^{131}, el cual se prefiere en el adulto mayor y pacientes con alto riesgo quirúrgico, y dado que el yodo radioactivo se concentra casi exclusivamente en el nódulo hiperfuncionante, el hipotiroidismo postradiante es raro; la dosis oscila entre 10- 35 mCi VO. La ablación quirúrgica del nódulo está indicada en casos de bocios grandes comprensivos, niños, adolescentes, cuando se requiere una resolución rápida del cuadro y mujeres en edad fértil que deseen tener descendientes; es conveniente normalizar previamente el estado tirotóxico con metimazol y betabloqueadores, particularmente en ancianos y cardiópatas. Otra modalidad de tratamiento es la inyección percutánea de etanol.

HIPERTIROIDISMO POR TIROIDITIS

Las tiroiditis son patologías tiroideas comunes en la práctica clínica; constituyen un grupo heterogéneo de enfermedades de la glándula, de naturaleza inflamatoria. En las primeras fases de la tiroiditis aguda, subaguda (de De Quervain) y crónica (enfermedad de Hashimoto) puede observarse un hipertiroidismo ligero o moderado debido a la descarga de hormonas tiroideas. Los síntomas clásicos del hipertiroidismo se acompañan eventualmente de fiebre, escalofríos y tumefacción glandular dolorosa.

HIPERTIROIDISMO APÁTICO

Se observa en personas ancianas con bocio y se caracteriza solo por pérdida de peso y taquicardia; en lugar de nerviosismo e hiperactividad se nota más bien apatía, letargia, desinterés y anorexia. No es raro que se añada una insuficiencia cardíaca crónica con fibrilación auricular. Las determinaciones de TSH, $T_3 L, T_4 L$ y la captación de yodo radiactivo esclarecen el diagnóstico. El tratamiento antiroideo mejora el estado general del enfermo; también se ha empleado I^{131}.

HIPERTIROIDISMO Y EMBARAZO

La prevalencia de hipertiroidismo en las mujeres embarazadas es de 0,05% al 25% y el 85% de estas presenta una enfermedad de Graves-Basedow. Las pacientes embarazadas toleran bien el hipertiroidismo; el mayor riesgo es el parto prematuro, con muerte fetal en un 70%, pero logra reducirse a un 10% con tratamiento médico, cifra semejante a un embarazo normal. Debido a los efectos severos de metimazol sobre el feto deben usarse las mínimas dosis posibles, aunque persista cierto estado hipertiroideo durante el embarazo ($T_4 L$ en los límites superiores de lo normal), condición mejor tolerada por la madre y el feto. El hipertiroidismo tiende a mejorar en el curso del embarazo y no es raro que remita en el tercer trimestre, lo que permite la suspensión del antitiroideo. Sin embargo, cuando el nivel de $T_4 L$ baja en las consultas sucesivas (cada 3 a 4 semanas), la dosis del antitiroideo debe ser reducida a la mitad o a un tercio de la dosis inicial. A pesar de que se ha sugerido que el tratamiento preferible en la mujer gestante es el propiltiouracilo, no hay trabajos que demuestren una superioridad respecto a las otras tionamidas. La dosis recomendada del metimazol no debe pasar de 10 mg VO cada 6 horas y la de propiltiouracilo de 200-400 mg/día. Si el hipertiroidismo persiste después del parto se suspende la lactancia y se usa el I^{131}.

HIPERTIROIDISMO NEONATAL

Ocurre en recién nacidos de madres hipertiroideas no controladas, debido a que las inmunoglobulinas maternas estimulantes de la tiroides atraviesan la barrera placentaria; ocasiona una alta mortalidad fetal del 12 al 20%. Algunos autores lo tratan con yoduros y otros con antitiroideos, sedantes, digitálicos, propranolol y medidas de mantenimiento. La enfermedad es autolimitada y dura aproximadamente un mes.

HIPERTIROIDISMO SUBCLÍNICO

El hipertiroidismo subclínico se define como una concentración de TSH sérica baja (límite inferior normal) y elevación de las concentraciones séricas de T_4 L y T_3 L. Las consecuencias del hipertiroidismo subclínico no tratado son las alteraciones ecocardiográficas de la función cardíaca, el riesgo de fibrilación auricular cuando la concentración de TSH sea menor de 0,1 mU/L y disminución de la densidad mineral ósea en mujeres postmenopáusicas, con riesgo de fracturas. Debe descartarse el uso altas dosis de esteroides y dopamina.

OTROS TIPOS DE HIPERTIROIDISMO

Pueden ser debidas a la presencia de tejido ectópico tiroideo hiperfuncionante, como en los tumores dermoides o teratomas del ovario con sobreproducción de yodotironinas (estruma ovárico); se observa también en los tumores trofoblásticos (mola hidatiforme y el coriocarcinoma) y en el carcinoma embrionario del testículo, por excesiva producción de gonatropina coriónica humana con acciones semejantes a la TSH. Existen otros casos con una sobreproducción de TSH por un adenoma hipofisiario, y también el llamado *síndrome de resistencia pituitaria* a la hormona tiroidea, en el cual existe una elevación de la yodotironinas circulante con un aumento consensual de TSH. El tratamiento varía según el caso. Otras causas que pueden desencadenar un hipertiroidismo son hiperémesis gravídica, yodo para el tratamiento de los bocios eufuncionantes, expectorantes que contengan yoduros, amiodarona (contiene 37% de yodo), y el uso facticio de hormonas tiroideas (para adelgazar, simular enfermedades, personalidades histéricas, productos naturistas y alimentos contaminados con tiroglobulina). Estas últimas formas de hipertiroidismo se caracterizan por ausencia de bocio, TSH y captación de yodo radiactivo bajas con T_3 L yT_4 altas.

CRISIS TIROTÓXICA O "TORMENTA TIROIDEA"

Es una complicación de la enfermedad de Graves-Basedow. A veces, la aparición es tan violenta que de no tratarse rápidamente sobreviene la muerte. Se desencadena por episodios de estrés, infecciones, tratamientos antitiroideos mal conducidos en el pre o postoperatorio para una tiroidectomía u otra cirugía, suspensión brusca de medicamentos antitiroideos y manipulación de bocios grandes. En la tormenta tiroidea, todos los síntomas del hipertiroidismo se exageran y se asocian a fiebre, sudoración, inquietud, disnea, marcada agitación psicomotriz, temblor, diarrea y vómito con deshidratación severa, pulso incontable y fibrilación auricular. Puede ocurrir edema agudo del pulmón y colapso cardiovascular, así como delirio, psicosis, parálisis bulbar, coma y muerte. El tratamiento consiste en las siguientes medidas:

1. Ubicar al paciente en un cuarto semioscuro, tranquilo y libre de ruido

2. Administrar oxígeno húmedo a razón de 4 L/min a través de un catéter nasal

3. Hidratación permanente con solución glucofisiológica, 4 a 5 litros diariamente más complejo vitamínico B

4. Clorpromazina, 25 a 50 mg VO o IM cada 4 a 6 horas, o meperidina, 25 a 50 mg EV cada 4 a 6 horas para producir sedación suave

5. Antipiréticos para calmar la fiebre, como el acetominofen o las pirazolonas. Evitar el ácido acetilsalicílico, pues desplaza la T_4 de la TBG y aumenta los niveles de yodotironinas circulantes. Cuando la fiebre es muy alta se deben emplear medios físicos como mantas húmedas, bolsas de hielo y fricciones con alcohol, previa sedación para evitar escalofríos provocados por el enfriamiento

6. Antitiroideos. El metimazol a la dosis de 20 mg cada 6 horas VO, o a través de una sonda nasogástrica. Cuando el paciente vomita se pueden usar tabletas trituradas y diluidas en enema a retener: 40 mg cada 6 horas. La alternativa de elección es el propiltiouracilo a la dosis es de 300 a 400 mg VO o enemas cada 6 horas, 1 hora antes del lugol. Se debe continuar hasta que el paciente esté eutiroideo.

7. Betabloqueadores para aliviar las manifestaciones adrenérgicas. El propranolol se usa a la dosis de 1 mg EV cada 5 min, hasta controlar la frecuencia del pulso alrededor de 110 a 120 por min; luego 40 a 80 mg VO cada 6 horas, según la respuesta del paciente. Otros betabloqueadores usados son atenolol, metropolol y esmolol, actualmente más confiables para el paciente con disfunción cardíaca. Cuando el propranolol está contraindicado, por insuficiencia cardíaca o asma bronquial, se puede usar la reserpina a la dosis de 1 mg IM cada 6 horas, o guanetidina, 1 a 2 mg por kg VO, fraccionadas cada 6 horas.

8. Esteroides. Se puede usar hidrocortisona, 100 mg EV cada 6 horas, o metilprednisolona, 40 mg EV cada 6 horas; o dexametasona, 4 mg EV cada 6 horas.

9. Yodo: El yodo bloquea la liberación de hormonas tiroideas e inhibe su síntesis. Esta inhibición es transitoria y desaparece después de cierto tiempo; a este fenómeno se le conoce por "Wolff-Chaikoff". Se usa la solución saturada de yoduro de potasio y se emplea a la dosis de 5

gotas VO cada 6 horas, o de Lugol fuerte, 10 gotas VO cada 8 horas. También se puede usar el yoduro de sodio 0.25 g EV cada 6 horas. El yodo debe administrarse 6 horas después de la primera dosis del metimazol o propiltiuracilo (lapso suficiente para asegurar el bloqueo de la biosíntesis tiroidea), luego, disminuirse progresivamente y suspenderlo a los 15 días del tratamiento.

10. Antibióticos en presencia de infección

11. Plasmaferesis, exanguinotransfusión o diálisis peritoneal, cuando la muerte sea inminente, para eliminar el exceso de yodotironinas plasmáticas circulantes.

MANEJO DE LA ANESTESIA EN EL PACIENTE CON HIPERTIROIDISMO Y CRISIS TIROTÓXICA EN EMERGENCIA

La crisis tirotóxica es conocida como una de las complicaciones más temibles que pueden acontecer en el manejo quirúrgico del paciente hipertiroideo. En la actualidad es muy poco frecuente, sobre todo en los casos de la enfermedad de Graves, en la cual, el uso y la aceptación de los tratamientos con yodo radiactivo son cada vez más extendidos. El cuadro clínico es de difícil definición; se trata ante todo de un diagnóstico clínico, caracterizado por un hipermetabolismo y síntomas psíquicos, neuromusculares, digestivos y cardiovasculares que podrían desencadenar un grave deterioro hemodinámico. Por todo eso, antes de la cirugía y como preparación se debería iniciar de la forma más temprana posible un tratamiento médico exhaustivo con la intención de lograr, hasta donde sea posible, un estado eutiroideo.

Cuando la intervención quirúrgica tenga que efectuarse de urgencia en un paciente con tirotoxicosis descompensada, es perentorio inhibir la síntesis y liberación de las hormonas tiroideas empleando el metimazol, 15 a 20 mg VO cada 8 horas, combinado con una solución saturada de yoduro de sodio cada 24 horas en infusión EV lenta, más dexametasona, 2 mg VO o EV cada 6 horas y propranolol, 40 a 80 mg VO cada 6 horas, o 1 mg por minuto EV cada 4 a 6 horas, hasta completar una dosis máxima de 0.15 mg/kg. El soporte en la unidad de cuidados intensivos es fundamental; debe incluir hidratación, nutrición parenteral, vitaminas, antipiréticos, mantas refrigerantes y tratamiento para posibles complicaciones como insuficiencia cardíaca y fibrilación auricular.

REFERENCIAS

ABALOVICH M. Management of thyroid dysfunction during pregnancy and postpartum: An Endocrine Society Clinical Practice Guideline. J Clin Endocrinol Metab. 2007; 92 (suppl): S1.

ALVAREZ P, CASTRO. Hipertiroidismo. Guías Clínicas. 2004; 4(31): 1- 4.

BAHN RS. Graves' ophthalmopathy. N Engl J Med. 2010; 362: 726.

BRENT GA. Clinical practice. Graves' disease. N Engl J Med. 2008; 358: 2594

Col NF, SurKs MI. Daniels GH. Subclinical thyroid disease. Clinical applications. JAMA. 2004; 291: 239-43.

CONNERY LE Y COURSIN DB. Valoración y tratamiento de algunos trastornos endocrinos. Clin Anestesiología. 2004; 1: 85-112.

COOPER DS. Antithyroid drug in the management of patients with Grave´s disease: an evidence-based approach to therapeutic controversy. J Clin Endocrinol Metab. 2003; 88: 3474-81.

HEGEDÜS L. Treatment of Graves' hyperthyroidism: Evidence- based and emerging modalities. Endocrinol Metab Clin N Am. 2009; 38: 355.

JOSEPH RL & COHN SL. Evaluación y tratamiento perioperatorio del paciente con disfunción endocrina. Clin Med N Am. 2003; 1: 175-192.

STAGNARO-GREEN A. Maternal thyroid disease and preterm delivery. J Clin Endocrinol Metab. 2009; 94:21.

VINOCOUR MV. 2004, abril. Utilidad clínica de las pruebas de función tiroideas. [En línea]. Disponible : http :// www.ampmd .com. [Abril, 2004].

HIPOTIROIDISMO

Arnaldo Acosta
Carlos Chalbaud Zerpa (+)

INTRODUCCIÓN

El hipotiroidismo es un síndrome clínico que resulta de la falta de producción de hormonas tiroideas con la consiguiente disminución del metabolismo. La enfermedad en lactantes y niños ocasiona un retardo acentuado en el crecimiento y desarrollo psicomotriz, con daños permanentes y graves, particularmente de retraso mental. Sin embargo, el hipotiroidismo que se inicia en la etapa adulta predomina en el sexo femenino y ocasiona una disminución generalizada en las funciones orgánicas, pero reversibles con el tratamiento. El hipotiroidismo puede ser primario, secundario, terciario y por resistencia periférica a la acción de las hormonas tiroideas.

MANIFESTACIONES CLÍNICAS

Por lo general, el comienzo del hipotiroidismo en el adulto es insidioso e inespecífico, y muchas veces, los síntomas se confunden con trastornos emocionales; se describen fatiga y debilidad progresiva, sensibilidad al frío que en los casos avanzados, obliga al paciente a usar varias cobijas durante las noches, aún en climas cálidos; síntomas mentales: modorra, lentitud del pensamiento, pérdida de la memoria, dificultad para concentrarse, alucinaciones y psicosis; menometrorragias, amenorreas, frigidez, esterilidad y abortos habituales; vértigos, tinnitus, sordera, ronquera y cefalea; disminución de la agudeza visual y parestesias por neuropatía periférica. El examen físico revela una cara abotagada, ausencia de diaforesis, piel seca, áspera con hiperqueratosis, amarillenta e infiltrada con material mucoide que no deja fóvea, caída del cabello y cejas; uñas quebradizas, caída de los dientes; temperatura baja (hipotermia), cardiomegalia, pulso lento; atonia vesical e infección urinaria; artralgias y lumbalgias; estreñimiento pertinaz; impotencia y galactorrea y, finalmente, discreta obesidad que no guarda relación con la ingesta de alimentos. Puede complicarse con derrame pericárdico y taponamiento. El hipotiroidismo primario, en un 10% puede acompañarse de bocio. Las manifestaciones clínicas del hipotiroidismo simulan a los pacientes con insuficiencia renal crónica, insuficiencia suprarrenal crónica y el síndrome nefrótico.

DIAGNÓSTICO

El diagnóstico del hipotiroidismo se basa en la clínica, elevación de la TSH, disminución de los niveles de T_4 L y la T_3 L (esta última de menos utilidad para el diagnóstico), además de elevación del colesterol y triglicéridos tipo IIa/b o IV debido a que las hormonas tiroideas aumentan la expresión de los receptores para la captación de las lipoproteínas de baja densidad (LDL).

Cuando las manifestaciones clínicas son francas (mixedema) es "fácil" hacer el diagnóstico; por lo general, en estos casos, una determinación de T_4 L baja y TSH elevada son suficientes. En el hipotiroidismo subclínico (grados leves de hipotiroidismo) se encuentra TSH elevada con T_4 L normal baja. En casos de hipotiroidismo subclínico, para confirmar el diagnóstico se recomienda la estimulación con TRH a la dosis de 200 a 500 mg EV, se determinan los valores de la TSH sérica antes de la prueba y a los 20 minutos, en un hipotiroidismo primario incipiente se observan cifras de TSH hasta 4 veces por encima de la cifra basal, generalmente > de 18μIU/ml.

El hipotiroidismo secundario y terciario presenta iguales manifestaciones clínicas que el primario y pueden agregársele algunos rasgos propios de su etiología. Los niveles hormonales son similares: TSH y T_4 L bajas, podemos diferenciarlos al hacer la prueba de estimulación con TRH; encontrando aumento de la secreción de TSH en el terciario (hipotálamo) y sin cambios en el secundario (hipófisis). En el hipotiroidismo por resistencia periférica a las hormonas tiroideas hay manifestaciones clínicas de hipotiroidismo y niveles de TSH y T_4 L aumentadas debido a que no se produce la retroalimentación negativa hipotalámica e hipofisiaria. Adicionalmente pueden utilizarse la determinación de anticuerpos antitiroideos: anti-TG y antiperoxidasa, para determinar si es de origen autoinmune. Si se sospecha daño estructural se debe hacer un gammagrama y ultrasonido tiroideo. En líneas generales debe descartarse hipotiroidismo en las siguientes condiciones: presencia de bocio, enfermedades autoinmune, talla baja, bajo rendimiento escolar, hiperprolactinemia, dislipidemia, embarazadas, abortadoras habituales, infertilidad, trastornos menstruales, ancianos y en pacientes con sintomatología vaga inespecífica.

HIPOTIROIDISMO PRIMARIO

Se debe a la deficiencia primaria de la glándula tiroides; representa más del 90% de las causas de hipotiroidismo y se divide, según su aparición, en congénito, infantil o prepuberal y del adulto. La causa más frecuente de hipotiroidismo primario es la tiroiditis autoinmune crónica (tiroiditis de Hashimoto); afecta con más frecuencia a mujeres de edad mediana, después de la menopausia; en ella se producen anticuerpos que bloquean los receptores de la TSH con la consiguiente disminución de la síntesis y secreción de hormonas tiroideas. La glándula es infiltrada por linfocitos, células, plasmáticas y tejido fibroso. En pacientes jóvenes puede cursar con bocio, pero en adultos mayores puede haber destrucción total o atrofia de la glándula. Otras causas de hipotiroidismo primario son la tiroiditis subaguda de De Quervain; la tiroidectomía subtotal o total por bocio nodular o multinodular, enfermedad de Graves-Basedow o cáncer de tiroides y, finalmente, la ablación con yodo radiactivo, usado en el hipertiroidismo de la enfermedad de Graves-Basedow, el adenoma tóxico o el cáncer de la glándula tiroides.

Debido a que el yodo es el sustrato principal para la síntesis de las hormonas tiroideas, su aporte insuficiente en la dieta conduce a la aparición de hipotirodismo y bocio endémico; de igual manera, la ingestión excesiva de yoduros en zonas donde el aporte nutricional es suficiente, puede producir hipotiroidismo debido a que su exceso produce bloqueo en la síntesis y secreción de hormonas tiroideas. El bloqueo de cualquiera de las fases de la síntesis hormonal conduce a un aumento secundario de la producción de TSH y, por consiguiente, a la aparición de bocio; generalmente la hiperplasia e hipertrofia de la glándula son capaces de mantener un estado eufuncionante. La irradiación externa al cuello puede producir atrofia de la glándula tiroides. Raramente ocurren defectos congénitos en la síntesis de las hormonas tiroideas, infiltración de la glándula por tumores (linfoma y metástasis), destrucción por enfermedades infecciosas (sífilis y tuberculosis) y drogas como el litio e interferón que disminuyen la secreción de las hormonas tiroideas.

Hipotiroidismo congénito o neonatal. La incidencia de hipotiroidismo congénito es de aproximadamente 1 por cada 4.000 nacidos vivos. Las causas pueden ser descenso insuficiente de la glándula tiroides durante el desarrollo embrionario, desde su origen en la base de la lengua, hasta su ubicación habitual en la parte anteroinferior del cuello, agenesia, hipoplasia tiroidea, transferencia placentaria de anticuerpos antitiroideos de la madre con tiroiditis de Hashimoto, administración de yoduros durante el embarazo, fármacos antitiroideos o yodo radiactivo para la tirotoxicosis y errores enzimáticos congénitos.

Las manifestaciones clínicas se pueden iniciar desde el nacimiento o durante el primer mes. Existen trastornos ontogénicos complejos, especialmente del sistema nervioso central y el esqueleto con ausencia de la epífisis proximal de la tibia y distal del fémur (los niños a término, con peso corporal mayor de 2.500 g ya tienen estas epífisis). El cuadro clásico es el *mixedema infantil,* caracterizado por una tranquilidad que "complace a la madre", desdén para succionar el pezón, estreñimiento, disnea, cianosis, ictericia, llanto ronco y hernia umbilical. Posteriormente se agrega pereza psicomotriz, hipotonía, piel seca, áspera y amarillenta, cabello seco y de escaso crecimiento, cara abotagada, boca y lengua grandes; más tarde, dificultad para caminar y hablar. Existe un marcado retardo en la edad mental, estatural y ósea. El enanismo es la regla, existe retardo en el cierre de las fontanelas, los núcleos de osificación aparecen tardíamente de forma irregular y parten de focos múltiples (visibles en la radiografía de la muñeca), todo expresado en una disgenesia epifisiaria u osteocondropatía. El cuadro clínico descrito es el clásico, pero, desafortunadamente, la gran mayoría de niños nacidos con hipotiroidismo congénito no presenta dichas manifestaciones que pasan desapercibidas por mucho tiempo. Tomando en cuenta que cada semana sin tratamiento representa 1 punto menos de coeficiente intelectual, se hace mandatario descartar hipotiroidismo en todos los niños nacidos vivos a través de programas de pesquisa (T_4 L y TSH de rutina en los recién nacidos) con el objeto de hacer un diagnóstico precoz e inicio del tratamiento adecuado y a tiempo.

Hipotiroidismo infantil o prepuberal. Las manifestaciones clínicas aparecen después del nacimiento y antes de la pubertad. Generalmente se deben a tiroiditis de diversas etiologías, extirpación quirúrgica de la glándula, tratamiento con radiaciones en el cuello o con I^{131} e inhibiciones enzimáticas de origen farmacológico o alimentario. En este grupo también se incluyen casos de hipotiroidismo congénito de aparición tardía. El cuadro clínico se caracteriza por retraso mental y del crecimiento, así como déficit de la edad ósea. En el adolescente puede haber retraso puberal o pubertad precoz y aumento de la silla turca por la hipertrofia hipofisiaria secundaria a la hiperproducción de TSH.

Hipotiroidismo de la edad adulta. Las manifestaciones clínicas del hipotiroidismo simulan a los pacientes con insuficiencia renal crónica, insuficiencia suprarrenal crónica y el síndrome nefrótico. Los síntomas están generalmente relacionados con la duración y severidad del hipotiroidismo, la rapidez con la cual se instala y las características psicológicas del paciente. Por lo general, el comienzo del hipotiroidismo en el adulto es insidioso e inespecífico, y muchas veces se confunden los síntomas con trastornos emocionales. Se describen fatiga y debilidad progresiva, calambres musculares, mialgias, artralgias y lumbalgias; aumento de peso o discreta obesidad que no guarda relación con la ingesta de alimentos, voz ronca y quejumbrosa, intolerancia al frío, que en casos avanzados obliga al paciente a usar varias cobijas durante las noches, aun en climas cálidos; síntomas mentales (modorra, lentitud del pensamiento, pérdida de la memoria, dificultad para concentrarse, alucinaciones, depresión y psicosis). Menometrorragias, amenorreas, galactorrea, frigidez, impotencia, esterilidad y abortos habituales. Vértigo, tinnitus, sordera y cefalea, disminución de la agudeza visual, ataxia, parestesias por neuropatía periférica e hiporreflexia osteotendinosa (fase de relajación).

El examen físico revela hipertensión diastólica, temperatura baja (hipotermia), cara abotagada, ausencia de diaforesis, piel seca, áspera con hiperqueratosis amarillenta por acumulación de carotenos e infiltrada con material mucoide que no deja fóvea, caída del cabello y cejas; uñas quebradizas, caída de los dientes; respiraciones superficiales y lentas con disminución de la respuesta respiratoria a la hipercapnia o la hipoxia. Atonía vesical e infección urinaria; estreñimiento pertinaz, a veces impactación fecal grave (por disminución del peristaltismo intestinal). Puede complicarse con bradicardia, cardiomegalia (por edema instersticial secundario a la acumulación de glicosaminoglicanos o dilatación del ventrículo izquierdo); el gasto cardíaco disminuye y puede llevar a insuficiencia cardíaca crónica, edema pulmonar y derrame pericárdico con taponamiento. El electrocardiograma refleja complejos QRS, ondas P y T de bajo voltaje. Hay trastornos en la función renal con disminución en la tasa de filtración glomerular e incapacidad para excretar una carga de líquidos, lo cual predispone a intoxicación hídrica. El hipotiroidismo primario en un 10% puede acompañarse de bocio. Ocurre una *anemia secundaria* por reducción de la síntesis de eritropoyetina, disminución de la absorción intestinal de hierro y pérdida sanguínea por metrorragia. Deficiencia de folatos por disminución de la absorción de ácido fólico en el intestino y anemia perniciosa (megaloblástica) por deficiencia de vitamina B$_{12}$; esta última puede acompañar a la tiroiditis autoinmune (con formación de anticuerpos contra las células parietales del estómago), diabetes mellitus tipo 1, insuficiencia suprarrenal autoinmune y formar así parte del síndrome poliglandular autoinmune.

El *laboratorio* revela dislipidemia, hiponatremia por disminución de la absorción del sodio en el túbulo renal e hiperprolactinemia debida al aumento de la secreción de TRH, la cual, además de estimular la secreción de TSH, estimula también la de prolactina.

Síndrome del eutiroides enfermo. La evaluación de la función tiroidea en los pacientes críticamente enfermos puede ser confusa; medicamentos como esteroides y dopamina pueden interferir con los resultados de las pruebas de hormonas tiroideas. Cuando un paciente está críticamente enfermo disminuye la actividad de la *5'desyodinasa* periférica que hace desviar la T$_4$ total al metabolito alterno rT$_3$ por la *5 desyodinasa* con aumento de la rT$_3$ inactiva, hecho que conduce a una disminución de la T$_3$ L, T$_4$ L normal y TSH normal o baja (semeja un hipotiroidismo secundario). Si la TSH es menor a 10 μIU/ml, el tratamiento debe ser diferido hasta que se haya resuelto la condición médica del paciente; si es mayor debe considerarse el tratamiento.

Hipotiroidismo durante el embarazo. El hipotiroidismo clínico no tratado durante el embarazo puede incrementar la prevalencia de anemia, hipertensión arterial, disfunción ventricular, preeclampsia, aborto espontáneo, hemorragia postparto, mortinato, bajo peso al nacer y, posiblemente, alteraciones en el desarrollo del sistema nervioso central. Aun el hipotiroidismo leve no tratado durante el embarazo tiene efectos adversos sobre la función cognitiva del recién nacido, que puede prevenirse con tratamiento adecuado, por tanto, el hipotiroidismo leve durante el embarazo debe ser tratado con hormona tiroidea y ajustar la dosis cada 6 semanas para mantener los niveles de T$_4$ L normal alto.

Hipotiroidismo subclínico. Es un trastorno común, con una prevalencia del 1 a 10% en la población adulta; predomina en las mujeres, en ancianos y personas que ingieren yodo dietético; sin embargo, la causa más frecuente es la tiroiditis de Hashimoto. Usualmente es asintomático o solo se presenta bocio, astenia moderada e incapacidad para perder peso; se descubre en pruebas hormonales ordinarias. Cursa con incremento leve en los niveles de TSH y T$_4$ L normal bajo, valores que representan una falla temprana de la glándula tiroides; tiene una tasa de progresión a hipotiroidismo franco de 3 a 20% y es mayor en los pacientes que presentan bocio y anticuerpos antitiroideos. Aunque es asintomático, los riesgos potenciales de esta condición son cardiovasculares, hiperlipidemia y trastornos neuropsiquiátricos. El tratamiento con levotiroxina disminuye estos factores.

HIPOTIROIDISMO SECUNDARIO

Es consecuencia de una deficiencia en la secreción de TSH que puede ser aislada o formar parte de un panhipopituitarismo. La clásica afección de la hipófisis es la necrosis hipofisiaria postparto (síndrome de Sheehan); sin embargo, la hipófisis puede ser asiento de tumores, inflamaciones, procesos degenerativos, traumatismos, secuelas postencefalíticas, hipofisectomía o radioterapia. De igual manera, el tratamiento prolongado con hormonas tiroideas, como terapia supresiva del bocio difuso o nodular eufuncionante y su suspensión brusca, puede ser causa un hipotiroidismo secundario transitorio. Cuando existe un panhipopituitarismo, el hipotiroidismo se acompaña lógicamente de manifestaciones de la esfera gonadal y la corteza suprarrenal; es importante resaltar que en este caso se debe tratar primero la insuficiencia suprarrenal antes de iniciar tratamiento con hormona tiroidea para evitar una crisis adrenal aguda por déficit de cortisol debida al aumento brusco de las demandas energéticas.

HIPOTIROIDISMO TERCIARIO

Es una causa bastante rara, se produce como consecuencia de lesiones o enfermedades del hipotálamo, lo cual conduce a un déficit en la producción y liberación de hormona liberadora de tirotropina (TRH). En estos casos, la T_4 L está disminuida y los niveles de TSH pueden ser bajos o indetectables y se elevan al estimular la hipófisis con TRH.

HIPOTIROIDISMO PERIFÉRICO

Es el resultado de la resistencia periférica a la acción de las hormonas tiroideas. Se debe a que los receptores de las hormonas tiroideas de las células en los tejidos periféricos no responden a la estimulación de las hormonas. Las determinaciones de T_4 L y T_3 L son elevadas y la TSH no se encuentra suprimida. Son pacientes hipometabólicos o hipotiroideos que toleran dosis elevadas de levotiroxina.

COMA HIPOTIROIDEO

El coma hipotiroideo ocurre en pacientes afectados de hipotiroidismo grave y mal tratado; es la última etapa de la encefalopatía mixedematosa. Es frecuente en pacientes de edad avanzada y se desencadena en condiciones de estrés como infecciones, exposición al frío, ACV, cirugía, traumatismos, descompensaciones cardiorrespiratorias o por el uso de alcohol, medicamentos sedantes, tranquilizantes o narcóticos. El cuadro clínico se caracteriza por hipotermia, hipotensión arterial que conduce a la oliguria y anuria; bradicardia, palidez cutáneomucosa, estupor, delirio, convulsiones y coma. Existen complicaciones como la acidosis respiratoria por hipoventilación, hiponatremia, hipoglicemia, insuficiencia suprarrenal severa y hemorragia gastrointestinal. Se deben solicitar los siguientes exámenes: gases arteriales, electrólitos (hiponatremia), glucosa, hematología básica, T_4 L, T_3 L, TSH, cortisol y ECG.

TRATAMIENTO

Todos los pacientes hipotiroideos deben recibir tratamiento permanente, de por vida, con levo-tiroxina. Antes de someter a un paciente hipotiroideo a tratamiento con levotiroxina (T_4 L) es importante repetir las pruebas y descartar estados transitorios que no ameritan tratamiento permanente, como tiroiditis subaguda en fase de hipofunción. La levotiroxina debe ser administrada en ayunas, con un vaso de agua, debido a que su absorción puede ser disminuida por los alimentos, trastornos de malabsorción y ciertas drogas como colesteramina, sulfato ferroso, sucralfato, calcio y algunos antiácidos que contienen hidróxido de aluminio. Debido a que el efecto de la levotiroxina es lento, pueden transcurrir varios meses para que el enfermo sienta la desaparición completa de la sintomatología. En el mixedema hipofisario debe diagnosticarse y tratarse previamente la hipocrinia suprarrenal. El cálculo de la dosis inicial es de 1,6 mcg/Kg/día, aunque la cantidad apropiada puede variar entre los pacientes. La levotiroxina en personas jóvenes sin comorbilidades asociadas puede ser la calculada, pero si se trata de personas ancianas, hipertensas y/o cardiópatas, la dosis debe administrarse en forma progresiva, iniciando con 12,5 mcg/día e incrementando semanalmente o cada 2 semanas según la severidad de la comorbilidad, hasta llegar a la dosis calculada. El ajuste total debe hacerse a las 6 semanas de tratamiento con la dosis indicada o ajustada.

En el hipotiroidismo primario, el nivel de TSH es el más importante para el ajuste de la dosis, ya que este es el indicador más sensible de la función tiroidea y hay que tratar de mantenerlo en el rango normal medio. Los siguientes ajustes pueden hacerse cada 6 meses o anual según la evolución del paciente. En los pacientes con hipotiroidismo secundario o terciario, el ajuste de dosis debe hacerse con base en los niveles de T_4 L, ya que la TSH siempre estará en niveles normales o bajos y por eso no debe solicitarse de ordinariamente para ajuste de tratamiento.

Tratamiento del coma mixedematoso. El coma mixedematoso es una urgencia médica con alta tasa de mortalidad. Generalmente es causado por un hipotiroidismo no tratado y suele precipitarse por enfermedades agudas o traumatismos. Los pacientes presentan las manifestaciones de hipotiroidismo, además de deterioro de las funciones mentales. Con frecuencia se presenta hiponatremia e hipoglicemia. Es importante combatir los factores que lo han desencadenado. Veamos, pues, a continuación, las medidas terapéuticas:

1. Cuidados respiratorios: intubación o traqueostomía, de ser necesarios
2. Hidratación con soluciones glucosadas al 5% e hidrosalinas
3. Calentamiento del paciente con mantas y cobijas por la frecuente hipotermia; no se debe utilizar calor externo porque aumenta las necesidades periférica de oxígeno y promueve el colapso cardiovascular
4. Hidrocortisona: 100 mg EV cada 6 horas, por lo menos media hora antes de empezar a administrar la levotiroxina, debido a que puede existir una insuficiencia adrenal previa y se corre el riesgo de desencadenar una crisis adrenal.
5. Corregir la deficiencia de hormonas tiroideas. Recordemos que la absorción de levotiroxina se encuentra disminuida, por lo que debe administrarse de 50 a 100 mcg/día, triturado, por sonda nasogástrica. Se debe vigilar la función cardiaca.

REFERENCIAS

AACE. Thyroid guidelines, Endocr Pract. 2002; 8(N° 69)

Biondi B, Cooper DS. The clinical significance of subclinical thyroid disease. Endocr Rev. 2008; 29:76.

Bunevicius R, Kasanavicius G, Zalinkevicius R, Prange AJ Jr. effects of thyrixine as compared with thyroxine plus triodothyronine in patients with hypothyroidism. N Engl J Med. 1999; 340: 424-429.

BUNEVICIUS R, PRANGE AJ. Mental improvement after replacement therapy with thyroxine plus triiodothyronine relationship to cause of hypothyroism. Int J Nuropsychopharcol 2000; 3: 167-174

COL NF, SURKS MI, DANIELS GH. Subclinical thyroidd disease; clinical applications. JAMA. 2004; 291:239-243.

COOPER DS. Clinicals Practice: subclinical hypothyroidism. N Eng J Med. 2001; 345:260-265.

HADDOW JE, PALOMAKI GE, ALLAN WC, ET AL. Maternal thyroid deficiency during pregnancy and subsequent neurophychological development of child. N Eng J Med. 1999; 341: 549-555.

RICHARD AD AND COL. Optimal thyrotropin level: normal ranges and reference intervals are not equivalent. Thyroid. 2005;15: 9.

ZEITLIN AA ET AL. Genetic developments in autoimmune thyroid disease: an evolutionary Process : Clin Endocrinol. 2008; 68:671.

ZIMMERMANN MB. Iodine deficiency. Endocr Rev. 2009; 30:376.

BOCIO SIMPLE

Carlos Chalbaud Zerpa (+)
Genoveva Pedrique

INTRODUCCIÓN

El bocio simple o eufuncionante es un proceso de hiperplasia e hipertrofia de la glándula tiroides, sin alteraciones séricas de la TSH ni las hormonas tiroideas (yodotironinas) y sin evidencias de cáncer. Se atribuye a múltiples factores aún no bien comprobados: ambientales, alimentarios (carencia de yodo), enzimáticos, autoinmunes y genéticos, que llevan a una inadecuada biosíntesis de hormonas tiroideas. Inicialmente, el descenso de ellas conduce presuntamente a una producción excesiva de hormona estimulante de la tiroides (TSH), pero una vez establecido el bocio, los valores séricos de la TSH y las yodotironinas se hacen normales. Sería así: "el bocio simple es el precio que se paga por mantener un estado eutiroideo". También ha sido señalada la presencia de inmunoglobulinas que actúan como anticuerpos estimulantes del crecimiento tiroideo.

El bocio simple puede ser endémico o esporádico. Según la OMS se considera *bocio endémico* cuando la prevalencia en una zona geográfica determinada sobrepasa el 10% de la población general o afecta a más del 20% de niños y adolescentes. Prevalece en ciertas regiones del mundo deprimidas social y económicamente, y tiende a disminuir cuando estas condiciones mejoran, aunque no se añada yodo a la sal de consumo. El *bocio esporádico* se observa en forma aislada, y en la mayoría de los niños y adultos jóvenes se debe a la tiroiditis de Hashimoto.

En líneas generales se han determinado algunas sustancias bociógenas, como los tiocianatos y la goitrina, contenidos en algunos vegetales (coles, repollo y los nabos), así como glucósidos cianogénicos de la yuca amarga, con la cual se hace el cazabe. En las aguas potables de ciertas regiones endémicas se han encontrado concentraciones notables de fluoruro de sodio, cloruro de calcio, cobalto, arsénico, hierro, cobre, hidrocarburos, mercurio y toxinas bacterianas por contaminación fecal. Por otra parte, existen medicamentos que bloquean la biosíntesis hormonal tiroidea y ocasionan bocio yatrogénico (tiouracilo, metimazol, carbimazol, perclorato, isoniazida, ácido para-aminobenzóico, difenilhidantoína, sulfamidas, sales de litio y las sulfonilureas, como la tolbutamida). El déficit nutricional de yodo, o su defectuosa utilización para formar hormonas tiroideas, han sido señaladas como causas más frecuentes del bocio endémico en el mundo. Paradójicamente ha sido descrito bocio endémico en ciertas zonas con elevada ingesta de yodo o donde esta es suficiente.

Según su tamaño, el bocio simple se puede dividir en grados, a saber: *grado 0:* no palpable, no hay bocio; *grado Ia:* bocio palpable, pero no visible con el cuello en extensión; *grado Ib:* bocio palpable y visible con el cuello extendido; *grado II*: bocio palpable y fácilmente visible con el cuello en posición normal; *grado III:* bocio voluminoso reconocible a distancia. Usualmente, el bocio se desplaza con la deglución y no se adhiere a la piel o a las estructuras vecinas. No hay pruebas concluyentes de que el bocio simple ocasione mayor incidencia de hipertiroidismo, hipotiroidismo o cáncer. Las manifestaciones clínicas se basan en la apariencia antiestética del crecimiento glandular, y eventualmente síntomas de compresión a órganos del mediastino, como disfagia, disfonía y tos. El bocio simple, endémico o esporádico, puede ser parenquimatoso difuso, coloide y multinodular.

- **Bocio parenquimatoso difuso.** Se encuentra solo hasta la adolescencia; es de superficie lisa, de consistencia firme y tiene el mismo contorno de la glándula normal.

- **Bocio coloide.** Se presenta de preferencia en las mujeres adolescentes y adultas jóvenes. Es de crecimiento difuso, asimétrico y de consistencia blanda o esponjosa. Puede desaparecer espontáneamente en un período de 1 a 3 años o evolucionar progresivamente en los adultos hacia el bocio multinodular gigante.

- **Bocio multinodular.** Constituye el más frecuente de todos los trastornos tiroideos. Además de la hiperplasia de la glándula, existen nódulos y quistes. El estudio de Framingham, USA, encontró bocio multinodular en 6.4% de las mujeres y 1.6% en hombres; las cifras fueron superiores cuando a la palpación se añadieron técnicas sofisticadas como el ultrasonido, sobre todo en personas mayores de 50 años; en todo caso, carecen de significación clínica. La asociación de cáncer es rara en esta entidad patológica.

DIAGNÓSTICO

El diagnóstico del bocio simple se hace por exclusión; los exámenes, prácticamente permiten identificar otras enfermedades tiroideas más relevantes.

1. La captación de yodo radioactivo, por lo general se encuentra ligeramente elevada a las 24 horas
2. Los niveles séricos de TSH y hormonas tiroideas son normales
3. Los anticuerpos antitiroideos y antimitiocondriales están aumentados solo cuando el bocio se debe a una enfermedad autoinmune
4. La gammagrafía con yodo 131 (I^{131}) y el ultrasonido son importantes cuando se palpan nódulos; en el primer caso, para diferenciar nódulos tóxicos, normocaptantes o hipocaptantes (calientes, tibios y fríos), y en el segundo para diferenciar nódulos sólidos, quísticos y mixtos.

TRATAMIENTO

En el tratamiento del *bocio endémico yodocarencial* comprobado se debe insistir en la yodoterapia como medida preventiva y curativa. La dosis diaria para una persona se dice debe ser individualizada, aunque en el ámbito mundial se han llevado a cabo esfuerzos por suplir con yodo a la población en forma de yoduro o yodato de sodio o potasio, incluido en la sal de cocina o los alimentos. La OMS sugiere que mujeres embarazadas, en edad reproductiva o durante el período de lactancia materna, los requerimientos diarios de yodo sean al menos 250 mcg/día, y para niños menores de 2 años, 90 mcg/día; para alcanzar estos requerimientos se sugiere además consumo de sal iodada y alimentos fortificados con iodo. Además, se deben evitar sustancias o medicamentos con propiedades bociógenas. En los casos de *bocio esporádico,* si es pequeño y apenas visible o palpable, no amerita tratamiento sino observación periódica. Es importante destacar que aquellos bocios que presenten nódulos deben ser seguidos con ultrasonografía y en caso de que algún nódulo sea de un diámetro mayor a 1 cm debe ser punzado con aguja fina para descartar malignidad. En caso de tiromegalia de mayor tamaño existen varias posibilidades, a saber:

Yodo. Se puede emplear con éxito solo en la fase inicial de la hiperplasia difusa y cuando el diagnóstico de deficiencia de yodo sea claro. La efectos colaterales observados son el yodismo, el Basedow-yódico (hipertiroidismo inducido por yodo), la tiroiditis yódica, el aumento contradictorio del bocio, con o sin hipotiroidismo y, cuando se emplean dosis muy altas. Estas no deben sobrepasar los 300 μg VO diarios por 6 a 12 semanas. Actualmente, esta opción terapéutica ha caído en desuso.

Levotiroxina. Con este medicamento se busca suprimir la secreción de TSH para disminuir el tamaño de la glándula. Se le llama terapia supresiva, ya que se induce un estado de hipertiroidismo subclínico que debe ser vigilado de cerca por el endocrinólogo y aunque no hay un consenso del tiempo de terapia suele mantenerse por un lapso menor de 1 año. Efectos secundarios que pudieran verse con esta terapia son pérdida de la densidad mineral ósea, hipertrofia ventricular y la controversial aparición de una segunda neoplasia primaria. Estos hechos hacen que cada vez se use por menor tiempo, además de que usualmente, el bocio vuelve al tamaño previo al descontinuar la terapia. La dosis se calcula entre 2,0 a 2,5 mcg/kg de peso/día, aunque posteriormente se ajuste siguiendo los controles del perfil tiroideo, esencialmente niveles séricos de TSH y T_4L.

Tiroidectomía parcial. Se indica para bocios multinodulares muy voluminosos con síntomas compresivos, y debe incluir la extirpación de una parte de los dos lóbulos. Cuando existen nódulos hipocaptantes en la gammagrafía, para descartar una neoplasia maligna es recomendable practicar una punción con aguja fina para citología, o bien una biopsia extemporánea sistemática de ambos lóbulos. El postoperatorio debe ser seguido con el uso de la levotiroxina para evitar la recidiva del bocio, aunque los resultados no son muy alentadores, siendo la tasa de recidiva alta. Sin embargo, es una opción a considerar sobre todo en niños.

Yodo radiactivo 131 (I^{131}). Se emplea cuando está indicada la intervención quirúrgica y el paciente la rehusa; la avidez es buena para la captación del I^{131}. También se usa en pacientes ancianos con bocios voluminosos y síntomas compresivos mediastínicos, con afecciones cardiovasculares que contraindican la intervención quirúrgica. La dosis está en relación directa con el tamaño del bocio e inversa a la captación de I^{131} a las 24 horas.

REFERENCIAS

Baglaj M, et al. Thyroidectomy en Children: Changing Trends and Surgical Strategies. Avd Clin Exp Med. 2013;22(3):387-393.

Bulmus N, et al. Thyroid Diseases in Pregnancy: The Importance of Anamnesis. Med Sci. 2013;19(5):1187-1192.

ANDERSSON M, ET AL. WHO Group. Prevention and Control of Iodine Deficiency in Pregnant and Lactating Women and in Children Less than 2 years Old: Conclutions and Recomendations of the Technical Consultation. Public Health Nutrition. 2007;10(12-A):1606-1611.

GHARIB H, ET AL. AACE/AME/ETA Guidelines for Clinical Practice for The Diagnosis and Management of Thyroid Nodules. Endocr Pract. 2010;16(1):1-43.

MULLER A ET AL. Thyroid Fuction Disorders. Guidelines of the Netherlands Association of Internal Medicine. The Journal of Medicine. 2008;66(3):134-142.

ZAFÓN C. Tratamiento Supresor de la TSH en el Cáncer Diferenciado de Tiroides. Un Dogma en Revisión. Endocrinol Nutr. 2012;59(2):125-130.

TIROIDITIS

Genoveva Pedrique
Carlos Chalbaud Zerpa (+)

INTRODUCCIÓN

Se conoce con el nombre de *tiroiditis* a la inflamación de la glándula tiroides previamente normal, y el de *estrumitis* a la que ocurre sobre un bocio establecido. En líneas generales, las tiroiditis pueden ser agudas, subagudas y crónicas. Las *tiroiditis agudas* comprenden las supuradas o infecciosas y las no supuradas como consecuencia de traumatismos en el cuello o posterior a tratamiento con yodo radiactivo; las *tiroiditis subagudas*, como la granulomatosa de De Quervain, la linfocítica indolora o "silenciosa", la postpartum; y las *crónicas.*

La tiroiditis crónica consiste en procesos inflamatorios y degenerativos de evolución crónica, generalmente de etiología autoinmune; se confunden frecuentemente con el cáncer por cursar con una glándula ligeramente dolorosa y de consistencia firme (un 10% de los casos se observa atrofia de la glándula en vez de bocio), estas pueden ser inespecíficas, como la tiroiditis de Hashimoto, de Riedel y las específicas, muy raras hoy día, como la tuberculosis, sífilis (fibrosis sifilítica tiroidea intersticial difusa o nodular), actinomicosis, amiloidosis y la equinococosis. Es importante recordar que los pacientes con síndrome de Down y de Turner tienen mayor prevalencia de esta afección.

TIROIDITIS Y/O ESTRUMITIS AGUDA

Es una entidad clínica muy rara; ataca de preferencia al sexo femenino y en la edad media de la vida, aunque también suele verse en la edad infantil. Puede ser consecuencia de infecciones sistémicas o por contigüidad (infecciones dentarias, amigdalofaríngeas o por heridas penetrantes del cuello), infecciones primitivas de la glándula, fístula del seno piriforme y radiaciones ionizantes. Los gérmenes involucrados son *Streptococcus pneumoniae, Staphylococcus, E. Coli y Enterobacter.* También pueden ocurrir por virus como el de la influenza, varicela, parotiditis epidémica y la rubéola. En pacientes con SIDA se han descrito como agentes causales *Pneumocistis carinii* y *Salmonella enteritidis.* La tiroiditis aguda tiene un comienzo brusco (escalofríos, fiebre, tos seca "traqueal", dolor en la región anterior del cuello, irradiado a hombros y brazos, signos de flogosis sobre el área de la glándula, disfagia, disfonía y linfadenopatías cervicales). El laboratorio evidencia leucocitosis con VSG elevada (por lo general > de 50 mm/h), pero con función tiroidea y niveles de hormonas normales. Evoluciona generalmente a *restitutio ad integrum* pero puede generar un proceso supurativo glandular o fibrosis residual.

La gammagrafía tiroidea suele ser normal. La punción por aspiración con aguja fina es necesaria para drenar el absceso y tomar muestra para cultivo y antibiograma. El tratamiento consiste en el drenaje de los abscesos y antibioticoterapia. Se pueden iniciar antibióticos que cubran los gérmenes más frecuentes hasta obtener los resultados del cultivo: oxacilina o cefazolina. La tiroiditis aguda posterior a microtraumatismos a repetición, manipulación tiroidea o por biopsias con aguja fina puede producir una tirotoxicosis transitoria que evoluciona con restitución de la glándula. El tratamiento es sintomático. En 1% de los casos se puede presentar tiroiditis posterior a terapia con yodo radioactivo, suele ser de curso benigno y desaparece en el lapso de 2 semanas. El tratamiento es sintomático.

Tiroiditis subaguda de De Quervain. Es una tiroiditis de probable etiología viral: virus emparentado con el de la parotiditis epidémica, influenza, coxsackie y adenovirus. El término *subaguda* se refiere a la evolución y no con el inicio de la enfermedad, pues su curso es lento y tarda semanas o meses en desaparecer. Su evolución suele ser trifásica, pasa por un período de hipertiroidismo de 3 a 6 semanas (los linfocitos T citotóxicos dañan las células de los folículos tiroideos y se liberan grandes cantidades de hormonas tiroideas hacia la sangre); luego, hipotiroidismo que puede prolongarse hasta por seis meses y finalmente retorna a la normalidad en 6 a 12 meses; sin embargo, en un 10 a 15% de los pacientes, el estado de hipotiroidismo se vuelve permanente con o sin bocio residual. La enfermedad tiene un comienzo agudo (malestar general, fiebre, escalofríos, disfagia, disfonía y signos de flogosis difusa de la glándula); sin embargo, a veces suele presentarse solo como un bocio o nódulo de aparición reciente, inusitado y no doloroso.

Los exámenes revelan aumento de la VSG (mayor a 50 mm/h) con elevación leve de la cuenta blanca; se puede evidenciar incremento de la $T_4 L$ sérica sobre en todo en fases iniciales. A pesar del hipertiroidismo, la gammagrafía evidencia una notable disminución de la captación de yodo radioactivo. El tratamiento consiste en tranquilizantes menores y AINES como el ácido acetilsalicílico, 500 mg VO cada 6 horas; en caso de no responder en una semana se indica la prednisona a la dosis de 40 a 60 mg/día VO por dos semanas con reducciones graduales en 4-6 semanas. Los síntomas de hipertiroidismo pasajero mejoran con dosis moderadas de propranolol 10-20 mg VO TID. En los pacientes con fases de hipotiroidismo transitorio que se prolonguen por más de 15 días debe hacerse un tratamiento sustitutivo temporal de 3 meses de duración con levotiroxina mientras la glándula recupera sus funciones. En casos excepcionales de un crecimiento incontrolado de la glándula y síntomas de compresión local se indica cirugía; la recurrencia de este cuadro se describe entre 2 y 10% de los casos.

Tiroiditis subaguda linfocítica indolora "silenciosa". Es una tiroiditis autolimitada de etiología autoinmune y representa una variedad de la tiroiditis de Hashimoto, aunque la histopatología no revela fibrosis. La destrucción de los folículos tiroideos permite el paso de hormonas a la sangre con una *primera etapa* de hipertiroidismo transitorio que puede durar unas semanas, entre 5 y 20% de los casos. Las manifestaciones clínicas consisten en un aumento leve del tamaño de la glándula (50% de los pacientes), sin signos de flogosis, por lo que suele ser indolora (de ahí el nombre de silenciosa) e hipertiroidismo que remeda a la enfermedad de Graves-Basedow (taquicardia, nerviosismo y pérdida de peso). La captación de yodo radioactivo permite diferenciar estas dos entidades (está alta en la enfermedad de Graves Basedow y muy baja en la tiroiditis silenciosa). En la *segunda etapa* hay caída de los niveles de $T_4 L$ y $T_3 L$ con hipotiroidismo leve transitorio que dura de uno a cuatro meses, y finalmente la *tercera etapa,* o recuperación de la función tiroidea con la presencia de anticuerpos antitiroideos, fundamentalmente microsomales, hasta en un 87% de los casos. A diferencia de las otras entidades, en esta no se evidencia leucocitosis ni aumento de la VSG. Esta entidad clínica no amerita tratamiento, pero se deben usar betabloqueadores para aliviar las manifestaciones de hipertiroidismo. Aunque la enfermedad es autolimitada, estos pacientes se deben evaluar periódicamente para detectar la aparición de un hipotiroidismo transitorio o permanente en el futuro.

Tiroiditis *postpartum.* Cuando la tiroiditis "silenciosa" aparece en el puerperio inmediato se le denomina "tiroiditis postparto", con posibles recurrencias en los partos subsiguientes, se describe en 5 a 7% de las mujeres en el postparto. Aproximadamente la mitad de estas pacientes tienen historia familiar de tiroiditis autoinmunes con evidencia de anticuerpos antiperoxidasa positivos. Otro factor de riesgo es la presencia de diabetes mellitus tipo 1, ya que parecen compartir genes de autoinmunidad La mayoría de las pacientes presenta un bocio pequeño e indoloro entre los 2 y 6 meses del postparto. También en esta entidad se observa una fase de hipertiroidismo que suele presentarse a los 3 meses del postparto con una etapa siguiente de hipotiroidismo que suele ocurrir al sexto mes. El 80% de las pacientes restablece la función tiroidea completa al año de haber ocurrido el parto, aunque se ha observado que 30 a 50% de las pacientes desarrolla hipotiroidismo permanente en los siguientes 9 años. Se puede confundir con la psicosis puerperal y con la enfermedad de Graves-Basedow. La captación baja de yodo radioactivo permite diagnosticar la enfermedad (se debe suspender la lactancia por un mes mientras se hace la prueba). Síntomas de hipertiroidismo deben ser controlados con betabloqueadores, con precaución en la lactancia, ya que este medicamento se excreta a través de la leche materna. La terapia con tionamidas no tiene lugar en esta entidad, ya que la fase de hipertiroidismo se debe a liberación descontrolada de hormona tiroidea ya formada. En el caso de la fase de hipotiroidismo, la terapia de sustitución con levotiroxina es de elección.

Tiroiditis de Hashimoto. Es una tiroiditis de origen autoinmune caracterizada por fibrosis e infiltración de linfocitos, que generalmente conduce al hipotiroidismo. Afecta preferentemente al sexo femenino y después de los 40 años. Es responsable del 40% de los bocios no endémicos en los niños. Se asocia a veces a otras enfermedades como artritis reumatoide, síndrome de Sjögren, hepatitis crónica activa, lupus eritematoso sistémico, falla prematura del ovario, atrofia corticosuprarrenal primaria, anemia perniciosa y diabetes mellitas tipo I. El crecimiento rápido de un nódulo en el contexto de un paciente con esta tiroiditis debe ser estudiado con punción por aguja fina, ya que el linfoma de la glándula tiroides prevalece 60 a 80 veces más en esta entidad y en menor porcentaje el carcinoma papilar.

Algunos pacientes con diagnóstico previo de enfermedad de Hashimoto, bocio e hipotiroidismo pueden sufrir circunstancialmente hipertiroidismo, debido a que el *clon* de linfocitos produce anticuerpos estimuladores de los receptores anti-TSH, creando un estado hiperfuncionante llamado hashitoxicosis, que amerita tratamiento a base de metimazol y propranolol. Este hipertiroidismo tipo Graves, asociado a una tiroiditis autoinmune, puede desarrollarse ocasionalmente en enfermos con hipotiroidismo, lo que confirma las observaciones de que no siempre esta dolencia lleva indefectiblemente a la atrofia de la glándula. Por otra parte, algunos pacientes con enfermedad inicial de Graves, que regresa al estado eutiroideo después de un tratamiento medicamentoso o tiroidectomía parcial y cuya causa era una enfermedad glandular autoinmune crónica tiroidea, pueden desarrollar un hipotiroidismo permanente en el 10% al 20% de los casos, aun después de 10 a 25 años.

En la tiroiditis de Hashimoto, los exámenes revelan anticuerpos antitiroglobulina, antimicrosomales, y los más específicos antiperoxidasa tiroidea. Las hormonas tiroideas pueden estar elevadas en las fases iniciales de la enfermedad (hashitoxicosis), pero disminuyen posteriormente. La TSH, por el contrario, está disminuida al comienzo pero aumenta en etapas avanzadas. La captación de yodo radioactivo puede estar baja, normal o alta. La biopsia por punción es importante para hacer el diagnóstico. El tratamiento consiste en levotiroxina 50 a 150 mcg VO diarios permanentemente, para prevenir y corregir el hipotiroidismo, aunque no se logra reducir totalmente el tamaño de la glándula. En los pacientes adolescentes, el tratamiento debe suspenderse por lapsos de 6 semanas para determinar si ha ocurrido una remisión, avalada con los exámenes de control. En pacientes ancianos con problemas isquémicos cardíacos debe comenzarse el tratamiento con dosis muy bajas de levotiroxina 12.5 a 25 mcg VO/día con aumentos cada 4 a 6 semanas hasta lograr valores normales de la TSH. En las mujeres embarazadas, la dosis debe ser un 25 a 50% por encima del estándar. No debe omitirse el tratamiento en las personas con hipotiroidismo subclínico y TSH elevada. Se estima que la dosis terapéutica de levotiroxina puede disminuir el tamaño del bocio en aproximadamente un 30% de los casos a los seis meses de tratamiento. En los bocios grandes (difusos o nodulares) o que ocasionen compresión, está indicada la cirugía, y en los muy pequeños, sin alteración de la TSH se impone la observación periódica o el tratamiento con dosis bajas de levotiroxina.

Tiroiditis leñosa (de Riedel). Es una entidad de origen autoinmune extremadamente rara que afecta de preferencia al sexo femenino entre los 30 y 60 años de edad; para algunos autores es una variedad de la tiroiditis de Hashimoto, aunque actualmente se desconoce su etiología. Usualmente no se compromete el estado general del paciente, a no ser que exista hipotiroidismo; puede comprimir órganos vecinos, lo que ocasiona disfagia, disfonía y disnea. La glándula aumenta de volumen frecuentemente en forma unilateral, indolora, leñosa (tan dura que a veces se hace difícil de cortar con el bisturí). No es fácil diferenciarla semiológicamente del cáncer de la glándula. Los exámenes de laboratorio con radionúclidos revelan una baja captación de yodo radioactivo. Por la naturaleza fibrosa del tejido glandular, la punción con aguja fina no se recomienda. El tratamiento es quirúrgico y consiste en el desbridamiento de la glándula y estructuras peritiroideas; se debe hacer el estudio anatomopatológico para confirmar el diagnóstico. La levotiroxina se emplea para corregir el hipotiroidismo a la misma dosis empleada en la tiroiditis de Hashimoto.

REFERENCIAS

ABALOVICH M. Management of thyroid dysfunction during pregnancy and postpartum: An Endocrine Society Clinical Practice Guideline. J Clin Endocrinol Metab 92. 2007; (Suppl): S1.

BINDRA A, ET AL. Thyroiditis. American Family Physician. 2006; (72) 10:1769-1776.

DAYAN CM & DANIELS GH. Chronic autoimmune thyroiditis. N Engl J Med. 1996; 335 (2): 99-107.

DESAILLOUD R, ET AL. Viruses and Thyroiditis: an update. Virology Journal. 2009; (6)5:

PEARCE EN, ET AL. Thyroiditis. 2003; 348(26): 2646-2655

SCHUBERT MF & KOUNTZ DS. Thyroiditis. Postgrad Med. 1995; 98 (2): 101-112.

WHITAKER MD. Symposium on thyroid diseases. Introduction a four-article symposium. Postgrad Med. 2000; 107 (1): 95-158.

CARCINOMA Y NÓDULO SOLITARIO
DE LA GLÁNDULA TIROIDES

Genoveva Pedríque

INTRODUCCIÓN

Los carcinomas de la glándula tiroides son poco frecuentes, sin embargo representan la neoplasia endocrina más observada y su frecuencia se puede comparar al mieloma múltiple. La incidencia ha ido en aumento, de manera que en EUA es el segundo cáncer más frecuente en mujeres menores de 44 años. Esta afección predomina en el sexo femenino, en la edad avanzada, en niños que han recibido radiaciones en la cabeza o el cuello y en sobrevivientes de detonaciones nucleares; los nódulos tiroideos en los niños son carcinomas en la mitad de los casos. Representa uno de los tipos de cáncer más curables; en Europa tiene una sobrevida de 72% en hombres y 80% en mujeres. Son tumores de comportamiento biológico, crecimiento y malignidad variable; afortunadamente, los más comunes son los de crecimiento lento y baja malignidad y algunos, como el carcinoma papilar, dependen de la estimulación de la TSH, por lo que responden a dosis supresivas de levotiroxina.

Desde el punto de vista histopatológico, el carcinoma de la glándula tiroides se divide en papilar, folicular, medular, indiferenciado, de células de Hürthle y los linfomas. De estos, el cáncer papilar representa el 85% de todos los cánceres diferenciados de la tiroides, mientras que el cáncer folicular se encuentra en alrededor del 10% y el 3% restante en las otras variedades histopatológicas. El tratamiento oportuno y adecuado es fundamental, ya que las recurrencias locales llegan a 30% y las metástasis a distancia al 20%, con una mortalidad cerca del 10%.

Carcinoma papilar de la glándula tiroides. Es el carcinoma tiroideo más frecuente del niño y del adulto (80%). Es de crecimiento lento y baja malignidad, invade los ganglios linfáticos cervicales pero raramente da metástasis a distancia (pulmón o hueso). Se presenta como un nódulo solitario, firme, "sólido" al ultrasonido y "frío" a la gammagrafía. Cuando crece en el seno de un bocio multinodular se manifiesta como un "nódulo dominante", aislado, de mayor firmeza y tamaño que los otros. El carcinoma papilar es difícil de diferenciar de los adenomas papilares, pero como estos son muy raros, siempre se debe sospechar un carcinoma papilar. Desde el punto de vista histológico, si bien es un tumor que deriva de las células foliculares, frecuentemente tiene una estructura mixta bien diferenciada: papilar y folicular, inclusive en las metástasis. Cerca del 40% posee los llamados cuerpos de psamoma, que son esférulas calcificadas y concéntricas. El diagnóstico se confirma mediante la citología por aspiración con aguja fina o la biopsia extemporánea. Estos tumores tienen la capacidad de concentrar yodo y secretan tiroglobulina.

El tratamiento es quirúrgico, y si el tumor no ha invadido la cápsula de la glándula tiroides es factible de cura radical. Se debe practicar una tiroidectomía total con extirpación de los ganglios linfáticos cercanos al tumor; no se lleva a cabo el vaciamiento total del cuello a menos que exista un compromiso evidente de los ganglios linfáticos. El tratamiento en el postoperatorio consiste en los siguientes pasos:

- *Terapia ablativa con I^{131}*. Se aplica prácticamente a todos los pacientes menos a aquellos con enfermedad unifocal o multifocal menor de 1 cm, que representan el grupo de pacientes de bajo riesgo, aunque esta última recomendación es E. Antes de la terapia se debe seguir una dieta baja en yodo y suspender el tratamiento con levotiroxina 2 a 3 semanas previas con la finalidad de aumentar el estímulo de la TSH sobre el tejido grandular tiroideo remanente y permitir así una mejor captación del I^{131} por la célula tumoral. Los valores de TSH recomendados antes de recibir la terapia deben ser mayores a 30 mU/L. La dosis de I^{131} recomendada en casos sin metástasis demostrada y con biopsias que reportan una cápsula no infiltrada es de 30 a 100 mCi. Cuando existe infiltración de la cápsula o incluso, mayor extensión, se puede utilizar hasta 200 mCi. Luego de 3 a 4 días de haber recibido la terapia se puede iniciar nuevamente la levotiroxina. En casos que haya duda de la extensión del tumor posterior a la cirugía o no se pueda visualizar bien algún tejido remanente, se indica un rastreo corporal previo a la terapia de I^{131} para poder calcular la dosis a ofrecer según los resultados; este rastreo corporal se hace con I^{131} a la dosis de 1,5 a 3 mCi. Tras la administración de la terapia ablativa (entre 2 a 10 días) se hace otro rastreo corporal de yodo para detectar metástasis hipercaptantes residuales, sin administrar yodo radioactivo, pues se aprovecha el remanente usado con fines terapéuticos que aún queda en el organismo.

- *Terapia supresiva con levotiroxina.* Es el tercer pilar fundamental en el tratamiento del cáncer diferenciado de la tiroides. Se basa en el conocimiento de que las células cancerosas expresan receptores para TSH, por lo que al suprimir los niveles de TSH a cifras indetectables mediante la administración de levotiroxina se elimina el estímulo de la TSH sobre las células cancerosas, lo que evita su proliferación y crecimiento. El grado de supresión de los niveles de TSH depende del estadio del paciente. En enfermos de riesgo alto e intermedio se recomiendan niveles de TSH por debajo de 0,1 mU/L, mientras que en pacientes de bajo riesgo se sugieren niveles de entre 0,1 y 0,5 mU/L.

Carcinoma folicular de la glándula tiroides. Es más frecuente en las mujeres mayores de 30 años de edad. Por lo general, invade órganos a distancia (huesos y pulmón) y raras veces a los ganglios cervicales. Tiene la característica de captar ávidamente el yodo radioactivo, aunque nunca como el tejido normal. Produce yodotirosinas anormales capaces de desencadenar un hipertiroidismo; raras veces las metástasis también producen hipertiroidismo por triyodotironinas (T_3). El tratamiento del carcinoma folicular es semejante al del papilar. Es importante resaltar que no se pueden hacer pesquisas de este tipo de cáncer a través de la punción con aguja fina, ya que la muestra citológica no permite el reconocimiento del patrón tumoral, de manera que el diagnóstico definitivo siempre se hace con la extracción quirúrgica de la glándula tiroides.

Carcinoma medular de la glándula tiroides. Representa del 3 al 5% de los carcinomas de la tiroides; puede ser esporádico o familiar y es el único carcinoma de esta glándula más frecuente en el sexo masculino. Tiene una tendencia familiar autosómica dominante y se asocia a otras neoplasias malignas, llamadas "neoplasias endocrinas múltiples". Se origina a partir de las células epiteliales parafoliculares o células C, productoras de la hormona calcitonina, razón por la cual se deben determinar sus niveles en estos pacientes y sus familiares para detectar precozmente esta neoplasia. Como las células C derivan del cuerpo último-branquial del ectodermo neural, el carcinoma medular se acompaña de neoplasias de la glándula suprarrenal (feocromocitomas) o adenomas de la glándula paratiroides (hiperparatiroidismo). Frecuentemente origina metástasis a ganglios linfáticos del cuello y a órganos a distancia (pulmón, huesos, hígado y suprarrenales). El tratamiento consiste en la tiroidectomía total con resección de los ganglios cervicales y del mediastino anterosuperior. Un 30% de los pacientes responde parcialmente al uso de adriamicina. En los últimos años se han estudiado medicamentos inhibidores de factores de crecimiento vascular endotelial con resultados prometedores. Es de mal pronóstico porque suele diagnosticarse cuando ya presenta metástasis, de manera que el diagnóstico precoz sigue siendo un reto.

Carcinoma indiferenciado de la glándula tiroides. Representa el 1-2% de los carcinomas de la tiroides. Es uno de los tumores anaplásicos más malignos del ser humano y frecuente en las mujeres de más de 60 años de edad. Es de crecimiento rápido, y dado que no es encapsulado, invade violentamente las zonas adyacentes del cuello (laringe, tráquea y órganos a distancia). Cuando se examina el paciente por primera vez, ya hay invasión regional y metástasis a órganos distantes como pulmones, hígado, huesos y cerebro. Es insensible al tratamiento con radioyodo, dado que las células tumorales no captan el yodo radioactivo y por consiguiente es fatal a corto plazo. No obstante el pronóstico, se pueden tomar medidas paliativas de desbridamiento para aliviar la obstrucción de las vías aéreas, uso de adriamicina y el empleo de la radioterapia paliativa.

Carcinoma de células de Hürthle. Representa < del 3% del cáncer de la glándula tiroides. Ocurre en personas de edad avanzada y su malignidad es semejante a los carcinomas diferenciados. Raramente capta el yodo radioactivo y, al igual que el carcinoma folicular de tiroides, no puede ser diagnosticado por aguja fina. En vista de que es difícil diferenciar un adenoma de células de Hürthle de un carcinoma de las mismas células, siempre se debe sospechar de carcinoma por la rareza del adenoma de células de Hürthle. El tratamiento consiste en una biopsia extemporánea, y si se trata de un adenoma de células de Hürthle se practica una lobectomía con istmectomía. Si, posteriormente, el estudio de la biopsia con coloraciones especiales evidencia un carcinoma de células de Hürthle se procede en segundo término a una tiroidectomía total.

Linfomas de la glándula de tiroides. Los linfomas primarios de la tiroides son muy raros y cuentan con menos del 2% de todas las neoplasias de la glándula. La frecuencia dentro de los linfomas no Hodgkin es del 2,5%. Se presentan en la séptima década de la vida y con mayor frecuencia en mujeres; son de crecimiento rápido y alcanzan gran tamaño. La histopatología se confunde con el carcinoma anaplásico de la glándula tiroides; el tipo histológico más frecuente suele ser de inmunofenotipo B difuso de células grandes. Puede originarse años después de una tiroiditis de Hashimoto; 20% de los pacientes presenta un bocio de larga data y hasta un 40% de los pacientes cursa con hipotiroidismo en el momento del diagnóstico. El tratamiento depende del tipo histológico del linfoma; para los linfomas de células B agresivos se ha establecido el tratamiento a base de quimioterapia con agentes antracíclicos, alquilantes, alcaloides de la vinca y rituximab (anticuerpo monoclonal anti CD-20). Tumores de pequeño tamaño pueden ser tratados con cirugía y radioterapia local de ser necesario.

NÓDULO TIROIDEO SOLITARIO NO TÓXICO (NTSNT)

Un nódulo tiroideo es una masa circunscrita de consistencia firme o blanda, bien delimitada, dentro del tejido de la glándula tiroides, y que cuando su tamaño lo permite se puede precisar por la palpación. Muchos procesos patológicos pueden adoptar esas características, como hiperplasia espontánea, tiroiditis de Hashimoto, neoplasia benigna sólida o quística, tiroiditis subaguda, neoplasias malignas, linfoma o una siembra metastásica de un carcinoma. Ante un nódulo tiroideo solitario no tóxico se plantea el diagnóstico diferencial entre una lesión benigna y otra maligna. La sospecha de una lesión nodular de alta malignidad se caracteriza clínicamente por ser firme, de crecimiento rápido, estar fija a las estructuras adyacentes, presentar parálisis de las cuerdas vocales, linfadenopatías regionales, eventuales metástasis a hueso y pulmón y, ocasionalmente, historia familiar de neoplasias múltiples endocrinas (carcinoma medular de la glándula tiroides). La sospecha moderada comprende un nódulo solitario mayor de 4 cm y parcialmente quístico al ultrasonido y con buena delimitación, en pacientes del sexo masculino menores de 20 años o mayores de 60, y a veces con historia de irradiación del cuello. La sospecha de una lesión benigna se define por un nódulo blando, a veces no único, de crecimiento lento, móvil, sin linfadenopatías, en pacientes femeninos entre los 30 y 60 años de edad. En la mayoría de los nódulos benignos o malignos, los exámenes funcionales de la tiroides son normales y la calcitonina solo se investiga cuando hay antecedentes familiares de carcinoma medular. Cuando los nódulos son malignos, en las zonas de endemia bociosa son carcinomas foliculares, mientras que en las no endémicas tienen prevalencia los papilares.

Los estudios de Framingham han demostrado una incidencia del 3% del NTSNT con una frecuencia 5 veces mayor en el sexo femenino. En vista de que muchos nódulos no son detectados clínicamente, se supone que la incidencia es mucho mayor en las autopsias. Un NTSNT en el adulto es carcinoma entre el 6 y el 14% de los casos, y en niños, el 52%. Es por tanto muy sugestivo de carcinoma tiroideo un nódulo en un niño o adulto joven, masculino, con historia de irradiación del cuello o la cabeza y cuyos exámenes revelen un nódulo sólido al ultrasonido y un nódulo "frío" o no captante a la gammagrafía.

Cuando un paciente cursa con la aparición de un nódulo, con dolor agudo espontáneo y sensibilidad a la palpación, debe sospecharse de una hemorragia dentro del nódulo; en estos casos puede intentarse una punción evacuadora o pueden indicarse antiinflamatorios no esteroides y observar el paciente. La ultrasonografía no distingue benignidad de malignidad, pero ofrece información y puede usarse con confianza en niños y embarazadas porque no irradia.

El diagnóstico de la naturaleza de un NTSNT se hace mediante una biopsia por aspiración con aguja fina; esta es fácil, rápida y acarrea muy pocos riesgos. Aunque el estudio histopatológico indique benignidad, los nódulos solitarios deben examinarse periódicamente y repetir las punciones biópsicas anualmente. Si clínicamente se sospecha malignidad, así el estudio biópsico sea negativo, es mejor proceder a la extracción quirúrgica del nódulo.

Ante un nódulo solitario benigno a la biopsia se puede intentar un tratamiento con dosis supresiva de levotiroxina (2 a 2,5 µg/Kg/día). Se debe controlar el paciente cada 3 a 6 meses, y si la formación nodular disminuye o no crece se puede mantener el tratamiento. Se debe determinar la $T_4 L$ periódicamente para calcular la dosis de mantenimiento de la levotiroxina. Lo deseable es conseguir un perfil bioquímico de hipertiroidismo subclínico terapéutico. En caso de que el nódulo sometido a la biopsia sea un quiste, se aspira su contenido cuantas veces sea necesario, a menos que se resuelva extirparlo quirúrgicamente. En los quistes recurrentes se han empleado satisfactoriamente la inyección de sustancias esclerosantes como tetraciclina o etanol, orientadas por el ultrasonido.

La agenesia de un lóbulo de la glándula tiroides con hipertrofia del otro se puede confundir con un nódulo. La ultrasonografía y la gammagrafía tiroidea aclaran el diagnóstico y evitan la extirpación de un nódulo que en verdad no existe, así como la provocación de un hipotiroidismo iatrogénico permanente.

La presencia de uno o varios nódulos con el antecedente de haber recibido radiaciones en la cabeza o el cuello, aunque sea de muchos años, aconseja la extirpación de la glándula tiroides. Pero si el paciente con los mismos antecedentes presenta una glándula tiroides aumentada de tamaño pero sin nódulos se recomienda dosis supresiva de levotiroxina y controles clínicos cada 3 a 6 meses; la dosis se mantiene por unos meses para evaluar los resultados, a menos que aparezcan nódulos, en cuyo caso debe hacerse la tiroidectomía. La terapia supresiva con levotiroxina se ha asociado con efectos adversos como disminución de la densidad mineral ósea y consecuente osteoporosis y fracturas patológicas, por lo que se debe ser cuidadoso en el empleo de este tipo de tratamiento.

Los nódulos tiroideos solitarios malignos son de tratamiento quirúrgico y el estadiaje del paciente sigue las premisas del cáncer de tiroides según su tipo histológico. Hay cirujanos que recomiendan la tiroidectomía bilateral subtotal dejando la cápsula posterior con el propósito de evitar la lesión de los nervios recurrentes laríngeos y minimizar el riesgo de un hipoparatiroidismo postoperatorio. Algunos autores recomiendan el tratamiento supresor complementario con levotiroxina y dosis ablativas de yodo radioactivo. Otros son partidarios de la tiroidectomía total e inclusive vaciamiento ganglionar.

REFERENCIAS

CHEN H, ET AL. The NANETS Consensus Guidelines for the Diagnosis and Management of Neuroendocrine Tumors: Pheochromocytoma, Paraganglioma and Medullary Thyroid Cancer. Pancreas. 2010;39(6):775-783.

COOPER D, ET AL. Revised American Thyroid Association Management Guidelines for Patients with Thyroid Nodules and Differentiated Thyroid Cancer. Thyroid. 2009;19(11):1167-1214.

KENDALL-TAYLOR P. Managing Differentiated Thyroid Cancer. BMJ. 2002;324:988-989.

GASENT J, ET AL. Old and New Insights in the Treatment of Thyroid Carcinoma. Journal of Thyroid Research. 2010, ID:279468. 16 pages.

KLOOS RT, ET AL. Medullary Thyroid Cancer: Management Guidelines of the American Thyroid Association. Thyroid. 2009;19(6):565-612.

PACINI F, ET AL. Thyroid Cancer: ESMO Clinical Practice Guidelines for diagnosis, treatment and follow up. Annals of Oncology 2012;23(7):110-119.

PITOIA F, ET AL. Recommendations of the Latin American Society on Diagnosis and Management of Differentiated Thyroid Cancer. Arq Bra Endocrinol Metab. 2009;53(7):884-897.

SILBERSTAIN E, ET AL. The SNM Practice Guidelines for Therapy of Thyroid Disease with I[131]. Journal of Nuclear Medicine. 2012;53(10): doi:10.2967/jnumed.112.105148.

SMALLRIDGE R, ET AL. American Thyroid Association Guidelines for Management of Patients with Anaplastic Thyroid Cancer. Thyroid. 2012;22(11):1104-1139.

TUTTLE M, ET AL. NCCN Clinical Practice Guidelines in Oncology: Thyroid Carcinoma. Version 2. 2013. NCCN.org.

ENFERMEDADES DE LA GLÁNDULA PARATIROIDES

José L. Cevallos G.
Genoveva Pedrique

HIPERPARATIROIDISMO

INTRODUCCIÓN

En las últimas décadas se ha observado un incremento de esta enfermedad. En la clínica Mayo, por ejemplo, se ha reportado un aumento de 4 a 5 veces con una relación de 27 casos por 100.000 personas vistas al año. En Suecia el 2,6% de las mujeres postmenopáusicas presenta sospechas de la enfermedad, su prevalencia aumenta con la edad y es mayor en la 5ª a 7ª décadas de la vida y en una proporción de 3:1. No tenemos estadísticas en Venezuela, pero se ha observado un incremento notorio en el diagnóstico de esta patología en los diversos servicios de endocrinología y cirugía del país, lo cual puede deberse a una mayor capacidad diagnóstica.

El hiperparatiroidismo se debe a una secreción exagerada de la hormona paratiroidea. Puede ser *primario,* por adenomas solitarios de la paratiroides, que comprenden el 85% de los casos; hiperplasia difusa de la glándula, 9%; adenomas múltiples, 7% y carcinoma de la paratiroides, 1%. El hiperparatiroidismo puede ser familiar cuando se asocia a múltiples adenomas endocrinos como la neoplasia endocrina múltiple tipo 1 (NEM1 o síndrome de Wermer), caracterizada por neoplasias de la paratiroides, hipófisis (prolactinoma, Cushing) e islotes pancreáticos (insulinoma); asociada muchas veces al síndrome de Zollinger-Ellison, la neoplasia endocrina múltiple tipo 2A (NEM2A): hiperparatiroidismo por hiperplasia o tumor de las paratiroides asociado al carcinoma medular de la glándula tiroides y feocromocitoma. El hiperparatiroidismo puede ser *secundario* en casos de raquitismo, tubulopatías renales y pseudohiperparatiroidismo (niveles sanguíneo bajos de calcio asociado a niveles bajos de la vitamina D o resistencia a la acción de la misma, lo cual hace que haya una respuesta fisiológica compensatoria por parte de las paratiroides aumentando su secreción); en todos ellos, la hipocalcemia crónica produce una hiperplasia de las glándulas paratiroides con niveles altos de PTH y una osteitis fibrosa quística. Se describe también el hiperparatiroidismo *terciario*, específicamente en el caso de la insuficiencia renal crónica, en el cual, sobre una hiperplasia difusa crónica de las paratiroides aparecen uno o más adenomas. Una hipercalcemia se puede observar en otras entidades por la secreción ectópica de hormona relacionada a PTH (PTHr) debido a tumores malignos (pulmón, riñón, ovario, próstata y esófago). Es importante hacer el diagnóstico diferencial con entidades que cursan con hipercalcemia de otro origen no relacionado con las paratiroides, causas como las metástasis óseas, el mieloma múltiple y las enfermedades malignas de la sangre, que afecten el hueso y la médula ósea. Otras causas de hipercalcemia son la sarcoidosis, la intoxicación con vitamina D y la idiopática.

MANIFESTACIONES CLÍNICAS

El hiperparatiroidismo puede ser asintomático por años y manifestarse solo por una hipercalcemia moderada persistente con calciuria normal e hipofosfatemia. Los síntomas del hiperparatiroidismo se deben fundamentalmente a la hipercalcemia; son vagos, inespecíficos y simulan con frecuencia padecimientos psicosomáticos: astenia, fatiga, letargia, debilidad muscular, anorexia, trastornos dispépticos, náuseas, epigastralgia, estreñimiento, deshidratación severa (por los vómitos, la polidipsia y la poliuria), taquicardia, palpitaciones, parestesias, dolores articulares y óseos. El examen físico puede revelar hipertensión arterial y hallazgos más específicos como nefrolitiasis (5-10%), queratitis en banda por depósito de calcio en la córnea, osteítis fibrosa quística, tumores óseos "marrones", osteopenia, deformación de los huesos, osteoporosis de predominio cortical sobre el trabecular, fracturas patológicas de la muñeca, cadera o vértebras, pseudogota, condrocalcinosis, manifestaciones neuromusculares y neuropsiquiátricas inespecíficas (depresión, ansiedad, dificultad para concentrarse e irritabilidad). Hay una serie de enfermedades que se desencadenan por la hipercalcemia, como la úlcera gastroduodenal, la pancreatitis aguda, la nefrocalcinosis y la insuficiencia renal crónica.

DIAGNÓSTICO

El diagnóstico precoz de hiperparatiroidismo primario solo puede hacerse si se piensa en él, pacientes con calcemias iguales o superiores a 9.7 mg/dl y un fósforo igual o menor de 3 mg/dl; en tales casos se debe solicitar una determinación de PTH sérica.

Los exámenes de laboratorio revelan aumento de la PTH en el 80% de los casos, hipercalcemia, hipercalciuria, hipofosfatemia, hiperfosfaturia (VN= 0.9 a 1.3 g/24 horas), aumento de la fosfatasa alcalina e hiperhidroxiprolinuria. El AMP cíclico se encuentra elevado en la orina, aunque muchos carcinomas con hipercalcemia también pueden aumentarlo. La radiografía confirma los depósitos de calcio en diferentes órganos, la osteitis fibrosa generalizada, los tumores óseos de células gigantes, los quistes de los huesos y la pérdida de la lámina dura de los dientes. La densitometría ósea muestra disminución de la masa ósea. El diagnóstico de esta enfermedad se confirma por la existencia de las alteraciones clásicas de laboratorio y los hallazgos imagenológicos.

1. Calcio sérico total (VN=8,5 a 10,5 mg/dl). Es oportuno señalar que la distribución normal de esta variable bioquímica es de un estrecho rango, de manera que hay que estar atento ante la posibilidad de hiperparatroidismo primario con valores de 10 mg/dL.

2. Calcio ionizado (VN= alrededor de 4,56 mg/dL). Esta medición está libre de las variaciones dadas por la concentración de la albúmina sérica, como sucede con el Ca^{2+} total, lo que evita hacer las correcciones necesarias cuando está anormalmente elevado o existen proteínas anómalas, como ocurre en el mieloma múltiple, o baja en casos de desnutrición o síndrome nefrótico. El problema radica en la dificultad para medirlo porque requiere equipos especiales que no suelen estar disponibles en todos los laboratorios clínicos.

3. Fósforo sérico (VN= 3,0 a 4,5 mg /dL). Es indispensable correlacionar siempre los valores de Ca^{2+} total con los de fósforo, dada la relación inversa de hipercalcemia con hipofosfatemia presente en el hiperparatidoidismo.

4. Magnesio sérico (VN= 1.8 a 3 mg/100 ml). Importante en el metabolismo calcio-fósforo, ya que influye en sus respectivos niveles séricos.

5. Paratohormona o PTH (VN= 10 a 69 pg/ml). Se mide la molécula completa (1- 84 aminoácidos) de la paratohormona (PTH), tal cual es segregada por la paratiroides antes de ser degradada en sus fracciones moleculares medias: carboxilo y amino terminales. Esta medición se efectúa mediante reacciones de enlaces proteicos competitivos (Competing Protein Binding) tipo IRMA, que consta de dos anticuerpos: policlonales de captura y monoclonales de lectura, con el empleo de radionucleidos como marcadores (Radioinmunoanálisis); actualmente por compuestos quimioluminiscentes (Inmunoquimioluminiscencia). Estos hechos le confieren alta especificidad y sensibilidad, pero siempre

deben correlacionarse con los valores elevados de Ca^{2+} total observados en el hiperparatiroidismo típico (Fig.13).

6. Ecosonografía con transductores de alta resolución. Es un método rápido, económico y práctico que permite reconocer la morfología acústica de los adenomas paratiroideos en forma de lágrima y, por lo general, lecolúcidos. Se pueden punzar con aguja delgada para obtener el característico líquido en "agua de roca", rico en PTH.

7. Densidad mineral ósea. Actualmente se hace con mayor precisión mediante los densímetros de doble energía de rayos-X (DXA), los cuales permiten detectar estadios de osteoporosis avanzadas de otras etiologías no precisadas.

8. Gammagrama con Sesta-MIBI. Es el estudio iconográfico confirmatorio del hiperparatiroidismo; aporta información de localización adicional de los adenomas paratiroideos o de las hiperplasias y tiene alta sensibilidad y especificidad. Como radioisótopo se utiliza el Tecnecio 99.

9. TC y la RM son de utilidad sobre todo en casos de sospecha de glándulas paratiroideas intratorácicas.

Los métodos más utilizados de forma preoperatoria son el ultrasonido de alta resolución y la gammagrama con Tecnesio-99. La localización de la glándula a extraer permite al cirujano planificar una cirugía menos invasiva y más localizada. Las glándulas varían en cuanto a su localización y número, y pueden encontrarse en múltiples áreas, dentro de la vaina carotídea, en la cápsula tiroidea, detrás de la faringe, el esófago o la laringe, posteriores al polo inferior de la tiroides, en el área pretraqueal o dentro del timo, y pueden ser menos de cuatro o más de cinco, lo que hace su ubicación difícil. Lo más frecuente es que se hallen en la parte posterior del polo inferior tiroideo.

TRATAMIENTO

Se considera una emergencia metabólica el hiperparatiroidismo agudo con hipercalcemia por encima de 15 mg/dl, hipofosfatemia e hipercalcemia con precipitación de calcio en diferentes órganos en pocas horas. Se caracteriza por el agravamiento de los síntomas del hiperparatiroidismo; resaltan una sed intensa en ausencia de hiperglicemia, deshidratación marcada, pérdida acentuada de peso en pocos días, letargia, torpeza mental, soñolencia profunda, coma, colapso cardiovascular y muerte. También se puede desencadenar una insuficiencia renal por deshidratación y hemoconcentración. Requiere un tratamiento enérgico con un control estricto de la hidratación y la concentración plasmática de calcio, fosfato, potasio y magnesio; es importantísimo impedir que sobrepasen los valores normales. Cuando la hipercalciuria es asintomática se debe evitar la deshidratación y la inmovilización, mantener una dieta con poco calcio, no usar tiazidas o ASA y tratar la hipertensión arterial.

Hidratación. Corrige la pérdida de líquido extracelular y aumenta la eliminación de calcio por el riñón. Son necesarias grandes cantidades de líquidos (5 a 10 litros en 24 horas en los primeros dos días); se usa solución fisiológica de 1 a 2 litros en una a dos horas; posteriormente, la velocidad del goteo será de según la PVC, con una diuresis alrededor de 200 ml por hora; esta se puede potenciar con la furosemida 40 a 80 mg, tras la infusión de al menos 2 litros de solución fisiológica.

Fosfato. Puede emplearse cuando se ha logrado disminuir la calcemia por debajo de 12 mg/dl. Se emplea 1.5 g de fosfato elemento (50 mmoles) EV en 8 a 16 horas; se debe administrar lentamente para evitar hipotensión y muerte súbita. El fosfato VO es de acción más lenta, se ofrecen 2 a 4 g VO día de fósforo elemento en forma de fosfato neutro o fosfato de potasio en dosis fraccionadas cada 6 horas. Este se debe reducir a la mitad cuando exista insuficiencia renal o los niveles séricos de fosfato lleguen a la normalidad.

Hidróxido de aluminio. Se usa en caso de pacientes con hiperparatiroidismo secundario. La administración de 20 a 30 ml VO diarios impide la absorción del fosfato de la dieta y tiende a mantener normal sus niveles séricos, por lo que mejora la hipocalcemia y se reduce la estimulación de PTH y sus efectos secundarios sobre el hueso.

Corticoesteroides: hidrocortisona, 200 a 400 mg EV en infusión, o prednisona, 40 a 100 mg VO diarios en dosis fraccionadas. Se emplea en hipercalcemias secundarias a cáncer.

Mitramicina. Es un antibiótico antitumoral con potente efecto hipocalcémico de varios días de duración. Se recomienda preferentemente en pacientes con hipercalcemia secundaria, enfermedades malignas y/o metástasis. Produce sangrados severos, daño renal y hepático. La dosis es de 15 a 25 mg/Kg en 500 ml de solución 0.9 en infusión EV cada 24 a 48 horas. En este tipo de hipercalcemia también se ha usado la somatostatina.

Calcitonina. Es un producto sintético obtenido del salmón. En los casos de hipercalcemia severa se administran 5 a 10 U/Kg diluidas en 500 ml de solución fisiológica EV lentamente cada 6-12 horas Se debe mantener una hidratación adecuada. Se desarrolla taquifilaxia en cuestión de 24 horas, por cuya razón suele utilizarse solo al principio de la instauración del tratamiento por un lapso no mayor de 48 horas mientras los bifosfonatos y otros medicamentos comienzan a actuar. También existe en algunos países una presentación en *spray* nasal.

Diálisis. Se usa la diálisis peritoneal o hemodiálisis libre de calcio, sobre todo cuando la hipercalcemia se asocia a insuficiencia cardiaca o renal, factores que hacen difícil y arriesgado el manejo del paciente con soluciones fisiológicas y furosemida.

Bifosfonatos. Ayudan a controlar la osteoporosis sin afectar los niveles de calcio o PTH en sangre.

Estrógenos. Se usan en mujeres postmenopausicas que no quieran, o no puedan, resolver la patología de forma quirúrgica. Disminuyen la resorción ósea porque reducen la actividad osteoclástica.

Tratamiento de los tumores malignos con actividad osteolítica e hipercalcemia secundaria. Se emplea la extirpación quirúrgica del tumor, radiaciones ionizantes o drogas antineoplásicas. En caso de fallar se pueden usar el fosfato, la prednisona o la mitramicina.

Extirpación quirúrgica. El tratamiento del hiperparatiroidismo debido a un adenoma único bien definido y localizado es su extirpación quirúrgica por un cirujano experimentado. Sin embargo, actualmente existe la posibilidad de observar a los pacientes que tengan un hiperparatiroidismo discreto que no progrese, sean asintomáticos con hipercalcemia moderada, con densidad ósea normal y calciuria normal. La curación al eliminar una o más glándulas paratiroides alcanza un éxito de hasta 98% con tan solo un 1-2% de complicaciones. Dentro de los criterios quirúrgicos se describen pacientes menores de 50 años de edad que no puedan mantener un seguimiento apropiado de su enfermedad; niveles de calcio 1 mg/dl por encima de los valores normales; calcio urinario >400 mg/24 h; función renal de un 30% y complicaciones derivadas del hiperparatiroidismo: nefrocalcinosis, alteraciones neuropsiquiátricas severas y osteoporosis (T score <2,5 DS en columna lumbar, fémur o muñeca).

Aunque la posibilidad de complicaciones postquirúrgicas es baja, las más frecuentes son lesión del nervio laríngeo recurrente, persistencia o recurrencia del hiperparatiroidismo, hipoparatiroidismo permanente y sangrado. Es importante tener en cuenta la hipocalcemia aguda severa que puede ocurrir en el postoperatorio inmediato o mediato por el llamado fenómeno del "hueso hambriento", debida a la apetencia del tejido óseo descalcificado por el Ca^{2+} circulante en sangre, luego de cesar la acción de la PTH. Puede prolongarse por varios meses hasta que el hueso afectado se restablezca y debe ser tratada según las medidas ya señaladas.

La cirugía más frecuente es sobre adenomas en una de las glándulas (90% de los casos se trata de un adenoma solitario); sin embargo, es conveniente explorar las otras glándulas para diferenciar un adenoma solitario de una hiperplasia difusa de todas las paratiroides; esto se logra mediante una biopsia extemporánea y el frotis por congelación. En caso de tratarse de una hiperplasia difusa se recomienda extirpar totalmente tres de las glándulas y parcialmente la cuarta, tras lo cual se practica un autoinjerto de tejido paratiroideo en el antebrazo con el fin de prevenir un hipoparatiroidismo residual, aunque esta técnica depende de las habilidades del cirujano y no siempre resulta exitosa. En años recientes se han desarrollado técnicas más precisas para localizar la o las glándulas comprometidas, con lo cual la incisión es más pequeña (2-3 cm) y el tiempo operatorio menor. En centros especializados hacen pruebas seriadas de PTH, durante el tiempo operatorio, por las que se identifica el adenoma paratiroideo si se observa un descenso de la PTH a los minutos de resecar la que -se cree- es la glándula afectada. También se recomienda la identificación de las glándulas con el uso previo a la cirugía de T^{99} sestamibi, el cual marca la glándula hiperplásica y en el momento operatorio se identifica por la concentración radioactiva.

En el contexto del hiperparatiroidismo es necesario tener en cuenta su diagnóstico diferencial con otras hipercalcemias que obviamente no ameritan tratamiento quirúrgico (Figura 12).

1. Hiperparatiroidismo secundario y terciario. Es importante excluir estas entidades a la hora de diagnosticar la enfermedad, sobre todo porque el tratamiento es diferente. En el caso del hiperparatiroidismo secundario se describe una respuesta fisiopatológica por parte de las paratiroides como un intento de mantener la homeostasis del calcio con respecto a niveles bajos de calcemia. La hipocalcemia puede deberse a deficiencia de vitamina D, a

la poca ingesta de calcio o a algún síndrome de malabsorción intestinal que lleve al déficit en la absorción de vitamina D y calcio. Se observan entonces niveles elevados de PTH con valores normales o bajos de calcio. También se puede ver en la insuficiencia renal crónica, en la cual, la conversión de vitamina D por parte del riñón está deteriorada, lo que lleva a deficiencia de la vitamina D activa. El hiperparatiroidismo terciario se refiere a la aparición de uno o más adenomas sobre una hiperplasia difusa paratiroidea previa debida, por ej., a una insuficiencia renal crónica de larga data y mal controlada.

2. Tratamiento con tiazidas o litio. En estos pacientes, de ser posible, se deben omitir estos medicamentos y ver si persiste la tríada antes mencionada.

3. Hipercalcemia hipocalciúrica familiar. Se ve en sujetos jóvenes y con historia familiar, ya que tiene un patrón de herencia autosómico dominante En estos casos existe una mutación del sensor de Ca^{2+} para la supresión de la secreción de PTH en las glándulas paratiroides, por lo que en esta entidad se observan niveles de PTH y Ca^{2+} séricos elevados.

4. Fenómeno paraneoplásico. Estos enfermos segregan una proteína relacionada con la PTH, la cual no es detectada por los análisis de laboratorio actuales de la hormona; sin embargo, es posible medirla en ciertos centros especializados.

5. Hiperparatiroidismo normocalcémico por hipovitaminosis D. Se descarta mediante la medición de *25-Hidroxivitamina D*, que debe ser menor de 30 ng/ml, y la posterior corrección del hiperparatiroidismo mediante la administración de vitamina D.

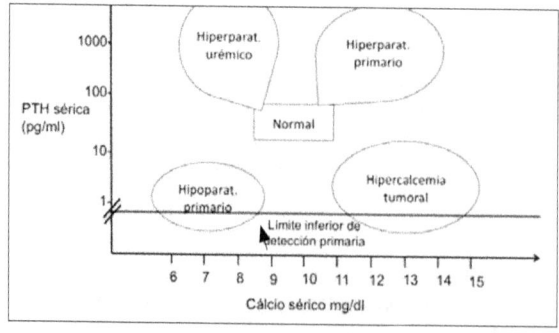

FIGURA 12. RELACIÓN DE LOS NIVELES SÉRICOS DE PTH Y CALCIO EN DIFERENTES PATOLOGÍAS

HIPOPARATIROIDISMO

INTRODUCCIÓN

La homeostasis del calcio, fosfato y magnesio del organismo dependen de la intervención de la PTH, la calcitonina y un derivado hormonal de la vitamina D, el 1, 25 dihidrocolecalciferol (vitamina D_3). La PTH evita la disminución del calcio sérico al estimular el ingreso de este elemento desde la luz intestinal y el hueso a la sangre y favorecer la reabsorción tubular renal del calcio. Por otra parte, la PTH impide el incremento del fosfato sérico al aumentar su excreción tubular. La calcitonina, por su lado, previene las elevaciones anormales del calcio sérico al disminuir el paso de este ión desde el túbulo renal y del hueso a la sangre y, finalmente, el 1, 25 dihidrocolecalciferol facilita el transporte del calcio desde el intestino a la sangre. La regulación del magnesio sérico está íntimamente asociada a los niveles de calcio y la secreción de PTH; además, el magnesio, a su vez, es necesario para la liberación y acción de la PTH. El calcio, magnesio y fosfato intervienen en la formación y metabolismo del hueso, en las funciones secretoras de las glándulas endocrinas y exocrinas, en la coagulación de la sangre, como cofactores de las actividades enzimáticas intracelulares, en la excitabilidad neuromuscular y en la transferencia de energía del metabolismo intermedio.

El hipoparatiroidismo puede ser consecuencia de factores *primarios* inherentes a la misma glándula, como su extirpación quirúrgica, daño por radiaciones ionizantes, procesos inflamatorios, congénitos y autoinmunes; o ser *secundario* a diversas situaciones: neonatal (en caso de hiperparatiroidismo de la madre o diabetes gestacional mal controlada), por aumento de las demandas de calcio y el ocasionado por trastornos de la absorción intestinal del magnesio. La causa más frecuente de hipoparatiroidismo, que puede ser permanente o transitorio, es la extirpación quirúrgica accidental de las glándulas paratiroides durante una tiroidectomía, que en manos de un cirujano experto no debe ser superior al 1%.

Hay otros estados que presentan hipocalcemia y se pueden confundir con el hipoparatiroidismo: el pseudohipoparatiroidismo (resistencia a la PTH), la deficiencia o la resistencia a la vitamina D, la administración de fosfato, la pancreatitis aguda, la insuficiencia renal crónica, los trastornos de la reabsorción tubular del calcio, la hipoalbuminemia, la desnutrición, la cirrosis hepática, el síndrome nefrótico, la malabsorción intestinal y las transfusiones con sangre citratada. La hipocalcemia asociada a la hipomagnesemia es la causa más común en los servicios de emergencia en alcohólicos o en pacientes sometidos a la administración prolongada de líquidos endovenosos carentes de magnesio, en las enfermedades del íleon y en las ileostomías.

MANIFESTACIONES CLÍNICAS

Los síntomas del hipoparatiroidismo están relacionados con la hipocalcemia y son generalmente vagos e inespecíficos, cansancio fácil, parestesias, ansiedad y depresión, retardo y torpeza mental, cefalea, obnubilación, lipotimias, confusión, delirio y psicosis, hipertensión arterial, angina de pecho por espasmo coronario, disnea por broncoespasmo, disfagia, epigastralgia, cólicos abdominales periódicos, estreñimiento o crisis diarreicas y dismenorrea. La *tetania* es el hallazgo clínico más resaltante, expresión de irritabilidad neuromuscular por el descenso del calcio iónico, la cual se caracteriza por espasmos musculares dolorosos tipo tónicos (espasmo carpopedal), aunque pueden ser clónicos y/o convulsivos, simulando ausencias breves epileptiformes o crisis de gran mal. El hipoparatiroidismo quirúrgico aparece por lo general de 24 o 48 horas después de la cirugía por lesiones o la extirpación accidental de las paratiroides, y ocasiona una crisis de tetania aguda.

El examen físico revela una piel áspera, seca, rugosa y descamativa; uñas frágiles, atróficas complicadas con micosis por *Candida albicans*; cataratas, adelgazamiento, caída del cabello, edema de la papila e hiperreflexia osteotendinosa. Los signos de Chvostek y Trousseau, patognomónicos de la hipocalcemia e hipomagnesemia, pueden ser sensibilizados con la alcalosis respiratoria provocada por la hiperventilación, que hace descender aún más el calcio iónico. El signo de Chvosteck se describe como la contracción momentánea de los músculos faciales ipsilaterales al percutir sobre el ángulo de la mandíbula y se debe a la estimulación del nervio facial en su trayecto por el músculo masetero. El signo de Trousseau se evidencia como un espasmo visible y doloroso del carpo al aumentar la presión del manguito del tensiómetro por encima de la presión arterial sistólica, al menos por 2 minutos.

DIAGNÓSTICO

Las concentraciones del calcio sérico se encuentran disminuidas por debajo de 7 mg/dl, el fosfato está aumentado y es posible hallar una hipomagnesemia. Es necesario hacer una corrección de la calcemia en caso de una hipoalbuminemia; por cada gramo de reducción de la albúmina (VN= 4 g promedio) se debe agregar a la calcemia reportada 0.8 mg/dl; por ej., si un paciente tiene 2 g de albúmina (2 x 0.8= 1.6) y calcio sérico 8 mg/dl, la calcemia real será (8+1.6= 9.6 mg/dl). Los niveles séricos de PTH son indetectables y existe una reducción notable de la calciuria (VN= 200 a 300 mg en 24 horas con una ingesta de calcio de 1.000 mg diarios). La Rx del cráneo puede revelar calcificaciones en los ganglios basales del cerebro. El electrocardiograma muestra prolongación del intervalo QT.

TRATAMIENTO

En la *tetania crónica* se recomienda el calcio oral por toda la vida según los requerimientos. Debido a que las dosis de calcio deben ser muy altas, es más conveniente añadir una dieta rica en calcio y vitamina D_2. Al comenzar el tratamiento es necesario un control quincenal de la calcemia y el fosfato para prevenir la litiasis renal, la nefrocalcinosis y la intoxicación con vitamina D_2. Lo ideal es mantener la calcemia por debajo de 9 mg/dl y los niveles de vitamina D_2 entre 30 y 70 ng/ml. Las *crisis tetánicas agudas* constituyen una emergencia médica, por lo que deben ser tratadas prontamente. Se recomiendan los siguientes pasos:

Gluconato de calcio al 10%. Se usa a la dosis de 10 a 30 ml EV de 5 a 15 minutos. El primer *bolus* eleva los niveles de calcio en sangre solo por 2 a 3 horas, por lo que se recomienda continuar con una infusión continua de gluconato de calcio 1-3 mg/Kg/h.

Sales de calcio. Cuando la tolerancia oral lo permita se recomiendan 200 a 250 mg de calcio elemento VO cada 2 horas según la respuesta del paciente. Una tableta de carbonato de calcio de 937 mg contiene 375 mg de calcio elemento. Existe una preparación comercial con 5.2 g de lactato-gluconato de calcio y 0.8 g de carbonato de calcio que equivalen a 1.000 mg de calcio elemento por tableta. Hay que tener cuidado cuando el paciente recibe digitálicos, pues el calcio favorece la intoxicación por este medicamento.

Sulfato de magnesio al 10%. Se emplea en caso de hipomagnesemia a la dosis de 10 a 20 ml EV en 15 minutos. También se puede indicar diluido en solución glucofisiológica para infusión continua. Se debe mantener hasta que los valores séricos del magnesio se normalicen.

Sales de calcio: *Carbonato*, que tiene un 40% de ion calcio, muy soluble en el intestino, no se absorbe cuando existe aclorhidria y es también antiácido; después de su ingestión se convierte en sales solubles en el tracto intestinal, que pone a disponibilidad calcio para la absorción, la dosis es de 1 a 2 g en cada comida para la tetania latente. *Gluconato,* que contiene 9% de calcio iónico y se administran dosis de 5 g en cada comida. *Lactato*, el cual contiene 13% de calcio iónico y es de acción semejante al gluconato; su la dosis es de 4 g en cada comida, pudiéndose suministrar, unido a lactosa, 8 g en cada comida. *Citrato,* que contiene 21% de calcio iónico y pueden darse dosis de 2 a 4 g en cada comida. La absorción se da mejor con las comidas por la presencia de los ácidos estomacales. Se debe tomar en cuenta que la constipación es el efecto adverso más frecuente con estos medicamentos, por lo que se puede aumentar la ingesta de agua o suplementar con laxantes a bajas dosis.

Dieta rica en calcio (1 g de calcio diario). Esta se logra con 3 vasos de leche (preferiblemente descremada), l00 g de queso blanco semidescremado o comer yogur diariamente. Debe evitarse la leche cuando haya intolerancia.

Hidróxido de aluminio. Se indica para impedir la absorción del fosfato de la dieta rica en productos lácteos; la dosis es de 5 a 15 ml VO después de cada comida.

Vitamina D_2 (ergocolecalciferol). Se recomiendan dosis muy superiores a los requerimientos diarios: 50.000 a 150.000 U VO diarias. Se aconseja revisar los niveles en sangre de calcio, vitamina D, albúmina, fósforo y creatinina cada 4 semanas y ajustar la dosis una vez que los síntomas hayan cesado. La toxicidad por vitamina D es una complicación temida, y se sospecha de ella cuando hay alteración del estado de conciencia, fatiga, sed, deshidratación, deterioro de la función renal, constipación y nefrolitiasis, hecho que obliga a descontinuar esta vitamina y el calcio; hidratación con soluciones fisiológicas y corticoesteroides en casos severos para restaurar la normocalcemia (antagoniza más rápido los efectos de la vitamina D).

Dihidrotaquisterol (A.T. 10). Es un sustituto de la vitamina D_2, de acción más rápida y duración más corta. Se recomiendan 0.2 a 1 mg VO diarios. Su inicio de acción es entre 4 a 7 días y dura hasta 21 días.

1,25 dihidrocolecalciferol (calcitriol). Se usa para controlar el hipoparatiroidismo y el pseudohipoparatiroidismo por resistencia a la vitamina D_2, así como la hipocalcemia de los pacientes dializados. La dosis oscila entre 0.25 a 1mg VO diarios.

Diuréticos tiazídicos. Se pueden adicionar para evitar la hipercalciuria y deben ser combinados con una dieta baja en sodio de manera que el riñón retenga cierta cantidad de calcio. La dosis debe titularse según la tolerancia del paciente. La hipokalemia y la hiponatremia son los efectos adversos a considerar con estos medicamentos.

REFERENCIAS

AACE/AAES Task Force on Primary Hyperparathyroidism Position Statement. Endocr Pract. 2005; 11(1):49-5

ASARY R, ET AL. Hypoparathyroidism after total Thyroidectomy. Arch Surg. 2008;143(2):132-137.

BIJORKMAN M. Responses of Parathyroid Hormone to Vitamine D supplementation: a systematic review of clinical trials. Archives of Gerontology and Geriatrics. 2009; 48:160-166.

BILEZIKIAN J, ET AL Guidelines for the management of asymptomatic hyperparathyroidism: summary statement from the third international workshop. J Clin Endocrinol Metab. 2009; 94(2):335-339.

BILEZIKIAN, JOHN P. Primary Hiperparathyroidism, in www.endotext.org Chapter 5 March 2011

CARLSON D. Hyperparathyroidism and Parathryroid Tumors. Arch Patol Lab Med. 2010;134:1639-1644.

CEVALLOS JL, FIGUEROA LR. Hiperparatiroidismo. Memorias XI Congreso Venezolanao de Medicina Interna. Caracas. Mayo-2000.

COKER L, ET AL. Primary Hyperparathyroidism, Cognition and Health-Related Quality of Life. Ann Surg. 2005; 242:642-650.

CHALBAUD- ZERPA C. Endocrinología Básica. Tomo III. Talleres Gráficos Universitarios. Mérida-Venezuela, 1986.

DRÜEKE TILMAN S. Hyperparathyroidism in chronic kidney disease, in www. endotext.org Chapter 6, October 2009.

MACFARLANE DP, YU N, DONNAN P, LEESE GP. Should mild primary hyperparathyroidism be reclassified as "insidious": is it the time to reconsider?. Clinical Endocrinology. 2011; 75: 730-737.

SHOBACK D. Hypoparathyroidism. N Engl J Med. 2008; 359:391-403.

SILVERBERG SJ, SHANE E, JACOBS TP ET L. A 10-year prospective study of primary hyperparathyroidism with or without parathyroid surgery. N Engl J Med. 1999; 341: 1249-1255.

TANIEGRA E. Hyperparathyroidism. AFP. 2004; 69 (2):333-339. Wiseman J, et al. An Algorithm Informed by the Parathyroid Hormone Level Reduces Hypocalcemic Complications After Thyroidectomy. World J Surg. 2010; 34:532-537.

HIPERFUNCIÓN CORTICOSUPRARRENAL

Genoveva Pedrique

INTRODUCCIÓN

La hiperfunción de la glándula suprarrenal se puede dividir en dos grandes entidades, la enfermedad de Cushing y el síndrome de Cushing. En la *enfermedad de Cushing*, las células basófilas del lóbulo anterior de la hipófisis se organizan en adenomas benignos y producen una secreción exagerada de ACTH, la cual ocasiona una franca hipertrofia de las glándulas suprarrenales con aumento de la producción de cortisol, desoxicorticosterona y, eventualmente, aldosterona y esteroides de acción androgénica. Algunos autores sugieren que la causa primordial puede residir en el aumento de la secreción de CRH (*corticotropin releasing hormone*) por el hipotálamo. La enfermedad de Cushing representa el 80% de la hiperfunción suprarrenal del adulto y en la mitad de los pacientes no se detecta el tumor en la hipófisis; la RM puede identificar microadenomas, que por definición son menores de 10 mm. Siempre se debe hacer el diagnóstico bioquímico primero y proceder después según los resultados a la localización anatómica de la tumoración. En el *síndrome de Cushing*, la hiperfunción de las glándulas suprarrenales es consecuencia de múltiples factores, unos inherentes a la propia glándula (adenomas y carcinomas primitivos) y otros relacionados con la estimulación de las glándulas suprarrenales por CRH o ACTH originados en neoplasias de órganos no endocrinos, con el uso de dosis farmacológicas de corticoesteroides y, por último, la que se observa en los alcohólicos crónicos con disfunción hepática.

Los adenomas de la corteza suprarrenal representan del 15 al 25% de los casos de hiperfunción suprarrenal, son unilaterales y llevan a la atrofia de la glándula contralateral. El carcinoma de las glándulas suprarrenales ocupa el 5% de la hiperfunción suprarrenal en el adulto, aunque es la causa más común en los niños. Es de evolución violenta y origina metástasis rápidamente en el hígado, pulmón, tubo digestivo, huesos, mediastino y ganglios linfáticos. En la mitad de los casos el tumor es palpable y los signos de virilización son evidentes. Ocasionalmente, estos tumores pueden secretar estrógenos, que producen feminización en los hombres.

La generación ectópica de ACTH por tumores representa el 10% de los casos; se observa en neoplasias malignas del pulmón, timo, intestino, páncreas e hígado. De 5 a 10% de los casos se observa en los tumores carcinoides, cáncer medular de la glándula tiroides, feocromocitoma, tumor de los islotes de Langerhans y cáncer de pulmón de células pequeñas. La producción ectópica de CRH se puede ver en el carcinoma de la próstata y en el carcinoma medular de la tiroides. El Cushing iatrogénico desencadenado por el uso indiscriminado y prolongado de corticoesteroides de síntesis, es el más frecuente; la supresión del eje hipotálamo-hipófisis-suprarrenal lleva a la atrofia de las glándulas suprarrenales con disminución de los niveles plasmáticos de cortisol. El cuadro clínico puede aparecer cuando la dosis de corticoesteroides excede en el adulto al equivalente de más de 7.5 mg de prednisolona diarios por más de 6 semanas; no son raras las personas que se automedican preparaciones tópicas por largo tiempo para afecciones crónicas de la piel. Una de las complicaciones más temidas es la insuficiencia suprarrenal aguda por suspensión brusca del medicamento.

En los alcohólicos crónicos puede observarse elevación de los niveles de cortisol y ACTH hipofisaria; a esto se le denomina *pseudocushing*, dado que puede presentar manifestaciones clínicas similares junto a un estado de hipercortisolismo. Se atribuye a la insuficiencia hepática por el etilismo y es reversible con la abstinencia. Otras causas de *pseudocushing* (también reversibles al controlar la etiología) son la depresión y la obesidad.

MANIFESTACIONES CLÍNICAS

Las manifestaciones clínicas de la hiperfunción cortical son debidas al hipercortisolismo; sin embargo puede haber combinaciones de hipercortisolismo con hiperandrogenismo; hipercortisolismo con hiperaldosteronismo e hipertensión arterial y, finalmente, hipercortisolismo con hiperandrogenismo e hipertensión arterial.

Hipercortisolismo. Se caracteriza por depresión, apatía, astenia, amenorrea, frigidez en la mujer y pérdida de la libido en el hombre; cara de luna llena, acné, joroba de cebú, obesidad troncular pletórica, estrías violáceas atróficas en el abdomen, hiperpigmentación de las zonas sometidas al roce, hipotrofia muscular, osteoporosis con fracturas patológicas, susceptibilidad a las infecciones y mala cicatrización de las heridas. Estos pacientes cursan con un catabolismo proteico exagerado, acentuación de la gluconeogénesis y resistencia a la insulina. Los exámenes de laboratorio revelan poliglobulia, leucocitosis, linfopenia, eosinopenia y disminución de la tolerancia a la glucosa.

Hiperandrogenismo. En la mujer se destaca por hirsutismo, acné, hipertricosis e hipertrofia del clítoris.

Hiperaldosteronismo primario. Es debido a una producción aumentada, absoluta o relativa y autónoma, de la aldosterona por la zona glomerular de la corteza suprarrenal. Entre las causas se menciona hiperplasia bilateral idiopática (60%), adenoma unilateral de la glándula (35%), hiperplasia adrenal primaria unilateral (2%), hiperaldosteronismo suprimible con glucocorticoides que forma parte del hiperaldosteronismos familiar (< 1%) y carcinoma adrenal o la producción ectópica de aldosterona (ambos con una frecuencia menor de 0,1%). Las manifestaciones clínicas consisten en hipertensión arterial, hipokalemia en el 37% de los pacientes, retención hídrica, hipernatremia, hipocloremia, alcalosis metabólica, hiperkaliuria con orinas alcalinas y presencia de poliuria o nicturia, hallazgos difíciles de explicar en un paciente hipertenso refractario al tratamiento hipotensor convencional. El hiperaldosteronismo secundario es, por el contrario, ocasionado por una hiperreninemia, con elevación de la actividad de la renina plasmática, como ocurre en los estados edematosos (ascitis y síndrome nefrótico), hipertensión renovascular, hipertensión arterial esencial, acidosis tubular renal y síndrome de Bartter. Además, existe el hiperreninismo primario por tumores secretores de renina y el secundario, en el que la renina es secretada por disminución del flujo efectivo en el glomérulo. También existe el exceso de mineralocorticoides no aldosterónico causado por elevación del cortisol con su débil efecto mineralocorticoide, como ocurre en el síndrome de Cushing, deficiencia de 11B-OHSD, ingesta exagerada de regaliz, mineralocorticoides exógenos y síndrome de Liddle (sobreexpresión constitutiva de los canales de sodio en el túbulo distal).

DIAGNÓSTICO

Existen varias pruebas que orientan al diagnóstico de la hiperfunción suprarrenal. Usualmente se recomiendan en ausencia de enfermedades agudas, ya que estas pueden disminuir la sensibilidad particularmente de las pruebas séricas.

1. Cortisol urinario en 24 horas (VN= 55 a 193 nmol/dl (20 a 70 mg/dl). Se recomienda como prueba de primera línea; es 100% sensible y 98% específica; consiste en cuantificar el cortisol libre en la orina recolectada durante 24 horas. Cuando la secreción de cortisol aumenta, la capacidad de unirse a su proteína transportadora se agota y el excedente es excretado en orina como cortisol libre. Debe solicitarse una muestra simultánea de excreción de creatinina (que no varía más del 10% de un día a otro), esta se utiliza para constatar que la muestra fue recolectada de manera correcta.

2. Pérdida del ritmo circadiano en la secreción de cortisol (VN= 8-28 µg/dl). Normalmente, el cortisol plasmático se eleva en la mañana y disminuye por las noches. Al no existir reducción de los niveles plasmáticos del cortisol en las noches, siempre estarán por encima de los valores normales. Esto se puede medir también con la prueba de cortisol salival a las 11 pm.

3. Incapacidad para suprimir la secreción del cortisol. La administración de dexametasona, 1 mg VO a las 11 pm, no reduce a la mañana siguiente (8 am) los niveles plasmáticos de cortisol, pues permanecen por encima de 10 µg/dl); en condiciones normales se logra reducir a menos de 5 µg/dl). Esta prueba puede dar resultados falsos positivos en obesos, pacientes deprimidos o sometidos a estrés permanente, alcohólicos crónicos, pacientes tratados con rifampicina, difenilhidantoína, estrógenos, anticonceptivos orales y primidona. Cuando la prueba de la supresión sea dudosa se hace así la llamada *prueba de los dos días*: se administra la dexametasona, O.5 mg VO cada 6 horas por dos días; se debe comenzar a las 8 am y al tercer día se determina el cortisol plasmático. En condiciones normales debe ser inferior a 5 µg/dl) y muchas veces 0.

Cuando se trata de diferenciar una hiperplasia corticosuprarrenal hipofisodependiente de un hipercortisolismo por otras causas (adenoma, carcinoma suprarrenal o secreción ectópica de ACTH por tumores no endocrinos) se hace la prueba de la dexametasona a dosis altas: 2 mg VO cada 6 horas durante dos días; si es hipofisodependiente se debe suprimir la secreción de cortisol; de lo contrario permanece elevada.

Es necesario hacer algunos exámenes complementarios como la campimetría visual y la TC o RM del cráneo con objeto de descartar lesiones tumorales de la hipófisis. Para determinar anormalidades en las suprarrenales se debe hacer un ultrasonido y una TC abdominal. La producción tumoral ectópica de CRH o ACTH amerita la búsqueda de tumores primarios en otros órganos: examen clínico minucioso de la glándula tiroides, mamas, próstata, testículos, genitales femeninos y estudios como la Rx de tórax, endoscopia digestiva (gastroduodenoscopia y colonoscopia), urografía de eliminación y rastreo gammagráfico para localizar metástasis (Algoritmo 1).

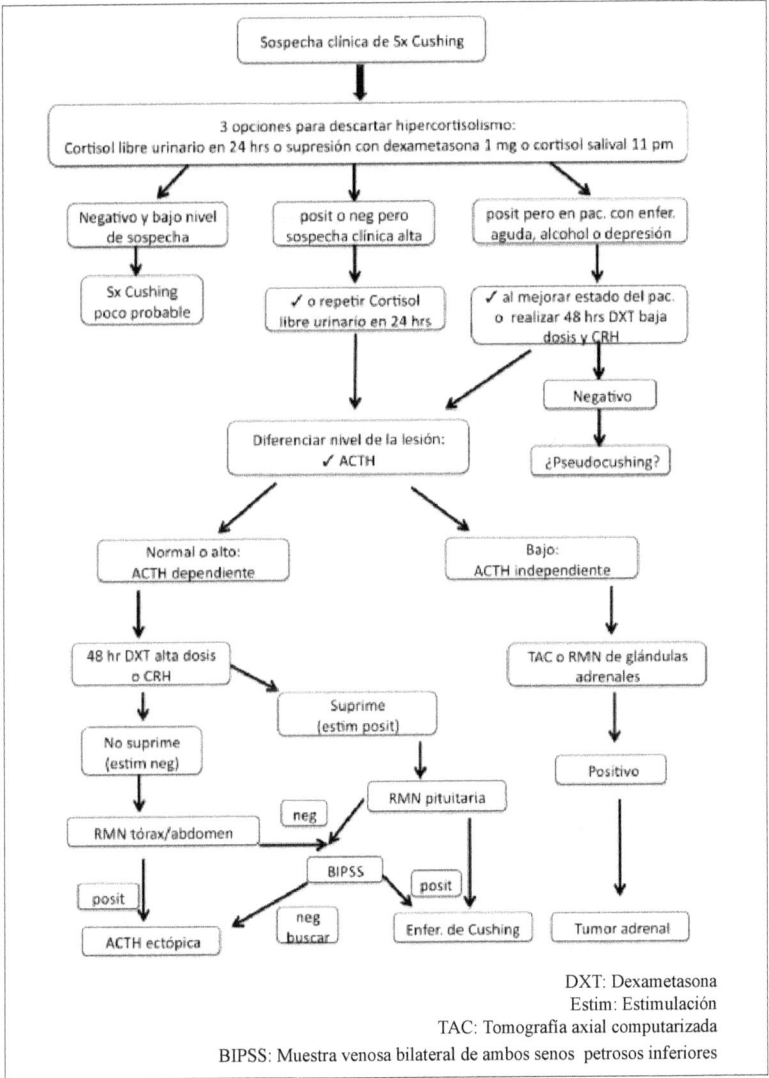

FIGURA 13. ALGORITMO 1

Para hacer el diagnóstico de hiperaldosteronismo primario es necesario demostrar una elevación de la aldosterona plasmática (VN= 4-31 ng/100 ml), que no es suprimida después de administrar por vía endovenosa dos litros de solución salina isotónica durante 4 horas, o también el aumento de aldosterona en la orina, que no es suprimido por una sobrecarga de cloruro de sodio oral durante 3 días a razón de 110 mEq/día. Para distinguir entre un adenoma suprarrenal y una hiperplasia se han utilizado la respuesta de la aldosterona plasmática en la posición de pie (entre 8 am y 12 m), y los niveles plasmáticos de la 18-hidroxicorticosterona cuando el paciente permanece acostado. La TC y la cateterización de las venas suprarrenales también son de gran ayuda (Algoritmo 2).

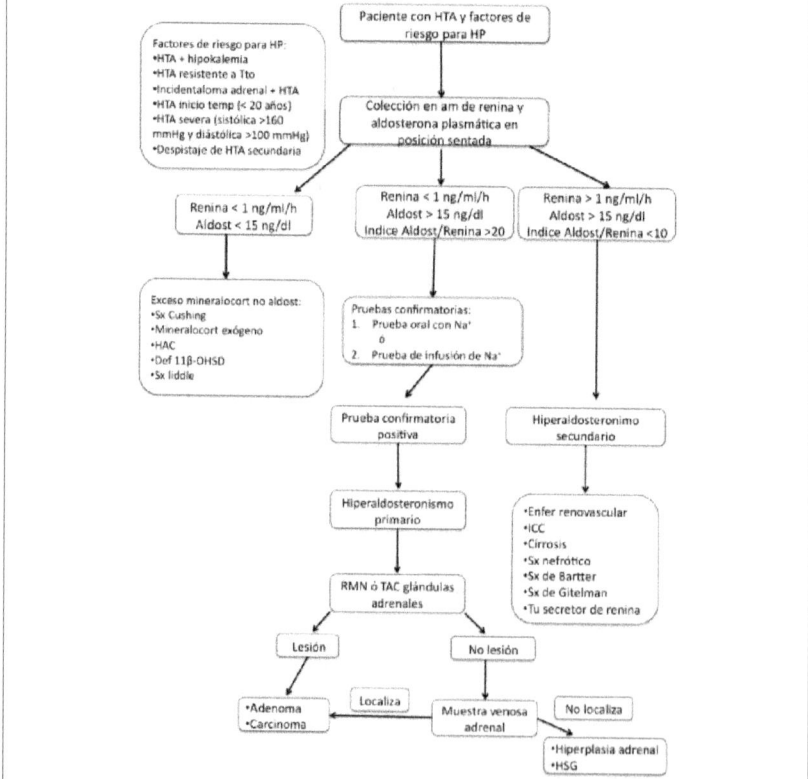

HTA: hipertensión arterial. Aldost: aldosterona. Enfer: enfermedad. Tu: tumor. Mineralocort: mineralocorticoide. Sx: síndrome. HP: hiperaldosteronismo primario. Def: deficiencia. ICC: insuficiencia cardíaca crónica. 11β OHSD: beta hidroxiesteroide deshidrogenasa. HSG: hiperplasia suprimible por glucocorticoides. HAC: Hiperplasia adrenal congénita.

FIGURA 14. ALGORITMO 2

Nuevas evaluaciones bioquímicas se han establecido para diferenciar una enfermedad de Cushing de origen hipofisiario de los síndromes que se producen por una neoplasia suprarrenal o la secreción ectópica de ACTH o CRH por tumores. La toma simultánea de muestras de sangre venosa bilateralmente del seno petroso inferior y la vena yugular interna y determinar la ACTH, es de mucha utilidad. La hipófisis drena directamente a los senos petrosos inferiores, de modo que la sangre proveniente de estos senos, al no mezclarse con sangre de la periferia, mide directamente los niveles de ACTH; de esta manera se puede determinar si el exceso de cortisol proviene de la adenohipofisis. Debido a que cada lado de la adenohipofisis drena exclusivamente al seno petroso ipsilateral, esta prueba también ayuda a ubicar la tumoración con más certeza. Es una técnica difícil de hacer, pero en manos expertas el éxito en la ejecución alcanza el 90-96%, además de contar con una sensibilidad del 95% y una especificidad del 100%.

Por otra parte, considerándose el hiperaldosteronismo primario como causa no rara de hipertensión arterial secundaria, se han promovido técnicas sensibles para determinar la concentración plasmática de la aldosterona, la actividad plasmática de la renina y, por supuesto, las imágenes de las suprarrenales obtenidas con la TC y la RM. A los clásicos subtipos etiológicos de hiperaldosteronismo (adenomas, hiperplasia y carcinoma suprarrenales) se debe añadir el hiperaldosteronismo idiopático, el familiar y el ocasionado por tumores ováricos.

TRATAMIENTO

Adenomas basófilos de la hipófisis. El tratamiento de elección es la resección transesfenoidal de los microadenomas hipofisarios (estos tienen mejor pronóstico y menor recidiva que los macroadenomas); con este procedimiento se conservan las demás funciones de la hipófisis. En adenomas no funcionantes y ausencia de signos de compresión se sugiere seguimiento. Cuando el tumor es grande, funcionante y provoca compresión quiasmática, a veces es necesaria la hipofisectomía por craneotomía transfrontal. Se ha usado la irradiación de la hipófisis con dosis de 4.000 a 5.000 rads o el empleo del haz de protones a la dosis de 8.000 a 12.0000 rads; con este procedimiento, la mejoría clínica es lenta (hasta 10 años) y tiene el inconveniente de producir en algunos pacientes efectos adversos: panhipopituitarismo iatrogénico, necrosis de tejido cerebral, formación de gliomas (tumores secundarios) y pérdida de campos visuales, por lesión del quiasma. En general, la irradiación es solo para casos de persistencia en la hipersecreción hormonal o tumor residual posterior a la cirugía o cuando la resección de un tumor compresivo está contraindicada. Técnicas de alta precisión como la radiocirugía estereotáctica (*cyberknife*, *gammaknife* y el haz de protones) permiten la irradiación de alta energía sobre el tumor con mínima exposición del tejido sano a través de un acelerador lineal que proyecta la dosis de energía en forma más precisa. El *cyberknife* ha demostrado resultados clínicos más rápidos, sin embargo, la tasa de recidiva es mayor que la observada con la radiocirugía convencional.

En el hipercorticosuprarrenalismo de origen diencefálico-pituitario, en el cual participan neurotransmisores en la regulación de la ACTH, se han empleado sustancias antiserotonínicas con resultados poco halagadores: ciproheptadina a la dosis de 24 mg VO diarias y agonistas de la dopamina, como la bromocriptina 10 mg VO diarios.

Adenomas suprarrenales hiperfuncionantes. El tratamiento de elección es la extirpación quirúrgica del tumor. Recordemos que la glándula contralateral está atrófica, por lo que es conveniente usar corticoesteroides sustitutivos durante el acto quirúrgico y en el postoperatorio; a veces debe prolongarse el tratamiento por varios meses mientras se repone la glándula, anatómica y funcionalmente.

Carcinoma suprarrenal. Siempre se debe intentar la extirpación quirúrgica de la glándula (mantener la cápsula intacta para evitar su diseminación). Lamentablemente, la mayoría de los pacientes presenta invasión metastásica en el momento de la intervención. Hay una serie de sustancias que tienen la propiedad de actuar directamente en la producción de las hormonas corticosuprarrenales; se usan en casos inoperables por metástasis o recidiva con el fin de producir una adrenalectomía médica. Las más usadas son o, p' DDD (mitotane), metopirona y aminoglutetimida,

Mitotane (o, p' DDD). Es una sustancia emparentada con el DDT que produce necrosis selectiva de la zona reticular y fascicular de las glándulas suprarrenales, con la consiguiente supresión de la biosíntesis de las hormonas esteroideas. La dosis es de 2 a 10 g diarios. Hay que comenzar con cantidades bajas e ir incrementando progresivamente cada 3 a 6 días según la tolerancia del paciente. En vista de la destrucción glandular y una posible crisis adrenal aguda, se debe indicar dexametasona y fludrocortisona, según las necesidades del paciente. Es un medicamento que posee muchos efectos tóxicos (náuseas, vómitos, diarrea, somnolencia, letargia, depresión, psicosis, neuropatías periféricas y depresión de la médula ósea).

Metirapona. Es un medicamento que bloquea la *11 β-hidroxilasa* en la biosíntesis suprarrenal e impide la transformación de la desoxicorticosterona en corticosterona y de la 11-desoxicorticosterona en cortisol. La dosis es de 2 g VO diarios como tratamiento previo a la cirugía general. A los pacientes que reciben este medicamento se les debe dar dexametasona y fludrocortisona para evitar una crisis suprarrenal.

Aminoglutetimida. Se usa 1 g VO diario durante dos semanas; posteriormente puede reducirse a 500 o 750 mg VO día por un lapso de 1 a 2 meses; también se emplea como preparación del paciente para la cirugía adrenal.

Terapias emergentes. Estas siguen en fase de estudio, así como los agentes bloqueantes de la vasogénesis (bevacizumab).

Tumores productores de ACTH. Siempre es recomendable la extirpación del tumor primario para que cesen las manifestaciones hormonales. En caso que no se pueda extirpar el tumor primario y el estado general del paciente sea satisfactorio, puede intentarse la adrenalectomía bilateral, con lo cual se logra disminuir la morbilidad. También se han usado las drogas antes mencionadas para el carcinoma de las glándulas suprarrenales.

Hiperaldosteronismo primario. El tratamiento consiste en adrenalectomía en adenomas unilaterales y el uso de espironolactona, 100 a 200 mg VO diarios en dosis divididas; esta tiene como efecto colateral la disminución de la libido, impotencia y ginecomastia en el hombre; y en las mujeres, irregularidades menstruales con aumento y dolor en las mamas, por cuya razón se recomienda la epleronona, que presenta menos efectos adversos, a la dosis de 25 mg VO BID hasta 100 mg/día. Se debe titular la dosis hasta lograr la normokalemia y el control de las cifras tensionales. En caso de que el hiperaldosteronismo sea suprimible con glucocorticoides se emplea la dexametasona, siempre con la precaución de calcular la mínima dosis fisiológica efectiva para evitar el *cushing* iatrogénico.

REFERENCIAS

Alberta Clínical Practice guidelines/towards optimized practice (TOP). Update January 2008.

CASTINETTI F, ET AL. Orphanet Journal of Rare Diseases. 2012; 7: 41.

FREDA P, ET AL. Pituitary Incidentaloma: An Endocrine Society Clinical Practice Guideline. J Clin Endocrinol Metab. 2011, 96(4): 894-904.

FUNDER J, ET AL. Case Detection, Diagnosis, and Treatment of Patients with Primary Aldosteronism: An Endocrine Society Clinical Practice Guideline. J Clin Endocrinol Metab. 2008; 93(9):3266-3281.

KIRSCHNER L. Review: Emerging Treatment Strategies for Adrenocortical Carcinoma: A New Hope. J Clin Endocrinol Metab. 2006; 91(1):14-21.

LYNNETTE K, ET AL. The Diagnosis of Cushing´s Syndrome: An Endocrine Society Clinical Practice Guideline. J Clin Endocrinol Metab. 2008; 93 (5): 1526-1540.

NEWELL-PRICE J, ET AL. Cushing´s Syndrome. Lancet. 2006; 367:1605-17.

PIVONELLO R, ET AL. Cushing´s Syndrome Endocrinol Metab Clin N Am. 2008; 37: 135-149.

TERZOLO M, ET AL. Adjuvant Mitotane Treatment for Adrecortical Carcinoma. N Engl J Med. 2007; 356:2372-80.

YOUNG WF. Pheochromocytoma and primary aldosteronism: Diagnostic approaches. Endocrinol and Metab Clin N Am. 1997; 26 (4): 801-827.

YOUNG W. Incidentally Discovered Adrenal Mass. N Engl J Med. 2007; 356: 601-10.

Primary Aldosteronism: renaissance of a syndrome. Clinical Endocrinology. 2007; 66:607-618.

INSUFICIENCIA SUPRARRENAL

Alida Navas

INTRODUCCIÓN

Las glándulas suprarrenales están divididas en dos regiones anatómicas y funcionales: corteza y médula. La corteza se subdivide en tres zonas: la *glomerulosa*, que produce fundamentalmente aldosterona, un mineralocorticoide que contribuye al equilibrio hidroelectrolítico a través de la homeostasis del sodio y el potasio. La zona *fasciculada*, donde se sintetizan glucocorticoides como el cortisol, que interviene en el metabolismo glucídico y el funcionamiento celular. La zona *reticularis* produce predominantemente andrógenos representados por la dehidroepiandrosterona y la androstenediona. Por otra parte, la médula adrenal sintetiza catecolaminas, 85% de las cuales es adrenalina o epinefrina.

El cortisol controla el metabolismo de los glúcidos mediante una serie de mecanismos: favorece la gluconeogénesis y el depósito de glucógeno en el hígado, reduce la utilización periférica de la insulina, disminuye la tolerancia a la glucosa y la síntesis de grasa a partir de los glúcidos. Por otra parte, acelera el catabolismo proteico, favorece la retención de sodio y la eliminación de potasio por el riñón. Otras funciones importantes del cortisol son el producir pepsina y ácido clorhídrico gástrico, así como tener notables propiedades antiinflamatorias y antialérgicas. Los corticosteroides de síntesis, como la prednisona y la dexametasona, poseen alta actividad glucocorticoide y mínima mineralocorticoides; sin embargo, la fludrocortisona otro esteroide de síntesis, tiene una acción mineralocorticoide 200 veces superior al cortisol. La aldosterona interviene fundamentalmente en la reabsorción de sodio y agua y la excreción de potasio e hidrogeniones en el túbulo contorneado distal.

La regulación de la biosíntesis y secreción del cortisol es mantenida por la hipófisis a través de la hormona adrenocorticotropa (ACTH), y esta, a su vez, necesita del control hipotalámico ejercido por el factor hormonal liberador de la adrenocorticotropa (*Corticotoprin releasing factor*, CRF). Existe, pues, un eje hipotálamo-hipófisis-suprarrenal mantenido por un mecanismo de retroalimentación (*feed-back*). Los niveles plasmáticos de la ACTH y del cortisol tienen un ritmo circadiano, es decir, son el doble por las mañanas que por la noche. La producción de cortisol es de 10 a 30 mg diarios y puede aumentar hasta 10 veces en caso de estrés severo. Normalmente, los niveles plasmáticos del cortisol medidos con RIA son de 8 a 28 μg/dl a las 8 am, y llegan a la mitad a las 12 horas. Los valores normales de la ACTH oscilan entre 6 y 80 pg/ml. Los valores plasmáticos de la aldosterona son de 4 a 31 ng/100 ml en condiciones basales, con una dieta de sodio, de 5 a 10 g diarios.

La insuficiencia suprarrenal (ISR) puede ser el resultado de una enfermedad primaria de las glándulas suprarrenales, secundaria a una deficiencia de ACTH por alteración del hipotálamo y/o hipófisis o ser consecuencia de un déficit congénito en la biosíntesis del cortisol. Puede presentarse en forma de insuficiencia suprarrenal aguda o crónica.

INSUFICIENCIA SUPRARRENAL CRÓNICA PRIMARIA (ENFERMEDAD DE ADDISON)

Es debida a la destrucción de la corteza suprarrenal y la causa más frecuente es la adrenalitis autoinmune con anticuerpos antiadrenales circulantes. Puede coexistir con otros trastornos autoinmunes como enfermedad de Graves-Basedow, tiroiditis de Hashimoto, hipoparatiroidismo idiopático, anemia perniciosa y déficit gonadal idiopático. Otras causas de insuficiencia suprarrenal primaria son el compromiso de la glándula asociado al SIDA, hemorragias de la glándula, tuberculosis, paracoccidioidomicosis, histoplasmosis, amiloidosis, hemocromatosis, trombosis de las venas suprarrenales, metástasis, extirpación quirúrgica de la glándula, adrenomieloneuropatía y deficiencia familiar aislada de glucocorticoides.

El cuadro clínico se caracteriza por astenia, anorexia, depresión, apatía, psicosis, hambre de sal, pérdida de peso, náuseas, vómitos, síncopes e hipotensión arterial. El signo cardinal es el aumento de la pigmentación de la piel y mucosas debido al exceso en la producción de ACTH y su precursor la propiomelanocortina, que a su vez aumenta la producción de melanocortina, hormona que regula la pigmentación de la piel. Esta hiperpigmentación cutánea es más evidente en pezones, nudillos, codos, rodillas, cicatrices recientes y mucosa bucal. El vitíligo puede acompañar a la hiperpigmentación en un 15% de los casos. En la mujer se observa pérdida del vello axilar y pubiano con mayor frecuencia que en el hombre. Los exámenes de laboratorio demuestran pérdida renal de sodio, hiponatremia, hiperkalemia, hipercalcemia, acidosis metabólica, hipoglicemia, eosinofilia, disminución del volumen plasmático y caída del gasto cardíaco y renal. Las pruebas serológicas específicas se describen a continuación.

Cortisol sérico (VN= 8-28 μg/dl). El tratamiento con estrógenos, hidrocortisona y metilprednisolona (no dexametasona) aumentan los niveles de cortisol sérico. Se debe medir el cortisol por la mañana entre las 8 y las 9 am; un nivel de cortisol sérico matutino menor de 3 μg/dl se considera diagnóstico. Los niveles de cortisol matutino no predicen la respuesta adecuada al estrés. Es preferible la determinación de cortisol al azar, ya que permite evaluar sus variaciones ante situaciones de estrés. El nivel de cortisol adecuado en estos casos es controversial; se considera adecuado por encima de 20 μg/dl. Niveles por debajo de 13 μg/dl precisan tratamiento; entre 13 y 18 μg/dl se deberían hacer otras pruebas, y por debajo de 5 μg/dl es compatible con ISR. La medición de cortisol urinario no se usa porque puede ser normal hasta en un 20% de individuos con ISR.

Prueba de estimulación rápida con ACTH. Se administran 250 μg de ACTH sintética, EV o IM y se determinan los niveles de cortisol a los 0, 30, y 60 minutos. Es la prueba más empleada y mide directamente la integridad funcional de las glándulas suprarrenales e indirectamente la función del hipotálamo-hipófisis. Un nivel pico de 18 a 20 μg/dl se considera óptimo. Cuando la ISR es por disfunción hipofisaria, cirugía o alteración hipotalámica de inicio reciente, todavía las glándulas responden a la ACTH circulante, por lo se puede esperar resultados normales. Sin embargo, la alteración de la prueba de estimulación con insulina evalúa de forma más precisa la reserva hipofisaria. Es una prueba bastante sensible para detectar ISR primaria, especialmente en situaciones urgentes en las que se debe instaurar un tratamiento rápido, ya que la determinación directa de aldosterona y ACTH es más compleja y costosa. Los pacientes críticos pueden presentar niveles bajos de aldosterona y aumento de la actividad de la renina plasmática (hipoaldosteronismo hiperreninémico).

Nivel plasmático de ACTH (VN= 6-76 pg/ml). Permite diferenciar ISR primaria de la secundaria. Los niveles aumentan con la hipocortisolemia. Son mayores a 100 pg/ml en la ISR primaria. Su limitación es la corta vida media de la ACTH y su vulnerabilidad a las enzimas celulares.

Prueba de infusión prolongada de ACTH. Se administra ACTH de depósito sintética, tres dosis de 1 mg IM en intervalos de 48 horas; luego, se mide el cortisol a las 24 horas de cada inyección o en infusión continua de 0.25 mg durante 6-8 horas. En la ISR primaria el incremento de cortisol no es superior a 30 µg/dl.

Prueba de tolerancia a la insulina. Se administra insulina cristalina a la dosis de 0.1 a 0.15 U/Kg EV. La respuesta pico de cortisol inducida por la hipoglicemia es el criterio para evaluar la insuficiencia suprarrenal. Está contraindicada en ancianos, cardiópatas y pacientes con antecedentes de convulsiones. Necesita supervisión médica para evaluar los síntomas adrenérgicos de la hipoglicemia. Es diagnóstico de ISR si el cortisol es menor de 18 µg/dl con hipoglucemia sintomática (< 40 mg/dl). Es la prueba más sensible para evaluar reserva hipofisaria en pacientes con riesgo de ISR secundaria.

Prueba de la metirapona. Es otra prueba de reserva hipofisaria y su alteración indica ISR secundaria. Se emplea cuando está contraindicada la prueba de insulina. La metirapona inhibe la enzima suprarrenal *11-beta hidroxilasa*, que convierte el 11-desoxycortisol en cortisol en el paso final de la esteroidogénesis. El 11-desoxycortisol no tiene actividad glucocorticoide ni inhibe la esteroidogénesis. La administración de metirapona a un individuo normal produce una disminución del cortisol sérico, con estimulación de la ACTH y acumulación de 11-desoxicortisol por aumento de la esteroidogénesis. Se indican 30 mg VO por la noche y a las 8 am siguiente se determina el cortisol plasmático y 11-desoxycortisol. Niveles superiores a 7 µg/dl de 11-desoxicortisol son indicativos de indemnidad de las glándulas suprarrenales. Esta prueba puede desencadenar una ISR, por lo que se deben administrar glucocorticoides si existe alta sospecha. Glucocorticoides, fenitoína y fenobarbital pueden alterar los resultados.

Niveles de CRH y prueba de CRH. La CRH aumenta en la ISR primaria y en el déficit de ACTH hipofisaria, pero no en patología hipotalámica. La prueba de estimulación con CRH es útil en el diagnóstico y localización de la ISR. Se inyecta 1 mcg/Kg de peso de CRH ovino y se determina ACTH y cortisol a las 2 horas. Normalmente, el cortisol sérico debe llegar a 20 µg/dl. En la ISR primaria hay aumento de la ACTH basal después de la administración del CRH. En la secundaria hay ACTH baja que no responde al CRH, y en la terciaria, la ACTH basal es baja con respuesta exagerada a CRH.

Pruebas diagnósticas de imágenes. La RX lateral de cráneo o la TC craneal pueden evidenciar invasión ósea o tumor hipofisario con calcificaciones como ocurre en el craneofaringioma. La TC abdominal visualiza masas suprarrenales mayores de 1 cm y zonas calcificadas en enfermedad granulomatosa como la tuberculosis. La RM es más sensible y permite detectar imágenes en múltiples planos de alta resolución para tumores suprarrenales o cerebrales, metástasis a distancia e invasión vascular.

Otras pruebas diagnósticas. Si hay la presunción clínica de adrenalitis autoinmune se pueden detectar anticuerpos anticorteza suprarrenal por inmunofluorescencia.

INSUFICIENCIA SUPRARRENAL CRÓNICA SECUNDARIA

Puede ser consecuencia de hipopituitarismo, como en los casos de adenomas cromófobos de la hipófisis, necrosis *postpartum* de la hipófisis (síndrome de Sheehan), craneofaringiomas, tumores del tercer ventrículo, déficit aislado de la secreción de ACTH o, lo más frecuente, la suspensión brusca de tratamientos con corticoesteroides, usados a dosis farmacológicas y por tiempo prolongado, la cual inhibe crónicamente el eje hipotálamo-hipófisis-suprarrenal. Las manifestaciones clínicas son semejantes a las observadas en los casos de insuficiencia suprarrenal crónica primaria, aunque cuando se compromete la función global de la hipófisis se observan hallazgos clínicos superpuestos con déficit de gonadotropinas, hormona del crecimiento, TSH y T_4 L. En estos pacientes no se observan manifestaciones hidroelectrolíticas debido a que no hay carencia de aldosterona (su producción no depende de la ACTH) ni alteraciones de la pigmentación cutáneomucosa. Cuando se sospeche un tumor hipofisiario por cefalea o trastornos visuales debe practicarse una TC o RM del cráneo.

El síndrome de Cushing iatrogénico es la causa más frecuente de insuficiencia suprarrenal. Se origina por el uso prolongado y a dosis altas de corticosteroides sintéticos (prednisona, dexametasona o betametasona) en enfermedades como asma, artritis reumatoide, lupus eritematoso sistémico, enfermedades alérgicas, linfomas y leucemias. La supresión prolongada del eje hipotálamo-hipófisis-suprarrenal origina después de un mes una insuficiencia suprarrenal relativa y la recuperación de la glándula puede tardar de 6 meses a un año, con el consiguiente riesgo de una crisis suprarrenal aguda. En los pacientes a quienes se suspenden bruscamente los corticosteroides pueden darse tres situaciones: un cuadro de insuficiencia suprarrenal aguda, un síndrome de supresión esteroidea y una reactivación de la enfermedad de base tratada. Estas tres entidades clínicas pueden confundirse o enmascararse entre sí, por lo que muchas veces es necesario ofrecer una mínima dosis de mantenimiento de corticosteroides por un tiempo prudencial antes de suspender totalmente el tratamiento. El síndrome de supresión esteroidea se caracteriza por anorexia, náuseas, mialgias, artralgias, hipotensión ortostática, descamación de la piel, cefalea, malestar general y febrícula. Estas manifestaciones se desarrollan uno o dos días después de haber suspendido el medicamento y pueden persistir por dos a seis meses.

INSUFICIENCIA CONGÉNITA EN LA PRODUCCIÓN DE CORTISOL

Se debe a un déficit congénito en la síntesis del cortisol por una deficiencia enzimática y la consiguiente hipersecreción de ACTH en un intento compensatorio y, luego, hiperplasia de las glándulas suprarrenales como respuesta al exceso de ACTH. Constituye el llamado *síndrome adrenogenital o hiperplasia adrenal congénita*. Los pacientes con un bloqueo parcial y un déficit de cortisol subclínico, llamada también forma no clásica o *hiperplasia adrenal congenita leve*, solamente son diagnosticados cuando se presentan anormalidades en la pubertad relacionadas con una alteración de la maduración sexual: pubertad retardada, amenorrea, hirsutismo, virilización e infantilismo sexual. En los varones hipospadia, criptorquidia, genitales ambiguos o precocidad puberal. Se han identificado 4 grupos según la enzima bloqueada en la cadena biosintética: bloqueo de la *21-hidroxilasa, 11-beta-hidroxilasa, P450c, 3 beta-hidroxisteroide deshidrogenasa y 17 alfahidroxilasa*. Es importante notar que los precursores hormonales previos al bloqueo enzimático se acumulan, lo cual sirve en cierta medida como guía diagnóstica.

Bloqueo de la 21-hidroxilasa. Es la deficiencia congénita de cortisol más frecuente; representa el 95% de todos los pacientes y se calcula un caso por cada 10.000 a 20.000 neonatos vivos. Tiene una base genética responsable de la deficiencia o defecto enzimático y se localiza en el cromosoma 6. Dependiendo del grado de inactivación enzimática se puede presentar tanto de forma clásica, en cuyo caso se observa virilización precoz en los varones y masculinización de los genitales externos en las hembras, además de la deficiencia de aldosterona que conduce a la pérdida de sal y depleción severa del volumen plasmático. Sin embargo, también se describe una forma no clásica, que es de aparición tardía (niñez o pubertad temprana) y de presentación clínica más leve, en la cual puede observase virilización simple pero sin pérdida de sal.

Bloqueo de la 11 beta-hidroxilasa. El defecto enzimático se localiza en el cromosoma 8. Su frecuencia es menor de 1 por cada 100.000 nacidos vivos, lo que abarca entre el 5 al 8% de todos los casos de hiperplasia suprarrenal congénita.

La forma clásica es severa y cursa con hipertensión arterial, virilización temprana en los varones y, en las hembras, masculinización de los genitales externos y virilización La forma no clásica tiene una presentación más tardía caracterizada por manifestaciones leves como pubertad prematura, oligomenorrea e hirsutismo, pero sin hipertensión arterial. Los niveles de la 11-deoxicorticosterona están elevados lo que sirve como referencia para el diagnóstico.

Bloqueo de la enzima P450c (hiperplasia adrenal lipoide congénita). Se trata de una forma severa aunque muy rara, de bloqueo de la enzima, que permite la conversión del colesterol en pregnenolona, por lo que se bloquea la síntesis de cortisol pero también de mineralocorticoides y de esteroides sexuales. Los recién nacidos masculinos presentan genitales externos de aspecto femenino y poca sobrevivencia por la insuficiencia adrenal completa.

Bloqueo de la 3 beta-hidroxiesteroide deshidrogenasa. Abarca solo 1% de los casos de hiperplasia suprarrenal congénita. Son recién nacidos con genitales externos de aspecto ambiguo y con pobre sobrevivencia. Se observa deficiencia de cortisol, aldosterona y pérdida de sal.

Bloqueo de la 17 alfa-hidroxilasa. El defecto enzimático se localiza en el cromosoma 10. Se caracteriza por cursar con hipertensión arterial e infantilismo sexual en las hembras. Existe un déficit del cortisol, estrógenos y andrógenos, así como excesiva producción de corticosterona y 1-deoxicorticosterona.

INSUFICIENCIA SUPRARRENAL AGUDA

En la crisis adrenal aguda, el cuadro clínico es dominado por un choque profundo y el diagnóstico debe ser considerado en todo paciente con un colapso circulatorio inexplicado. Los casos menos agudos se caracterizan por el rápido empeoramiento de una insuficiencia suprarrenal crónica en el contexto de alguna enfermedad intercurrente o estrés. Las manifestaciones clínicas consisten en anorexia, vómitos, diarrea, postración, dolores abdominales, hipotermia, a veces hipertermia, hipotensión arterial, choque, convulsiones, movimientos coreicos, coma y muerte. Los exámenes que orientan el diagnóstico son la hiponatremia, la hiperkalemia, hipoglicemia, linfocitosis y eosinofilia. La insuficiencia suprarrenal aguda puede ser desencadenada por sepsis, traumatismo o cirugía. Se puede originar por destrucción aguda hemorrágica de ambas glándulas suprarrenales. En niños se ve asociada a septicemia por Pseudomonas o Meningococo (Síndrome de Waterhouse-Friderichsen), *H. Influenzae* tipo

B o neumococo. En los adultos, las enfermedades hemorrágicas o el tratamiento anticoagulante pueden ocasionar hemorragia bilateral. La hemorragia bilateral puede presentarse en el recién nacido por trauma durante el parto, así como en el embarazo. También puede presentarse hemorragia en la trombosis idiopática de la vena suprarrenal y como complicación de una venografía. Puede ocurrir en pacientes que tienen una reserva suprarrenal disminuida debido a medicamentos que pueden inhibir la síntesis de esteroides como el ketoconazol, o que incrementan el metabolismo esteroideo por aumento de la inducción microsomal hepática como la rifampicina, la fenitoína y el fenobarbital. Debe descartarse ISR en el paciente crítico, en choque que no responden a la administración de fluidos y catecolaminas, particularmente si presenta hallazgos clínicos de insuficiencia suprarrenal crónica. Otros síntomas son náuseas, vómitos y dolor abdominal, en estos casos debe plantearse ISR espontánea por hemorragia o trombosis. La hiponatremia importante produce delirio, coma y convulsiones, especialmente con niveles de sodio sérico inferiores a 120 mEq/litro, con pobre respuesta al tratamiento con soluciones salinas, si no se inicia reemplazo con glucocorticoides. Algunos pacientes que estaban recibiendo tratamiento con esteroides pueden no presentar hipotensión o deshidratación debido a la preservación de la secreción mineralocorticoide.

HIPOALDOSTERONISMO AISLADO

Es una enfermedad que se caracteriza por un defecto en la producción de mineralocorticoides con biosíntesis intacta de los glucocorticoides. Existen dos tipos: el debido a una lesión estructural y enzimática de la zona glomerular de la suprarrenal y denominado hipoaldosteronismo hiporreninémico, ocasionado por una inadecuada producción de renina a nivel del aparato yuxtaglomerular (nefropatía diabética, nefritis intersticial, glomeruloesclerosis, nefropatía por ácido úrico, intoxicación por plomo y antiinflamatorios no esteroides, como la indometacina). Por lo general, la insuficiencia es leve o de mediana intensidad, con hiperkalemia, expresión de un hipoaldosteronismo hiporreninémico. Los valores de cortisol son normales en sangre. En los casos en que la causa del hipoaldosteronismo reside en la zona glomerular, las cantidades de renina, por el contrario, están aumentadas, como sucede en la enfermedad de Addison.

TRATAMIENTO

Enfermedad de Addison. Estos pacientes deben mantener la identificación de su enfermedad en una tarjeta o pulsera para ser bien atendidos en casos de emergencia. El tratamiento consiste en el uso de la prednisona, 5 mg VO en la mañana y 2.5 mg en la tarde para simular los niveles fisiológicos de cortisol que el cuerpo requiere diariamente. También se puede usar el fosfato o acetato de dexametasona, 0.75 mg VO diarios; al parecer, esta bloquea mejor la hiperproducción de la ACTH y la propiomelanocortina, con la consecuente merma de la hiperpigmentación. Se debe agregar cloruro de sodio en tabletas, 4 g VO diarios, para contrarrestar el efecto hipotensor por la falta de mineralocorticoides. Una pérdida de peso es indicación de que se debe aumentar la cantidad de sal, y viceversa. Es conveniente controlar los efectos colaterales de los corticoesteroides de síntesis (ulcus gastroduodenal, hipertensión arterial, hiperglicemia o reactivación de una TBC). La disminución de la hiperpigmentación y la mejoría de la hipotensión son buenos indicadores de la efectividad del tratamiento. Medicamentos como el fenobarbital, la difenilhidantoína y la rifampicina aceleran la degradación de los corticosteroides, por lo que la dosis se debe aumentar en caso de asociarlos. A veces es necesario indicar mineralocorticoides como la fludrocortisona, 0.1 mg VO en las mañanas; se debe reducir la dosis a 0.05 mg VO OD en caso de aparecer hipertensión, edema y aumento de peso. Otro mineralocorticoide que se puede emplear ocasionalmente es el acetato de desoxicorticosterona (DOCA), 10 mg IM diarios.

Insuficiencia suprarrenal crónica secundaria. Se trata de igual manera que la enfermedad de Addison, pero no se indican mineralocorticoides porque no existe alteración en la excreción de la aldosterona. Sin embargo, y como frecuentemente existe un daño global de la hipófisis, es necesario corregir el déficit de las otras hormonas pituitarias tróficas como las gonadotropinas y TSH; en la práctica se hace con estrógenos y progestágenos en la mujer, andrógenos en los hombres y levotiroxina para ambos. Sin embargo, cuando se desee la ovulación es necesario emplear gonadotropinas. No debe corregirse el déficit tiroideo secundario con tiroxina hasta que el paciente no haya sido compensado de su carencia esteroidea.

Insuficiencia córticosuprarrenal aguda (crisis adrenal aguda). El tratamiento debe ser instalado mientras se confirme bioquímicamente la insuficiencia adrenal o se hagan investigaciones para precisar la causa. El diagnóstico de crisis adrenal se basa en la evaluación clínica. Previamente a la terapia sustitutiva, con corticoesteroides, se toma una muestra de sangre para hacer un perfil de laboratorio que incluye niveles de cortisol y ACTH. En primer lugar se debe corregir la hipovolemia severa con solución salina isotónica o solución glucofisiológica 2 a 3 litros bajo PVC. Enseguida hidrocortisona, 100 mg EV cada 6 horas, y con esta dosis, la reposición de mineralocorticoide no es necesaria. En condiciones extremas puede estar indicado el uso de agentes vasoconstrictores como la dopamina. Además, es importante iniciar el tratamiento de la enfermedad de base que precipitó la crisis adrenal aguda cuando sea posible. Una vez estabilizado el paciente se procede a instruirle sobre su enfermedad y prepararle un régimen sustitutivo similar al descrito en la insuficiencia suprarrenal crónica.

Síndrome adrenogenital (déficit congénito de cortisol y excesiva producción de andrógenos). Es necesario corregir la carencia de cortisol e inhibir la exagerada secreción de ACTH. En este caso la prednisona se usa de manera inversa, se administra la mayor dosis en la tarde para suprimir el pico de ACTH que se presenta en las horas de la tarde-noche para entonces poder suprimir su efecto de hiperplasia sobre las suprarrenales. La dexametasona puede emplearse a dosis equivalentes (5 mg de prednisona equivalen a 0.75 mg de dexametasona). Los corticoesteroides controlan la producción excesiva de prehormonas androgénicas y a la vez mejoran las gonadotropinas que están inhibidas. El tratamiento sustitutivo debe ser administrado de por vida, siempre evaluando la dosis, para evitar el Cushing iatrogénico por exceso del corticoesteroide o el hiperandrogenismo por déficit del mismo y falta de supresión de la hipersecreción de ACTH. El acetato de ciproterona, un antagonista de la testosterona, se puede usar como medicación complementaria. Cuando existe un déficit de la aldosterona como en el bloqueo de la *21-hidroxilasa*, se indica la fludrocortisona, 0.05 a 0.1 mg VO OD, y se añade sal a la dieta. Las ambigüedades genitales se corrigen con cirugía plástica en base al cariotipo, el sexo adjudicado al paciente y su edad al ser diagnosticado.

Insuficiencia suprarrenal crónica iatrogénica. A todo paciente que recibe corticosteroides por tiempo prolongado es conveniente reducirle progresivamente la dosis del medicamento. No existe consenso sobre el mejor método para la disminución y destete de los corticosteroides, sin embargo, siempre se hace énfasis en la importancia de la lentitud dado el riesgo de precipitar una insuficiencia suprarrenal aguda iatrogénica. Se debe iniciar el programa de disminución tan pronto como las manifestaciones de la enfermedad que motivó su uso se encuentren razonablemente bien controladas. Se procede a administrar la dosis en una sola toma diaria, entre las 7 a 8 am. Si ha recibido diariamente dosis altas se recomienda disminuirla gradualmente, por lo general, 5 mg cada 5-7 días hasta alcanzar una dosis diaria de 20 mg. Una vez alcanzada esta dosis se procede a instruir al paciente para usar la medicación en día alternos. El esquema más utilizado consiste en aumentar 5 mg la dosis de prednisona un día y disminuir 5 mg el día alterno hasta que el paciente tome la dosis total de prednisona correspondiente a 48 horas en un solo día y no tomar el medicamento el día alterno. Se debe tener en cuenta que el paciente puede tener cierto aumento del dolor o malestar el día que no toma el corticoesteroide, pero se puede atenuar con tratamiento sintomático según el caso. Si el paciente tolera el uso de corticosteroide en días alternos por un período de un mes o más, tiene muchas probabilidades de dejar de usar el medicamento. Para eso se va disminuyendo progresivamente, por ej., la dosis de prednisona a 5 mg cada una a dos semanas hasta llegar a la dosis de 5 mg interdiaria, momento en el cual se suspende totalmente.

Un paciente que recibe corticosteroides a dosis farmacológicas por más de un mes de duración necesita de 5 a 10 días para recuperar la integridad funcional del eje hipotálamo-hipófisis-suprarrenal. En períodos mayores de un mes de tratamiento puede afirmarse que el paciente es portador de una insuficiencia suprarrenal relativa que puede prolongarse por más de un año después del cese del tratamiento, por lo que debe recibir corticosteroides de reemplazo durante situaciones de estrés como infecciones, traumatismos, intervenciones quirúrgicas y extracciones dentarias. Varios estudios han evidenciado que no se presentan eventos adversos si los pacientes mantenían las dosis habituales de glucocorticoides durante el período perioperatorio. Pero se recomienda que en caso de procesos febriles agudos y procedimientos quirúrgicos menores se doble la dosis habitual de esteroides durante tres días. En casos de politraumatismos o cirugía mayor se recomienda administrar hidrocortisona 50 mg EV, cada 6 horas, por un período de tres días. El riesgo de usar estas altas dosis de glucocorticoides por corto tiempo es mínimo y la dosis puede disminuirse rápidamente (20% a 30% diariamente) una vez que pase el evento estresante.

Hipoaldosteronismo aislado. El tratamiento consiste en suministrar la fludrocortisona, en dosis superiores a las fisiológicas, 0,1-0,15 mg VO OD por tiempo prolongado, con lo que se obtiene una mejoría de la hiperkalemia y de la acidosis metabólica.

REFERENCIAS

ARLT W. Adrenal insufficiency. Lancet. 2003: 361:1881

BASCHETTI R. Chronic fatigue syndrome: a form of Addison's disease. J Intern Med. 2000; 247: 737-739.

BORNSTEIN S. Predisposing factors for adrenal insufficiency. N Engl J Med. 2009; 360:2328-39.

DEBONO M ET AL. Novel strategiesfor hydrocortisone replacement. Best Pract Res Clin Endocrinol Metab. 2009; 23:221.

DORIN R. Diagnosis of adrenal insufficiency. Ann intern Med. 2003: 139:194.

TEN S. Addison's disease. J Clin Endocrinol Metab; 2001: 86:2909.

TRAPP C, ET AL. Congenital adrenal hiperplasia: an update in children. Curr Opin Endocrinol Obes. 2011; 18(3): 166-170.

JOINT WORKING GROUP. Consensus Statement on 21-Hydroxilase Deficiency from the Lawson Wilkins Pediatric Endocrine Society and the European Society for Paedriatic Endocrinology. J Clin Endocrinol Metab. 2002; 87(9): 4048-4053.

DIABETES INSÍPIDA

Agustín Caraballo

INTRODUCCIÓN

La diabetes insípida (DI) o poliuria sin azúcar, es un defecto parcial o total de la hormona antidiurética (HAD) o vasopresina (AVP) por alteración de los sitios de producción (hipotálamo) o de la neurohipófisis denominada DI *neurohipofisaria* o *central,* para diferenciarla de la *nefrógena o periférica,* donde la alteración radica en el sitio de acción de la AVP (receptores V_2) en el túbulo contorneado distal con parcial o total respuesta a la acción de esta hormona. Cualquiera que sea la causa se produce una marcada reducción de la concentración de la orina por falla en la reabsorción del agua y, en consecuencia, una diuresis que oscila entre 5 y 20 litros diarios (3 a 10 veces más de lo normal). En la nefrógena, la poliuria no suele sobrepasar de 5 litros diarios.

La *diabetes insípida neurohipofisaria* es idiopática en el 50% de los casos; en un número escaso es de origen genético (mutación de la región codificadora del gen de la AVP-neurofisina II) y mayormente es secundaria a trastornos adquiridos: traumatismos craneoencefálicos o intervenciones quirúrgicas sobre la hipófisis; *tumores:* linfomas, cráneofaringioma, pinealomas, metástasis, quistes, granulomas y tesaurismosis; *infecciosas:* encefalitis, meningitis y tuberculosis; *inflamatorias:* sarcoidosis e histiocitosis; *degenerativas*, por defecto en la irrigación sanguínea y, finalmente, por *medicamentos* como la difenilhidantoína, que inhibe la secreción de AVP.

La *diabetes insípida nefrógena* puede ser c*ongénita,* en varones, ligada al cromosoma X por mutaciones del gen del receptor V_2 o del gen AQP2 de la AVP que dan como resultado defectos en la absorción de agua en los TCD y colectores de la nefrona. Puede ser *adquirida*: insuficiencia renal crónica, pielonefritis crónica, riñones poliquísticos, hipokalemia severa, hipercalcemia, necrosis papilar, nefropatías medulares, mieloma múltiple, amiloidosis y medicamentos como carbonato de litio, demeclociclina, metoxiflurano, anfotericina B y AINES.

MANIFESTACIONES CLÍNICAS

La enfermedad se caracteriza por poliuria importante, nicturia y enuresis en los niños. La polidipsia es incontrolable y la suspensión de líquidos no suprime la poliuria, que permanece hasta llevar al paciente a la deshidratación severa con fiebre, delirio y colapso circulatorio. Otro síntoma importante es el estreñimiento pertinaz. El diagnóstico diferencial debe ser hecho con otras enfermedades que produzcan poliuria y polidipsia: diabetes mellitus, hipercalcemia, hiperparatiroidismo, hipoaldosteronismo, uso de diuréticos y la polidipsia de origen psicógeno.

DIAGNÓSTICO

1. Densidad urinaria. Es persistentemente baja, de 1.001 a 1.005 (VN: = 1.001 a 1.030)

2. Osmolaridad de la orina menor de 200 (VN = 700 a 1400 mosmol/Kg de agua)

3. Osmolaridad del plasma > de 310 a 320 mosmol/Kg (VN= 285-295 mosmol/Kg de agua)

4. Rx del cráneo, TC y RN cerebral para descartar lesiones o malformaciones de la región hipotámo-hipofisaria

5. Prueba de privación de agua. Se debe hacer con el paciente hospitalizado, con vigilancia estricta para no permitir el consumo agua y evitar el colapso por deshidratación importante. Se recomienda seguir los siguientes pasos:

   a. Medir el volumen y densidad urinaria, preferiblemente cada hora, la osmolaridad del plasma y orina y el sodio sérico

   b. Pesar al paciente cada hora. La prueba tiene valor si el peso del paciente desciende un 2% (aproximadamente 1.35 a 2.25 Kg en 3 horas) y hay cambios de la osmolaridad plasmática y urinaria del 30%. Se debe suspender la prueba si hay pérdida de peso corporal mayor del 3%.

   c. A las 3 horas, administrar desmopresina 0.03 µg/Kg SC o EV y medir nuevamente (a la hora) los valores de osmolaridad en la orina y el plasma. Para precisar la respuesta de la vasopresina a esta prueba se recomienda medir los niveles plasmáticos de AVP antes y después de la privación de agua. Los resultados que se pueden obtener son los siguientes:

Personas normales. La poliuria disminuye, la densidad urinaria se eleva a valores de 1018 a 1020, la osmolaridad urinaria aumenta entre 900 y 1200 mosmol/Kg y la del plasma se mantiene entre 280 y 290 mosm/Kg. Con la administración de desmopresina no se producen cambios trascendentales en estas cifras.

Diabetes insípida neurohipofisaria. Con la privación de agua, la densidad urinaria permanece por debajo de 1.010, no aumenta la osmolaridad urinaria, raras veces supera los 200 mosmol/Kg y la osmolaridad del plasma puede llegar hasta 320 mosmol/Kg con manifestaciones de una encefalopatía hipertónica. Cuando la afección es parcial, la osmolaridad urinaria no es tan baja, pero nunca alcanza valores similares a los de las personas normales, aunque pueden llegar a 500 mosmol/Kg. Al inyectar a estos pacientes desmopresina disminuye la poliuria; la densidad y la osmolaridad urinaria aumentan en forma notable (entre 1015 y 1018 y, sobre 300 mosm/Kg respectivamente) y la osmolaridad del plasma desciende a valores cerca de lo normal.

Diabetes insípida nefrógena. Durante la privación de agua no disminuye la poliuria, la densidad urinaria permanece por debajo de 1.010, la osmolaridad, entre 100 y 200 mosm/Kg, y la osmolaridad plasmática entre 310 y mosm/Kg 320. Con la inyección de desmopresina no se producen cambios sustanciales en estos parámetros.

Polidipsia psicógena. Cuando es de larga data pueden producirse alteraciones funcionales en el gradiente osmótico medular renal y cierto grado de supresión de la liberación de la VPH, con osmolaridad plasmática normal o ligeramente disminuida y orinas muy diluidas. Al someter estas personas a la prueba de la supresión de agua, los valores plasmáticos de VPH pueden aumentar a cifras normales, pero la osmolaridad de la orina permanece temporalmente subnormal y se elevan con la inyección de desmopresina.

TRATAMIENTO

TRATAMIENTO DE LA DIABETES INSÍPIDA NEUROHIPOFISARIA

Agua. Es considerada un elemento terapéutico muy importante en la diabetes insípida, la cual debe ser tomada en suficiente cantidad para neutralizar las consecuencias de su pérdida. Además, tiene la ventaja de su fácil uso.

DDAVP (1-desamino-8-D-arginina-vasopresina) o acetato de desmopresina. Posee mayor acción antidiurética, menos efectos secundarios y es de acción prolongada. Su acción comienza a los 30 o 60 minutos y dura 12 a 24 horas. La dosis del *spray* nasal es de 10 a 20 μg cada 8-12 horas; por vía oral oscila entre 100-400 μg VO BID o TID; y por vía subcutánea 1-2 μg OD o BID.

Pitresina acuosa (AVP). Solo se usa como prueba diagnóstica o en traumatismos craneales y cirugía de hipófisis; particularmente cuando la poliuria es notable. La dosis es de 0.5 a 2 U EV cada 4 a 6 horas o 5 a 10 U IM cada 4 horas.

Hidroclorotiazida. Reduce la poliuria en pacientes con diabetes insípida, tanto de origen central como nefrógena. El diurético, al producir la contracción del volumen extracelular, reduce el índice de filtración glomerular y aumenta la reabsorción tubular de agua con la consiguiente reducción del volumen de orina. Cuando se indica, debe acompañarse de una dieta hiposódica porque el exceso de sal disminuye su acción. Como efectos secundarios, hipokalemia e hiperuricemia. La dosis es de 50 a 100 mg VO diarios y se puede asociar la amilorida como ahorrador de potasio a la dosis de 5 a 30 mg VO diarios.

Clorpropamida. Sulfonilurea, que estimula la *adenilciclasa* de la médula renal e inhibe la *prostaglandinasintetasa* y la *fosfodiesterasa* renal, lo cual se traduce en el aumento de la acción de AVP y la reabsorción de agua en el TCD, además de estimular la producción de AVP. Puede producir hipoglicemia e hiponatremia y, obviamente, es solo efectiva en la diabetes insípida de origen central incompleta. Se puede asociar a la hidroclorotiazida y al clofibrato. La dosis es de 125 a 500 mg VO diarios y el efecto comienza a las 24 horas y es máximo a los 3 días.

Clofibrato. Es un hipolipemiante con efecto antidiurético al estimular la liberación residual de la AVP, por lo que es efectivo en la diabetes insípida central incompleta. Puede producir miositis, síntomas gastrointestinales y elevación de enzimas hepáticas. La dosis es de 500 mg VO cada 12 horas.

Carbamazepina. Se usa en la diabetes insípida central incompleta; su acción es semejante al clofibrato; puede producir alteraciones hematológicasa. Se puede combinar con la clorpropamida y la hidroclorotiazida. La dosis es de 200 mg VO cada 12 horas.

Indometacina. En el túbulo colector renal, las prostaglandinas inhiben el efecto hidrosmótico de la AVP; por tanto, el bloqueo de la acción de prostaglandinas por intermedio de la indometacina mejora la habilidad de la hormona de concentrar la orina. Puede combinarse con la hidroclorotiazida y el DDAVP en la diabetes insípida nefrógena.

TRATAMIENTO DE LA DIABETES INSÍPIDA NEFRÓGENA

En la diabetes insípida nefrógena, idiopática o familiar, cuando la poliuria y polidipsia son muy marcadas, la sintomatología mejora con la restricción moderada de proteínas y sodio en la dieta; además, se puede añadir la hidroclorotiazida. Cuando es debida a hipokalemia, hipercalcemia o a la administración de medicamentos es necesario corregir estas causas. En pacientes deprimidos, en los cuales no se puede suspender el litio, debe evitarse la hidroclorotiazida, ya que aumenta la toxicidad del litio y este potencia la pérdida de potasio, de tal manera que estos casos deben manejarse solo con amilorida, restricción de proteínas y sodio, así como con libre ingestión de agua.

REFERENCIAS

BICHET D. Vasopressin receptor mutations in nephrogenic diabetes insipidus. Semin Nephrol. 2008;28: 245.

CHRISTENSEN JH, RITTIG S: Familial neurohypofyseal diabetes insipidus- an update. Semin Nephrol. 2006; 26: 209.

MELMED S. Williams Textbook of Endocrinology, 12th ed. Saunders 2011.

CATALÀ-BAUSET M, GILSANZ-PERAL A, TORTOSA-HENZI F, ET AL. Grupo de Trabajo de Neuroendocrinología de la Sociedad Española de Endocrinología y Nutrición. Guía clínica del diagnóstico y tratamiento de los trastornos de la neurohipófisis. Endocrinol Nutr. 2007;54(1):23-33.

SHAPIRO M, WEISS JP. Diabetes Insipidus: A Review. J Diabetes Metab. 2012, S:8.

DI LORGI N, NAPOLI N, ALLEGRI AEM, ET AL. Diabetes Insípida-Diagnóstico y Manejo. Horm Res Paedia. 2012; 77:69-84.

OBESIDAD

María del Pilar Mateo de M.

INTRODUCCIÓN

La obesidad consiste en el aumento de la grasa corporal secundaria a un balance energético positivo y, como consecuencia, un aumento del peso corporal. Para que se desarrolle la obesidad debe existir un potencial genético que la induzca (20-80%), asociado a factores conductuales del medio ambiente o epigenética (20-80%). La obesidad ha alcanzado cifras de epidemia mundial durante los últimos 30 años. La IOTF (International Obesity Task Force) estimó para el 2010 que más de un billón de adultos presenta sobrepeso y alrededor de 600 millones de ellos son obesos. En el ámbito mundial, 200 millones de niños en edad escolar tienen sobrepeso y 40-50 millones son obesos. En la Unión Europea 60% de los adultos y más de 20% de los niños en edad escolar presentan obesidad o sobrepeso. La OMS, en el 2002 incluyó la obesidad entre los 10 riesgos principales para la salud.

El número de células adiposas (adipocitos) puede aumentar (hiperplasia) 3 a 5 veces cuando la obesidad se presenta en la niñez y adolescencia. Por el contrario, cuando se desarrolla en el adulto ocurre agrandamiento (hipertrofia) de las células adiposas, las cuales se adaptan para almacenar ácidos grasos bajo la forma de triglicéridos; a esta se le denomina "obesidad hipertrófica," caracterizada por una distribución central o androide del tejido adiposo.

La obesidad se asocia frecuentemente con trastornos metabólicos como intolerancia a la glucosa y dislipidemias, hipertensión arterial y enfermedad coronaria. Estas alteraciones se deben a que la célula adiposa hipertrófica segrega más péptidos y metabolitos como la interleukina 6 (IL-6), resistina, factor de necrosis tumoral alfa (TNF-alfa), leptina y el inhibidor del activador del plasminógeno 1 (PAI-1), excepto la adiponectina, cuya secreción disminuye. La leptina y la adiponectina favorecen la acción de la insulina, mientras que la resistina, el TNF alfa y la IL-6 interfieren con su acción y, por consiguiente, con su "resistencia a la insulina".

Una de las formas de medir el grado de obesidad es mediante el "índice de obesidad" con un compás calibrador que mide el grosor del pliegue cutáneo. En el hombre se examina por debajo de la escápula (la obesidad es leve si el espesor del pliegue es de 1,5 a 2 cm, mediana 2 a 2,5 cm y severa mayor de 2,5 cm). En las mujeres se mide en la parte posterior del brazo, por encima del codo (obesidad leve 2 a 2,5 cm, mediana 2,5 a 3 cm y severa mayor de 3 cm).

El "índice de masa corporal" (IMC) o índice de Quetelet, mide el grado de obesidad y sobrepeso, es universalmente aceptada y correlaciona la estatura con el peso del individuo; se calcula con la siguiente fórmula: *IMC= Peso en Kg/Talla² en metros*. A mayor IMC, más riesgo de comorbilidad (Tabla 61).

TABLA 61. IMC (INTERNACIONAL OBESITY TASK FORCE-OMS)

CLASIFICACIÓN	IMC	RIESGODECOMORBILIDAD
Bajo peso	<18,5	Levemente aumentado
Delgadez severa	<16	
Delgadez moderada	16-16.99	
Delgadez leve	17-18.49	
Rango normal	18,5-24.9	Promedio
Sobrepeso	>25	Levemente aumentado
Pre obeso	25-29.9	
Obesidad		
Grado I	30-24.9	Moderado
Grado II	35-39.9	Severo
Grado III	≥ 40	Muy severo

En adultos >18 años, estos valores son independientes de la edad y sexo. Para la población asiática, un IMC >28 se considera obesidad. Debido a que la fórmula para determinar el IMC no toma en cuenta el sexo, la edad, ni la contexto; para afinar el peso real se debe recurrir al *factor de IMC* (Tabla 62).

Tabla 62. Factor de IMC

MUJERES					
CONTEXTURA	<25años	25-34 años	35-44 años	45-54años	>54 años
Ligera	19	20	21	22	23
Mediana	20	21	22	23	24
Gruesa	21	22	23	24	25
HOMBRES					
CONTEXTURA	<25años	25-34 años	35-44 años	45-54años	>54 años
Ligera	20	21	22	23	24
Mediana	21	22	23	24	25
Gruesa	22	23	24	25	26

La contextura corporal se calcula con la talla en cm/perímetro de la muñeca (Tabla 63).

Tabla 63. Contextura corporal

	MUJERES	HOMBRES
Ligera	>10.4	>11
Mediana	9.6-10.4	10,1-11
Gruesa	<9,6	<10.1

Por ej., para una mujer de 28 años de contextura mediana, su factor de IMC es 21, por tanto, si mide 1,59 lo elevamos al cuadrado (1,59 x 1,59), lo cual nos da 2,52, y al multiplicarlo por 21 resulta que 53 es su peso exacto para su talla, sexo, edad y contextura. Una forma práctica de medir la contextura corporal, aunque menos exacta, consiste en hacer que el paciente rodee su muñeca con la otra mano en forma de pinza con los dedos pulgar y mayor. Si no logra tocarse los extremos de los dedos se considera de contextura grande; si los toca y quedan ajustados a su muñeca será de contextura mediana, y si quedara holgura entre la muñeca y los dedos se dice que es de contextura pequeña.

La medida de la circunferencia abdominal es la alternativa clínica más práctica y universal para evaluar la grasa visceral y el mejor indicador de riesgo cardiovascular que el IMC, y según la OMS, para hombres no debe ser mayor de 102 cm y para mujeres de 88 cm. Se mide con una cinta métrica colocada horizontalmente a la altura de la cresta ilíaca anterosuperior. Seguir la disminución de la circunferencia abdominal es una buena manera de evaluar el progreso de la pérdida de peso. La actividad física puede enlentecer la disminución de la masa muscular y la pérdida de peso, pero la grasa continúa movilizándose, de manera que la medida de la circunferencia abdominal ayuda a evaluar esta circunstancia.

MANIFESTACIONES CLÍNICAS

Los pacientes obesos consultan por razones estéticas, depresión, ansiedad o manifestaciones de las comorbilidades asociadas a la obesidad. Es importante averiguar antecedentes familiares de obesidad, cuáles son las expectativas del paciente y su grado de motivación y comorbilidades relacionadas con la obesidad. Las consecuencias de la obesidad y su riesgo relativo de problemas de salud (OMS, International Obesity Task Force) son las siguientes (Tabla 64).

TABLA 64. CONSECUENCIAS DE LA OBESIDAD RIESGO RELATIVO DE PROBLEMAS DE SALUD RELACIONADOS CON LA OBESIDAD

Muy aumentado	Moderadamente aumentado	Levemente aumentado
Colecistopatía litiásica	Hipertensión arterial	Anormalidades hormonales
Dislipidemia	Osteoartritis	Ovario poliquístico
Insulinorresistencia/DMT2	Hiperuricemia y gota	Alteración de la fertilidad
Apnea del sueño	Depresión	Dolores lumbares
Cardiopatía isquémica		Carcinoma de mama
Enf. cerebrovascular		Carcinoma de endometrio
Carcinoma de colon		Carcinoma de próstata

Diabetes mellitus tipo 2 (DMT2). El 80% de los pacientes con DMT2 se asocia a obesidad. De igual manera, el riesgo de desarrollar DMT2 depende del grado y duración de la obesidad y la circunferencia abdominal. También la obesidad está relacionada con alteración de la tolerancia a la glucosa, insulinorresistencia e hiperinsulinemia (esta aparece siempre antes de la hiperglicemia sostenida). El mecanismo no es bien conocido, pero se considera que interactúan varios factores como ácidos grasos libres, factor de necrosis tumoral, patrón de distribución de la grasa y anormalidades genéticas.

Índice de masa corporal. El IMC y la ganancia de peso desde los 18 años contribuyen a desarrollar factores de riesgo, fundamentalmente hipertensión arterial y dislipidemia; igualmente, es un predictor de enfermedad cardiovascular, cerebrovascular, cáncer, osteoartrosis, diabetes mellitus, colecistopatía litiásica y riego de muerte. Un IMC entre 27-28 condiciona un riesgo relativo de 1.75 para enfermedad cerebro-vascular, y si es de 32, un RR de 2,37. Un IMC > 29 genera un riesgo relativo de 3,3 para enfermedad coronaria. Por el aumento de un Kg de peso corporal, el riesgo de enfermedad coronaria aumenta 1 a 1,5%.

Hipertensión arterial. Existe relación entre HTA y obesidad. Se atribuye un RR de 3 para HTA en hombres con IMC ≥ 30 y de 2.9 para HTA en hombres con sobrepeso entre 20-75 años; sin embargo, es más notable (RR de 5,6) entre 24-45 años. Una circunferencia abdominal ≥102 cm en hombres y 88 cm en mujeres tiene un RR (mayor que la obesidad generalizada) de desarrollar HTA, enfermedad coronaria, hipertrofia ventricular izquierda, cor pulmonare, cardiomiopatía asociada a la obesidad, ateroesclerosis acelerada e hipertensión pulmonar asociada a la obesidad

Dislipidemia. Se ha comprobado un RR de 2.1 de hipercolesterolemia en personas con sobrepeso entre 20-45 años de edad. El aumento de los triglicéridos y disminución de la HDL incrementan el riesgo de ateroesclerosis.

Cáncer. Existe relación entre el aumento del IMC y el cáncer (mama, colon, endometrio, riñón, vesícula biliar, próstata, esófago, hígado, páncreas, y cuello uterino). Se ha demostrado que los carcinomas de mama, colon y próstata en obesos son de peor pronóstico y con mayor porcentaje de metástasis, crecimiento tumoral, recurrencias y mortalidad.

Enfermedad gastrointestinal. Existe asociación entre obesidad y reflujo gastroesofágico, hernia hiatal, esofagitis y retardo en el vaciamiento gástrico. Además, aumenta la incidencia de litiasis vesicular, hígado graso no alcohólico con aumento de las aminotransferasas; esteatohepatitis, fibrosis y cirrosis hepática (7-16%).

Enfermedad pulmonar. Los síndromes más vistos en obesos son la apnea obstructiva del sueño y el síndrome de hipoventilación alveolar (síndrome de Pickwick), además de una mayor predisposición a infecciones respiratorias y asma bronquial. La embolia pulmonar ocurre con más frecuencia en obesos debido a una disminución de la actividad física y el sedentarismo.

Enfermedad músculoesquelética. La osteoartritis de las rodillas y tobillos se asocia con trauma por exceso de peso. Ha sido demostrado que al descender un IMC de 2 kg/m² en 10 años disminuye la osteoartritis en un 50%.

Complicaciones reproductivas. Existe mayor riesgo de complicaciones obstétricas y perinatales, hipertensión arterial relacionada con el embarazo, macrosomia fetal y distocia pélvica. La infertilidad e hirsutismo son más comunes en obesos debido a la poca capacidad del tejido adiposo de aromatizar andrógenos a estradiol. El síndrome de ovarios poliquísticos se asocia a la obesidad y una pequeña pérdida de peso incrementa la fertilidad en estas pacientes.

Otras complicaciones. La obesidad grado III (IMC >40) está asociada a hiperuricemia y gota, várices en miembros inferiores, linfedema, úlceras de piel, trombosis venosa profunda, depresión, reducción de la calidad de vida, más divorcios (hombres) o nunca se casan (mujeres). El obeso tiende a ser estigmado socialmente.

Mortalidad. En USA se atribuyen entre 280.000 y 325.000 muertes anualmente asociadas a la obesidad; más del 80% ocurre con IMC>30 kg/m². El riesgo de muerte es más elevado con un IMC $\geq$ 40, y para las mujeres en esta categoría, el riesgo de morir es de 2,5 veces más alto que el de las que se ubicaban en el rango de IMC más bajo. La mortalidad disminuye en mujeres que pierden 15% del peso. La pérdida de peso de 5-9 Kg en individuos obesos reduce en 20% la mortalidad por todas las causas, 40-50% la mortalidad relacionada con cáncer y 30-40% las muertes relacionadas con diabetes mellitus.

TRATAMIENTO

TRATAMIENTO NO FARMACOLÓGICO. Este tratamiento se basa en el ejercicio físico, la dieta y psicoterapia. Veamos cada uno de ellos.

Ejercicio físico. El ejercicio regular es la primera recomendación para reducir peso corporal. Debe introducirse de manera gradual y bajo supervisión médica; los beneficios cardiovasculares se ven a largo plazo. Su mayor efecto es el aumento del gasto calórico, por lo que es necesario mantener la terapia dietética. En los pacientes que pierden peso, el índice metabólico disminuye "paradójicamente" como respuesta a la inanición, el ejercicio contrarresta esta respuesta. Antes de elegir un régimen de ejercicio debe practicarse una evaluación clínica minuciosa en búsqueda de alteraciones cardiovasculares, pulmonares y músculoesqueléticas que impliquen algún riesgo. La actividad física debe ser progresiva y por lo menos de 60 minutos tres veces a la semana, 45 minutos interdiario o 20-30 minutos de caminata rápida diaria; es preferible el ejercicio aeróbico porque aumenta la captación muscular de oxígeno.

Dieta. Reducir la ingesta calórica y adecuarla al gasto energético de cada persona es la piedra angular del tratamiento de la obesidad. Los programas de mayor éxito utilizan un método multidisciplinario con dietas hipocalóricas, modificación de la conducta, apoyo social y ejercicio. El gasto energético total esta dado por el metabolismo basal en un 70% (este se relaciona con la masa magra libre de grasa); un 15% por la termogénesis obligatoria o facultativa y un 15% por el ejercicio. Una dieta hipocalórica con base en el peso ideal incluye los mismos principios aplicados a las personas sanas no obesas: 15-20% de proteínas (3/4 partes de origen animal), que equivale a 1-1,5 g/kg/peso ideal (3 g/Kg/peso ideal en embarazadas); 25-30% de grasas (con una relación ácidos grasos poliinsaturados/saturados >10) y 50-60% de carbohidratos complejos, ricos en fibra. Para calcular el peso ideal existen varias fórmulas.

Fórmula de Broca: Peso ideal en kg= Talla en cm-100

Fórmula de Lorenz: Peso ideal en kg= Talla-100 - (Talla en cm-150/4)

Fórmula con edad incluida: Peso ideal kg = Talla en cm-100 +edad/4x0.9

Nutricionistas usan: Peso ideal mujeres Kg= (Talla-152) x 0.80 + (45,4) y peso ideal hombres Kg= (Talla-152) x 1,08 + (48)

Según el IMC se indican 15-20 calorías x kg de peso ideal si hay obesidad

20-25 calorías x kg de peso ideal si hay sobrepeso

25-30 calorías x kg de peso ideal en personas con peso normal.

No tienen ventajas las dietas que restringen carbohidratos porque producen cetosis (los cuerpos cetónicos tienen acción central anorexígena). Las que usan grandes cantidades de proteínas, pueden condicionar muerte súbita por arritmias.

Mayor cantidad de grasas genera hipercolesterolemia o dietas que recomiendan empíricamente la ingestión de un solo alimento a la vez. Las fórmulas de bajas calorías (800 Kcal/día) de alta calidad nutritiva producen una pérdida rápida de peso, pero no deben usarse por más de 6 semanas.

Psicoterapia. Los pacientes que no son capaces de modificar sus hábitos alimenticios ni seguir las estrategias recomendadas por el médico se benefician con la psicoterapia. El objetivo es ayudarlos a modificar sus hábitos de pensamiento, actividad física e ingestión de alimentos que los predisponen a la obesidad. Deben ser instruidos sobre el valor energético de cada alimento, por muy pequeño que les parezca y, sobre la actividad física, factores que frecuentemente son subestimados. Los pacientes deben aprender a identificar y corregir los pensamientos de autodevaluación y desánimo en el intento de corregir su obesidad.

TRATAMIENTO FARMACÓLOGICO. Existe evidencia de que el uso racional de drogas para reducir peso (orlistat, lorcaserin, fentermina, topiramato, zonisamide, dietilpropion, fluoxetina, sertralina y glucagon like péptido-1) favorecen la pérdida de peso cuando son administradas en combinación con la dieta, cambios conductuales y ejercicio.

Medicamentos utilizados para la supresión del apetito. La medicación para la pérdida de peso debe ser indicada cuando los métodos no farmacológicos han fallado, IMC > de 30 o mayor de 27 cuando existe obesidad, diabetes mellitus, HTA o apnea del sueño. Los medicamentos aprobados por la FDA para el tratamiento a largo plazo son el orlistat (para adolescentes y adultos), el lorcaserin solo para adultos y la combinación de fentermina y topiramato de liberación prolongada. Sin embargo, dado que la obesidad es una condición médica crónica, es necesario asociar estas drogas al ejercicio, dieta y psicoterapia para obtener cambios en la conducta que hagan posible mantener la pérdida de peso.

Inhibidores de la lipasa. El tetrahidrolipstatin (orlistat) es un inhibidor de la *lipasa* pancreática en el intestino, inhibe la digestión y absorción del 30% de las grasas ingeridas con la dieta, inclusive la absorción de las vitaminas liposolubles (A, D, E y K), las cuales deben reponerse simultáneamente. Esta aprobado para la pérdida de peso en mayores de 12 años y adultos a largo plazo. Los efectos secundarios son aumento del número de evacuaciones que pueden ser blandas, líquidas, aceitosas y, urgencia e incontinencia fecal, además de flatulencia, dolor abdominal, dispepsia y elevación de las aminotransferasas. Es recomendable insistir al paciente en que debe reducir la ingesta de grasa para evitar la esteatorrea. La dosis es de 360 mg/día VO.

Lorcaserina. Provoca pérdida del apetito mediante una acción agonista sobre los receptores de la *serotonina* del tipo *5-HT2C*, situados en el SNC, lo cual ocasiona sensación de saciedad. En el 2012 fue aprobado por la *FDA*, solo para pacientes con IMC ≥ de 30, o mayor de 27 que presenten comorbilidades. Los efectos colaterales son cefalea (18%), infecciones de tracto respiratorio superior, nasofaringitis, *sinusitis* y náuseas. Se desconocen sus efectos a largo plazo. La dosis es de 10 mg VO BID.

Fentermina. Es una amina simpaticomimética del grupo de las betafenetilaminas. Esta aprobada para el tratamiento de la obesidad a corto plazo (3 meses). Los efectos colaterales son palpitaciones, taquicardia, elevación de la presión sanguínea, efectos sobre el SNC y gastrointestinales. La dosis es de 30 mg/día.

Topiramato y zonisamide. Ambos están aprobados por la FDA como anticonvulsivantes. El topiramato tiene efecto antidepresivo y favorece la pérdida de peso; la dosis es de 200 mg/día VO. El zonisamide suprime el apetito con pérdida de peso importante en 4 meses; la dosis es de 100-600 mg/día VO.

Fentermina-topiramato. Esta combinación fue aprobada por la FDA para la obesidad en adultos y a largo plazo. Los efectos secundarios son taquicardia, temblor, insomnio, boca seca y constipación.

Dietilpropion. Es un agente simpaticomimético, parecido a la fentermina, usado para la pérdida de peso por cortos períodos de tiempo. Tiene una estructura similar al bupropión (aprobado como antidepresivo, para reducir el hábito de fumar y el peso). Los efectos colaterales del dietilpropion son similares a las anfetaminas como estimulación del SNC, escalofríos, cefalea, insomnio, incremento de la presión sanguínea, palpitaciones, taquicardia, síntomas gastrointestinales y exantema. La dosis es de 75 mg/ VO día.

Fluoxetina y sertralina. Son inhibidores de la recaptación de serotonina aprobados para el tratamiento de la depresión; a partir del año 1990 se han usado para la pérdida de peso. Los efectos secundarios reportados son nerviosismo, sudoración, temblor, náuseas, vómitos, hipersomnia, somnolencia o insomnio y diarrea. La dosis de fluoxetina es de 20 mg/día VO y de sertralina 50-100 mg/día VO.

GLP-1(Glucagon like péptido-1). La GLP-1 es un regulador fisiológico del apetito e ingesta de alimentos. El efecto sobre la ingesta de alimentos y la saciedad está preservado en sujetos obesos, de manera que la GLP-1 puede tener un potencial terapéutico. Los análogos de GLP-1 producen una moderada pérdida de peso,

TRATAMIENTO QUIRÚRGICO. La cirugía bariátrica es actualmente reconocida como una excelente vía para reducir peso corporal, asociada a cambios radicales de los hábitos higiénico-dietéticos. No es una cura definitiva para la obesidad ni se puede garantizar la disminución de peso a largo plazo Se debe considerar cuando el IMC es ≥ 40, o de 35-39.9 si existen comorbilidades como diabetes mellitus e hipertensión arterial. Este procedimiento puede producir una pérdida de peso de hasta del 50%, se puede mantener hasta por 10 años y mejora las comorbilidades. Las contraindicaciones de la cirugía bariátrica incluyen el abuso de drogas ilícitas, incapacidad del paciente para adaptarse o seguir el tratamiento médico e higiénico-dietético y desórdenes psiquiátricos (esquizofrenia, personalidad *borderline* o limítrofe y depresión incontrolada). Existe una gran variedad de procedimientos como *bypass* gástrico, gastroplastia, banda gástrica ajustable por laparoscopia, gastroplastia con banda vertical, que difieren ampliamente en eficacia, eventos adversos (20%) y mortalidad (1%). En el postoperatorio ocurren infecciones de la herida operatoria, embolismo pulmonar, desequilibrio hidroelectrolítico, hemorragias digestivas e insuficiencia renal aguda. A largo plazo pueden aparecer diarreas, hipocalcemia, litiasis renal, anemia, artritis, necrosis hepática y desnutrición.

REFERENCIAS

ANDERSON JW, JHAVERI MA. Reductions in medications with substantial weight loss with behavioral intervention. Curr Clin Pharmacol. 2010; 5(4): 232-8. [Medline].

BRAY G, WILSON J. In the clinic: Obesity. Ann Intern Med. 2008; 149: ITC4-2 - ITC4-14.

DAGENAIS G. Prognostic impact of body weight and abdominal obesity in women and men with cardiovascular disease. Am Heart J. 2005; 149:p. 54-60.

EVALUATION AND TREATMENT OF OVERWEIGHT AND OBESITY IN ADULTS. U.S. Department of Health and Human Services. http://www.nhlbi.nih. gov/guidelines/obesity/ 2012.

FDA APPROVES WEIGHT-MANAGEMENT DRUG QSYMIA. AVAILABLE at http://www.fda. gov/NewsEvents/Newsroom/PressAnnouncements/ucm312468.htm.

FDA EXPANDS WARNING TO CONSUMERS ABOUT TAINTED WEIGHT LOSS PILLS. US Food and Drug Administration. January 8, 2009. Available at http:// www.fda.gov/newsevents/newsroom/pressannouncements/2008/ ucm116998.htm

FIDLER MC, SANCHEZ M, RAETHER B, WEISSMAN NJ, SMITH SR, SHANAHAN WR, ET AL. A one-year randomized trial of lorcaserin for weight loss in obese and overweight adults: the BLOSSOM trial. J Clin Endocrinol Metab. 2011;96(10): 3067-77. [Medline]

FREEMAN E, FLETCHER R, COLLINS CE, ET AL. Preventing and treating childhood obesity: time to target fathers. Int J Obes. 2012; 36(1): 12-5. [Medline].

JIAO L, BERRINGTON DE GONZALEZ A, HARTGE P, PFEIFFER RM, PARK Y, FREEDMAN DM, ET AL. Body mass index, effect modifiers, and risk of pancreatic cancer: a pooled study of seven prospective cohorts. Cancer Causes Control. Aug 2010;21(8):p.1305-14. [Medline]

LI C, FORD ES, ZHAO G, CROFT JB, BALLUZ LS, MOKDAD AH. Prevalence of self-reported clinically diagnosed sleep apnea according to obesity status in men and women: National Health and Nutrition Examination Survey, 2005-2006. Prev Med. Jul 2010; 51(1):p.18-23. [Medline]

LOSINA E, WALENSKY RP, REICHMANN WM, HOLT HL, GERLOVIN H, SOLOMON DH, ET AL. Impact of obesity and knee osteoarthritis on morbidity and mortality in older Americans. Ann Intern Med. 2011; 154 (4): 217-26. [Medline].

MAGGARD M. Meta-analysis: Surgical Treatment of obesity. Ann Intern Med. 2005; 142: 547-559.

MOYER V. Screening for and management of obesity in adults. Ann Intern Med 2012; 157: p. 373-378.

VILLARREAL D, APOVIAN C, KUSHNER R, KLEIN S. Obesity in older adults. Am J Clin Nutr. 2005;82: p.923-934.

SJÖSTRÖM L, NARBRO K, SJÖSTRÖM CD, KARASON K, LARSSON B, WEDEL H ET AL. Effects of bariatric surgery on mortality in Swedish obese subjects. N Engl J Med. 2007; 357(8):741-52. [Medline]

STEFFES M, GROSS M, LEE D, SCHREINER P, JACOBS D. Adiponectin, visceral fat, oxidative stress and early macrovascular disease: the coronary artery risk development in young adults study. Obesity 2006: 14: p.319-326

NATIONAL CANCER INSTITUTE 2011; vol 3. edicion 2.

WADDEN TA, WEBB VL, MORAN CH, BAILER BA. Lifestyle modification for obesity: new developments in diet, physical activity, and behavior therapy. Circulation. 2012; 125(9): 1157-70. [Medline].

DISLIPIDEMIAS

Luis Sosa Sánchez

INTRODUCCIÓN

Los trastornos del metabolismo de las lipoproteínas, de origen genético o adquirido, aislados o combinados, se denominan dislipidemias; una elevación anormal de la concentración de partículas lipoproteicas específicas se llama hiperlipoproteinemia. Lo más frecuente es la elevación de colesterol total, LDL-C y triglicéridos, generalmente asociado a disminución de la HDL-C.

Los esteres de colesterol y los triglicéridos son de naturaleza hidrófoba, por lo tanto requieren de un transportador denominado apoproteína (Apo) para hacerse solubles en el plasma y la linfa bajo la forma de lipoproteínas; estos tipos de lípidos se ubican en la parte más profunda y central de la molécula; mientras que los componentes hidrofílicos (colesterol no estérico y fosfolípidos) se localizan en la periferia (Fig. 15).

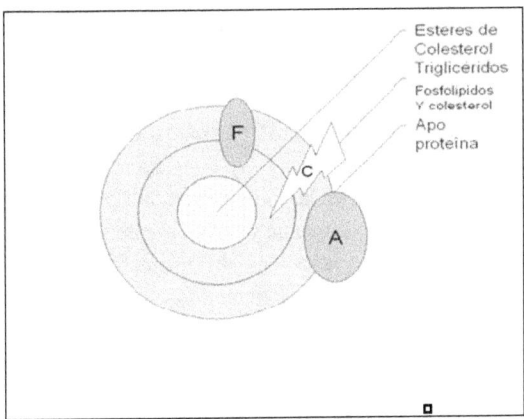

FIGURA 15. MODELO SIMPLIFICADO DE LA ESTRUCTURA DE UNA LIPOPROTEÍNA

Las apoproteinas son de diferentes tipos y están identificadas con letras desde la A hasta la H, y existen varios subtipos, entre las cuales se describen la ApoB-48, ApoB-100, ApoA-1, entre otras. Cada una de ellas transporta triglicéridos, colesterol y fosfolípidos, en diferentes proporciones y dan origen a 5 diferentes clases de lipoproteínas, que se clasifican de acuerdo a su densidad (de menor a mayor): Quilomicrones (gran tamaño, pero poco densos). Muy baja densidad (*Very low dense lipoprotein-Cholesterol* ó VLDL-C); Densidad intermedia (*Intermediate density lipoprotein* ó IDL); Baja densidad (*Low dense lipoprotein-Cholesterol* ó LDL-C) y Alta densidad (*High density lipoprotein-Cholesterol* ó HDL-C). Los *quilomicrones* se generan en las células de la mucosa intestinal y contienen ApoB-48 sintetizado en el intestino, cuya función es transportar los triglicéridos desde el intestino hacia el hígado; por vía del conducto torácico. Su capacidad aterogénica es pobre, pero no sus *remanentes*, fracción molecular que queda luego de la entrega de los triglicéridos; afortunadamente su nivel sérico es muy bajo y permanece sólo unas 12 horas después del ayuno.

VLDL-C, IDL y LDL-C están compuestos mayormente por triglicéridos y contienen ApoB-100 sintetizada en el hígado. La VLDL-C se encarga de distribuir los ácidos grasos (recién sintetizados en el hígado) a los tejidos periféricos (adipocitos y tejido muscular); son lipoproteínas precursoras, porque al perder su contenido graso, por acción de la *lipasa*, se originan las IDL (de vida media corta) y luego las LDL-C (vida media larga). La LDL-C retiene solamente colesterol, que es llevado a los tejidos para la síntesis de hormonas y reposición de las membranas celulares; si su concentración plasmática aumenta, y hay factores asociados que incrementen la permeabilidad endotelial (hipertensión arterial, diabetes mellitus, cigarrillo y el estrés oxidativo), atraviesa el endotelio donde favorece la producción de moléculas que estimulan la adhesión de leucocitos y su posterior migración al espacio sub-endotelial donde se convierten en macrófagos cargados de partículas de LDL-C, dando origen a la célula espumosa (*foam cell*); considerada como el punto de inicio del proceso ateroesclerótico. La LDL-C es depurada del plasma por receptores expresados en el hepatocito, que la captan y llevan al interior de la célula, donde es metabolizada; esta LDL-C es la básica (tipo A), presente en todos los individuos, pero en algunas condiciones (como diabetes mellitus y síndrome metabólico), sobre todo si cursan con aumento de triglicéridos, se forma una LDL-C pequeña y muy densa, llamada tipo B, que está cargada de triglicéridos, mucho más aterogénica y es producto de la acción de la enzima plasmática CETP (*colesteryl-ester-transfer protein*), que cataliza el intercambio de colesterol por triglicéridos.

La HDL transporta, por intermedio de ApoA-1, colesterol no esterificado desde los tejidos periféricos al hígado (transporte inverso del colesterol). La HDL sale de sus sitios de síntesis (hepática e intestinal) como esferas vacías (HDL naciente o pre-beta) que se llenan, en la medida que recogen colesterol de los tejidos, transformándose en HDL-C madura. La HDL-C compite con la LDL-C por la captación de colesterol, razón por la cual se le considera protectora "colesterol bueno"; su síntesis disminuye en la diabetes mellitus, tabaquismo y con algunos medicamentos (hidroclorotiazida, propranolol, andrógenos exógenos); por el contrario, se eleva con el ejercicio, la ingestión de cantidades moderadas de alcohol, uso de estrógenos y la reducción del peso corporal.

Un modelo útil y sencillo para la clasificación de las dislipidemias, es el de Frederickson, Levy & Lees, quienes basados en los niveles de colesterol y triglicéridos, las dividen en 5 grandes tipos (Tipo I a V).

Tipo I (síndrome de quilomicronemia familiar). Trastorno familiar de origen genético, autosómico recesivo y raro (menos del 1%). Se caracteriza por un aumento de los quilomicrones debido a un defecto de la *lipoproteína lipasa* para remover triglicéridos (o una deficiencia parcial de la ApoC-II, la cual ayuda como cofactor en la acción lipolítica de esta enzima). El resultado final, es una elevación de los triglicéridos > de 1.000 mg% con una LDL-C normal, colesterol total ligeramente aumentado y aspecto del plasma lechoso. Es una enfermedad de la infancia, muy raras veces es secundaria a otras patologías (hipotiroidismo, síndrome nefrótico, alcoholismo o exceso de esteroides). Cursa con hepatomegalia, por depósito de lípidos en el sistema mononuclear fagocítico, xantomas eruptivos en la piel, episodios de pancreatitis grave y el fondo de ojo revela *lipemia retiniana*. El tratamiento consiste en reducir la ingesta de grasas a menos de 30 g diarios y el uso de fibratos. A veces es necesaria la plasmaféresis, aunque su efectividad es transitoria.

Tipo II. Se subdivide en 2 variantes: IIa (hipercolesterolemia familiar y poligénica) y IIb (hiperlipidemia familiar combinada).

Hipercolesterolemia familiar IIa. La hipercolesterolemia familiar (HF) es la única hiperlipidemia que cursa con aumento exclusivo del colesterol total y LDL-C, con triglicéridos y HDL-C normales. Se debe a un incremento de la síntesis de LDL-C a partir de la IDL y disminución de la actividad de los receptores hepáticos de LDL-C para realizar su depuración plasmática; lo que determina un aumento del colesterol y el subsecuente depósito en las paredes arteriales, con la aparición de arteriosclerosis precoz. En la HF, tipo homocigoto hay una ausencia casi total de los receptores, las cifras de colesterol pueden superar los 500 mg/dl; tiene una frecuencia de 1 en un millón y son más susceptibles ciertas poblaciones (libaneses, africanos y canadienses). Se caracteriza por *xantomas tendinosos*, *xantomas tuberosos* en los tendones, *xantelasmas* y arco corneal prematuro, desde la infancia. La HF heterocigota es más frecuente, se observa en 1 de 500 personas, la LDL-C alcanza cifras entre 200 y 400 mg/dl, triglicéridos normales y tienen las mismas características clínicas de los homocigotos. Deben descartarse formas secundarias como el hipotiroidismo. La *hipercolesterolemia poligénica* se debe a un trastorno genético múltiple, es la más frecuente de las hipercolesterolemias; el colesterol total puede oscilar entre 250-350 mg/dl y no cursa con xantomas.

La dieta de estos pacientes debe ser pobre en colesterol y grasas saturadas y rica en grasas poliinsaturadas. Los medicamentos más recomendados para las hiperlipidemias tipo IIa son los inhibidores de la *HMCoA reductasa*, casi siempre en conjunto con las resinas de intercambio, ácido nicotínico, o ezetimibe. Los resultados en la forma homocigota, sobretodo con monoterapia, son inciertos por la ausencia de receptores; en estos pacientes se puede intentar la extracción directa de lípidos en la sangre por plasmaféresis cada 15 días, cuando el LDL-C no logra descender de 300 Mg/dl.

Hiperlipidemia tipo IIb o hiperlipidemia familiar combinada. Es el trastorno lipídico familiar más frecuente, autosómico dominante. Se debe a un aumento exagerado en la producción hepática de Apo-B y VLDL-C, con la subsiguiente conversión a LDL-C. Cursa con aumento de LDL-C, colesterol total y triglicéridos y, disminución del HDL-C. Se hereda con carácter autosómico dominante; aunque puede existir la forma secundaria, asociada a la diabetes mellitus, síndrome nefrótico, lupus eritematoso sistémico o el mieloma múltiple. Generalmente no cursa con xantomas y está asociada a enfermedad coronaria antes de la quinta década de la vida. Los triglicéridos están alrededor de 500 mg/dl y el colesterol entre 250 y 500 mg/dl. El suero es turbio por la presencia de la VLDL-C y la electroforesis de las apolipoproteínas evidencia una banda β (LDL-C) y otra pre-β (VLDL-C). El tratamiento consiste en dieta hipoglucídica, baja en colesterol, grasas saturadas y, rica en poliinsaturadas. Los medicamentos útiles son los inhibidores de la *HMG-CoA reductasa* y los fibratos, habitualmente combinados con ácido nicotínico o ezetimibe; puede recurrirse finalmente como de segunda o tercera línea a una resina fijadora de ácidos biliares.

Tipo III. Es relativamente rara y se le denomina *disbetalipoproteinemia familiar* o *enfermedad de banda β ancha,* dado que en la electroforesis de las lipoproteínas aparece una banda densa que va desde la región β a la pre-β. Existe una elevación de las lipoproteínas intermedias (IDL), debido a una producción aumentada de VLDL-C a lo cual se asocia un bloqueo del catabolismo de la misma hacia LDL-C. Puede ser secundaria a obesidad o consumo excesivo de alcohol. *Los xantomas palmares* son una característica única de esta enfermedad, algunos alcanzan un tamaño de 3 cm, y nunca se presenta pancreatitis. Los triglicéridos se elevan no tan intensamente como en la tipo I y V, oscilan entre 250 y 500 mg/ dl, existe una elevación moderada del colesterol total y disminución del LDL-C. En el 90% de los pacientes, la prueba de tolerancia a la glucosa es anormal y el plasma es turbio por la presencia de VLDL-C. La dieta para estos pacientes debe ser hipoglucídica, baja en colesterol y en grasas saturadas, y rica en poliinsaturadas. Se recomiendan los fibratos, asociados a omega 3 en dosis superiores a 3 g/día.

Tipo IV. Junto con la hiperlipidemia familiar combinada, es la dislipidemia más común. Una de cada 500 personas la padece y se manifiesta en la adolescencia o tercera década de la vida. Es un desorden que se transmite con carácter autosómico dominante y se debe a un aumento de la síntesis de la VLDL-C ó a un defecto en su catabolismo. Cursa con VLDL-C y triglicéridos elevados (hasta 750mg/dl), el colesterol total puede estar algo aumentado, LDL-C bajo y los niveles de HDL-C están siempre disminuidos. En raras ocasiones se presenta arco corneal, *lipemia retiniana*, dolores abdominales y episodios de pancreatitis aguda. Se asocia a obesidad en un 40% de los casos y a otras enfermedades, como la diabetes mellitus y la hiperuricemia. Se empeora con la dieta hipercalórica, consumo excesivo de alcohol, sedentarismo, tabaquismo, síndrome nefrótico, hipotiroidismo y uso medicamentos como las tiazidas y el propranolol. El plasma es turbio y en la electroforesis aparece una banda pre-β . La curva de tolerancia a la glucosa es anormal en un 50% de los pacientes. En oportunidades, los enfermos manifiestan síntomas vagos e inespecíficos como cefaleas, mareos, parestesias en las extremidades y visión borrosa. La dieta debe ser hipoglucídica y libre de alcohol; además, debe practicarse ejercicio físico. Los fibratos son una buena elección, combinados con omega 3, o ácido nicotínico.

Tipo V (hipertrigliceridemia familiar). A diferencia de la tipo I, este trastorno es más frecuente (5%) y se observa en el adulto. Obedece a un déficit de la *lipoproteina-lipasa* (o un exceso de su inhibición) lo que impide la remoción de los quilomicrones y de la VLDL-C del plasma; por consiguiente se elevan los triglicéridos hasta 1.000 mg/dl, con un aumento moderado del colesterol total con LDL-C y HDL-C bajos. Luego de refrigerar el plasma por varias horas, se forma una capa sobrenadante lechosa (quilomicrones) y el resto es turbio. La forma familiar se hace evidente en la infancia con xantomas eruptivos, *lipemia retinalis*, hepatoesplenomegalia y episodios de pancreatitis aguda. La forma secundaria se asocia a la diabetes mellitus, síndrome nefrótico e hipotiroidismo. La electroforesis de las Apo revela una banda que se extiende desde su origen hasta la zona pre-β, y la prueba de tolerancia a la glucosa es anormal. El tratamiento consiste en dieta hipoglucídica, pobre en grasas saturadas, y restricción de alcohol; se indica fibratos, ácido nicotínico o aceite de pescado.

DIAGNÓSTICO

Los antecedentes familiares de problemas vasculares precoces, como insuficiencia coronaria y/o vascular cerebral, son de alta relevancia, cuando se sospecha una dislipidemia; esta, de hecho, es un factor de riesgo, ampliamente conocido, para cardiopatía isquémica. Así también, es importante conocer si hay sedentarismo, malos hábitos dietéticos, tabaquismo, ingesta alcohólica, historia de diabetes mellitus, hipotiroidismo, pancreatitis, síndrome nefrótico, medicamentos (β-bloqueantes, glucocorticoides, inhibidores de proteasas, tiazidas, sertralina, isotretinoina y ciclosporina). La simple detección de sobrepeso y aumento de la circunferencia abdominal es importante a tener en cuenta; las medidas antropométricas normales del venezolano (parecido al perfil surasiático), es de 80 cm para las mujeres y 90 cm para los hombres.

El hallazgo de lesiones en piel, tipo *xantomas eruptivos* (placas amarillentas con halo eritematoso, localizadas en caderas, hombros, codos y rodillas) en hiperlipidemia tipo I y tipo V; *xantomas tendinosos* (masas firmes localizadas en el tendón de Aquiles, rotuliano, mano, brazo y antebrazo) y *xantomas tuberosos* (en superficies extensoras de manos, codos, rodillas y glúteos) en hiperlipidemia tipo IIa heterocigota; xantomas palmares (manos y plantas de pies) en hiperlipidemia tipo III. Así como también lesiones en parpados, *xantelasmas* (placas amarillentas) en hiperlipidemia tipo IIa y III; en cornea (arco corneal prematuro) en la tipo IV; en el fondo de ojo, *lipemia retiniana* (aspecto lechoso de las arterias retinianas) sugiere elevación de quilomicrones (Tipo I y V), al igual que hepatomegalia, como consecuencia del depósito de lípidos en el sistema mononuclear fagocítico del hígado.

Independientemente, del resultado del interrogatorio o de signos clínicos positivos, toda persona mayor de 20 años debe solicitársele un perfil lipídico en ayunas, y repetirlo al menos cada 5 años, como medida preventiva. Las mediciones rutinarias incluyen colesterol total, LDL-C, HDL-C y triglicéridos. Si el individuo no está en ayunas, puede procesarse solamente el colesterol total y HDL-C, ya que sus niveles no se modifican con la ingesta. Cuando se desea un perfil lipídico ampliado se recomiendan calcular el colesterol no HDL (Colesterol total – HDL-C), la relación ApoA-1/ApoB y determinación de la lipemia postprandial. El colesterol no HDL-C mide todas las lipoproteínas potencialmente aterogénicas (LDL-C, IDL, VLDL-C y sus remanentes). Otros estudios utilizados para orientar el diagnóstico son la electroforesis de lipoproteínas, donde se evalúan las diferentes tipos de bandas (origen, pre-beta, beta y alfa) y el análisis por ultracentrifugación, para detectar subfracciones de lipoproteínas (por ej., LDL-C tipo B). Dado que existen receptores de LDL-C en otros tejidos, aunque en menor cantidad que en el hígado, se puede medir experimentalmente su actividad en fibroblastos dérmicos, resultado que orienta la magnitud del defecto en pacientes con hipercolesterolemia familiar.

En una persona sana, sin factores de riesgo, se puede hablar de un perfil lipídico "ideal u óptimo", cuando el colesterol total es menor de 200 mg%, triglicéridos menor de 150 mg%, LDL-C menor de 100 mg%, HDL-C mayor de 40 mg% y un colesterol no HDL menor de 130 mg%. Los estados hipertrigliceridémicos también se han asociado con una mayor incidencia de enfermedad coronaria, en parte por los remanentes de VLDL-C, que también tiene algún potencial aterogénico, sin embargo, casi siempre coinciden con elevación simultanea de el LDL-C y disminución de la HDL-C. Como ya se ha mencionado es necesario investigar causas secundarias de hiperlipidemia, como diabetes mellitus, hipotiroidismo, síndrome nefrótico, estrógenos orales, omeprazol y alcoholismo y, otros factores contribuyentes al proceso arteriosclerótico, como la elevación de PCR ultrasensible, homocisteína y fibrinógeno.

TRATAMIENTO

El nivel de los lípidos séricos depende de la ingesta alimentaria, de la síntesis celular y del metabolismo de las lipoproteínas; puntos sobre los cuales hay que actuar en el manejo de este tipo de trastorno. El tratamiento puede ser no farmacológico o higiénico-dietético (dieta, ejercicio) y farmacológico.

TRATAMIENTO HIGIÉNICO-DIETÉTICO. En vista de que la arterioesclerosis comienza en la niñez, las medidas dietéticas tienen que hacerse desde edades tempranas de la vida; es clara la importancia y relevancia del especialista en nutrición. La cantidad de calorías totales diarias debe ajustarse al peso ideal, manteniendo los siguientes porcentajes: hidratos de carbono 50% a 60%, grasas totales 25% a 35% y proteínas 15%. Hay que reducir el azúcar refinado (azúcar, dulces, postres y helados cremosos) y dar preferencia a los carbohidratos complejos (pan o arepa integral, granos y hortalizas). La dieta no debe contener más de 200 mg de colesterol, por eso se evitan los siguientes alimentos: yema de huevo, leche completa y sus derivados (mantequilla, quesos amarillos y cremosos), embutidos, mariscos (calamares, camarones, langostinos), vísceras (hígado, riñón y cerebro), carne grasosa de vacuno y cerdo. No comer alimentos ricos en grasas saturadas como el aceite de palma, coco y algodón, piel del pollo y del conejo, mayonesa y margarinas. Se prefieren las grasas polinsaturadas (aceite de pescado, canola, soya) y más aún las monoinsaturadas (aceite de oliva, nueces, aguacate, aceitunas). También deben preferirse las carnes blancas frescas (pollo, pescado y conejo), leche y queso descremado, ricota y requesón.

Otro aspecto es el consumo de fibras solubles, que se logra con cereales (avena, trigo, cebada), berenjena, brócoli, coliflor, espinacas, maíz, repollo, vainitas, caraotas, lentejas, frijoles y haba. Las fibras, en cantidad de 20 a 30 g/día, son beneficiosas porque disminuyen la absorción de grasas (secuestran ácidos biliares y aumentan su excreción fecal), y constituyen una buena fuente proteica.

En conjunto con la dieta, es importante el ejercicio aeróbico (caminar, trotar, nadar, ciclismo, remar y otros). Se recomienda caminar tan rápido como se tolere y que produzca un ligero sudor y taquicardia (no sobrepasar 220 - edad); cinco veces por semana, al menos 30 minutos cada vez. Una caminata de 150 minutos semanal es capaz de quemar 1000 kilocalorías en 7 días. Es muy importante evitar el tabaco ya que la nicotina activa la liberación de catecolaminas, promueve el aumento de ácidos grasos, lesiona el endotelio vascular, favorece la hipoxia tisular y el desarrollo de placas ateromatosas. Asimismo, el control de la hipertensión arterial; evitar los hipotensores que aumenten el colesterol, los triglicéridos y disminuyan la HDL.

En el manejo del paciente es primordial establecer una meta terapéutica de los valores lipídicos, según el riesgo cardiovascular. Se han establecido tres grandes grupos de riesgo, basándose en las siguientes variables: 1. Edad mayor de 45 años en hombres y más de 55 en mujeres 2. Hábito tabáquico 3. Colesterol HDL menor de 40 mg% (en caso de que la HDL sea superior a 60 mg%, se resta un factor de los anteriores) 4. Hipertensión arterial sistémica y 5. Antecedentes de familiares consanguíneos de cardiopatía coronaria prematura, antes de los 65 años 8si el familiar es mujer) o, antes de los 55 años (si el familiar es hombre). De esta forma se establecen tres niveles de riesgo.

1. *Riesgo leve.* Sin enfermedad coronaria, con 0-1 factor de riesgo cardiovascular

2. *Riesgo moderado.* Sin enfermedad coronaria, pero con más de 2 factores de riesgo. A partir de este nivel de riesgo es obligatorio calcular el puntaje de Framingham y de ello se derivan dos subgrupos: Riesgo moderado bajo (Framingham entre 0-10%) y moderado alto (entre10-20%)

3. *Riesgo elevado o alto.* Incluye aquellos pacientes con enfermedad coronaria declarada o sus equivalentes: ateroesclerosis demostrada en otros lechos arteriales distintos al coronario (arteriopatía obstructiva carotídea o de los miembros inferiores, aneurisma aórtico o la diabetes mellitus que es considerada como una cardiopatía isquémica silente).

De acuerdo con esta clasificación se establecen las metas, según los niveles de LDL-C que se deben alcanzar para cada grupo, y que actualmente son para el *riesgo leve* LDL-C menor de 160 mg%; *riesgo moderado* menor de 100 mg% y *riesgo elevado,* menor de 70 mg%. El objetivo principal es el control del LDL-C; solo pasaría a ser secundario cuando exista una exagerada elevación de triglicéridos (riesgo de pancreatitis). Igualmente, se debe controlar en forma secundaria los bajos niveles de HDL-C. También se ha establecido el concepto de *brecha lipídica,* diferencia entre el colesterol del paciente y el deseado; que permite también decidir sobre el plan terapéutico. Si la brecha es muy amplia, se utiliza un fármaco de alta potencia o una combinación de medicamentos. Si es baja, se indican medidas no farmacológicas y un fármaco a dosis bajas (para aminorar efectos indeseables).

Los triglicéridos, igualmente, son catalogados como un factor de riesgo cardiovascular; se considera normal menos de 150 mg%, limítrofe entre 150 y 200mg%, alto entre 200 y 499 y muy alto mayor de 500. Al limítrofe se le trata, inicialmente, con medidas no farmacológicas; el nivel alto, con medicamentos. Cuando el paciente tiene triglicéridos por encima de 200 mg%, es necesario calcular el colesterol no-HDL (colesterol total menos HDL-C), y una vez lograda la meta para LDL-C, debe alcanzarse la correspondiente para colesterol no–HDL; el cual es de 30 mg% por encima de la estipulada para LDL-C. Por ej., si el nivel deseado de LDL-C es de < 70 mg%; el colesterol no-HDL debe ser < de 100 mg%. Para calcular el LDL-C se utiliza la siguiente ecuación:

LDL-C= colesterol total – (triglicéridos/5) – HDL-C

La novedad de mayor impacto del ATP IV ha sido el abandono de la estrategia terapéutica exclusivamente basada en las cifras de LDL-C. En su lugar, se recomienda un tratamiento individualizado *(tailored treatment approach)*, según la edad y morbilidad del paciente. De aquí surgen *cuatro grupos* en los que el riesgo cardiovascular se reduce con las estatinas; estos medicamentos siguen siendo de elección para prevención primaria y secundaria de la enfermedad cardiovascular, con excepción de los pacientes que están en hemodiálisis permanente y enfermos con insuficiencia cardiaca crónica funcional NYHA III-IV, en los que se ha demostrado poco beneficio a pesar de tener alto riesgo cardiovascular.

Grupo1. Pacientes menores de 75 años con enfermedad cardiovascular clínica (SCA, IM previo, angina estable o inestable, revascularización coronaria o arterial en otra ubicación, ACV o AIT, enfermedad arterial periférica de origen ateroesclerótico). Se deben usar estatinas con terapia de alta intensidad (prevención secundaria), a menos que estén contraindicadas. Si se presentan efectos adversos, se debe emplear terapia de moderada intensidad (IA). Pacientes mayores de 75 años con enfermedad cardiovascular, que ya venían recibiendo estatinas, deben continuar con terapia de moderada intensidad (IIaB).

Grupo 2. Pacientes con elevaciones de LDL-C >190 mg/dl. Se deben evaluar las causas secundarias de hiperlipidemia (IB). Se indica terapia con estatinas de alta intensidad (prevención primaria) IIaB. Si luego de ésta terapia la LDL-C persiste > 190, adicionar otro medicamento según riesgo beneficio y preferencias del paciente (IIbC). La reducción de 39 mg/dl de LDL-C con estatinas reduce los eventos cardiovasculares en un 22%.

Grupo 3. Diabéticos tipo 2 entre 40-75 años de edad, sin enfermedad cardiovascular clínica, con LDL-C entre 70-189. Iniciar terapia de moderada intensidad (IA) y, de alta intensidad si el riesgo cardiovascular estimado a 10 años es ≥ de 7,5% (IA).

Grupo 4. Pacientes entre 40-75 años de edad, no diabéticos, sin enfermedad cardiovascular con LDL-C 70-190 y un riesgo absoluto estimado cardiovascular a 10 años > 7.5% (definido como infarto del miocardio no fatal, muerte de origen coronario, ictus fatal y no fatal). Deben recibir terapia de moderada intensidad (IA).

Grupos especiales de riesgo: prevención primaria con LDL-C $\geq$ 160 mg/dl, hiperlipidemias genéticas, antecedentes familiares de enfermedad cardiovascular prematura con inicio <55 años en un familiar de primer grado masculino, o <65 años femenino, proteína C reactiva de alta sensibilidad > 2 mg/L, CAC (calcio de la arteria coronaria).

TRATAMIENTO FARMACOLÓGICO. En orden de frecuencia, los medicamentos más empleados son las estatinas, le siguen los derivados del ácido fíbrico, el ácido nicotínico, las resinas fijadoras de ácidos biliares, el omega 3 de origen marino o aceite de pescado y el ezetimibe.

Estatinas. Constituyen un grupo de drogas que disminuyen la síntesis de colesterol, mediante la inhibición de la enzima *HMG CoA reductasa* que convierte la hidroximetil CoA (proveniente de la Acetil CoA) en mevalonato que luego produce colesterol. La reducción de colesterol intracelular, induce una sobre-expresión de *receptores de LDL-C* en la superficie del hepatocito, con lo que se incrementa tanto su depuración como aquellas lipoproteínas que tengan ApoB y ApoE en su estructura, inclusive partículas ricas en triglicéridos. En líneas generales las estatinas reducen el colesterol total entre un 5 a un 15%, LDL-C 18 y 55% y triglicéridos 7-30% y, elevan la HDL hasta un 10%.

Según su origen, las estatinas se dividen en dos grandes grupos: naturales (lovastatina, pravastatina, simvastatina) o sintéticas (atorvastatina, rosuvastatina, fluvastatina y pitavastatina). Por su afinidad y solubilidad se clasifican en hidrofílicas (pravastatina y rosuvastatina) y lipofílicas (atorvastatina y simvastatina). El pico máximo de acción de la *HMG CoA reductasa* es durante la noche, por lo tanto, se recomienda administrarlas dos horas después de la cena, sin embargo, la rosuvastatina y atorvastatina pueden darse a cualquier hora por son de vida media larga. La lovastatina puede administrarse con los alimentos, las demás, con el estómago vacío. En líneas generales son muy bien toleradas, la mayoría se metabolizan por el citocromo P-450 por un proceso de glucoronización, a excepción de la pravastatina que se prefiere cuando se quiera evitar la interacción medicamentosa. La incidencia de efectos indeseables en general es de 2 a 3%; elevan las aminotransferasas en 0,5 y 2%, sobre todo si hay antecedentes alcohólicos o hepatitis crónica. Deben evitarse en hepatopatías, embarazo y lactancia. La elevación de las aminotransferasas es dosis dependiente y deben ser retiradas en caso de que se eleven tres veces su valor normal. Antes de iniciar un tratamiento con estatinas, deben pedirse las pruebas de funcionalismo hepático y CPK total, sobre todo si se utilizan dosis altas, repetirlas a los 3 y 6 meses; si se mantienen normales, cada seis meses.

La miotoxicidad (rabdomiolisis y mioglobinuria) es extremadamente rara; las mialgias leves son más frecuentes (5 a 10%), mientras que la miopatía es rara. Cuando se sospecha alteraciones musculares, se debe solicitar la creatina-fosfoquinasa total (CPK-T), en caso de elevarse más de 5 veces su valor normal, se considera como positiva tolerable, por lo que se reduce la dosis y se repite a las 6 semanas; si persiste el mismo valor, se suspende el tratamiento. Si se eleva más de 10 veces, se considera como efecto adverso severo y se retirará de inmediato.

Hay factores predisponentes para las alteraciones musculares, como edad mayor de 75 años, avanzada, bajo peso, hipotiroidismo, insuficiencia renal o hepática, polimialgia reumática, miopatías primarias, empleo de esteroides y otros medicamentos que interfieren en el metabolismo de las estatinas (fibratos en particular el gemfibrozil, ciclosporina, anti-retrovirales, imidazólicos y macrólidos). Otros efectos menores son la erupción cutánea, trastornos gastrointestinales, alteraciones del sueño y muy raramente cataratas.

Este tipo de medicamento posee acciones pleiotrópicas (mejoran la función endotelial), a la cual se le atribuyen buena parte de su efectividad cardiovascular. El mecanismo propuesto, ha sido la reducción de la síntesis de moléculas distintas al colesterol que también se obtienen como productos intermedios por la vía del mevalonato y que por acción de varias enzimas (*farnesil-pirofosfatasa* y *geranyl pirofosfatasa*) generan sustancias llamadas isoprenoides que son frenadoras naturales de la *sintasa de* óxido nítrico (*eNOS*), por lo tanto bajan la disponibilidad de óxido nítrico en el endotelio. Asimismo, se producen moléculas de adhesión, que bloquean el proceso de formación de células espumosas.

Por diversas vías, estas drogas, disminuyen la producción de sustancias inflamatorias celulares y de proteínas quimiotácticas de monocitos en la célula endotelial. También, son capaces de aumentar la producción de células progenitoras para la reparación del endotelio, y son inmunomoduladoras. Además, disminuyen la progresión de la placa ateromatosa al reducir la proliferación y crecimiento del miocito fenotípicamente alterado. En resumen, las estatinas disminuyen la iniciación del proceso aterogénico; preservan y promueven la síntesis del óxido nítrico; ejercen un efecto antiinflamatorio, antitrombótico, antiproliferativo, al disminuir la infiltración de leucocitos, la producción de factores de proliferación, agregabilidad plaquetaria, estrés oxidativo y la producción de *metaloproteinasas* por el macrófago;

factores responsables de la génesis de la placa y luego su ruptura. A continuación se describen las diferentes intensidades de la terapia con estatinas (Tabla 65).

TABLA 65. INTENSIDAD DE LA TERAPIA CON ESTATINAS REDUCCIÓN PROMEDIO DEL LDL-C

INTENSIDAD DE LA TERAPIA CON ESTATINAS	REDUCCIÓN PROMEDIO DEL C-LDL-C	FARMACOS Y DOSIS DIARIAS (mg)
ALTA INTENSIDAD*	≥50%	Atorvastatina 40-80 Rosuvastatina 20-40 Ezitimibe/Simvastatina 10/40-80
MODERADA INTENSIDAD	30-50%	Atorvastatina 10-20 Rosuvastatina 5-10 Simvastatina** 40 Ezitimibe/Simvastatina 10/10-20 Pravastatina 40-80 Lovastatina 40 Fluvastatina XL 80 Fluvastanina 40 BID Pitavastatina 2-4
BAJA INTENSIDAD	< 30%	Simvastatina 10 Ezitimibe/Simvastatina 10/10 Pravastatina 10-20 Lovastatina 20 Fluvastatina 20-40 Pitavastatina 1

La terapia de alta intensidad muestra mayor reducción de riesgo cardiovascular sin diferenciar el tipo de estatina o dosis

** ocasiona efectos indeseables importantes, cuando la dosis supera los 40 mg

Derivados del ácido fíbrico. Los fibratos incrementan la actividad de la *lipoproteina-lipasa*, enzima que hidroliza los triglicéridos de la VLDL-C; también reducen, pero en menor intensidad, la síntesis de colesterol total y aumentan su excreción biliar. Por otra parte, elevan la oxidación de los ácidos grasos en el hígado y en el músculo por lo que disminuyen la producción de lipoproteínas ricas en triglicéridos, como las VLDL-C. Generan aumento de la HDL por acción agonista sobre los receptores proliferadores de peroxisomas nucleares, mejor conocidos como PPAR alfa, de esta forma promueven la síntesis de ApoA-1, componente esencial de las lipoproteínas de alta densidad. Reducen triglicéridos (entre 20-50%), bajan la LDL-C en 5 a 15% y, aumentan el HDL en un 10%. Aunque su capacidad de reducir morbimortalidad o puntos cardiovasculares estratégicos no es tan robusta como las estatinas; existen algunos estudios prospectivos que evidencian reducción de eventos mayores (infarto no fatal). Sus efectos colaterales son generalmente leves: trastornos gastrointestinales 5%, erupción cutánea alérgica 2% y, elevación de enzimas musculares (5 veces su valor) o hepáticas (3 veces su valor) 1%. La litiasis biliar (por llevar más colesterol a la bilis), muy temida con fibratos antiguos (clofibrato), es rara con los de nueva generación; de todas formas se recomienda evitar su uso en pacientes con esta patología. Incrementan los efectos de la warfarina y de los hipoglicemiantes orales. El más usado y de primera generación fue el gemfibrozil a dosis de 600 a 1200 mg VO/ día, repartidos en dos tomas; los de segunda generación, el bezafibrato 600 mg VO OD, ciprofibrato 100 mg VO OD y el fenofibrato 145 mg VO OD. Tanto el ciprofibrato como el fenofibrato, son seguros para combinar con estatinas, siempre y cuando se realice periódicamente el monitoreo estricto de las pruebas hepáticas y musculares y, en muchos casos es prudente reducir la dosis de estas últimas. El gemfibrozil no se recomienda combinarlos con estatinas, ya que éste inhibe notablemente su mecanismo de metabolismo hepático de glucorinización, eleva sus niveles séricos y con ello los efectos colaterales.

Ácido nicotínico o niacina. El ácido nicotínico, junto con las resinas de intercambio catiónico, constituyen una alternativa en pacientes con niveles elevados de LDL-C que no toleren las estatinas y que tengan contraindicación para los fibratos. Se usa para la dislipidemia mixta, particularmente cuando se acompaña de HDL baja. Inhiben la movilización de ácidos grasos libres de los tejidos periféricos por lo que reducen la síntesis hepática de triglicéridos, además disminuyen la producción y secreción de VLDL-C hepática; reducen la conversión de VLDL-C a IDL, por lo tanto se produce menos LDL-C; aumentan la síntesis de HDL. Logran disminuciones notables de las VLDL-C en 20 a 50%, LDL-C en 10 a 25%, y aumenta la HDL un casi 30%. Los sofocos (*flushing*) inducidos por el ácido nicotínico están mediados principalmente por la liberación de la prostaglandina D_2 que actúa sobre los receptores muscarínicos de los macrófagos dérmicos. Los inhibidores de las prostaglandinas, tales como la aspirina, a dosis de 100 mg VO día, ayudan a contrarrestar parcialmente estos efectos. Recientemente se ha asociado a la molécula el laropiprant, antihistamínico selectivo con efecto local sobre la piel, a la dosis de 20 mg VO BID. Otros efectos adversos son: obstrucción nasal, irritación gástrica, acantosis nígricans, arritmias cardíacas, retinopatía reversible con degeneración de la mácula, elevaciones de las aminotransferasas e hiperuricemia. Es una alternativa hipolipemiante de segunda o tercera línea para prevención primaria en las hiperlipidemias IIa, IIb, IV y V; además, es una de las pocas drogas que aumenta la HDL-C. La dosis es de 1 a 3 g VO diarios.

Resinas fijadoras de ácidos biliares. Los ácidos biliares son sintetizados en el hígado a partir del colesterol, luego, son liberados a la luz intestinal, sin embargo, la mayoría son retornados nuevamente al hígado por un mecanismo de reabsorción activa en el íleon terminal, como parte de la circulación entero-hepática para el control del colesterol. Las resinas de intercambio secuestran los ácidos biliares, los fijan a su molécula e impiden su reabsorción, aumentan la excreción de bilis en las heces y, con ella indirectamente el colesterol. El hígado, en consecuencia utiliza sus reservas de colesterol para suplir el déficit generado y también se dispara, como respuesta compensadora la sobre-expresión de los receptores de LDL-C y con ello se remueve el LDL-C de la circulación sanguínea. Colestipol, colestiramina y colesevelam son los más utilizados; reducen la LDL-C de 18-25 %, no aumentan HDL y pueden generar elevación de los triglicéridos y de las VLDL-C, por lo que siempre deben asociarse a drogas que desciendan los niveles de triglicéridos. Tienen poco uso por sus efectos indeseables (flatulencia, dispepsia y disminuyen la absorción de vitaminas liposolubles A y D). Están contraindicadas en el embarazo y en la obstrucción biliar, sin embargo, pueden darse en pacientes con hepatopatías crónicas y en la lactancia. Pueden anular sus efectos la penicilina, hierro oral, hidroclorotiazida, fenobarbital, levotiroxina, propranolol, digitálicos, warfarina, acetaminofen y los AINES. Se indican en la dislipidemia IIa, que no respondan a las estatinas o cuando no se toleren. Los pacientes deben tomar un complemento de vitaminas liposolubles. La dosis de colestiramina es de 8 a 20 g VO diarios y del colestipol de 10 a 20 g VO diarios. Al parecer, el colesevelam tiene menos efectos indeseables y reduce los niveles de glicemia y de hemoglobina glicosilada, por un mecanismo aún desconocido; la dosis es de 2.500 a 3.750 mg VO/día.

Aceites de pescado. Son ácidos grasos poli-insaturados, denominados así, en base a una nomenclatura especial, dada por el número de carbonos presentes entre el grupo metilo terminal (CH_3) y el primer doble enlace de la molécula, al que se le añade el símbolo omega. El omega 3 tiene tres carbonos entre el metilo y el enlace doble y el omega 6 tiene 6 carbonos. La fuente de omega 3 puede ser de aceite vegetal o animal. El *aceite de origen vegetal* (contiene ácido alfa-linoleico) que proviene de la linasa, canola, soya, algunos vegetales verdes y nueces; una vez en el organismo, el alfa-linoleico necesita ser procesado para obtener los productos finales requeridos, que son el EPA (ácido eicosapentanoico) y el DHA (ácido decohexanoico). El *aceite de origen animal* contiene el EPA y el DHA como elementos principales; al no necesitar ser procesados por el organismo, constituyen los medicamentos de primera línea. El salmón sin piel, atún, sardina, jurel y la caballa son fuentes alimenticias importantes de omega 3. Los esquimales utilizan la carne de foca y el aceite de ballena, como ingredientes principales de su alimentación, en ellos, son raros el infarto y el ACV isquémico y las trombosis en general. Los peces, forman DHA y EPA a partir del consumo y procesamiento del ácido alfa-linoleico vegetal marino, contenido en las algas y plancton. La dieta occidental, trajo consigo el consumo de omega 6 y con ello el aumento de los eventos cardiovasculares y los omega 9 que no tiene acción sobre los lípidos. Lo ideal y lo que consumían nuestros antepasados, era mucho omega 3 y poco omega 6, relación que es beneficiosa.

El mecanismo de acción de los omega 3, es mediante el aumento del catabolismo de los triglicéridos, la beta-oxidación de los ácidos grasos en el hígado y reducen la producción de la VLDL-C; además, los ácidos EPA y DHA son malos sustratos para las enzimas que sintetizan los triglicéridos y VLDL-C. Bajan triglicéridos en dosis superiores a 2 g día y hay evidencias que reducen la enfermedad coronaria, tanto en prevención primaria como en secundaria (angina inestable, infarto del miocardio y revascularización miocárdica), aunque nunca como las estatinas. Son útiles en el tratamiento de las dislipidemias tipo II, IV y V. Producen dispepsia y diarrea. No descienden la LDL-C y solo aumentan un 5% las HDL.

Ezetimiba. Esta droga inhibe la proteína NPC1L1 (Niemann-Pick like protein1) del enterocito, implicada en la absorción de colesterol por el ribete en cepillo de la célula intestinal; por esta razón, disminuye la síntesis de VLDL-C y por ende la producción de LDL-C por el hígado. En consecuencia, ocurre una sobre-expresión de los receptores de LDL-C de la célula hepática, por lo que aumenta su depuración. Como monoterapia no es muy potente, solo reduce el colesterol LDL-C en 18%, triglicéridos en 5% y eleva la HDL en 1 a 5%; pero al combinarlo con estatina, aumenta la capacidad hipolipemiante. Sin embargo, hay controversias sobre su real utilidad; la dosis es de 10 mg VO día; algunos compuestos le asocian 20 y 40 mg de simvastatina.

REFERENCIAS

BAYS, SAFETY CONSIDERATIONS WITH OMEGA 3 FATTY ACID THERAPY. Am J Cardiol. 2007:99, 6A;35c-43c.

Brunzell JD. Clinical practice. Hypertriglyceridemia. N Engl J Med. 2007; 357: 1009.

Carpentier Y. n3 fatty acids and metabolic syndrome: Am J Clin Nutrition. 2006; 83:s1499-s504.

Cholesterol treatment trialists(CTT) Collaborators, Efficacy and safety of cholesterol lowering treatemnt: prospective meta-analisys. Lancet. 2005;336:1267-1278.

Cholesterol treatment trialists (CTT) Collaborators: Efficacy and safety of More intensive Lowering of LDL-C Cholesterol: a meta- analisys of data from 170000 participants in 26 randomized trials. Lancet. 2010; 376:1670-81.

Davignon Jean, Beneficial Cardiovascular Pleiotropics Effects of Statins. Circulation. 2004;109:39-43.

Efficacy of statins for primary prevention in people al low cardiovascular risk: a meta-analisys. Canad Med Am Journal. 2011:183:e1189-1202. doi:10.1503.

Grundy Scott. Implications of recent clinical trials for the National Cholesterol education program adult treatment panel III guidelines. Circulation. 2004;110:227-239.

Lewis S. Lipid lowering Therapy: Who can benefit?. Vascular Health and risk management. 2011;7:525-534.

Liao james. Effects of statin on hydroxy-3. Methylglutaryl Coenzyme A Reductase Inhibition Beyond low Density Lipoprotein Cholesterol. Am J Cardiol. 2005;96. Suppl.24f -33f.

Mills Ej, Rachlis B, Primary prevention of cardiovascular mortality and events with statin treatment : a netwok meta-analisys involve more than 65000 patients. J Am Coll of Cardiol. 2008;52:1769-1781.

Resumen ejecutivo del tercer panel de expertos del National Cholesterol Education program(NECP) sobre detección, evaluación y tratamiento de la hipercolesterolemia en los adultos. JAMA. 2001;285:2486-97

Stone NJ et al. 2013 ACC/AHA guideline on the treatment of blood cholesterol to reduce atherosclerotic cardiovascular risk in adults: A report of the American College of Cardiology/American Heart Association Task Force on Practice Guidelines. J Am Coll Cardiol 2013 Nov 12.

TAYLOR S. AJ. Extended release niacin or ezetimibe and carotid intima media thicknes. N Engl J Med. 2009;361:2113-22.

THE TASK FORCE FOR THE MANAGEMENT OF DYSLIPIDAEMIAS OF THE EUROPEAN SOCIETY OF CARDIOLOGY (ESC) and the European Atherosclerosis Society (EAS). European Heart Journal. 2011. 32; 1769–1818.

DIABETES MELLITUS

Manuel Camejo M.
Genoveva Pedrique

INTRODUCCIÓN

La diabetes mellitus agrupa un conjunto de trastornos metabólicos cuya característica principal es la hiperglucemia como consecuencia de la deficiente secreción de insulina, su acción periférica o ambas. La causa obedece a una compleja interacción de factores genéticos y ambientales. La hiperglucemia crónica de la diabetes se asocia a largo plazo con daño y disfunción de múltiples órganos, especialmente ojos, riñones, corazón, SNC, vasos sanguíneos y nervios. La prevalencia mundial para el 2013 fue de 8,3%, y para Norteamérica y el Caribe de 11%. Para el 2013 había 382 millones de personas diabéticas en el mundo y se calcula para el 2035 un incremento de 55%, es decir, que habrá 592 millones de diabéticos. La OMS estimó una prevalencia de DM para Venezuela, en el año 2014, de un 10.4%, y según el anuario de epidemiología del MPPS, para el año 2010, la DM ocupaba el quinto lugar entre las causas de mortalidad diagnosticada, con 9.817 fallecimientos.

Se deben practicar periódicamente, con un intervalo de 3 a 5 años, pruebas de detección de la enfermedad a las personas predispuestas: mayores de 45 años con índice de masa corporal > de 25 kg/m², historia familiar (padres o familiares diabéticos), sedentarismo, infecciones a repetición, particularmente de la piel, antecedentes de intolerancia a la glucosa, DM gestacional, mortinatos o fetos macrosómicos > 4 kg, enfermedad vascular, tensión arterial >140/90 mm de Hg, triglicéridos >250 mg/dl, HDL-colesterol < 35 mg/dl y mujeres con síndrome de ovario poliquístico.

La DM se clasifica en tipo 1 y tipo 2. La tipo 2 es precedida por un período de metabolismo anormal de la glucosa clasificado como *alteración de la glucemia en ayunas, intolerancia a la glucosa o ambas*, también conocido como prediabetes. Existen además la DM *gestacional* y otros estados de hiperglucemia asociados o no a otras enfermedades (Tabla 66).

TABLA 66. CLASIFICACIÓN ETIOLÓGICA DE LA DIABETES

I. Diabetes tipo 1
   a. Autoinmune
   b. Idiopática
II. Diabetes tipo 2
III. Diabetes gestacional
IV. Otros tipos de diabetes
   a. Defectos genéticos en la función de las células β: MODY 1, MODY 2, MODY 3, MODY 4, MODY 6, MODY 7, diabetes neonatal transitoria y diabetes neonatal permanente entre otras
   b. Defectos genéticos en la acción de la insulina: leprechaunismo, resistencia a la insulina tipo A y síndrome de Rabson-Mendelhall
   c. Enfermedades del páncreas exocrino: pancreatitis, pancreatectomía/trauma, neoplasia, fibrosis quística y hemocromatosis
   d. Endocrinopatías: acromegalia, síndrome de Cushing, glucagonoma, feocromocitoma, hipertiroidismo, somatostatinoma y aldosteronoma
   e. Inducido por químicos y drogas: pentamidina, ácido nicotínico, glucocorticoides, hormonas tiroideas, diazóxido, agonistas β-adrenérgicos, tiazidas e interferón γ
   f. Infecciones: rubéola congénita, citomegalovirus
   g. Formas raras de diabetes autoinmune: síndrome de Stiff-man, anticuerpos anti-receptor de insulina
   h. Otros trastornos genéticos que a veces se asocian con diabetes: síndromes (Down, Klinefelter, Turner), distrofias miotónica y porfirias.

Diabetes tipo 1. También denominada "diabetes autoinmune", comprende el 5-10% de todos los pacientes diabéticos. Se caracteriza por un comienzo abrupto, es insulinodependiente, tiene tendencia a la cetoacidosis y a un curso lábil o inestable. Se presenta en niños, adolescentes o personas menores de 35 años. La cantidad de insulina endógena es indetectable, se asocia con algunos antígenos de histocompatibilidad y anticuerpos antiinsulínicos. La etiología de este tipo de diabetes está relacionada posiblemente a componentes genéticos multifactoriales, alteraciones del sistema inmunológico y ciertos virus como los de la parotiditis, rubéola y *Coxsackie*. Algunas formas de diabetes tipo 1 se denominan idiopáticas o de etiología desconocida por no detectarse los factores antes mencionado.

Diabetes tipo 2. Abarca alrededor del 90-95% de todas las formas de diabetes, está relacionada con un estado de resistencia a la insulina y en ocasiones con su deficiencia. Es de comienzo insidioso, resistente a la cetoacidosis y aparece en la madurez. El 80% de los pacientes responde inicialmente a la dieta y/o a los hipoglucemiantes orales y el resto amerita el uso de insulina. La cantidad de insulina endógena puede ser alta, normal o baja. Es frecuente en personas obesas con antecedentes familiares de diabetes y se asocia a dislipidemias tipo IIb y IV.

Intolerancia a la glucosa. Resulta de la incapacidad del organismo para metabolizar los carbohidratos o una carga de glucosa oral debido a resistencia a la insulina, la cual se define como la dificultad de los tejidos periféricos de interactuar con la insulina y permitir su acción hipoglucemiante. Un tercio de los pacientes se hace diabético con el tiempo y en líneas generales tiene mayor riesgo de desarrollar micro o macroangiopatía que la población general. Se acompaña con frecuencia de obesidad, hiperinsulinemia y, dislipidemias, particularmente con un perfil aterogénico (aumento de triglicéridos y LDL-C con HDL-Colesterol bajo). Presentan glucemias en ayunas entre 100 y 126 mg/dl llamada *alteración de la glucemia en ayunas* o una prueba de tolerancia a la glucosa a las dos horas con valores de glucemia entre 140 y 200 mg/dl, denominada *intolerancia a la glucosa*. Estos pacientes deben ser controlados estrictamente con reducción de carbohidratos refinados, disminución de peso en caso de obesidad y hacer ejercicios físicos.

Diabetes gestacional. Se define como cualquier grado de intolerancia a la glucosa que se inicia o se descubra durante el embarazo, independientemente de si se controla con modificaciones dietéticas, se emplee insulina para su tratamiento o si la condición persista tras el embarazo. Es una alteración diferente a la mujer diabética que sale embarazada, aunque en ambos casos se trata de embarazos de alto riesgo que ameritan un tratamiento estricto. Asociaciones internacionales recomiendan hacer un despistaje a aquellas mujeres de alto riesgo en su primera visita prenatal utilizando los criterios convencionales para el diagnóstico de diabetes pregestacional. Su importancia radica en las posibles complicaciones crónicas que la paciente pueda sufrir y que influyan sobre el embarazo y el feto, a diferencia de una diabetes que aparezca durante la gestación.

Síndromes de resistencia a la insulina. La resistencia a la insulina se debe a una alteración no definida en la vía de su señalización. Comprenden varios desórdenes uno de los cuales es el *síndrome metabólico* que incluye, además de la resistencia a la insulina, hipertensión arterial, HDL-C bajo, triglicéridos elevados, obesidad central o abdominal, prediabetes o DM tipo 2 y enfermedad cardiovascular acelerada. Otras patologías asociadas a resistencia a la insulina son los enfermos con *acantosis nigricans*, pacientes con signos de hiperandrogenismo y el síndrome de ovarios poliquísticos.

Las cifras de insulinemia basal en el adulto oscilan entre 5-20 µU/ml. Aunque no existen valores aprobados por consensos internacionales para hablar de hiperinsulinemia se puede sospechar su existencia en pacientes con síntomas sugestivos de hipoglucemia, denominada hipoglucemia reactiva, posterior a la ingesta de cargas altas de carbohidratos refinados. Al hacerles la curva de tolerancia glucosada con 75 g de glucosa se puede implementar la medición de los niveles de insulina y son sugestivos de hiperinsulinemia los siguientes valores:

Ayunas = > 12 µU/ml   Postcarga a la hora = > 100 µU/ml y, a las 2 horas = > 60 µU/ml

El índice HOMA (Homeostasis Model Assesment) se ha usado como modelo matemático computarizado para medir la relación entre insulina y glucosa y así poder predecir el estado de disfunción de las células β-pancreáticas y, por ende, la insulinorresistencia. Este método está en desuso debido al alto coeficiente de variabilidad que presenta (31%), de manera que lo hace poco confiable en la práctica clínica, sin embargo, su uso sigue vigente para fines de investigación. Su cálculo se hace a través de la siguiente fórmula e interpretación:

Insulinemia basal (µU/ml) x glucemia basal (mg/dl) ÷ 405

Valor normal= < 2. Insulinorresistencia = > 2,5. Ejemplo: insulina basal= 23 µU/ml, glucemia basal= 75 mg/dl. 23 x 75 ÷ 405= 4,25

DIAGNÓSTICO

El hallazgo de una hiperglucemia se hace en forma casual en un gran número de pacientes; sin embargo, se considera que dos o más de los siguientes criterios confirman el diagnóstico de diabetes mellitus.

1. Síntomas clásicos de diabetes (poliuria, polidipsia y pérdida de peso inexplicable) y una glucemia casual igual o mayor de 200 mg/dl (11,1 mmol/L). Se considera una glucemia casual aquella obtenida en cualquier momento del día sin tener en cuenta el tiempo transcurrido desde la última comida

2. Glucemia en ayunas igual o mayor de 126 mg/dl (7 mmol/L). Se entiende por ayuno un período de 8 horas sin ingerir alimentos. La glucemia en ayunas es la prueba preferida para el diagnóstico de diabetes mellitus

3. Glucemia igual o mayor de 200 mg/dl (11,1 mmol/L) a las dos horas, con la prueba de tolerancia oral a la glucosa

4. HbA1c ≥ 6.5%. El método de análisis de la muestra debe estar estandarizado siguiendo el método del DCCT (*Diabetes Control and Complication Trials*).

Si no existen síntomas típicos de diabetes o una hiperglucemia importante ni ha ocurrido una descompensación metabólica aguda, cualquiera de los tres métodos señalados debe ser repetido posteriormente para confirmar el diagnóstico. La prueba de tolerancia a la glucosa por vía oral no es recomendada para el uso clínico ordinario, sin embargo, este método diagnóstico puede ser requerido en la evaluación de pacientes con alteración de la glucemia en ayunas o cuando persiste la sospecha de diabetes a pesar de una glucemia en ayunas normal o en la evaluación postparto de una mujer que ha presentado una diabetes gestacional.

PRUEBA DE TOLERANCIA GLUCOSADA ORAL. No debe hacerse en personas cuya glucemia en ayunas sea igual o mayor de 126 mg/dl o una glucemia al azar (a cualquier hora del día) igual o mayor de 200 mg/dl. La carga es con 75 g de glucosa anhidra diluida en 300 ml de agua y debe ingerirse durante 5 minutos. Para su correcta ejecución deben cumplirse las siguientes condiciones: ayuno de 8 horas, evitar las restricciones dietéticas tres días antes de la prueba (comer lo de siempre y de todo), no cambiar la actividad física, no hacer la prueba en presencia de infección o enfermedad intercurrente, omitir los medicamentos que puedan alterar las cifras de glucemia, no fumar durante la prueba y permanecer sentado durante ella. Las determinaciones de glucemia se hacen con el paciente en ayunas y a las dos horas después de haber ingerido la carga de glucosa. Esta prueba se considera actualmente el *estándar de oro* para evaluar las otras pruebas diagnósticas de DM, no obstante, debido a su duración, costo, incomodidad para llevarla a cabo y las variaciones en la reproducibilidad, tiene limitaciones para su empleo en estudios poblacionales, en los cuales se ha preferido la glucemia en ayunas como método diagnóstico. La utilización de una u otra prueba se deja a discreción del médico tratante, quien debe tomar en cuenta las pruebas disponibles en su medio, así como el tipo de paciente a quien se la aplica.

La curva de tolerancia a la glucosa permite dilucidar ciertas situaciones cuando la glucemia en ayunas no sobrepasa los 126 mg/dl. Los resultados que se pueden obtener son los siguientes:

- *Normal.* Cifras de glucemia a las dos horas <140 mg/dl (7,8 mmol/L)
- *Intolerancia a la glucosa.* Cifras de glucemia a las dos horas entre 140 y 199 mg/dl (7,8-11,1 mmol/L)
- *Glucemia alterada en ayunas.* Cifras de glucemia en ayunas entre 101 y 126 mg/dl (5,6-7 mmol/L)
- *Diabetes mellitus.* Cifras de glucemia a las dos horas >200 mg/dl (11,1 mmol/L).

Diagnóstico de DM gestacional (DMG). En la primera visita prenatal debe evaluarse el riesgo de DMG, si bien se debe hacer un despistaje universal con medición de glucemia en ayunas es importante identificar aquellas pacientes con alto riesgo de desarrollar DMG como obesidad, historia personal de DMG, glucosuria, antecedentes de complicaciones obstétricas o historia familiar de DM (primer grado de consanguinidad). Si estas mujeres con alto riesgo no presentan DMG en la evaluación inicial, deben ser reevaluadas entre las semanas 24 y 28 de la gestación. Actualmente se aceptan dos métodos de despistaje, de 1 y 2 pasos recomendados por la Asociación Americana de Diabetes ADA (Tablas 67 y 68).

1. *Método de un solo paso.* Se administra 75 g de glucosa anhidra en mujeres sin diagnóstico conocido de DM. La prueba se hace en la mañana después de un ayuno de al menos 8 horas. El diagnóstico de DMG se hace cuando se exceden cualquiera de los siguientes puntos.

TABLA 67. DIAGNÓSTICO DE DMG CON CARGA ORAL DE 75 G DE GLUCOSA (1 SOLO PASO)

	mg/dl	mmol/L
Ayunas	>92	5,1
1 hora	>180	10,0
2 horas	>153	8,5

2. *Método de dos pasos*. Es una alternativa propuesta en la que se da una carga de 50 g de glucosa oral (sin ayuno previo) y se determina la glucemia a la hora; si la embarazada presenta una glucemia a la hora de ≥ a 140 mg/dl, se procede a dar un segundo paso con carga de 100 g de glucosa oral (con ayuno previo de al menos 8 horas). Cuando se usa el procedimiento de dos pasos, un valor de glucemia igual o mayor de 140 mg/dl a las tres horas identifica alrededor del 80% de las embarazadas con DMG; este porcentaje aumenta a 90% si se usa un umbral igual o mayor de 130 mg/dl. El diagnóstico se hace cuando al menos dos valores se encuentran por encima de los puntos de corte establecidos en la tabla 68.

TABLA 68. DIAGNÓSTICO DE DMG CON CARGA ORAL DE 100 G DE GLUCOSA (EN 2 PASOS)

Carga de 100 g de glucosa	mg/dl	mmol/L
Ayunas	95	5,3
1 hora	180	10,0
2 horas	155	8,6
3 horas	140	7,8

Estrategias para la detección y diagnóstico de los trastornos hiperglucémicos durante el embarazo

Primera visita prenatal. Medir glucemia plasmática en ayunas o glucemia aleatoria y la HBA1c

1. Si los resultados indican DM, seguimiento y tratamiento igual que a una DM preexistente

2. Si los resultados no indican DM pero la glucemia en ayunas es > de 92 mg/dl, pero < de 126 mg/dl, se diagnostica como DMG

3. Si la glucemia en ayunas es menor de 92 mg/dl, debe practicarse una PTGO con 75 g de glucosa entre las semanas 24-28 del embarazo

3. Practicar una glucemia en ayunas postparto (2-6 semanas). Se recomienda repetir una PTGO si la paciente ha tenido DMG

4. Las mujeres con DMG deben ser reevaluadas 6 semanas después del parto para reclasificarlas con respecto al diagnóstico de diabetes, y deben ser se-

guidas posteriormente para investigar el desarrollo de diabetes o prediabetes con pruebas de despistaje al menos cada 3 años de por vida.

MANIFESTACIONES CLÍNICAS

Muchos pacientes diabéticos adultos son asintomáticos, sin embargo, cuando las manifestaciones clínicas se hacen evidentes son notables polidipsia, poliuria, polifagia y pérdida de peso inexplicable. En la piel y mucosas se producen piodermitis, furúnculos, ántrax, candidiasis, necrobiosis, xantomas, intertrigo, úlceras de miembros inferiores, vulvovaginitis, balanitis, atrofia de los alvéolos dentarios, gingivitis, piorrea y paraodontosis. En el aparato digestivo son frecuentes diarreas, síndrome de malabsorción, gastroparesia y esteatosis hepática. Hay alteraciones inmunológicas con predisposición a infección urinaria, septicemias y tuberculosis. Las complicaciones de la DM pueden ser clasificadas en agudas (cetoacidosis diabética, síndrome hiperosmolar no cetósico y el coma hipoglucémico) y crónicas como la macroangiopatía, microangiopatía (retinopatía, nefropatía y neuropatía diabética). La macroangiopatía se describe con gran frecuencia en las arterias de los miembros inferiores (pie diabético), corazón y cerebro; se evidencia por gangrena de los miembros inferiores, infarto del miocardio precoz e ictus cerebrovasculares. La microangiopatía se caracteriza por alteraciones tempranas y severas de las arterias de la retina y el riñón.

Cetoacidosis diabética. Aunque puede ocurrir en cualquier paciente diabético, es más frecuente en la edad infantojuvenil y suele ser la forma de aparición más frecuente de la diabetes tipo 1. Se desencadena frecuentemente por la administración inadecuada de insulina o resistencia a ella, infecciones, embarazo, traumatismo, cirugía, pancreatitis aguda o sencillamente desconocimiento previo de la enfermedad. La mortalidad alcanza un 10%. La descompensación puede ir desde un ligero trastorno metabólico hasta el coma y la muerte. Las manifestaciones clínicas consisten en polidipsia, poliuria (en las fases iniciales); posteriormente, oliguria, anorexia, náuseas, vómitos, dolores abdominales y trastornos de conciencia, que pueden ir desde la obnubilación hasta el coma profundo. El paciente presenta un estado de deshidratación severa y acidosis metabólica importante debido a la formación exagerada de cuerpos cetónicos, lo que conduce a taquicardia, hipotensión arterial, aliento cetónico y aumento de la profundidad y frecuencia respiratoria (respiración de Kussmaul). Los criterios diagnósticos para hablar de cetoacidosis en el adulto incluyen glucemia > 250 mg/dl, acidemia con pH arterial < 7.30 y bicarbonato sérico < 15 mEq/L; otros exámenes de laboratorio, además, revelan glucosuria, cetonemia, cetonuria y leucocitosis con neutrofilia, sobre todo si existe alguna infección y aumento del hematócrito por hemoconcentración.

Síndrome hiperosmolar no cetósico. Se observa en los pacientes con diabetes tipo 2 y tiene una mortalidad del 10 al 40%. Suele presentarse en ancianos cuyo mecanismo de la sed está alterado o el acceso de líquidos está restringido, así como el inicio de diabéticos tipo 2, que desconocen su enfermedad. Puede haber un evento precipitante como infecciones o infarto del miocardio. A las causas descritas en la cetoacidosis se asocia un déficit relativo de insulina que lleva a una gran pérdida de líquido extracelular con diuresis osmótica por la marcada hiperglucemia (hasta 1.000 mg/dl). El déficit de agua suele ser mucho mayor que el observado en la cetoacidosis, alrededor de los 10 litros. Cursa con polidipsia, poliuria, trastornos de conciencia e isquemia cerebral focal (hemiparesia, hemianopsia y afasia), deshidratación mucho más marcada que en la cetoacidosis y aumento de la osmolaridad del plasma sin cetoacidosis. De manera que los criterios diagnósticos para esta entidad son glucemia > 600 mg/dl, ph arterial < 7.3, bicarbonato >18 mEq/L, osmolaridad > 320 mOsm/kg y ausencia o mínima evidencia de cuerpos cetónicos.

Coma hipoglicémico. Es ocasionado por una disminución importante y repentina de la glucemia por debajo de 40 mg/dl. Es consecuencia del uso excesivo de insulina, hipoglucemiantes orales, falta de ingestión de alimentos, actividad física excesiva, presencia de vómitos, diarreas o uso exagerado de alcohol. La hipoglucemia puede ser transitoria, caracterizada por abulia, astenia, cefalea, incoherencia, somnolencia y/o agitación psicomotriz, confusión, diplopía, palpitaciones, taquicardia, temblores, sudoración fría y convulsiones; o puede ser prolongada, con pérdida del conocimiento y coma persistente. Muchas veces es difícil diferenciarlo de un accidente cerebrovascular, etilismo agudo o sobredosis medicamentosa. Por esta razón, el paciente debe aprender a reconocer prontamente los síntomas de hipoglucemia e ingerir de inmediato alimentos dulces. La determinación de la glucemia confirma el diagnóstico.

Pie diabético.Se debe fundamentalmente a la neuropatía y a la ateroesclerosis obstructiva severa y precoz de las grandes arterias de las extremidades inferiores. Más del 50% de las amputaciones no traumáticas son directamente atribuibles a la diabetes. La enfermedad arterial periférica de los miembros inferiores se caracteriza por claudicación intermitente, disminución o ausencia de los pulsos arteriales (dorsal pedio y tibial posterior), trastornos tróficos de la piel y faneras (uñas y pelos) y anomalías ortopédicas como deformidades del arco, dedos en forma de martillo o en garra y *hallux valgus*. Se manifiesta por gangrena, que conduce frecuentemente al "pie diabético" y a la amputación de los miembros inferiores. Es importante evaluar la textura y fragilidad de la piel, la existencia de lesiones micóticas, callosidades, úlceras o heridas.

La presencia de pulsos puede ser engañosa porque las arterias de los diabéticos usualmente son rígidas y pueden pulsar a pesar de un flujo sanguíneo mínimo. El rubor pendiente y el retardo en el llenado capilar de los dedos son indicadores de disminución del flujo sanguíneo. El flujo venoso también está comprometido en los diabéticos (usualmente debido a un deterioro de las válvulas) y puede contribuir a la formación de úlceras por estasis venoso (úlcera varicosa). Un examen neurológico detallado debe incluir la evaluación de la sensibilidad con un monofilamento de nylon de 10 gramos (monofilamento de Semmes-Weinstein), determinación de la sensibilidad vibratoria, tacto y sentido de posición.

El pie diabético puede comenzar con una neuropatía sensorial que conduce a la falta de detección temprana de un traumatismo o una úlcera por deformidad del pié, que a su vez puede ser debida a la falta de propiocepción y distribución inadecuada del peso. El uso impropio del calzado es un problema común, especialmente zapatos apretados y tacones altos. El tamaño del zapato puede aumentar con la edad, especialmente si se aplana el arco del pie hacia fuera, y el área que cubre los dedos debe ser más ancha para evitar la presión sobre ellos. El paciente y su familia deben ser educados en el examen de los pies. La recomendación actual es que todo paciente diabético sea evaluado por un especialista del pie (podiatra, endocrinólogo podiatra, traumatólogo o cirujano vascular), el examen del pie debe ser meticuloso en todas las consultas y debe hacerse al menos una vez al año. El trauma sobre los pies tiende a sanar pobremente y progresar a la úlcera y gangrena, tal como define la clasificación de Wagner (Fig. 16).

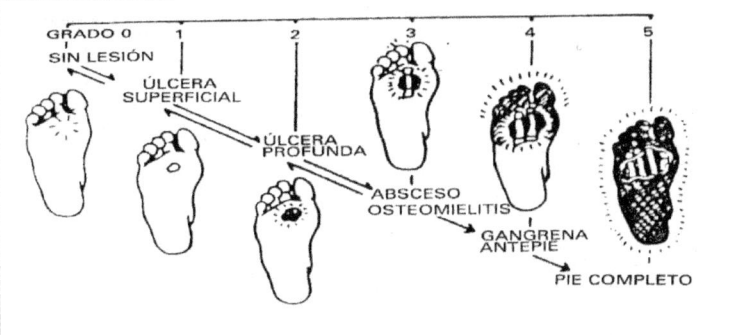

Grade 0: Ausencia de úlceras en un pie de alto riesgo; callos gruesos, cabezas metatarsianas prominentes, dedos en garra, deformidades óseas

Grade 1: Úlcera superficial que compromete todo el espesor de la piel pero no tejidos subyacentes

Grade 2: Úlcera profunda, penetrando hasta ligamentos y músculos pero no compromete el hueso ni haya formación de abscesos. Generalmente infectada.

Grade 3: Úlcera profunda con celulitis o formación de abscesos malolientes; casi siempre con osteomielitis.

Grade 4: Gangrena localizada (necrosis de parte del pie)

Grade 5: Gangrena extensa que compromete todo el pie y manifestaciones sistémicas.

FIGURA 16. REPRESENTACIÓN ESQUEMÁTICA DE LA CLASIFICACIÓN DE WAGNER

Retinopatía diabética. Aproximadamente el 25% de los diabéticos tipo 1 tienen algún grado de retinopatía a los 5 años del diagnóstico, con un incremento hasta un 80% después de los 15 años con la enfermedad. Esta retinopatía sigue siendo la primera causa de ceguera en el mundo; ocurre en el 50% de los diabéticos con más de 20 años de evolución y parece estar relacionada con su mal control. Se solía considerar que una vez establecida la retinopatía, a pesar de un buen control glucémico su progresión no se detiene, sin embargo, un control estricto ha demostrado aminorar la progresión hasta en un 80% e inclusive retardar su aparición clínica. En prevención primaria se recomienda la evaluación anual del paciente diabético y debe incluir un buen fondo de ojo.

La *retinopatía diabética* es más frecuente y severa en los diabéticos tipo 1 y es la principal causa de ceguera mundial durante la edad laboral. Clínicamente se producen fosfenos, déficit del campo visual, ceguera, iritis, rubeosis y catarata. Comienza por anormalidades microvasculares como microaneurismas, hemorragias intrarretinianas, exudados algodonosos y edema macular, alteraciones que representan el incremento de la permeabilidad capilar y estasis del flujo axoplásmico por isquemia de la capa de fibras nerviosas. A medida que avanza la enfermedad se produce una pérdida progresiva de la permeabilidad de los pequeños vasos con isquemia retiniana. Los microaneurismas y la disminución del calibre arterial representan la manifestación clínica más temprana y fácil de reconocer de la retinopatía diabética y su presencia tiene un valor predictivo para la progresión del daño visual. Al avanzar la enfermedad se produce proliferación de nuevos vasos, estimulados por la isquemia, y se ubican en el disco óptico o en la retina periférica; estos neovasos son muy susceptibles de romperse y producir sangrado prerretiniano y vítreo. Seguidamente ocurre fibrosis y retracción, que puede ocasionar desprendimiento de la retina o hemorragia severa del vítreo. La proliferación vascular puede extenderse hacia el iris o al área trabecular de drenaje del humor acuoso y producir glaucoma neovascular. En resumen, la retinopatía diabética puede ser clasificada así: sin daño aparente (no se observan anormalidades), retinopatía no proliferativa leve (microaneurismas), retinopatía no proliferativa moderada (microaneurismas y otros hallazgos, sin ser severa), retinopatía no proliferativa severa (se puede conseguir más de 20 hemorragias intrarretinianas en cada cuadrante o venas varicosas en dos o más cuadrantes o anormalidades microvasculares intrarretinianas prominentes) y retinopatía proliferativa, con uno o más de los siguientes hallazgos: neovascularización retinal, hemorragia vítrea o hemorragia prerretiniana.

Nefropatía diabética. Se estima que hasta un 40% de los pacientes diabéticos desarrolla algún grado de nefropatía. La mayoría de los diabéticos tipo 1 progresa a la enfermedad renal crónica; se estima que un 25 a 40% de ellos desarrolla nefropatía diabética, cifra similar se calcula para los de tipo 2 si se considera que más del 20% de estos últimos presenta daño renal para el momento del diagnóstico. Alrededor del 25% de los pacientes que ingresa anualmente al programa de diálisis y trasplante por enfermedad renal crónica son diabéticos. Más del 80% de los pacientes diabéticos que se encuentra registrado en los programas de diálisis en países desarrollados como Estados Unidos, es diabético tipo 2. La causa fundamental es la glomeruloesclerosis diabética, pero son proclives a otros daños como pielonefritis crónica, necrosis papilar y uropatía obstructiva por vejiga neurogénica.

La nefropatía diabética se caracteriza clínicamente por proteinuria, hipertensión arterial y, en última instancia, por enfermedad renal crónica; generalmente se asocia a insuficiencia cardíaca crónica, retinopatía y enfermedad macrovascular progresiva. Histopatológicamente hay un gran acúmulo de matriz extracelular, lo cual resulta en una expansión del mesangio y ensanchamiento de la pared de los capilares glomerulares por engrosamiento de la membrana basal glomerular. Esta expansión acelular del mesangio tiende a afectar en forma global todos los glomérulos y se denomina *glomeruloesclerosis mesangial intercapilar*. Las lesiones nodulares intercapilares (ácido-Schiff positivo) son conocidas como lesiones de Kimmelstiel-Wilson, altamente específicas de la nefropatía diabética, y se ven fundamentalmente en la DM tipo 1. También se han descrito cambios histológicos tubulares, entre las cuales destacan engrosamiento de la membrana basal tubular, hiperplasia e hipertrofia tubular, acumulación de cuerpos lisosomales y atrofia progresiva. Las características clínicas y de laboratorio de la nefropatía diabética han sido agrupadas en 5 estadios o etapas, con un tiempo de evolución determinado que puede acelerarse por abandono de los hábitos higiénico-dietéticos, descuido del tratamiento farmacológico y enfermedades intercurrentes.

Estadio I. Nefropatía diabética oculta (fase de hiperfiltración). Está presente en el momento del diagnóstico; no hay síntomas ni signos de glomerulopatía ni existe microalbuminuria. Se caracteriza por un aumento de la presión capilar glomerular que se traduce en un estado de hiperfiltración.

Estadio II. Nefropatía silente (fase silenciosa). Se caracteriza por cambios estructurales importantes en el glomérulo como expansión del mesangio y engrosamiento de la membrana basal glomerular, sin embargo, desde el punto de vista clínico, la función renal está conservada y no se evidencia proteinuria. Ya en esta fase, los riñones pueden encontrarse aumentados al ultrasonido, y si bien el mecanismo no está del todo dilucidado, se considera que la hipertrofia tubular que se va generando podría contribuir, ya que los túbulos renales constituyen más del 90% del peso del riñón.

Estadio III. Nefropatía diabética incipiente (fase de microalbuminuria). Está presente entre los 5 a 15 primeros años del diagnóstico, particularmente en DM1. Los pacientes ya presentan microalbuminuria: 20-200 μg/min o 30-300 mg/24 horas, y en una muestra aislada de orina, la relación albúmina/creatinina urinaria se encuentra entre 30-300 mg/g. Aparece hipertensión arterial sistémica y se pierde su descenso nocturno normal. La fase III ha demostrado ser revertida con el control intensivo de glucemia, dislipidemia e hipertensión arterial.

Estadio IV. Nefropatía establecida (fase de macroalbuminuria). Aparece alrededor de 10 a 15 años del diagnóstico de la diabetes. Se caracteriza por proteinuria >200 µg/min o >300 mg/24 horas y la relación albúmina/creatinina urinaria es >300 mg/g. La hipertensión arterial y la proteinuria se agravan haciéndose evidente el deterioro de la filtración glomerular, que en el caso de no ser tratada puede llegar a disminuir entre 5 a 10 ml/min/año.

Estadio V. Nefropatía urémica. Por ser la fase final requiere terapia de reemplazo renal, bien sea con algún tipo de diálisis o trasplante renal. Se caracteriza por retención de azoados y puede cursar con síndrome nefrótico; la filtración glomerular se encuentra por debajo de 15 ml/min. Aparece edema importante e hipoproteinemia. Simultáneamente se presenta microangiopatía expresada clínicamente como retinopatía y neuropatía. Esta etapa se ve agravada cuando se produce la neuropatía autonómica que causa retención urinaria por el desarrollo de una vejiga neurogénica.

Neuropatía diabética. La DM es la causa de neuropatía periférica más frecuente en el mundo. Aproximadamente dos tercios de los pacientes diabéticos presenta neuropatía que aumenta al avanzar la enfermedad; el control glucémico adecuado se ha relacionado con un retardo en la aparición o progresión del daño neuropático. La patogenia de esta neuropatía es multifactorial y no totalmente conocida. La hiperglucemia crónica persistente es el desencadenante de la activación de la enzima *aldosa reductasa*, alteración de la vía de los polioles y formación de productos finales de la glicación proteica. Además, se ha demostrado la disfunción endotelial con incremento de radicales libres y su consecuencia sobre la insuficiencia vascular. Igualmente hay un trastorno del trasporte axonal y deterioro de las relaciones neurotróficas normales entre las terminaciones periféricas y las células ganglionares (se pierden las fibras mielínica y amielínicas). También se han involucrado factores inmunológicos en su patogenia. La neuropatía diabética compromete los nervios somáticos y autónomos (nervios de las extremidades inferiores, pares craneales y nervios de los aparatos digestivo y genitourinario). La prevalencia de esta entidad varía enormemente; se ha estimado que alrededor de un 50 a 75% de las amputaciones no traumáticas se atribuye a la neuropatía diabética.

En líneas generales, esta neuropatía se agrupa en neuropatía subclínica, clínica difusa y síndromes focales. La *neuropatía subclínica* se diagnostica a través de pruebas que demuestren la disminución en la conducción nerviosa, lo cual constituye el paso más importante para la detección temprana de esta terrible complicación. La *neuropatía difusa* afecta los nervios somáticos de los miembros inferiores, se caracteriza por dolores neuropáticos, calambres nocturnos, parestesias e hiperestesias, que se alivian con la deambulación; además, marcha atáxica, alteraciones de la sudoración, arreflexia osteotendinosa, disminución de la sensibilidad táctil, térmica y dolorosa, anestesia, atrofia muscular y malperforante plantar; además, parálisis facial y nervios oculomotores (oftalmoplejía). Las lesiones autonómicas viscerales incluyen diarreas nocturnas por la enteropatía y/o neuropatía, vómitos por la gastroparesia, atonía de la vesícula biliar, retención crónica de orina por la vejiga neurogénica, impotencia sexual, eyaculación retrógrada, hipotensión arterial postural e infarto del miocardio no doloroso.

TRATAMIENTO

La DM no tiene tratamiento curativo, y aun cuando el médico se esmere en su control, tropezará con la inadecuada colaboración de un gran número de pacientes debido a su deficiente educación, su poca conciencia de la enfermedad, su negación y su mermada autoestima. Es una enfermedad costosa por el predominio proteico de la dieta, los hipoglucemiantes orales, la insulina y los controles periódicos de por vida de la HbA1c y glucemia, ya sea en sangre venosa o capilar. Además del costo para los países por las incapacidades que conlleva a la larga en edades aún productivas de la vida. Todo esto provoca frustraciones que se agravan por las temidas complicaciones que amenazan la estabilidad y la vida del paciente.

El tratamiento se basa en cuatro pilares fundamentales: educación del paciente y la familia, ejercicio físico, dieta, hipoglucemiantes orales e insulina. El mantenimiento de una glucemia en ayunas < 130 mg/dl% es el objetivo ideal para prevenir las complicaciones tardías de la diabetes, ya que todos los estudios emblemáticos sobre este aspecto han demostrado la relación directa entre el desarrollo de complicaciones crónicas y los niveles de glucemia sostenidos en el tiempo. El paciente debe estar libre de síntomas, con buena capacidad físico-psíquica, adecuado peso corporal, normotenso, sin cetonemia, normolipémico, con mínimas lesiones vasculares y alejado del uso del tabaco y abuso del alcohol (Tabla 69).

TABLA 69. METAS DE UN BUEN CONTROL DIABÉTICO SEGÚN LA AMERICAN DIABETES ASSOCIATION (ADA 2014)

Ausencia de síntomas de hiper o hipoglucemia
Peso corporal y circunferencia abdominal normal
Hemoglobina glucosilada < 7%
Glucemia preprandial entre 70-130 mg/dl*
Glucemia postprandial (1-2 horas) < 180 mg/dl
Colesterol total <200 mg/dl y colesterol LDL <70 mg/dl
Colesterol HDL >40 mg/dl en hombres y >50 mg/dl en mujeres
Triglicéridos < 150 mg/dl

*Se considera hipoglucemia en el paciente diabético cifras por debajo de 70 mg/dl. Si un paciente refiere síntomas de hipoglucemia con glucemias en 90 mg/dl, por ejemplo, quiere decir que es un paciente mal controlado cuyo organismo está acostumbrado a niveles glucémicos altos de forma sostenida y, por tanto no tolera, la normoglucemia.

EJERCICIO FÍSICO. El ejercicio físico reduce la glucemia por aumento de su utilización periférica, hecho que disminuye la resistencia a la insulina. La intensidad y frecuencia del trabajo muscular mejora la situación metabólica y disminuye los requerimientos de insulina o hipoglucemiantes orales. En general, se programa la ejecución progresiva de ejercicios aeróbicos, al menos 150 min por semana, repartidos en 3 sesiones de 50 min de ejercicio continuo y vigoroso en días alternos. No debe sobrepasarse la frecuencia cardiaca máxima (220 menos la edad del individuo). Si el paciente no tiene retinopatía proliferativa o hipertensión arterial descontrolada, pueden indicarse ejercicios moderados de resistencia (isométricos) al menos dos veces por semana, los cuales también han demostrado beneficio en el control glucémico. Si el paciente tiene más de 35 años o ha sufrido DM por más de 10 años, es conveniente una evaluación cardiovascular con prueba de esfuerzo antes de iniciar el programa de ejercicios

DIETA. No existe una dieta estándar ideal para todos los diabéticos. Debe ser personalizada, lo que pone de manifiesto el protagonismo que tiene la educación nutricional en el manejo de estos pacientes. Para la ADA son aceptables distintos patrones dietéticos, siempre con un contenido graso cardiosaludable, muy pocos alimentos procesados ricos en nutrientes y bajos en sodio.

Un plan alimentario dirigido al control adecuado del peso y la glucemia es recomendación tipo A para todo diabético debido a los beneficios que se traducen en mejoría de la calidad de vida, disminución del requerimiento de medicamentos y reducción de complicaciones crónicas. La dieta debe poseer un contenido calórico en relación con el peso ideal y la actividad física. Debe contener por comida principal un 20-30% de proteínas, 45-50% de carbohidratos complejos y 30% de grasas. Además, la dieta tiene que ser rica en fibras, con suficientes vitaminas y minerales. Deben prohibirse absolutamente los carbohidratos refinados como el azúcar, caramelos, dulces, chocolates, miel de abejas, mermeladas, jarabes, bombones, leche condensada, dátiles, ciruelas pasas, galletas dulces o rellenas, bebidas gaseosas, jugos o helados endulzados con azúcar, atoles, cerveza, vinos y licores en general. Es conveniente efectuar las tres comidas principales y dos o tres meriendas ligeras (aproximadamente 15 g de carbohidratos por merienda) a media mañana, media tarde y antes de acostarse. Con este régimen se reduce la sobrecarga del páncreas por las comidas principales muy copiosas y las hipoglucemias, sobre todo si el paciente recibe insulina, así como también se evita el ayuno prolongado que desencadena la gluconeogénesis, con la consecuente hiperglucemia endógena. Estos cálculos se deben individualizar para cada paciente y la tendencia actual es que el enfermo calcule menos y aprenda las proporciones y grupos de alimentos de manera que la adherencia a la dieta sea mayor y no se sienta tan abrumado. Los requerimientos calóricos dependen de la actividad física del paciente: 20 calorías por Kg es ideal para actividades ligeras (ejecutivos, intelectuales, secretarias y vendedoras del comercio); 25 calorías por Kg para actividades moderadas (médicos, estudiantes, maestros, amas de casa y choferes) y, finalmente, 30 a 40 calorías por Kg para actividades fuertes (albañiles, plomeros, pintores, electricistas y los jóvenes entre 13 y 20 años de edad). Para una dieta balanceada se usa el régimen de alimentos equivalentes que pueden intercambiarse entre sí, comprenden seis grupos y son del dominio del nutricionista.

Puede añadirse moderadamente café y té sin azúcar, bebidas gaseosas endulzadas con *nutrasweet*, gelatina ligera sin azúcar, canela, mostaza, pimienta, cominos, vainilla y vinagre. En cuanto a edulcorantes, la FDA aprueba el uso de sacarina, sucralosa, aspartame y acesulfame. Se ha encontrado evidencia de que si bien la fructosa produce una respuesta postprandial glicémica menor, esta presenta cierto efecto hiperlipemiante por lo que su uso no se recomienda en diabéticos.

HIPOGLUCEMIANTES ORALES. Se usan en los diabéticos tipo 2 cuando la dieta y el ejercicio han fallado para un óptimo control de la glucemia. Con estos medicamentos se intenta mantener el paciente normoglucémico, HbA1c <7% y sin glucosuria. No se emplean en la diabetes tipo 1, cetoacidosis diabética, pacientes sometidos a cirugía, en el embarazo, lactancia, insuficiencia renal o hepática y personas alérgicas a sus componentes. Cuando un paciente recibe menos de 20 U de insulina diariamente o la dosis es menor a 0,5 U/Kg/día se puede pasar a hipoglucemiantes orales; la dosis de insulina se puede reducir inicialmente en un 50% y se comienzan los hipoglucemiantes orales a dosis baja. La suspensión gradual y progresiva de la insulina y el aumento de los hipoglucemiantes debe hacerse bajo control periódico de la glucemia. Los hipoglucemiantes orales se pueden clasificar de la siguiente manera según su acción principal.

1. Sensibilizadores de insulina con acción hepática y tejidos periféricos
   a. Biguanidas: metformina, fenformina, buformina
2. Sensibilizadores de insulina con acción sobre el páncreas y tejidos periféricos
   a. Secretagogos (sulfonilureas): primera generación (clopropamida, tolbutamida, tolazamida) y segunda (glibenclamida, gliclazida, glimepirida, glipizida)
   b. Meglitinidas (repaglinida, nateglinida)
   c. Tiazolidindionas: pioglitazona, rosiglitazona, troglitazona.
3. Inhibidores de la absorción de carbohidratos
   a. Inhibidores de la alfa-glucosidasa: acarbosa, miglitol, vogliobose
4. Análogos de las incretinas e inhibidores de la enzima *dipeptidil peptidasa-4* (DPP-4).
   a. Análogos del receptor de GLP-1: exenatida, liraglutida
   b. Inhibidores de la enzima *DPP-4:* sitagliptina, vildagliptina, saxagliptina, linagliptina, anagliptina, alogliptina, gemigliptina.

A continuación se describen las biguanidas, secretagogos de segunda generación (sulfoniureas), no sulfonilureas o meglitinidas (repaglinida, nateglinida), tiazolinedionas, acarbosa, análogos *GLP-1* (exenatida), inhibidores de *dipeptidil peptidasa-4* (sitagliptina, vildagliptina, saxagliptina).

BIGUANIDAS. Actualmente son recomendadas de primera línea en todo paciente con diabetes tipo 2 sin contraindicaciones o intolerancia al fármaco. Son efectivas cuando existe producción endógena de insulina y como efecto colateral producen anorexia, por lo que es útil en pacientes diabéticos obesos. Pueden combinarse con otros hipoglucemiantes orales y con la insulina. Disminuyen la HbA1c entre 1,5 a 2%, no ameritan del funcionamiento o la reserva pancreática, ya que tienen una acción netamente periférica; retardan la absorción de la glucosa en el intestino, reducen la liberación de glucosa hepática (disminuyen la gluconeogénesis) y aumentan su captación periférica, además, facilitan la unión de la insulina a los receptores en los tejidos. No deben emplearse en enfermedades hepáticas y renales, hipoxia crónica, insuficiencia cardíaca crónica o historia de acidosis láctica. Están contraindicados en pacientes con niveles de creatinina mayores de 1,5 mg/dl, filtración glomerular menor a 30 ml/min (disminuir la dosis a la mitad entre 31-45 ml/minuto) o en descompensaciones agudas de la función renal. Otro efecto adverso es la deficiencia de vitamina B_{12}, por lo que se deben vigilar sus niveles. La dosis máxima de *metformina* es de 1 g VO BID, preferiblemente con las comidas; se recomienda titular la dosis al iniciar la terapia, ya que puede presentar flatulencias, diarrea y molestias abdominales.

SULFONILUREAS DE SEGUNDA GENERACIÓN. Las sulfonilureas (SU) mejoran el control de la DM a través de su efecto insulinotrópico y disminuye la HbA1c entre un 1-1,5%. La secreción de insulina por los islotes es estimulada al aumentar la sensibilidad de las células β a la glucosa; este efecto es mediado por un receptor que se encuentra en la superficie de las células β y su actividad parece correlacionarse con la capacidad de unión a estos receptores. Este receptor está unido a un canal de potasio ATP-dependiente, el cual es cerrado por las SU lo que lleva a la despolarización de la membrana; esto conduce a la apertura de un canal de calcio dependiente de voltaje y al consiguiente influjo de calcio hacia el interior de la célula. El aumento del calcio citosólico estimula la liberación de insulina.

El tratamiento con sulfonilureas no previene la progresión de la resistencia a la insulina, no son efectivas en pacientes diabéticos tipo 1 y en enfermos pancreatectomizados. Los e*fectos adversos* se presentan alrededor de un 3% de los pacientes y se han observado fundamentalmente en las sulfonilureas de primera generación y glibenclamida. En líneas generales, los más frecuentes son interacción farmacológica, aumento de peso, intolerancia gastrointestinal e hipoglucemia, a veces, de curso fatal. Se deben usar con precaución en pacientes con cardiopatía isquémica, pues disminuyen el preacondicionamiento isquémico y producen un aumento del inhibidor-1 del activador del plasminógeno (PAI-1), el cual se ha asociado al desarrollo de enfermedad coronaria. Son infrecuentes la hepatitis colestásica, agranulocitosis y la anemia aplásica o hemolítica.

Las sulfonilureas más utilizadas son glibenclamida, gliclazida, glimepirida y glipizida. Las de primera generación (clorpropamida y tolazamida), muy populares en el pasado, han sido reemplazadas por las nuevas generaciones de hipoglucemiantes orales, de fácil manejo y menos efectos colaterales.

Glibenclamida. Tiene una acción de 10 a 24 horas. La dosis es de 2.5 a 5 mg VO diarios en una sola toma; puede darse una dosis máxima de 20 mg al día dividida en dos o tres tomas antes de las comidas. No se recomienda en pacientes ancianos o con filtración glomerular menor a 50 ml/min

Gliclazida MR. Se puede iniciar con dosis de 30-60 mg OD, dosis máxima 120 mg

Glimepirida. Tiene una vida media más prolongada, hasta de 24 horas, y puede combinarse con la insulina. Posee pocos efectos colaterales. La dosis es de 1 a 8 mg VO diarios, antes del desayuno.

Glipizida. Tiene una duración de 12 a 24 horas y la dosis puede iniciarse con 2,5-5 mg VO diarios antes del desayuno. Se recomienda disminuir la dosis a la mitad en pacientes con filtración glomerular menor a 50 ml/min.

MEGLITINIDAS. Estimulan la secreción de insulina al interactuar con los canales de potasio de la célula β. El perfil de la secreción de insulina es corto y rápido, por lo que usan fundamentalmente para corregir la hiperglucemia postprandial.

Repaglinida. Es un estimulante de la secreción de insulina no sulfonilurea derivado del ácido benzoico, que bloquea los canales de potasio sensible a ATP. Es útil para el tratamiento de la diabetes tipo 2, tiene una vida media muy corta y puede usarse en pacientes con insuficiencia renal, pero no con insuficiencia hepática. La dosis para pacientes nuevos es de 0.5 mg VO antes de cada comida y para los ya tratados con otros hipoglucemiantes, 1 a 2 mg.

Nateglinida. Es un derivado de la fenilalanina de acción rápida y de corta duración. Se indica a la dosis de 90-180 mg VO día antes de las comidas.

TIAZOLIDINEDIONAS. Son compuestos que reducen la resistencia a la insulina mediante la unión al receptor nuclear PPAR-γ; su acción se ejerce en el músculo esquelético, tejido adiposo e hígado. Se pueden combinar con la insulina en la diabetes mellitus tipo 2 que no responde a más de 30 U diarias. Las tiazolidinedionas disminuyen las concentraciones plasmáticas de la terfenadina y los anticonceptivos orales y no se deben usar en pacientes que reciben colestiramina, pues esta reduce su absorción en un 70%. La rosiglitazona y la pioglitazona son actualmente de uso limitado por ciertos efectos adversos como retención hídrica con edema, aumento de peso a expensas de retención hídrica e incremento del tejido graso subcutáneo y osteoporosis complicadas con fracturas. La pioglitazona se puede combinar con las sulfonilureas, la metformina e insulina. Se deben evitar en pacientes con enfermedad hepática, elevación de las aminotransferasas y hepatocarcinoma, por lo que se deben controlar periódicamente las pruebas hepáticas. La dosis de pioglitazona es de 15 a 30 mg/día VO; máximo 45 mg/día y la rosiglitasona.

Acarbosa. Inhibe la α *glucosidasa* en el intestino delgado para que los carbohidratos complejos no se conviertan en monosacáridos y sean absorbidos. Es útil en hiperglucemias a predominio postprandial y ancianos; contraindicado en pacientes con cirrosis o niveles de creatinina mayores de 2 mg/dl. Puede producir flatulencia, diarrea y dolor abdominal. La dosis es de 50 a 100 mg VO TID antes de las comidas.

ANÁLOGOS DE LAS INCRETINAS E INHIBIDORES DE DPP-4.

Actualmente se conoce un nuevo mecanismo en la fisiopatología de la diabetes tipo 2, que es el déficit en la producción o acción de las incretinas, hormonas de origen intestinal que estimulan la secreción de insulina endógena con la ingesta oral de nutrientes (no observada con la administración de glucosa endovenosa o parenteral); además, promueven la captación de glucosa por los tejidos y estimulan el crecimiento, diferenciación y regeneración de los islotes pancreáticos.

El efecto incretina ayuda a regular los niveles postprandiales de glucosa y es responsable del 50-70% de la secreción de insulina en respuesta a una carga de glucosa oral. Las principales incretinas son el GLP-1 (*glucagon like peptide*) y el GIP (*polipéptido insulinotrópico dependiente de la glucosa*); estas ejercen su acción insulinotrópica a través de receptores acoplados a la proteína G, los cuales se encuentran altamente expresados en las células β del páncreas y otras células no insulares; ambas hormonas tienen efectos tróficos y antiapoptóticos sobre la células β del páncreas. El GLP-1 funciona en el llamado sistema de "ruptura ileal" cuando los nutrientes alcanzan el intestino delgado; desde allí inhibe la motilidad gastrointestinal superior, reduce la velocidad del vaciamiento gástrico y las secreciones intestinales, además de disminuir el apetito (inducen saciedad), e inhibe la secreción endógena de glucagon. El GLP-1 parece ser el mediador mayor del efecto incretina, se produce en las células enteroendocrinas localizadas en el intestino delgado y grueso, en donde se procesa el proglucagon por efecto de una prohormona convertasa de tipo 1 (PC1); el GLP-1 también se genera en las células α del páncreas y en el SNC, particularmente en el tallo cerebral, desde donde es transportado para desarrollar acciones metabólicas, cardiovasculares y neuroprotectoras. Ambas incretinas son inactivadas en pocos minutos mediante clivaje N-terminal por la enzima *dipeptidil peptidasa*

Existen dos estrategias para obtener el efecto de las incretinas; la primera consiste en análogos de GLP-1 parenterales, los cuales se unen al receptor de GLP-1 ejerciendo el mismo efecto de la hormona pero por un tiempo más prolongado; la segunda clase mediante la inhibición de la enzima DPP-4 por vía oral (Tabla 70).

TABLA 70. COMPARACIÓN DE LOS EFECTOS DE LOS ANÁLOGOS DE GLP-1 E INHIBIDORES DE DPP-4

Característica	Análogos de GLP-1	Inhibidores de DPP-4
Disponibles	Exenatida, liraglutida	Sita, vilda, saxa y linagliptina
Presentación	parenteral	oral
Disminución HBA1c	1- 1.5%	0.5- 0.9%
Hipoglucemia	Muy bajo riesgo	Muy bajo riesgo
Peso	Reducción	Neutro
Efectos adversos	Náuseas (30-50%)	Infrecuentes
	y pancreatitis	infecciones respiratorias

Análogos de GLP-1	Dosis
Exenatide	5 μg SC BID, 1 hora antes de las comidas
	Después de 1 mes: 10 μg SC dos veces al día
	Liraglutide Iniciar con 0.6 mg SC OD; a la semana aumentar a
	1.2 mg SC/día. Puede aumentarse a 1.8 mg según respuesta

Inhibidores de DPP-4	
Sitagliptina	50 mg BID (sola o combinada con metformina)
Vildagliptina	50 mg BID (sola o combinada con metformina)
Saxagliptina	2.5- 5 mg OD (sola o combinada con metformina)
Linagliptina	5 mg OD (sola o combinada con metformina)
Alogliptina	25 mg OD

Exenatida. Análogo de la *GLP-1* que disminuye la hemoglobina glicosilada hasta 1.5%. Está contraindicada en pacientes con filtración glomerular menor a 30 ml/min y puede usarse en combinación con metformina, sulfonilureas y/o tiazolidinedionas. La dosis es de 5-10 µg SC BID, en cualquier momento dentro de un período de 60 minutos previos al desayuno y cena; está disponible en dispositivos precargados.

Sitagliptina, vildagliptina, saxagliptina. Son inhibidores de la *dipeptidil peptidasa 4 (DPP-4),* razón por la que aumentan la actividad del sistema incretina al bloquear o interferir la degradación de GLP-1 por esta *endopeptidasa.* La mayor ventaja de los inhibidores de DPP-4 sobre los análogos de la GPL-1, es que pueden administrase por vía oral, tienen una eficacia similar a los hipoglucemiantes orales, aumentan la secreción de insulina pero son más costosos. Actualmente se hacen estudios a largo plazo para garantizar su seguridad con los años de uso. Se han relacionado con tres efectos indeseables: infecciones recurrentes del tracto respiratorio superior, pancreatitis agudas, cáncer de páncreas e hiperplasia de las células parafoliculares (C) de la glándula tiroides, que puede generar carcinoma medular. Esto ha sido un tema de debate en congresos sin que hasta ahora se haya podido establecer esta relación de manera definitiva.

La dosis de sitagliptina es de 100 mg VO OD (al combinarse con metformina es de 50 mg VO BID); la vildagliptina, 50-100 mg VO BID; se recomienda ajuste de dosis a 50 mg/día en aquellos pacientes con filtración glomerular entre 49 y 30 ml/min y 30 mg/día con filtración glomerular menor a 30 ml/min. La dosis de saxagliptina es de 5 mg VO OD, y para pacientes nefrópatas existe una presentación de 2,5 mg. Actualmente se encuentran disponibles solas o combinadas con metformina.

INSULINAS. Las insulinas se indican de entrada en el diabético tipo 1 y, en el tipo 2 cuando fallan los cambios de estilo de vida y los hipoglucemiantes orales por posible agotamiento de las células β del páncreas; a estos últimos pacientes no se les llama "insulinodependientes" sino "insulinorrequirientes". Seguidamente se enumeran las indicaciones de la terapia insulínica en la diabetes tipo 2.

Indicaciones de la terapia insulínica en la diabetes tipo 2

1. Hiperglucemia severa en el momento del diagnóstico
2. Hiperglucemia a pesar de la dosis máxima de hipoglucemiantes orales

3. Descompensación aguda debido a situaciones intercurrentes: infecciones importantes, infarto agudo del miocardio, accidente cerebrovascular, diarreas agudas, politraumatismos, quemaduras, cirugía mayor electiva, tratamientos con esteroides, inmunosupresores, antineoplásicos, tendencia a la cetoacidosis y coma hiperosmolar

4. Pérdida de peso incontrolable

5. Combatir rigurosamente la glucotoxicidad

6. Perioperatorio

7. Diabetes gestacional y embarazadas diabéticas

8. Reacción alérgica severa a hipoglucemiantes orales.

En líneas generales, las insulinas son de tres tipos: puras cromatográficamente de origen bovino, monocomponentes de origen porcino y humanas (obtenidas por ingeniería genética). Las insulinas utilizadas actualmente son las humanas elaboradas por recombinación genética obtenidas por ADN recombinante (la ingeniería genética manipula algunos aminoácidos de la molécula original para mejorar su acción y perfil farmacocinético). Por la duración de su efecto pueden ser de acción rápida, intermedia y larga (Tabla 71).

TABLA 71. FARMACOCINÉTICA DE LAS INSULINAS Y SUS ANÁLOGOS

CLASE	NOMBRE	MARCA	INICIO DE ACCIÓN
Acción rápida	lispro	Humalog	5 — 15 min
	aspart	Novolog	5 — 15 min
	glulisina	Apidra	5 — 15 min
Acción corta	humana regular	Humulin R	30 — 60 min
		Novolin R	30 — 60 min
Acción intermedia	humana NPH	Humulin N	2 — 4 h
		Novolin N	2 — 4 h
Larga duración (basal)	glargina	Lantus	1 h
	detemir	Levemir	1 — 2 h
Insulina premezclada	humana NPH/regular	Humulin 70/30	30 — 60 min
		Novolin 70/30	30 — 60 min
	lispro protamina / lispro	Humalog 75/25	5 — 15 min
	aspart protamina / aspart	Novolog 70/30	5 — 15 min

INSULINAS DE ACCIÓN RÁPIDA. Tienen un comienzo de acción muy rápido y se utilizan para disminuir el pico hiperglucémico postprandial; incluyen los análogos (lispro, aspart, glulisina) y la insulina regular.

Insulinas análogas de acción rápida. También se llaman ultrarrápidas porque su acción comienza en minutos, por lo que no es necesario esperar entre su aplicación y la comida, incluso se pueden administrar antes o inmediatamente después de comer. Se asocian con menor incidencia de eventos hipoglucémicos, especialmente durante la noche, ya que se metabolizan más rápido.

Lispro. La insulina humana está formada por dos cadenas de aminoácidos unidas por dos puentes disulfuros. En la cadena β, en las posiciones 28 y 29 se encuentran respectivamente los aminoácidos prolina y lisina, que al intercambiarse a lisina y prolina, tecnológicamente producen un análogo de la insulina (lisina y prolina) que se denomina *lispro.* Al quedar el aminoácido lisina en la posición 28 y el aminoácido prolina en la posición 29 le confiere la capacidad de pasar como monómero directo a la sangre al ser inyectada por vía subcutánea, sin aglutinarse ni precipitarse, se absorbe mejor, comienza a actuar más rápido y su duración es menor que la insulina regular. Puede ser administrada entre 0 y 15 minutos antes de la comida, controla mejor la glucemia de 1 a 2 horas después de comer, reduce la frecuencia de hipoglucemias postprandiales o nocturnas y tiene un pico de acción más corto que la insulina regular.

Aspart. Se diferencia de la insulina humana por el cambio del aminoácido aspártico por prolina en la posición 28 de la cadena β (β 28).

Glulisina. Se sustituye la lisina por asparagina en la posición β3 y el ácido glutámico por lisina en la posición β 29.

Insulina regular. También llamada insulina cristalina, surge de la unión de insulina humana recombinante más zinc en forma de cristales. Al inyectarse por vía subcutánea se deposita como hexámeros y se va disociando en dímeros y monómeros, que son los que pasan el endotelio y luego a la circulación. Se espera alrededor de media hora entre su aplicación y la ingesta de la comida principal para un mejor efecto. Es la única insulina que se pueden emplear por vía EV, su acción es inmediata y se prolonga por dos horas; sin embargo, cuando se administra por vía SC, el efecto es menos rápido, su pico de acción ocurre entre las 2 y 4 horas y su duración se prolonga por 5 a 7 horas. La insulina regular se usa cada 4 a 6 horas y se emplea en situaciones agudas como estupor y coma cetoacidótico. También se puede mezclar con insulina de acción intermedia antes de las comidas principales en pacientes diabéticos que presentan hiperglucemias postprandiales, infectados, infarto del miocardio y cuando van a ser sometidos a cirugía.

Insulinas de acción intermedia (NPH). La NPH se presenta en una suspensión de insulina regular unida a protamina y zinc, lo que le confiere una acción prolongada, con un comienzo de acción de 1 a 3 horas, el pico de mayor acción ocurre entre las 6 y 12 horas y dura hasta 20 horas. Se usa en combinación con insulinas análogas rápidas o insulina regular y solo se aplica por vía subcutánea. La terapia con insulina NPH se debe modificar según muchos factores (ver adelante). La inyección SC se hace en la capa profunda del tejido celular subcutáneo, por el propio paciente o un familiar cercano; las agujas, jeringas y la asepsia deben ser rigurosamente estériles; los sitios de inyección son los brazos, muslos, abdomen y nalgas, siempre en forma alterna, y no deben causar dolor, irritación o formar bultos.

Insulinas análogas de larga duración o lentas (glargina y detemir). Para obtener la *glargina*, el aminoácido asparagina se sustituye por glicina en la posición 21 de la cadena α (α 21) de la insulina recombinante y dos argininas se agregan en la terminación carboxilo de la cadena β. Al inyectarse el ph tisular la hace precipitarse y de ahí su larga duración, sin picos importantes y con una acción mantenida y regular durante 24 horas; es más estable que la NPH y produce menos hipoglucemias severas. Se puede combinar con hipoglucemiantes orales, especialmente con metformina o inhibidores de DPP-4 y con la insulina lispro (pero no se puede mezclar con otras insulinas). Se describe un 10% de pacientes que requieren dosis BID sobre todo cuando los requerimientos de insulina son mayores de 20 unidades día. Para producir el *detemir* se elimina la treonina en la posición β 30 y un ácido graso se añade al aminoácido en la posición β 29 (ácido mirístico), el cual confiere unión reversible a la albúmina, ya que esta insulina es soluble tanto en el vial como en tejido subcutáneo. La necesidad de aplicar dos dosis al día es mayor con detemir. Un paciente que recibe insulina puede presentar cualquiera de las siguientes respuestas bioquímicas.

Fenómeno del alba. Consiste en una elevación de la glucemia entre 5 y 9 de la mañana; se debe al aumento fisiológico de las hormonas contrarreguladoras, especialmente hormona del crecimiento y cortisol a estas horas, que lleva a liberar glucosa hepática. Si la insulina es insuficiente o incapaz de contrarrestar estas hormonas, el efecto neto será hiperglucemia matutina.

Efecto Somogyi. Se caracteriza por un aumento matutino de la glucemia en ayunas, pero precedido por una hipoglucemia en la madrugada, caracterizada por cefalea, palpitaciones y sudoración; se explica por la liberación de hormonas contrarreguladoras de la glucemia en respuesta a la hipoglucemia. Hay que mantenerse alerta ante una glucemia en ayunas creciente porque lo sensato es reducir la dosis de insulina y no aumentarla.

Alergia a la insulina. Puede ser local (eritema o pápula) en el sitio de la inyección o generalizada (anafilaxia, edema de glotis y púrpura) por la producción de autoanticuerpos; de mayor incidencia en el pasado por el uso de insulinas de origen bovino, porcino o humana, actualmente en mínima proporción por las nuevas insulinas. Se recomienda la desensibilización con dosis centesimales crecientes de insulina. Las reacciones locales se controlan con antihistamínicos, y las generalizadas, como el *shock* anafiláctico, con adrenalina, corticoesteroides y oxígeno.

Diabetes frágil. Se denomina así a la diabetes inestable de los pacientes insulinodependientes y se describe en apenas 1-2% de los pacientes con diabetes tipo 1; su control es tan lábil que frecuentemente oscila entre una marcada hipoglucemia y la cetoacidosis. Existen formas de diabetes frágil idiopáticas o primarias sin causa reconocida, y las secundarias, que incluyen insulinoterapia inadecuada, dieta inapropiada, infecciones bacterianas o tuberculosis y trastornos endocrinos como hipertiroidismo, hipopituitarismo y la enfermedad de Addison. En los pacientes con diabetes frágil debe hacerse una cuidadosa evaluación de la insulinoterapia (tipo de insulina, dosis, forma y hora de administrarla), la dieta (comer a la hora y cálculo adecuado de los alimentos y sus equivalentes), y finalmente, la detección de posibles enfermedades intercurrentes.

REGÍMENES INSULÍNICOS. Muchos algoritmos se han creado con la finalidad de ajustar la dosis de insulina, sean de larga duración, intermedia o acción rápida. Estos algoritmos incluyen un automonitoreo con glucemias capilares frecuentes precomidas y hora sueño para poder detectar en donde se encuentran los picos de hiperglucemia y así decidir cuál dosis aumentar o en caso contrario, detectar hipoglucemias para disminuir las dosis correspondientes. Lo más importante es manejar bien el conocimiento de la farmacocinética de las insulinas y saber cuál dosis es la responsable de tal respuesta y hacer el ajuste correcto. Es así como para el caso de las insulinas de acción intermedia o de larga duración, se recomiendan ajustes del 10 al 20% de la dosis y un seguimiento de 48 horas para ver la estabilización de la respuesta ante este cambio.

En general se recomienda que los pacientes diabéticos tipo 1 inicien esquemas de insulina calculados a partir de 0,8 U/Kg/día, mientras que con los de tipo 2, el inicio debe ser más gradual, con cálculos de 0,5 U/Kg/día e incluso menores, ya que en algunas ocasiones pueden combinarse con hipoglucemiantes orales. En este capítulo se revisan los tres regímenes clásicos (tradicional, basal con bolos e infusión), con la salvedad de que el tratamiento de cada paciente se debe individualizar y, obviamente, tiene muchas variantes.

1. Esquema tradicional. Si la insulina NPH sola y combinada con hipoglucemiantes orales no logra controlar la diabetes, se debe iniciar el esquema tradicional de mezclas. Este utiliza insulina NPH e insulina regular. La insulina NPH se mezcla con la regular en el predesayuno y la precena, esta última cubre las hiperglucemias postprandiales del desayuno y cena, mientras que la insulina NPH con solo 2 inyecciones diarias se espera que controle la hiperglucemia postprandial del almuerzo, más los requerimientos basales de insulina, considerando el pico de concentración en sangre que hace a las 6 horas de su administración que suele coincidir con la hora del almuerzo. La dosis total calculada se divide en tres tercios de manera que dos tercios se administran en el predesayuno y un tercio en la precena. A su vez, los dos tercios de la mañana se dividen entre tres, de los cuales dos son la dosis predesayuno de NPH y el otro la dosis predesayuno de la insulina regular; para la dosis de la precena se divide igual, en tres tercios, dos para la NPH y otro para la regular. La dosis de la precena se puede separar, se deja la insulina regular en la precena desplazando la insulina NPH para la hora sueño.

Ejemplo: paciente de 70 Kg que inicia esquema de insulina a 0,5 U/Kg/día.

Dosis total = 0,5 U x 70 Kg = 35 U/día
35 ÷ 3 = 12 (se redondea la cifra al número par mayor)
Predesayuno = 24 U de insulina ÷ 3 = 8.
Predesayuno = 16 U de NPH + 8 U de cristalina
Precena = 12 U de insulina ÷ 3 = 4
Precena = 8 U de NPH + 4 U de cristalina

Empleo de la insulina 70 NPH/30 regular dos veces al día. Esta es una premezcla que viene en vial combinada, es más fácil para el paciente porque no tiene que mezclar insulinas ni hacer mas cálculos, simplemente se aplica la dosis descrita vía subcutánea dos veces al día, predesayuno y precena.

Dosis total inicial: 0.5 U kg de peso, distribuidas así:
2/3 de la dosis antes del desayuno y 1/3 de la dosis antes de la cena

Ejemplo: Persona diabética con 50 kg de peso. Dosis total, 25 U (50 x 0.5)
25÷3=8
16 U antes del desayuno y 8 U antes de la cena

2. Esquema basal bolos. Actualmente es el más recomendado por su similitud con el ritmo fisiológico de la secreción de insulina, aunque para el paciente implica cuatro inyecciones diarias, una de insulina de larga duración (glargina, detemir) a la hora sueño y tres de insulinas análogas de acción rápida precomidas. Para el cálculo de la dosis se divide 50% para la insulina de larga duración y 50% para la de acción rápida, y luego se divide ese 50% entre las tres comidas principales.

Ejemplo: paciente 70 Kg que inicia esquema de insulina a 0,5 U/Kg/día
Dosis total = 0,5 U x 70 Kg = 35 U de insulina ÷ 2 = 18
Precomidas = 18 U de insulina ÷ 3 = 6
Predesayuno, pre almuerzo y precena = 6 U de insulina rápida
Hora sueño = 18 U de insulina de larga duración (glargina, detemir)

3. Bomba de infusión. Ideado para pacientes diabéticos tipo 1, consiste en una preparación de insulina de acción rápida que se administra de manera continua a través de un catéter. El dispositivo permite una infusión basal (usualmente 1 U/h) con posibilidad para administrar bolos extras precomidas o para corregir cambios glucémicos durante el día. Los dispositivos tienen incorporado un sensor de glucemia tisular continuo que mejora el control glucémico y alerta incrementos y descensos en la glucemia, lo que permite un monitoreo más eficaz y evita eventos de hipoglucemia inadvertida.

En el contexto de un paciente bien controlado, sin enfermedades intercurrentes, que presente un pico hiperglucémico que se desee corregir, el ajuste de la dosis de insulina rápida o regular antes de las comidas puede hacerse de la manera siguiente:

Calcular el factor de sensibilidad insulínico. Se define como la cantidad de mg de glucemia que es capaz de disminuir o metabolizar 1 U de insulina de acción rápida o regular. Se establece un cociente cuyo numerador es un número fijo (1.800 en el caso de insulinas de acción rápida y 1.500 en insulina regular) y el denominador es el cálculo total de insulina/día que el paciente requiere. Este valor se usa luego en la fórmula correctora siguiente para determinar la cantidad de insulina de acción rápida o regular necesaria para alcanzar una glucemia meta: glucemia actual - glucemia meta / factor de sensibilidad insolitico. Este método de cálculo de corrección es utilizado con frecuencia en diabéticos tipo 1.

Ejemplo. Paciente que con una dosis total de 60 U utiliza insulina rápida (glulisina) precomidas, logra mantener habitualmente la glucemia por debajo de 120 mg/dl, su factor de sensibilidad insulínico es de 1.800/60, es decir, 30 (1 U de insulina rápida baja la glucemia en 30 mg/dl), de manera que ante una glucemia por ejemplo de 300 mg/dl antes del almuerzo, el suplemento o dosis de insulina rápida sería (300–120)/ 30= 6 U, es decir, corresponden al paciente antes del almuerzo 6 U de insulina rápida. Si la insulina usada es regular, el numerador para el cálculo del factor de sensibilidad insulínica es 1.500 en lugar de 1.800, y todo lo demás es igual.

Modalidades de insulinización. La insulina se emplea como monoterapia o combinada con hipoglucemiantes orales (*terapia combinada*); es preferible mezclar la insulina con agentes insulinosensibilizantes (metformina o glitazonas), pero existe también experiencia con secretagogos de insulina o la combinación de estos con sensibilizantes más insulina. La administración de insulina suele iniciarse con una dosis de glargina o de acción intermedia en la noche antes de acostarse, a dosis variable, entre 8 y 12 U, y se va graduando según los resultados. Recordemos siempre el cálculo de las unidades de insulina por Kg/día, ya que es un buen indicador de ajuste diario de insulina. Si el paciente está recibiendo hipoglucemiantes orales, el cambio a insulina se debe hacer gradualmente hasta suspender la medicación oral.

Tratamiento personalizado. Constituye actualmente el paradigma en el abordaje terapéutico de la DM tipo 2. Exige tomar en cuenta las características particulares de la enfermedad, comorbilidades, preferencias del paciente y disponibilidad de recursos. Existen numerosas guías de tratamiento personalizado basadas en los valores iniciales de la HbA1c y la situación clínica del paciente (edad, duración de la diabetes, obesidad, enfermedad renal crónica) que ayudan a seleccionar la opción más adecuada en cada caso. Dependiendo de las cifras de la HbA1c se debe variar el tratamiento si el valor es menor de 8%, si está entre 8-10% o si es mayor de 10%.

HBA1c <7.5%. Se inicia con modificaciones del estilo de vida por 3 meses; si no se logra la meta adecuada se agrega la monoterapia con hipoglucemiantes orales. La metformina es el medicamento ideal a no ser que haya intolerancia;

como alternativa, cualquiera de las siguientes: sulfonilureas, un análogo de los receptores de GLP-1, un inhibidor de DPP-4, tiazolidindionas o acarbosa. Si con la monoterapia no se consigue el objetivo en un lapso de tres meses y la HbA1c se mantiene por encima de 6,5%, se pasa a terapia dual.

HBA1c ≥7.5%. Se inicia una combinación de fármacos, llamada *terapia dual,* tales como metformina más inhibidores de DPP-4 (en una sola tableta), sulfonilureas o un análogo de GLP-1. Si el paciente está muy sintomático se debe iniciar con metformina más insulina basal, a menos que este realmente cumpla con los cambios estrictos y drásticos de su dieta. Los hipoglucemiantes aún combinados no suelen bajar la HbA1c más de 3-4%, por lo que en un lapso de 3 meses de no conseguirse la meta glucémica se aumenta a la terapia triple o se intensifica la terapia con insulina. En la *terapia triple* podemos combinar metformina con inhibidores de DPP-4 y sulfonilureas, o metformina con agonistas de los receptores de GLP-1 e insulina

HBA1c >9%. En pacientes oligosintomáticos se puede iniciar con terapia dual o triple. Si el paciente está muy sintomático y con marcada pérdida de peso, es preferible comenzar con una insulina basal asociada a metformina. Si no se logran las metas de control se debe pasar a la terapia basal-bolos.

Educación del paciente y la familia. El apoyo psicológico es importante para el diabético y su familia. Se debe aceptar la realidad de una enfermedad incurable y crónica, pero que puede ser controlada con la constante cooperación del paciente y su grupo familiar. Siempre se debe valorar la capacidad intelectual y la situación laboral del enfermo; restringir las funciones de aviadores, conductores profesionales de vehículos pesados, albañiles, electricistas, bomberos, cocineros, panaderos y mineros. El paciente diabético debe dedicar una atención especial al aseo personal, cuidar su dentadura y visitar al dentista por lo menos dos veces al año. Es fundamental el cuidado de los pies debido a la gran facilidad de presentar abrasiones, heridas, ampollas y micosis superficiales que pueden conducir a la infección y la gangrena, complicaciones que en un gran número de pacientes llevan a la amputación de los miembros. El lavado de los pies debe ser hacerse diariamente con agua tibia y un jabón suave no irritante; el secado debe ser cuidadoso, con una toalla suave, especialmente entre los dedos (revisarlos minuciosa y continuamente en busca de lesiones); frotarlos suavemente con cremas lubricantes a base de lanolina o de metil y propilparabeno; usar talco en caso de transpiración para evitar la humedad. Se deben evitar las sustancias irritantes como tintura de yodo o timerosal. Las uñas de los pies se deben limar y recortar con mucha delicadeza, en forma recta, sin cortar las esquinas ni herir la piel; nunca más cortas que los tejidos blandos vecinos. Los pacientes con trastornos de la visión no deben cortarse por sí mismos las uñas o los callos. En caso de uñas encarnadas o grandes callosidades se debe buscar la ayuda de un podólogo. Usar medias sin elástica, de lana o algodón que no tengan costuras o remiendos, y zapatos de cuero suave, punta ancha, tacones anchos y bajos, que se adapten cómodamente al arco del pie y a los talones (siempre inspeccionar que no tengan cuerpos extraños como clavos o piedrecillas). Nunca andar descalzo, deben evitarse pantuflas, zuecos y chancletas que dejen al descubierto gran parte del pie.

TRATAMIENTO DE LAS COMPLICACIONES

Se analizará el tratamiento de las complicaciones agudas y crónicas más frecuentemente observadas en el diabético: metabólicas agudas (cetoacidosis, coma hiperosmolar y coma hipoglucémico), la neuropatía, el pie diabético, la nefropatía, la retinopatía, la diabetes y el embarazo y las enfermedades cardiovasculares.

Cetoacidosis diabética. Una vez diagnosticada la cetoacidosis diabética deben hacerse exámenes de laboratorio en forma seriada para la administración racional de los medicamentos.

1. Glucemia horaria
2. Electrólitos (sodio, potasio, cloro) y gases arteriales cada 2-4 horas
3. Hematología, urea y creatinina
5. Cultivos de líquidos, orina, secreciones y hemocultivos; sobre todo si hay signos de infección
6. Calcular la osmolaridad efectiva: 2 (Na sérico + glucemia). Suele ser variable pero en general no sobrepasa los 320 mOsm/Kg, cifra que permite diferenciar la cetoacidosis del coma hiperosmolar. La base del tratamiento del coma diabético consiste en ofrecer hidratación, insulina cristalina, potasio y bicarbonato.

Hidratación. Se inicia con solución salina al 0.9%, 500 a 1000 ml en las primeras dos horas (a menos que el paciente presente evidencias de insuficiencia cardíaca). Dependiendo del estado de hidratación del enfermo y de su estado hemodinámico, podría utilizarse solución salina, 0.45% monitoreando la tensión arterial, la diuresis y la PVC (es preferible manejar estos pacientes con una vía central). Muchas veces es necesario usar hasta 7 L en 24 horas debido al déficit de agua que presentan, razón por la que debe calcularse individualmente cada enfermo. Una vez que la glucemia sea igual o menor de 250 mg/dl se puede administrar solución 0.45% con glucosa al 5%, 150-200 ml/hora. La determinación del sodio plasmático orienta el tipo de solución a usar.

Insulina. Debe emplearse siempre la insulina regular por vía EV, ya que en la deshidratación severa la absorción subcutánea está disminuida. Se administra un bolo de 0,1 U/kg de peso y de mantenimiento 0,1 U/kg/hora. Recordemos que la insulina estimula la entrada de potasio a la célula, y si existe inicialmente una hipokalemia acentuada puede producirse un trastorno de la conducción aurículoventricular y paro cardíaco, de manera que en estas condiciones, antes de iniciar la insulinoterapia es recomendable el uso de KCL, bolo de expansión adicional y control estricto de la diuresis y el potasio sérico. Si durante el seguimiento, la glucemia no disminuye entre 50-70 mg en la primera hora, la dosis se puede duplicar. Una vez obtenidos niveles de glucemia entre 250-300 mg/dl, la insulina puede reducirse a la mitad. No se debe disminuir la glucemia por debajo de 150 mg/dl hasta alcanzar los criterios de resolución (ver más adelante). Cuando el paciente ingiera alimentos se inicia la insulina NPH, a las 8 am y 5 pm, según los niveles de glucemia, o los análogos de insulina de acción prolongada una vez al día.

Potasio. El objetivo es mantenerlo entre 3,5-5,0 mEq/L. Con un potasio sérico menor de 3,5 mEq/L, no se debe administrar insulina e indicar 40 mEq de potasio por litro de sol 0,9% hasta llevarlo a 3.5. En pacientes con potasio sérico mayor de 5 mEq/L, insuficiencia renal crónica u oligoanuria no se debe administrar potasio y solicitarlo cada 2 horas. Potasio sérico >3,5 y <5 mEq/L, administrar 20 mEq/litro de KCL (2-4 mEq/kg/día).

Bicarbonato. No es recomendable su uso rutinario en la cetoacidosis diabética, ya que la acidemia tiende a corregirse con la hidratación y la terapia insulínica. Se debe administrar cuando el pH arterial sea < 6,9, posterior a la expansión de líquidos inicial, para lo cual se diluyen 5 g de bicarbonato de sodio en 200 a 400 ml de agua estéril y se administra a razón de 100ml/ hora; se recomienda la corrección en un lapso mayor de 4 horas. La cantidad total de bicarbonato a pasar en 24 horas se puede calcular en miligramos según la fórmula siguiente: bicarbonato de sodio= HCO_3 ideal (24) - HCO_3 real x (0.4 x Kg peso).

Fosfatos. Se justifica si la fosfatemia es menor de 2 mg/dl 6 horas después del tratamiento de la cetoacidosis y si la calcemia es normal. Suelen administrarse

20-30 mEq de fosfato potásico en el curso de varias horas. Los pacientes alcohólicos y los desnutridos pueden necesitar dosis mayor.

Otros medicamentos. Complejo B, 2 ml en cada frasco, sobre todo en las primeras etapas de la hidratación; gluconato de calcio al 10% 10 ml y sulfato de magnesio al 20% 10 ml después de los dos primeros litros de solución.

La recuperación de la cetoacidosis se establece por lo general antes de las 12 horas, la alimentación debe iniciarse cuando el paciente cumpla con los criterios de resolución: pH mayor a 7,3, bicarbonato mayor a 18 mEq y glucemia menor a 250 mg/dl.

Síndrome hiperglucémico, hiperosmolar no cetósico. Se define un cuadro clínico dado por una osmolaridad sérica mayor de 320 mOsmol/Kg. Durante el tratamiento se debe tener cuidado con el edema cerebral y la hemólisis. La hidratación inicial expansora y puede estar entre 1 a 1,5 litros de solución 0,9% en una hora, y luego, a partir de la segunda hora, según las condiciones hemodinámicas del paciente se continúa con una hidratación de 500 ml/hora de sol 0,9%. En el caso de mantener niveles de sodio mayores a 145 mEq/L, tras la expansión del volumen se deben administrar soluciones hipotónicas a una velocidad de infusión de 200-300 ml/h. La administración de insulina regular debe hacerse por vía EV (goteo) en vez de SC o IM; se comienza con un bolo de 0.1 U/kg y luego infusión continua a una velocidad de 0,1 U/Kg/h, con lo que se espera un descenso de la glucemia de 10%/h. Los pacientes con este tipo de coma pueden ser muy sensibles a la insulina, si no tienen una infección intercurrente. Al igual que en la cetoacidosis antes de insulina se intenta reponer los niveles de potasio para una meta de 3,5-5,0 mEq/L y seguir su monitoreo durante la infusión para evitar la hipokalemia.

Coma hipoglucémico. Se habla de hipoglucemia en el adulto diabético cuando esta desciende por debajo de 70 mg/dl con o sin síntomas. Cuando el paciente está consciente se indican tabletas de glucosa de 20 g, expresamente elaboradas con esta finalidad, o bebidas azucaradas por vía oral: jugos de frutas, caramelos, agua con azúcar o solución glucosada al 30%. En caso de estupor o coma se administra un bolo de 25 g de dextrosa al 5 o 10% (equivalente a 500 o 250 ml respectivamente); luego, se sigue con una infusión continua de solución glucosada al 10% que se inicia a 2 mg/Kg/min o 10 g/h; a cada frasco se le debe agregar 20 mEq de KCL. Como alternativa en casos agudos se puede administrar glucagon 1 mg IM o SC. La solución glucosada se debe mantener hasta estar seguro de la estabilidad de la glucemia, medir la glucemia capilar al comienzo cada 30 a 60 min, y al estabilizar la infusión se puede espaciar cada 2-4 horas. Los pacientes que reciben clorpropamida pueden tener hipoglucemias rebeldes y remitentes en días. En caso de resistencia a las soluciones glucosadas se debe indicar hidrocortisona 200 mg EV STAT. La dieta y el régimen farmacológico se establecen progresivamente según la recuperación del paciente y la etiología del evento hipoglucémico.

Pie diabético. Las heridas deben limpiarse con agua y jabones detergentes, aplicar un antiséptico (deben evitarse la tintura de yodo y las cintas adhesivas fuertes sobre la piel). Controlar oportunamente las micosis superficiales como el "pie de atleta" y la onicomicosis. En caso de infecciones importantes del pie, deben tratarse enérgicamente con antibióticos parenterales, preferiblemente con el paciente hospitalizado (previo cultivo y antibiograma), recordemos que las infecciones del pie diabético suelen ser polimicrobianas con patógenos multirresistentes, por lo que el uso de antibióticos de amplio espectro es frecuente. Las radiografías son útiles para determinar el compromiso óseo (osteomielitis), aunque en la actualidad se prefiere la RM para el diagnóstico más temprano de osteomielitis. En caso de una infección importante con necrosis y gangrena establecida debe hacerse una limpieza quirúrgica rigurosa y necrectomía con extirpación de secuestros óseos. Si estas lesiones avanzan en un tiempo prudencialmente corto debe plantearse la amputación del miembro, si es posible por debajo de la rodilla, para la mejor rehabilitación y adaptación de una prótesis. La arteriografía, en otras arteriopatías obstructivas es útil para determinar el sitio y la naturaleza de la obstrucción y, por tanto, el nivel de una eventual amputación, pero en el diabético es de escaso valor debido a que el nivel de amputación depende de la magnitud y severidad de la gangrena, de la presencia de pulsos arteriales, de la severidad de la infección y del sangramiento en el punto elegido para la amputación. Sin embargo, el uso del ecodoppler de miembros inferiores ofrece mucha información sobre el estado de las arterias y la presencia de obstrucciones a lo largo del trayecto arterial y venoso, información de gran valor para decidir la conducta en cada paciente. En general, la tendencia es a evitar amputaciones mayores y tratar de hacer la intervención quirúrgica más localizada posible, ya que así se aminora el impacto sobre la morbimortalidad del paciente preservando en mayor medida su calidad de vida.

En la actualidad se están desarrollando muchos agentes que actúan en el ámbito molecular, tales como factores de crecimiento tópicos que están involucrados en la patogénesis de las lesiones del pie diabético y que al ser aplicados de forma local muestran mejoría en la cicatrización y curación de las lesiones neurovasculares propias de esta entidad.

Retinopatía diabética. La retinopatía diabética puede ser no proliferativa (RDNP) y proliferativa (RDP). En la RDNP se ven microaneurismas y/o microhemorragias, lesiones venosas y exudados duros y blandos. En la RDP, frecuente en los diabéticos tipo 1, suelen verse neoformaciones vasculares, hemorragia del vítreo, proliferación fibrosa secundaria y desprendimiento de retina. Para la RDP, la fotocoagulación panretinal ha demostrado una efectividad del 80% para evitar pérdida de visión, por lo que es de primera línea en pacientes con alto riesgo de RDP e incluso en diabéticos tipo 2 con RDNP con hemorragias, exudados confluentes, neovascularización y cuando hay aumento de la permeabilidad vascular demostrada con la fluoresceína.

También se describe entre los procedimientos de segunda línea la vitrectomía en pacientes con enfermedad de retina severa que no califican para fotocoagulación o no responden de forma satisfactoria. La vitrectomía está indicada en las hemorragias del vítreo no reabsorbibles o cuando está conservada la función de la retina. En el caso del edema macular se utiliza la fotocoagulación localizada, las lesiones de la macula son identificadas por angiografía con fluoreceína, y básicamente con este estudio se evidencian los microaneurismas con solución de continuidad. Para tratar el edema macular diabético se han utilizado con éxito los fármacos antiangiogénicos como el bevamizumab.

El seguimiento de estos pacientes después de estas intervenciones debe ser a los primeros 3 meses. En el caso de observar progresión, hoy día se usan inyecciones intravítreas de agentes antifactor de crecimiento (VEGF), el cual media la neovascularización en la enfermedad proliferativa y el incremento de la permeabilidad observado en el edema macular. Inyecciones repetidas, tanto de pegatanib como del anticuerpo ranibizumab (ambas aprobadas por la FDA), han demostrado resultados notablemente alentadores. Las inyecciones con esteroides también se han usado como tratamiento adyuvante en combinación con láser.

Nefropatía diabética. La progresión o el inicio de la nefropatía pueden ser demorados por intervenciones que provean un control estricto de la presión arterial (<130/80 mmHg) y la glucemia. Se prefiere la dilatación selectiva de la arteriola eferente mediante el bloqueo específico del sistema renina-angiotensina con el uso de IECAs o BRA. La segunda intervención es un control meticuloso de la glucemia, sobre todo en etapas iniciales de la enfermedad, y restringir la ingestión de proteínas a 0,75 g/kg/día (alrededor del 10% del total de las calorías diarias). En aquellos pacientes con enfermedad renal avanzada, la corrección de la anemia con hierro y eritropoyetina es importante, pues si bien no detiene la progresión de la enfermedad, incide en el funcionamiento cardíaco y, por tanto, disminuye indirectamente la morbimortalidad de estos pacientes.

Dada la importancia de la detección temprana de la microalbuminuria, esta debe hacerse anualmente en todos los pacientes diabéticos. Al evaluar la microalbuminuria se deben evitar los falsos positivos presentes en enfermedad febril, ejercicios forzados o extenuantes, infección urinaria, hematuria o glucosuria significativa. Además de un excelente marcador de nefropatía diabética, la microalbuminuria se asocia a un aumento de 4-8 veces de enfermedad cardiovascular en estos pacientes. Se debe evitar el uso de agentes nefrotóxicos y contrastes (yodo y gadolinio). Las infecciones urinarias deben ser detectadas a tiempo y tratadas intensamente. El tratamiento de las dislipidemias tiene efectos beneficiosos en la macro y microangiopatía, las estatinas inhiben la proliferación mesangial. En los pacientes con nefropatía en estadios III y IV se deben usar cuidadosamente los hipoglucemiantes orales por su eliminación renal, y la insulina, emplearse con mucha prudencia. La diálisis crónica es necesaria en algunos pacientes con enfermedad renal crónica avanzada y, eventualmente, el trasplante renal.

Neuropatía diabética. Con respecto a la neuropatía periférica han surgido muchos medicamentos que intentan bloquear la generación de productos de glicación avanzada para mejorar la conducción nerviosa, tales como inhibidores de la *aldosa reductasa*, derivados del ácido octanoide como el ácido alfa lipoico (efectivo tanto en neuropatía somática como autonómica), el ácido gamma linolénico, inhibidores de la *proteína kinasa C-beta* y aminoguanidinas. La terapia con inmunoglobulina humana intravenosa, immuran y etanercept, parece ser apropiada en ciertas formas de neuropatía en que se ha evidenciado un componente de autoinmunidad neuronal.

El dolor neuropático en la neuropatía periférica depende de la fibra nerviosa afectada, por lo que los medicamentos muestran mayor o menor eficacia dependiendo de ellos. Se han usado diferentes medicamentos como *antidepresivos tricíclicos:* amitriptilina, 10 a 25 mg VO en las noches; imipramina a la misma dosis y clomipramina, 25 a 50 mg VO en las tardes; *antidepresivos no tricíclicos,* mianserina,

30 a 90 mg VO, fluoxetina y paroxetina; *neurolépticos:* flufenazina, 1 a 6 mg VO diarios. También se han empleado con menos eficacia los *anticonvulsivantes*: carbamazepina, 200 mg VO TID por seis meses; difenilhidantoína, 100 mg VO TID por 6 meses y la difenhidramina, 50 mg VO cada 12 horas. Actualmente se usa el gabapentin, 300 mg VO BID o TID hasta una cantidad máxima de 3.600 mg VO OD, en dosis divididas; pregabalina, 150 mg hasta 600 mg VO OD en dosis divididas BID, y duloxetina, 60 a 120 mg VO/día. *Otros medicamentos:* mexiletina, lidocaína y capsaicina tópica (anestésicos locales). En la neuritis simple se usa la estimulación transcutánea eléctrica del nervio afectado.

Con respecto a la neuropatía autonómica, la hipotensión postural puede ser tratada, aunque con resultados poco satisfactorios, con fludrocortisona, y como alternativas metoclopramida (pacientes con exceso dopaminérgico), yohimbina o inhibidor α 2 adrenérgico (pacientes con exceso adrenérgico), propranolol (pacientes con exceso β-adrenérgico). Para la gastropatía se recomienda una dieta baja en grasas, comidas pequeñas pero frecuentes, metocloαpramida (10 mg media hora VO antes de cada comida), domperidona (10 mg VO 15 minutos antes de cada comida) y eritromicina (125-250 mg VO cada 6-8 h). Para la enteropatía, caracterizada por constipación crónica, diarreas e incontinencia fecal, se usan antibióticos orales como tetraciclinas, trimetoprin-sulfametoxazol y metronidazol por períodos de hasta 3 semanas consecutivas (para evitar el sobrecrecimiento bacteriano), la colestiramina, 4 mg VO TID (evita la irritación del ácido biliar en el colon), difenoxilato y atropina ayudan en casos de diarrea y, por último, se recomiendan dietas libres de gluten para ayudar a un tránsito intestinal más expedito.

La disfunción eréctil puede ser tratada con inhibidores de la *fosfodiesterasa 5* (sildenafil, vardenafil y tadalafil); previamente se debe hacer una evaluación cardiovascular y el paciente no debe estar recibiendo vasodilatadores del grupo nitratos. Como respuesta al estímulo sexual, los nervios cavernosos y las células endoteliales liberan óxido nítrico, el cual estimula la formación del guanosin monofosfato cíclico (GMP cíclico), necesario para la relajación del músculo liso de los cuerpos cavernosos, llenado sanguíneo y consecuente erección. Estos fármacos son potentes inhibidores de la *fosfodiesterasa 5*, enzima que metaboliza el GMP cíclico. Los efectos colaterales del sildenafil y del vardenafil son vómitos, cefalea, enrojecimiento facial, malestar abdominal y alteraciones de la percepción visual (color y brillo); tadalafil son dispepsia, dolor de cabeza y dolor de espalda. La dosis de sildenafil es de 50 a 100 mg VO en 24 horas una hora antes del estímulo sexual; vardenafil, 5, 10 y 20 mg VO en 24 horas, una hora antes del estímulo sexual, y tadalafil, 5 mg VO OD, o 20 mg VO tres veces a la semana, o 20 mg VO a demanda.

Para la *vejiga neurogénica* se han empleado parasimpaticomiméticos como la urecholina (5 a 10 mg VO TID) y el carbachol (250 a 750 mg SC o 1 a 4 mg VO). Igualmente la micción cada 4 horas, con leve compresión manual para lograr un buen vaciamiento (maniobra de Credé). Si persiste la retención o la incontinencia urinaria puede plantearse la resección del cuello vesical.

DIABETES Y EMBARAZO. El embarazo tiende a descompensar la paciente diabética, pues los requerimientos de insulina se elevan y a veces es necesario usar grandes dosis, inclusive en pacientes que antes no la ameritaban. Aumenta la posibilidad de acidosis y de toxemia del embarazo (edema, hipertensión y albuminuria). La mortalidad fetal oscila entre el 10 y el 15%, son frecuentes los abortos espontáneos, el polihidramnios, los partos prematuros, la ruptura prematura de membranas, los fetos gigantes (macrosomía) y las malformaciones congénitas (10 veces más frecuentes que un embarazo normal) como anencefalia, meningocele, regresión caudal, espina bífida, transposición de grandes vasos, comunicación interventricular o interauricular, coartación de la aorta, duplicación ureteral, agenesia renal y anorrectal. Por otra parte, al acentuarse los trastornos metabólicos empeoran la microangiopatía, la retinopatía, la nefropatía y la neuropatía, por lo que es importante un buen control preconcepcional, especialmente con la HbA1c. La paciente diabética debe recibir ácido fólico para prevenir malformaciones del tubo neural. Con respecto a la nutrición se sugieren 30 Kilocal/kg de peso (peso actual) en caso de normopeso, 25 Kilocal/kg con sobrepeso y 20 Kilocal/kg para las obesas; el objeto de la dieta en la diabética embarazada es que no gane demasiado peso y se pueda mantener euglucémica.

La insulina NPH constituye el medicamento de primera línea, la dosis total se debe basar en la semana gestacional y en el peso de la paciente; así, en el primer trimestre se recomienda 0.7 U/kg/día, en el segundo 0.8 U/kg/día, y para el tercero de 0.9 a 1 U/kg/día. El esquema basal bolos se describe como el más efectivo en estas pacientes. Es conveniente destacar que el tratamiento de la embarazada diabética debe hacerse óptimamente en centros dotados de un equipo multidisciplinario.

Los requerimientos de insulina caen después del parto, por lo que se debe mantener vigilancia de la madre con glucemias capilares preprandiales y ajustar los requerimientos de ser necesario. La alimentación se debe establecer lo más pronto posible. El recién nacido debe ser evaluado de forma precoz por un pediatra-endocrinólogo o neonatólogo para evaluar posibles complicaciones como hipoglucemia del recién nacido, hipocalcemia transitoria, poliglobulia, inmadurez hepática e hipomagnesemia. Por estas razones se recomienda iniciar la lactancia precozmente para prevenir la hipoglucemia neonatal y, ocasionalmente, insuficiencia respiratoria, ictericia e hipocalcemia. La madre diabética gestacional debe ser reevaluada a las 6 semanas postparto con nuevos exámenes de laboratorio (glucemia basal y 2 horas postcarga 75 g de glucosa); por el contrario, a las madres diabéticas pregestacionales se les ajusta la dosis de insulina o se vuelve a esquemas con hipoglucemiantes orales según sus requerimientos diarios, siempre tomando en cuenta la lactancia materna como contraindicación para ciertos hipoglucemiantes orales como las sulfonilureas. El recién nacido, a las 24 horas de observación sin complicaciones puede ser dado de alta.

DIABETES Y ENFERMEDADES CARDIOVASCULARES. El 75% de los pacientes diabéticos muere por causas cardiovasculares y la tasa de mortalidad es dos veces mayor en hombres; estos, a su vez, presentan una mortalidad cuatro veces mayor que los no diabéticos. La ateroesclerosis precoz en los diabéticos tipo 2 aumenta la incidencia de la morbilidad y mortalidad de las enfermedades cardiovasculares, en especial la enfermedad coronaria, los ictus cerebrovasculares, la glomeruloesclerosis con enfermedad renal crónica y la retinopatía. Estas complicaciones aumentan con la edad, la duración y la falta de control de la enfermedad, y se agravan al asociarse la hipertensión arterial, dislipidemias, cigarrillo y obesidad.

Enfermedad coronaria. La DM se considera hoy día un *equivalente* de cardiopatía isquémica, es decir, una persona diabética sin infarto previo tiene el mismo riesgo de padecer un infarto del miocardio en 7 años que otra no diabética que haya tenido previamente un infarto. La insuficiencia coronaria, con sus diferentes formas de angina de pecho, se observa en el diabético antes y después de un infarto, así como grados variables de insuficiencia cardíaca crónica. El infarto del miocardio es la causa más frecuente de muerte en los pacientes diabéticos tipo 2; puede ocurrir sin dolor por la neuropatía y ser la primera manifestación de una diabetes no diagnosticada. Son frecuentes complicaciones graves como arritmias, bloqueos, insuficiencia cardíaca crónica, tromboembolismo pulmonar, *shock*, hiperglucemias severas, cetoacidosis,

acidosis láctica e insuficiencia renal por nefropatía previa. Además de la hiperglucemia como factor de riesgo coronario, los diabéticos tipo 2 presentan los factores tradicionales asociados a mortalidad cardiovascular (hipertensión arterial, obesidad visceral, hipertrigliceridemia, HDL colesterol bajo, aumento del LDL colesterol y tabaquismo), los cuales son altamente aterogénicos. El tratamiento no farmacológico y farmacológico de estos factores es de importancia capital en la prevención y tratamiento de la enfermedad coronaria en el diabético.

La hiperglucemia para el momento de un infarto del miocardio se asocia a mayor mortalidad, sea o no el paciente diabético. Los pacientes previamente tratados con dieta e hipoglucemiantes orales, por lo general no requieren insulina, a no ser que la hiperglucemia se haga incontrolable o aparezca cetoacidosis debida al uso de metformina; en tal caso se debe emplear insulina durante este período. Aunque los requerimientos de insulina aumentan en un paciente infartado, hay que tener extrema precaución por el riesgo de una hipoglucemia violenta con liberación de catecolaminas y arritmias severas, por lo que es preferible mantener cifras de hiperglucemia moderada entre 120 y 180 mg/dl con una media de 160 mg/dl.

En las primeras horas de un infarto, si el paciente se encuentra en dieta absoluta se vigila la glucemia y se corrige cada 6 horas utilizando insulina regular o rápida según esquema móvil o deslizante de insulina. Pasadas 24 horas, dependiendo de la evolución clínica del paciente y el inicio de la vía oral, se pueden calcular los requerimientos de insulina e iniciar un esquema fijo con dosis de insulina basal y mantener el control de las glucemias precomidas; luego, ir ajustando según la tolerancia al alimento y el curso de la enfermedad, con un esquema tradicional o basal de bolos.

Hay que tener cuidado cuando se usan los betabloqueadores porque pueden enmascarar hipoglucemias severas. Los controles de glucemia, glucosuria, cuerpos cetónicos y electrólitos deben ser vigilados estrictamente en la misma forma que en la cetoacidosis diabética, sobre todo en la primera semana. La alimentación oral debe iniciarse al pasar la fase aguda del infarto, preferiblemente blanda, con las mismas recomendaciones nutricionales que en el diabético no descompensado.

Hipertensión arterial. Aproximadamente un 40-50% de los pacientes diabéticos, especialmente de tipo 2, es hipertenso; los límites de tensión arterial deseables deben ser < 130/80 mmHg. En la diabetes tipo 1 puede estar asociada a la nefropatía, y en la tipo 2 puede ser esencial o hipertensión sistólica por ateroesclerosis, asociada o no a una nefropatía. El control de la hipertensión arterial en el diabético debe ser estricto y periódico debido al riesgo incrementado de su condición metabólica. Como en todo hipertenso, la reducción de la presión arterial debe ser gradual y progresiva para evitar los efectos colaterales e indeseables de los hipotensores. Recordemos que los diuréticos causan hipokalemia, que inhiben la liberación de insulina en pacientes tratados con dieta e hipoglucemiantes orales, con la consecuente elevación de la glucemia, y no olvidemos que los hipotensores inhibidores simpáticos como α-metildopa, clonidina y guanetidina ocasionan hipotensión ortostática e impotencia sexual, que agravan estas condiciones del diabético, y que los vasodilatadores como la hidralazina y el bloqueador $α_1$ como el prazosin, pueden desencadenar insuficiencia coronaria por la taquicardia refleja.

El control de la tensión arterial disminuye la enfermedad macrovascular y la microangiopatía, especialmente la retinopatía y la neuropatía. La dieta hiposódica, baja en grasa saturadas, normo o hipocalórica dependiendo del peso, junto con el ejercicio moderado, constituyen las modificaciones de estilo de vida más trascendentales para el hipertenso diabético. Los fármacos de primera línea para el control de la presión arterial son los IECA y los BRA (selectivos para disminuir la microalbuminuria), también pueden usarse los bloqueadores de los canales de calcio y los diuréticos, teniendo en cuenta que estos fármacos, en especial las tiazidas, pueden empeorar la tolerancia a la glucosa y causar hipokalemia; esto ocurre mínimamente con indapamida, 1.5 mg VO OD y clortalidona, 12.5-25 mg VO OD.

REFERENCIAS

ADA 2015. Diabetes Care. 38 suppl 1, Jan. 2015

AMERICAN DIABETES ASOCIATION. Standards of Medical Care in Diabetes 2014. Diabetes Care. 2014; 37(1):S14-S80.

ASOCIACIÓN LATINOAMERICANA DE DIABETES. Guía práctica en el manejo de la polineuropatia diabética. NEURALAD 2010. www.alad-latinoamericana.org.

MATTHEWS DR, ET AL. Homeostasis model assesment: insulin resistance and beta-cell function from fasting plasma glucose and insulin concentrations in man. Diabetología. 1985;28(7): 412-419.

GRUPO DE ENDOCRINOLOGÍA MÉRIDA ENDOMER. Manejo de la Diabetes Gestacional: Protocolo del Servicio de Endocrinología del Instituto Autónomo del Hospital Universitario de Los Andes. Rev Ven Endocrinol Metab. 2012; 10(2):88-93.

ENDOCRINE SOCIETY. Diabetes and Pregnancy: Clinical Practice Guideline. J Clin Endocrinol Metab. 2013;98:4227-4249.

GRUPO DE ENDOCRINOLOGÍA MÉRIDA ENDOMER. Cetoacidosis Diabética en Adultos y Estado Hiperglucémico Hiperosmolar. Diagnóstico y Tratamiento. Rev Ven Endocrinol Metab. 2012;10(3):170-175.

BROWN L, AND OTHERS. Complications of Diabetes Mellitus Chapter 33. Williams Textbook of Endocrinology. Elsevier. 12th edition. 2012; pp:1462-1551.

ALFARO MARTÍNEZ J, y col. Complicaciones Hiperglucémicas Agudas de la Diabetes Mellitus: cetoacidosis diabética y estado hiperosmolar hiperglucémico. Medicine. 2012; 11(18):1061-1067.

JOSLIN DIABETES CENTER. Clinical Nutrition Guideline. 2011.

WHEELER ML, EL AL. Macronutrients, food groups, and eating patterns in the management of diabetes: a systematic review of the literature, 2010. Diabetes Care. 2012; 35(2):434-445.

BUSE J, AND OTHERS. Type 2 Diabetes Mellitus Chapter 31. Williams Textbook of Endocrinology. Elsevier. 12th edition. 2012; pp: 1371-1435.

EISENBARTH G ET AL. Type 1 Diabetes Mellitus Chapter 32. Williams Textbook of Endocrinology. Elsevier. 12th edition. 2012; pp:1436-1461.

BRUHN-OLSZEWSKA B, ET AL. Molecular factors involved in the development of diabetic foot syndrome. Acta Biochimica Polonica. 2012; 59(4):507-513.

SALVIA M, Y COL. Protocolos Diagnóstico Terapéuticos de la Asociación Española de Pediatría: Hijo de Madre Diabética. 2008;15:134-138.

GRUPO DE ENDOCRINOLOGÍA MÉRIDA ENDOMER. Evaluación y Enfoque Diagnóstico del Paciente no Diabético con Hipoglucemia. Rev Ven Endocrinol Metab. 2011;9(2):41-53.

GRUPO DE ENDOCRINOLOGÍA MÉRIDA ENDOMER. Evaluación y Tratamiento del Pie Diabético. Rev Ven Endocrinol Metab. 2012;10(3):176-187.

Lima M. Glucagón ¿un simple espectador o un jugador clave en la fisiopatología de la diabetes? Av Diabetol. 2011; 27(5): 160-167.

Granell R. El efecto fisiológico de las hormonas incretinas. Adv Stud Med. 2006; 6(7A): S581-S585.

AMENORREAS E HIRSUTISMO

Jesús Alfonso Osuna C.

INTRODUCIÓN

La amenorrea, o ausencia de las menstruaciones espontáneas, expresa una alteración en uno de los niveles del eje funcional hipotálamo-adenohipófisis-ovarios-útero, es por tanto un síntoma y no una enfermedad, de manera que sus causas deben investigarse cuidadosamente. La menstruación se debe a varios mecanismos de un sistema de autorregulación que envuelve a nivel central el hipotálamo e hipófisis y, en la periferia, los ovarios y el útero (endometrio). La duración del ciclo menstrual abarca de 25 a 35 días; se inicia con el primer día de la menstruación y concluye con la aparición de la próxima regla. Variaciones en la duración del ciclo menstrual ocurren al comienzo y al final de la vida reproductiva. Durante el ciclo menstrual se da una serie de cambios hormonales en los cuales están involucradas la hormona hipotalámica liberadora de gonadotropinas (GnRH), las gonadotropinas hipofisarias, el estradiol y la progesterona.

Las amenorreas se dividen en fisiológicas y patológicas; estas últimas pueden ser *primarias* cuando nunca ha habido menstruación (ausencia de la menarquia), y *secundarias* cuando cesan los períodos menstruales previamente establecidos. La amenorrea fisiológica se observa durante el embarazo, lactancia y después de la menopausia. Períodos variables de amenorrea pueden ocurrir en los dos primeros años siguientes a la menarquia y en mujeres adultas sin que eso constituya una anormalidad. La menarquia ocurre entre los 9 y 16 años de edad (promedio 12.5 años). Después de esta, los ciclos en la adolescencia temprana pueden ser muy variables, pero tienden a regularizarse en los 2 o 3 años siguientes. En el primer año tras la menarquia, la mayoría de los ciclos varían entre 21 y 45 días. La telarquia (inicio del desarrollo de las mamas) y la pubarquia (aparición del vello pubiano) aparecen uno a dos años antes de la menarquia. El cese de la menstruación por la menopausia ocurre entre los 47 y 52 años. El comienzo de las menstruaciones y el cese de estas puede ocurrir normalmente antes o después de estas edades y son consideradas como fisiológicas.

AMENORREAS PRIMARIAS

Se refiere a la ausencia de menarquia pasados los 16 años. La investigación de una amenorrea primaria debe hacerse en una adolescente que a los 15 o 16 años no ha tenido su primera menstruación, o que no haya desarrollado sus caracteres sexuales secundarios, o si a los 18 años, estos se han desarrollado normalmente sin que haya ocurrido la primera menstruación. En la primera condición puede tratarse de un hipogonadismo y en el segundo caso es posible una ausencia de útero o que su endometrio no responda normalmente al estímulo hormonal. Para establecer el diagnóstico etiológico de las amenorreas primarias es necesario investigar acuciosamente la historia menstrual de la madre y las hermanas de la paciente, así como los antecedentes prenatales de la madre y su ingesta de medicamentos durante el embarazo. Hay que investigar en la paciente el desarrollo cronológico de los cambios puberales, la exposición a sustancias químicas, medicamentos, radiaciones y enfermedades infectocontagiosas (meningitis o encefalitis). Es indispensable hacer un examen físico completo que incluya cambios en la apariencia corporal, peso, talla y la brazada (distancia que abarcan los dos brazos extendidos).

Es muy orientador ver los signos de actividad de los esteroides sexuales, como el desarrollo mamario, el vello pubiano y el axilar. El examen ginecológico debe ser cuidadoso, delicado y completo para verificar la normalidad del desarrollo de los caracteres sexuales (genitales externos): vestíbulo vaginal, himen, canal vaginal, presencia del útero e hirsutismo (vello excesivo en cara, tórax y abdomen); además, para el estudio funcional hormonal es importante la citología vaginal y el moco cervical. En el examen neurológico se debe hacer hincapié en el II par craneal para descartar alteraciones de los campos visuales demostrada por campimetría, y en el I par, investigar la percepción de olores para descubrir anosmia o hiposmia. Las causas más frecuentes de amenorrea primaria son las anormalidades del desarrollo gonadal por alteraciones cromosómicas, junto con las anormalidades extragonadales (patologías de las glándulas adrenales) y enfermedades sistémicas.

ANORMALIDADES DEL DESARROLLO GONADAL POR ALTERACIONES CROMOSÓMICAS

Representan aproximadamente el 60% de las amenorreas primarias y se deben a fallas en la diferenciación de las gónadas o una alteración de ellas con funcionamiento inadecuado durante la vida fetal temprana o en la etapa neonatal. En algunos casos puede presentarse alteración en el desarrollo de los genitales externos o bien estos no corresponden al sexo genético de la paciente. Se estima que un 60% de las pacientes con amenorrea primaria tiene como causa una disgenesia gonadal o un defecto gonadal primitivo con fenotipo femenino, pero con un patrón cromosómico 45,XO (monosomía X o ausencia de un cromosoma sexual X), estados de mosaicismo XO/XY o XOXX, cariotipo XX con translocación de material del cromosoma Y a uno de los brazos del cromosoma X, cariotipo XY con ausencia del gen Sry y cariotipo XY correspondiente al síndrome de insensibilidad a los andrógenos (defecto del receptor androgénico) o defecto de la enzima *5α-reductasa* que convierte la testosterona en dihidrotestosterona, lo cual impide la masculinización del tubérculo genital. El uso oportuno de estrógenos en estas pacientes promueve el desarrollo de los caracteres sexuales secundarios previniendo la enfermedad coronaria y la aparición de osteoporosis temprana. Los sangrados periódicos se inducen con mezclas de estrógenos y progestágenos en forma cíclica. Circunstancialmente, en la disgenesia gonadal pueden también emplearse la hormona de crecimiento y esteroides anabolizantes como la oxandrolona para promover el crecimiento lineal en jóvenes de talla baja. A algunas pacientes con amenorrea primaria y agenesia del útero o disgenesia gonadal, lamentablemente no se les puede ofrecer tratamiento y después de ser evaluadas podrán considerarse estériles, explicarles con claridad su problema y solicitar la evaluación del psiquiatra por las posibles consecuencias psicosomáticas. A continuación se describen algunas causas de amenorreas primarias de este tipo.

Disgenesia gonadal por monosomía X (45, XO) o síndrome de Turner. Se caracteriza por talla baja, cuello palmeado (*pterigium coli*), cubitus valgus, tórax en escudo e infantilismo sexual. Es el clásico ejemplo de hipogonadismo hipergonadotrópico. Existen variaciones desde el punto de vista genotípico y fenotípico, como el mosaicismo XO/XY o XO/XX.

Disgenesia gonadal con patrón cromosómico XX. Es consecuencia de anomalías estructurales del cromosoma X: deleciones, translocaciones e inversiones. Usualmente las pacientes son cromatina sexual positiva con fenotipo femenino y presentan amenorrea primaria u oligoamenorrea.

Cariotipo 46, XY con ausencia del gen Sry. Son pacientes con fenotipo femenino y amenorrea primaria. Las bandeletas gonadales en estas pacientes son susceptibles de malignizarse, por lo que deben extirparse. La corrección quirúrgica de los genitales externos, cuando estos no estén claramente diferenciados (ambiguos), debe hacerse en edades tempranas de la vida.

Síndrome de insensibilidad a los andrógenos, usualmente llamado feminización testicular (varones genéticos feminizados). Son pacientes genéticamente masculinos (46, XY), con feminización somática y genital, cuya conducta psicosexual es femenina y la impregnación estrogénica es buena porque los andrógenos se aromatizan periféricamente y producen estrógenos, lo cual explica el buen desarrollo de las mamas en estas pacientes. Hay una tendencia familiar por un patrón de herencia ligado al sexo, con un cariotipo 46, XY. Los pacientes presentan testículos, usualmente localizados en el abdomen, en el conducto inguinal o cerca de los labios mayores. Los testículos producen cantidades normales de testosterona, pero hay una insensibilidad congénita de los efectores periféricos por defecto en el receptor androgénico a la acción de la hormona masculina. El cuadro clínico se caracteriza por ser una mujer normalmente conformada, con amenorrea primaria, escaso vello axilar y pubiano, con normal desarrollo de sus glándulas mamarias, vagina corta que termina en fondo ciego (permite las relaciones sexuales), infertilidad y esterilidad. No existe útero (porque los testículos producen hormona antimülleriana) pero en algunas pacientes se puede encontrar esbozo de útero, trompas, epidídimo y conductos deferentes. Se recomienda extirpar los testículos ectópicos después de la pubertad por su alta probabilidad de malignizarse (22%). La administración de estrógenos mantiene posteriormente la feminidad y evita los efectos de su carencia.

Síndrome del "ovario resistente". Se caracteriza porque los receptores hormonales ováricos no responden al estímulo gonadotrópico normal. Son pacientes con fenotipos femeninos, ovarios pequeños e hipoplásicos y disminución del número de folículos primordiales. Los niveles de las gonadotropinas pueden estar elevados o normales. Es conveniente determinar anticuerpos contra las glándulas endocrinas (tiroides, suprarrenales y ovarios) por la posibilidad de existir un síndrome autoinmune pluriglandular. En estas pacientes se pueden administrar ciclos de estrógenos conjugados (0.625 a 1.25 mg VO diarios) por un lapso de 21 días, asociados a medroxiprogesterona, desde el día 14° por 10 días para provocar sangrados uterinos periódicos. Es posible lograr embarazos a través de óvulos fecundados y mediante técnicas de reproducción asistida con donante de óvulos.

ANORMALIDADES EXTRAGONADALES

Estas afecciones no comprometen las gónadas; representan casi el 40% de las amenorreas primarias. Comprenden la aplasia o displasia de los conductos müllerianos, la hiperplasia adrenal congénita, los tumores virilizantes de las suprarrenales y ovarios, el síndrome de Kallmann, los tumores hipofisarios (craneofaringioma y prolactinomas) y otras causas.

Aplasia o displasia de los conductos müllerianos. En esta entidad se incluye el *síndrome de Rokitansky*, en el cual ocurre ausencia congénita del útero y vagina con función ovárica normal. La pubarquia y telarquia aparecen normalmente alrededor de los 12 años. Las deformaciones tipo *Klippel-Feil* comprenden aplasia, hipoplasia o atrofia útero-vaginal, un septum vaginal transverso y, atresia del cervix, vagina e himen. Las pacientes pueden presentar acumulación del sangrado menstrual en el útero y las trompas de Falopio. En líneas generales, en estos tipos de pacientes existe una función ovárica conservada con niveles de gonadotropinas hipofisarias normales. En este grupo se incluye una causa rara adquirida, la atrofia endometrial por tuberculosis en la infancia.

Hiperplasia adrenal congénita. Se trata de pacientes con genitales externos ambiguos debido a una deficiencia enzimática de los esteroides corticosuprarrenales. El defecto enzimático puede alterar la esteroidogénesis, tanto del ovario como del testículo. Al estar bloqueada la producción de cortisol, la hipófisis estimula la secreción de ACTH de manera sostenida, lo cual ocasiona hiperplasia de las suprarrenales; esto condiciona la producción de cortisol cuando el déficit enzimático es parcial o la sobreproducción de compuestos precursores hormonales previos al sitio del bloqueo. Han sido descritos cinco tipos de estos errores enzimáticos, de los cuales los más conocidos son la deficiencia congénita de la *21-α-hidroxilasa* (la más común), deficiencia de la *11-β-hidroxilasa* y de la *17-α-hidroxilasa*.

En las pacientes con déficit de la *21-α-hidroxilasa* ocurren alteraciones de la diferenciación sexual: hipertrofia del clítoris, estados intersexuales o masculinización completa de los genitales externos por la producción de andrógenos y pérdida de sodio debido a la ausencia de síntesis de mineralocorticoides y cortisol (variedad perdedora de sal). En los casos del déficit de la *11-β--hidroxilasa*, además de la carencia de cortisol y el aumento de andrógenos también se acumula desoxicorticosterona, y como consecuencia, a la ambigüedad sexual se añade hipertensión arterial y alcalosis hipokalémica. Cuando existe un déficit de la *17-α-hidroxilasa* hay carencia de la secreción de cortisol, descenso en la producción de andrógenos y estrógenos y un aumento de la producción de desoxicorticosterona (DOC), razón por la que se presenta hipogonadismo (infantilismo sexual y amenorrea), hipertensión arterial, hipokalemia y niveles de gonadotropinas hipofisarias elevados. El diagnóstico de estos procesos congénitos suprarrenales se debe hacer en la infancia con la demostración de niveles plasmáticos elevados de testosterona, dehidroepiandrosterona y 17-hidroxiprogesterona, así como 17-cetosteroides y pregnantriol urinario. La supresión de estos con la administración de una dosis suficiente de dexametasona apoya el diagnóstico. Cuando el síndrome hace su aparición tardía en la etapa postpuberal, las pacientes mejoran con la administración de dexametasona a la dosis de 0.5 mg VO en la mañana y 0.25 mg en la tarde, o de prednisona, 5 mg VO en la mañana y 2.5 mg en la tarde por tiempo indefinido. La cirugía plástica corrige la ambigüedad de los genitales externos.

Tumores virilizantes de las glándulas suprarrenales y ovarios. Estos se desarrollan antes de la menarquia y pueden ocasionar amenorrea primaria con hipertrofia del clítoris y eventual ambigüedad genital. El tratamiento es la cirugía para remover el tumor virilizante y las alteraciones genitales.

Síndrome de Kallmann. Se debe a una deficiencia selectiva de gonadotropinas hipofisarias que ocasiona hipogonadismo acompañado de anosmia o hiposmia, ceguera para los colores, sordera, anomalías renales, labio leporino y paladar hendido. Es de naturaleza congénita y carácter familiar. El hipogonadismo es consecuencia de la disminución o falta absoluta en la producción de GnRH. El desarrollo de los derivados müllerianos y el patrón cromosómico son normales, así como los niveles plasmáticos de las hormonas hipofisarias, salvo las gonadotropinas LH y FSH, que están disminuidas. El tratamiento para mejorar el hipoestrogenismo y los caracteres sexuales secundarios se hace con una mezcla de estrógenos conjugados y progestágenos, cíclicamente, por 21 días cada mes. Para la deficiencia de gonadotropinas, en caso de que la paciente desee el embarazo, se administra GnRH en bolus, 5 mg EV cada 60 a 90 minutos por varios días o el tratamiento más usado, que es la administración de gonadotropinas humanas (LH y FSH) obtenidas mediante tecnología recombinante del ADN. Esta modalidad terapéutica para inducir la ovulación es similar a la usada para el hipogonadismo hipogonadotrópico de origen hipofisario, con la advertencia de posibles embarazos múltiples (20%).

Craneofaringioma. Es frecuente en preadolescentes y el más común de los tumores intra y supraselares. Puede expresarse por un panhipopituitarismo con baja estatura, ausencia de caracteres sexuales secundarios y amenorrea, que comúnmente van antecedidos de la aparición de manifestaciones neurológicas: hipertensión endocraneana y hemianopsia heterónima.

Otras causas de anormalidades extragonadales. Se incluyen las amenorreas ocasionadas por retardo del desarrollo de origen diencefálico con pubertad tardía, enfermedades consuntivas, psicosomáticas, hipotiroidismo primario, deficiencias nutricionales severas, diabetes mellitus tipo 1, enfermedad de Cushing y la rara lesión del endometrio por esquistosomiasis. El tratamiento de estas amenorreas va dirigido a la causa etiológica.

DIAGNÓSTICO DE LAS AMENORREAS PRIMARIAS. Para establecer el diagnóstico de las amenorreas primarias se debe hacer una serie de pruebas que permitan identificar el nivel de la lesión en el eje funcional que comprende los centros cerebrales, hipotálamo, hipófisis, las gónadas y el endometrio.

Frotis vaginal (citología funcional) y niveles plasmáticos de gonadotropinas (FHS y LH). Un frotis vaginal atrófico (ausencia de células superficiales) que, obviamente, revela falta de estrógenos y gonadotropinas bajas es indicativo de una lesión hipotalámica o hipofisaria. Un frotis vaginal normal con gonadotropinas normales se observa en lesiones del endometrio por legrado uterino, tuberculosis o ausencia del útero (síndrome de Rokitansky). Un frotis vaginal atrófico con gonadotropinas elevadas ocurre en pacientes con lesiones del ovario (hipogonadismo hipergonadotrópico).

Prueba progestacional. Explora la indemnidad del eje hipotálamo-hipófisis-ovario-endometrio. Se indica la medroxiprogesterona 10 mg VO diarios o progesterona micronizada 100 mg VO durante 5 días. Cinco a diez días después de administrado el progestágeno ocurre un sangrado genital que expresa una adecuada estimulación estrogénica del endometrio sano, con función normal del hipotálamo, la hipófisis y el ovario. La prueba progestacional en pacientes con amenorrea primaria solamente se hace cuando hay signos de actividad estrogénica. Por ejemplo, una paciente con síndrome de ovario poliquístico se puede presentar con amenorrea primaria, que no es lo más frecuente. En otros casos de amenorrea primaria con hipoestrogenismo no está indicada la prueba progestacional. Los niveles anormalmente elevados de gonadotropinas hipofisarias junto con el examen físico, constituyen la mejor orientación diagnóstica. Por tanto, antes de hacer la prueba con el progestágeno es conveniente un frotis vaginal y determinar los niveles plasmáticos de gonadotropinas hipofisarias y prolactina, así como TSH y T_4L, para evaluar la función tiroidea.

Cromatina sexual. El estudio citogenético permite el análisis cromosómico (cariotipo). En los pacientes con genitales ambiguos se debe hacer la investigación del cromosoma y, mediante técnicas especiales, el frotis de la mucosa bucal para investigar la cromatina sexual si no hay a mano recursos para hacer el cariotipo.

Radiografía de la silla turca y RM. Estos estudios se indican después de la evaluación clínica y cuando hay la sospecha diagnóstica de un tumor de la hipófisis o del área paraselar. La RM con contraste (gadolinio) ofrece mayor precisión de los tumores de esa región.

Laparoscopia ginecológica. Se emplea para observar el contenido pelviano y practicar la biopsia para el estudio anatomopatológico y citogenético de la gónada o de los rudimentos gonadales.

Ultrasonido abdominopélvico. Se emplea en caso de sospecharse ovarios poliquísticos o tumores de los ovarios, y tomografía computarizada (TC) o RM cuando se sospeche la existencia de tumoraciones suprarrenales.

AMENORREAS SECUNDARIAS

Por lo general es el punto final de una sucesión de hechos fisiopatológicos que se instalan paulatina y progresivamente con retrasos u oligoamenorrea (retrasos de más de 45 días o hasta de 3 meses) o adelantos de la menstruación para terminar con el cese de las reglas. La amenorrea secundaria debe ser investigada pasados 3 meses de su aparición. Estas incluyen las amenorreas secundarias con función ovárica normal o con función ovárica disminuida (con niveles altos, normales o bajos de gonadotropinas) y las amenorreas asociadas a enfermedades endocrinas extragonadales, como ocurre en la diabetes mellitus (hasta en un 50%), la enfermedad de Addison, el síndrome de Cushing, el síndrome adrenogenital congénito de aparición postpuberal, el hipertiroidismo y el hipotiroidismo.

AMENORREAS SECUNDARIAS CON FUNCIÓN OVÁRICA NORMAL

Sinequias intrauterinas (síndrome de Asherman). Esta amenorrea se debe a la presencia de adherencias intrauterinas que obliteran parcial o totalmente la cavidad del útero. Se origina por curetajes postparto después de abortos inducidos y complicados con endometritis. En estas pacientes, la función ovárica y los valores de los esteroides gonadales son normales. El diagnóstico se comprueba con la histerosalpingografía y/o la histeroscopia. El tratamiento consiste en la liberación de las adherencias por dilatación y curetaje, seguida de ciclos con estrógenos/ progestágenos y la instalación de un dispositivo intrauterino para evitar una nueva sinequia. El índice de embarazos después del tratamiento es de alrededor de un 35%.

Destrucción endometrial. Se debe a una lesión infecciosa del endometrio, generalmente por tuberculosis, y raras veces por esquistosomiasis. El tratamiento debe ser específico contra el agente causal.

AMENORREAS SECUNDARIAS CON FUNCIÓN OVÁRICA DISMINUIDA

Con niveles altos de gonadotropinas (involución prematura del ovario). Es una enfermedad infrecuente que ocurre en mujeres relativamente jóvenes. Se desconoce su etiología aunque se presume que se debe a un mecanismo autoinmune. La castración por cirugía o radiaciones remedia esta variedad de amenorrea. El tratamiento es similar al síndrome del "ovario resistente".

Con niveles bajos o normales de gonadotropinas. Estas constituyen casi el 80% de las amenorreas secundarias. En este grupo se incluyen la mayoría de las pacientes con alteraciones funcionales y orgánicas del hipotálamo e hipófisis.

Alteraciones funcionales del hipotálamo. Se engloban aquí trastornos psicógenos reactivos, depresión, amenorrea psicosomática (cambios de ambiente, por ej., jovencitas en internados para cursar estudios), anorexia nerviosa con notable pérdida de peso o, por el contrario, amenorrea por aumento desmedido de peso corporal. La pseudociesis (falso embarazo) es una entidad particular de amenorrea psicógena con síntomas de embarazo, niveles altos de LH y prolactina, pero con FSH normal. En líneas generales, la curación espontánea de este grupo de pacientes es posible; sin embargo requieren la evaluación por parte del psicólogo o del psiquiatra, sí como combatir el sobrepeso e indicar ciclos combinados de estrógenos y progestágenos o inductores de la ovulación cuando exista interés en embarazo.

Lesiones orgánicas y tumores del hipotálamo e hipófisis. Los tumores pueden ser hipofisarios o parahipofisarios. Causas menos frecuentes son necrosis adenohipofisaria postparto (síndrome de Sheehan), gomas sifilíticos, tuberculomas, micosis, aneurismas e infartos de la hipófisis. La interferencia del normal funcionamiento del eje hipotálamo-hipófisis-gónada altera el ciclo de secreción de gonadotropinas con su consiguiente amenorrea; además, en las hipotalámicas existe inhibición del factor que impide la secreción de prolactina con la consiguiente aparición de galactorrea. La determinación de niveles altos de prolactina puede revelar precozmente tumores hipofisarios secretantes (prolactinomas), que deben ser tratados con bromocriptina o sus análogos y a veces con cirugía; al normalizar los niveles de prolactina se regularizan los ciclos ovulatorios. El tratamiento del síndrome de Sheehan debe ser plurihormonal sustitutivo: prednisona para la insuficiencia corticosuprarrenal, levotiroxina para el hipotiroidismo y una combinación de estrógenos naturales conjugados y medroxiprogesterona para la insuficiencia ovárica. Las lesiones neoplásicas y traumáticas del hipotálamo y los centros corticales pueden ocasionalmente producir amenorrea y galactorrea, pero, por lo general, los síntomas neurológicos preceden al cese de la menstruación. En estos casos, el tratamiento es neuroquirúrgico porque estas patologías ponen en riesgo la vida de la paciente.

AMENORREAS SECUNDARIAS POR OTRAS CAUSAS

Amenorrea postpíldora. Ocurre en 1% de las mujeres que reciben anticonceptivos hormonales por largo tiempo y se debe a la supresión prolongada del eje hipotálamo-hipofisario por los estrógenos. En algunas pacientes, la amenorrea puede persistir por meses o años y solo un 15% se recupera espontáneamente; el resto se corrige al inducir la ovulación.

Amenorreas por medicamentos. Estos fármacos afectan el hipotálamo y causan amenorrea a veces asociada a galactorrea; los más frecuentes son fenotiazina, reserpina, metoclopramida, metildopa, cimetidina, sulpiride, antidepresivos tricíclicos, bloqueadores ganglionares y medroxiprogesterona de depósito, usada como anticonceptivo. El tratamiento consiste en suspender los medicamentos causales y observar la recuperación espontánea de la menstruación.

Enfermedades crónicas. Frecuentemente, las enfermedades crónicas producen amenorrea, por ej., la TBC pulmonar causa amenorrea en un 50%. En la cirrosis hepática, la amenorrea se debe a trastornos de la conjugación de estrógenos y progesterona por el hígado. También se observan amenorreas en la enfermedad renal crónica (glomerulonefritis crónica), tumores malignos avanzados, cardiopatías crónicas, leucemias, anemia, desnutrición, alcoholismo y drogadicción.

Tumores ováricos productores de estrógenos. Los tumores de células de la teca y de la granulosa en la mujer en etapa reproductiva pueden causar irregularidades menstruales y períodos de amenorrea, aunque en las mujeres menopáusicas, por el contrario, se observa la reaparición de hemorragias uterinas periódicas y, curiosamente, un "rejuvenecimiento general" en el aspecto somático.

Tumores ováricos masculinizantes. Los tumores productores de andrógenos, como el arrenoblastoma, de las células del hilio ovárico y los gonadoblastomas, aunque extremadamente raros, ocasionan amenorrea, desfeminización, hirsutismo y virilización.

Ovario poliquístico o síndrome del ovario poliquístico (SOPQ). Las pacientes con este trastorno pueden presentar tempranamente una amenorrea primaria, aunque es más frecuente la oligoamenorrea, que finalmente termina en una amenorrea secundaria acompañada de obesidad, hirsutismo e infertilidad. Estas pacientes producen estrógenos continuamente, por lo general tienen ciclos oligo o anovulatorios y sus trastornos menstruales son referidos desde la adolescencia. El exceso de testosterona y androstenediona producidos por los ovarios, así como los relativamente altos niveles plasmáticos de la hormona LH con valores normales o bajos de la FSH, son hallazgos indicativos del SOPQ. En estas pacientes, además, hay hiperinsulinismo, resistencia a la insulina, dislipidemia y aumento del riesgo cardiovascular (configurando un síndrome metabólico). El ultrasonido de los ovarios es muy importante para el diagnóstico mostrando la imagen propia del OPQ, en "sarta de perlas".

Para inducir reglas periódicas en estas pacientes se usan progestágenos como la medroxiprogesterona a razón de l0 mg VO diarios durante cinco o 10 días al mes. Con este tratamiento se previenen los efectos de la estimulación crónica y sostenida de los estrógenos sobre órganos efectores como el endometrio y las mamas. Si aparecen las menstruaciones debe suspenderse temporalmente la medicación. Como este tratamiento puede inducir la ovulación, el embarazo es posible, de tal manera que a las mujeres con vida sexual activa que no deseen el embarazo se les debe advertir de esta posibilidad y, si es necesario, ponerles un dispositivo intrauterino. Otra modalidad terapéutica es mediante anticonceptivos orales cuyo uso prolongado puede acentuar el hiperinsulinismo. Se puede usar la mezcla de estrógenos con antiandrógenos para tratar los trastornos menstruales y el hirsutismo.

Hiperprolactinemia. Alrededor de un 27% de las mujeres sanas tiene microadenomas hipofisarios asintomáticos y un 20 a 30% de las pacientes con amenorrea secundaria tiene niveles altos de prolactina. Los síntomas precoces y principales son la amenorrea y la galactorrea; sin embargo, pueden cursar además con hirsutismo, acné, osteopenia y deficiencia estrogénica. La prolactina elevada no solo se observa en los prolactinomas, sino en otras entidades como el hipotiroidismo y con el uso prolongado de medicamentos estimulantes de su secreción (ver medicamentos que producen amenorreas). Niveles de prolactina por encima de 50 ng/ml deben investigarse, y si están sobre 100 ng/ml es muy probable que se trate de un prolactinoma. La RM de la hipófisis confirma el diagnóstico.

DIAGNÓSTICO DE LAS AMENORREAS SECUNDARIAS

En una amenorrea secundaria, el diagnóstico diferencial entre falla ovárica primaria y alteración hipotalámica o hipofisaria es de notable importancia pronóstica, puesto que en el primer caso, la situación es irreversible, mientras que en el segundo pueden observarse recuperaciones espontáneas o tratamientos con éxito. Es necesario investigar si los ovarios producen cantidades normales de estrógenos y progesterona o exageradas de andrógenos. Estas respuestas, generalmente se obtienen con una serie de medidas como citología vaginal, examen del moco cervical, biopsia del endometrio, laparoscopia ginecológica, histerosalpingografía, ginecografía, biopsia gonadal, ultrasonido abdominopélvico, determinación de hormonas (LH, FSH, PRL y andrógenos) y pruebas hormonales (progestacional o con mezcla de estrógenos mas progestágeno).

En la práctica, una vez descartado el embarazo se hace una prueba con un progestágeno (medroxiprogesterona, 10 mg VO diarios por cinco días), y si se presenta la menstruación a los 5 o 10 días de terminado el tratamiento, la amenorrea es debida a un trastorno funcional hipotalámico. Si no hay respuesta se debe hacer una segunda prueba con el progestágeno. Si aun así no se produce la menstruación debe efectuarse una nueva prueba farmacológica empleando bifásicamente estrógenos y progesterona para inducir proliferación endometrial y sangrado por supresión (estrógenos conjugados naturales, 1.25 mg VO diarios por 21 días, y se añade medroxiprogesterona, 10 mg VO diarios los últimos cinco días); si ocurre sangramiento significa que el útero está normal y la alteración se debe buscar en el hipotálamo, la hipófisis o el ovario. Si no ocurre sangrado genital debe practicarse una histerosalpingografía o una histeroscopia para descartar alteración endometrial (sinequia intrauterina). Si ocurre sangrado debe determinarse el nivel plasmático de la FSH; niveles altos de esta se pueden observar en la menopausia o en la insuficiencia ovárica prematura. Si los niveles de FSH son normales se solicitan las concentraciones de la LH, testosterona, androstenediona y la dehidroepiandrosterona-sulfato. Estas determinaciones hormonales elevadas sugieren la presencia de ovario poliquístico u otras patologías con producción anormal de andrógenos; si solo están elevados los niveles de la dehidroepiandrosterona-sulfato se debe pensar o descartar una hiperplasia adrenal congénita de inicio tardío. Si los valores de la LH, FSH, prolactina, testosterona y esteroides corticoadrenales son normales, orientan hacia una disfunción o enfermedad hipotalámica. Una prueba con citrato de clomifeno puede ser de utilidad para diferenciar un trastorno funcional del hipotálamo de una lesión orgánica de este. La estimulación con GnRH es necesaria para descartar la alteración hipofisaria.

TRATAMIENTO DE LAS AMENORREAS. La manera más práctica de tratar las amenorreas es clasificarlas según los niveles de gonadotropinas hipofisarias (niveles de la lesión en el eje hipotálamo-hipófisis-ovario-útero), de manera que pueden ser normogonadotrópicas, hipergonadotrópicas o hipogonadotrópicas.

Amenorreas normogonadotrópicas. Estas pacientes cursan con amenorrea, hirsutismo, acné y usualmente con infertilidad. Se observa en las amenorreas hipotalámicas: mujeres atletas, anorexia nerviosa, estrés y enfermedades crónicas. Los niveles de las gonadotropinas hipofisarias (FSH y LH) se hallan dentro de límites normales, disminución de la globulina fijadora de hormonas sexuales (SHBG) y los andrógenos libres altos. El tratamiento consiste en el control de las enfermedades de base, y cuando se desee el embarazo, inducir la ovulación con cualquiera de las siguientes alternativas: citrato de clomifeno, gonadotropinas LH y FSH recombinantes más gonadotropina coriónica humana (GCh). El resultado no siempre es positivo. Los medicamentos de menos costo son el citrato de clomifeno o el tamoxifeno. El antiestrógeno clomifeno se usa a la dosis de 50 mg VO por 5 días al comenzar una menstruación espontánea o inducida. De no producirse la ovulación se puede aumentar progresivamente 50 mg en cada ciclo hasta llegar a 250 mg VO diarios por 5 días. Recordemos que estas modalidades terapéuticas aumentan la probabilidad de embarazos múltiples y abortos frecuentes, así que son del dominio del ginecólogo y del especialista en medicina de la reproducción.

Amenorreas hipergonadotrópicas. En estas pacientes, las gonadotropinas hipofisarias están elevadas como consecuencia de una *lesión ovárica permanente.* El tratamiento es solo sustitutivo, o de reemplazo con estrógenos, para mantener los caracteres sexuales secundarios y evitar los efectos de su carencia (osteoporosis y riesgo temprano de enfermedad cardiovascular ateroesclerótica).

Las dosis recomendadas de estrógenos conjugados es de 0.625 a 1.25 mg VO diarios por un lapso de 21 días, asociados a la medroxiprogesterona desde el duodécimo día por 10 días. Se deben hacer controles periódicos para verificar el efecto de los estrógenos sobre mamas y útero. Las pacientes que tengan alguna alteración específica deben ser tratadas con algunas de las siguientes modalidades terapéuticas:

1. Pacientes que presenten gónadas con cromosomas Y. Se les debe practicar extirpación quirúrgica de estas gónadas por la tendencia a la transformación maligna. Si hay interés en el embarazo se debe seleccionar y estudiar cada paciente para aplicarle técnicas de fertilización asistida.

2. Pacientes con falla ovárica precoz y patrón cromosómico 46 XX. Pueden cursar con problemas autoinmunes pluriglandulares, por lo que se deben solicitar anticuerpos contra algunas glándulas endocrinas (tiroides, supra- rrenal y ovarios).

3. Pacientes que han recibido quimioterapia. Cuando la paciente ha recibido citos- táticos y es joven, la menstruación reaparece espontáneamente al suspenderlos porque las células foliculares se regeneran, pero no en pacientes mayores de 30 años, ya que, lamentablemente, su falla ovárica puede ser permanente.

Amenorreas hipogonadotrópicas. Son debidas a múltiples causas que afectan la región hipotálamo-hipofisaria, como craneofaringiomas, tumores hipotalámicos e hipofisarios (funcionantes o no funcionantes), necrosis hipofisaria postparto (síndrome de Sheehan), disfunción hipotalámica, hiperprolactinemia y síndrome de Kallmann. Estas pacientes cursan con bajos niveles séricos de gonadotropinas y estradiol, además de resultar con una prueba negativa de inducción de sangrado con la progesterona. El tratamiento consiste en la extirpación de los tumores del área diencéfalo-hipofisaria. Para mejorar el hipoestrogenismo y los caracteres sexuales secundarios, mezcla de estrógenos conjugados con progestágenos cíclicamente, por 21 días cada mes. En casos de disfunción hipotalámica y de que la paciente desee el embarazo, se administran gonadotropinas recombinantes LH y FSH combinadas con GCh. El tratamiento es similar para las alteraciones de la hipófisis, después de descartar lesiones tumorales como los adenomas funcionantes.

Tratamiento de la hiperprolactinemia. Las medidas terapéuticas, en orden secuencial, son las siguientes: suspender todo tipo de medicamento que pueda provocar hiperprolactinemia, corregir el hipotiroidismo, usar medicamentos específicos (bromocriptina o análogos como la cabergolina); radioterapia en casos seleccionados y cirugía transesfenoidal para remover los microadenomas, con preservación de la función hipofisaria. Los grandes prolactinomas con extensión suprasellar deben ser removidos con cirugía amplia. Se deben evaluar periódicamente la prolactina y las dimensiones del tumor para decidir conductas ulteriores.

La bromocriptina normaliza la prolactina sérica en el 80% de los casos, particularmente en microadenomas, con restauración de la función ovárica hasta en un 85%, y cuando son macroadenomas se logra reducir el tamaño del tumor hasta en un 70%. Los efectos secundarios de la bromocriptina o análogos son náuseas, cefalea y vértigo; la dosis es de 2.5 mg VO BID o TID. La vía vaginal es una alternativa, se reabsorbe lentamente y la vida media es más prolongada; además, se requiere menos dosis. La cabergolina es mejor tolerada; la dosis es de 0.5 hasta 1 mg VO diarios, dos veces a la semana, y se puede aumentar hasta 2 mg cada dosis observando la respuesta y los efectos.

Si la ovulación no se presenta a pesar de los niveles normales de prolactina, se combina la bromocriptina con estrógenos o se recurre a las gonadotropinas recombinantes. Muchas pacientes retornan a la hiperprolactinemia al suspender la bromocriptina o análogos. Si la paciente no está interesada en el embarazo, se pueden usar ciclos de medroxiprogesterona, 10 mg VO por 7 a 10 días, con 4 a 8 semanas de intervalo. Para tratar anormalidades del ciclo menstrual y síntomas de hipoestrogenismo se usa el tratamiento hormonal de reemplazo con estrógenos conjugados 0.625 mg VO diarios por 21 a 25 días, más medroxiprogesterona, 10 mg VO en los últimos 10 días, sin descontinuar la bromocriptina o análogo. Si el microadenoma no es removido, estos tratamientos deben controlarse estrictamente con vigilancia del tumor mediante la clínica y la RM anual.

Tratamiento del ovario poliquístico. Se basa en corregir la obesidad, la amenorrea, los ciclos anovulatorios, la infertilidad, la hiperplasia endometrial, la resistencia a la insulina y el hirsutismo, por lo que deben emplearse dietas hipocalóricas, anticonceptivos orales, agentes antiandrogénicos, tratamientos para inducir la ovulación (si está interesada la paciente), corticoesteroides (si la causa es a nivel adrenal), sensibilizantes de la insulina, depilatorios y evitar el cigarrillo.

Anticonceptivos orales. Usar aquellos con progestágenos como el norgestrel o el desogestrel, por varios meses; suspenderlos periódicamente y observar la respuesta de la paciente.

Antiandrógenos. Se puede usar el finasteride, 5 mg VO diarios. La flutamida, un antiandrógeno no esteroide asociado a un anticonceptivo, puede ser una alternativa para pacientes con acné severo e hirsutismo, a la dosis de 250 mg VO diarios más el anticonceptivo. El acetato de ciproterona, 50 mg VO diarios, del 5° al 14° día del ciclo, o la ciproterona más un anticonceptivo (5° al 25° día) para evitar el embarazo, con una semana de descanso. No se debe tomar la ciproterona aislada porque en caso de que se produzca embarazo, el neonato varón nace feminizado debido a que la ciproterona compite con la dihidrotestosterona en el receptor androgénico, además de que la ciproterona a dosis altas dosis provoca hepatotoxicidad. Otros fármacos con acción antiandrógenos son espironolactona, 50 a 100 mg VO BID, ketakonazol y cimetidina. En líneas generales, mientras se estén usando los antiandrógenos se debe evitar el embarazo.

Tratamiento de la infertilidad. Se ha usado la supresión corticoadrenal con dexametasona, 0.25 mg VO en las noches, una vez comprobada la causa suprarrenal. También el citrato de clomifeno y los inductores de la ovulación con gonadotropinas recombinantes.

Tratamiento del acné. Se usan preparaciones tópicas como peróxido de benzoilo, clindamicina y tretinoína.

Medicamentos que disminuyan la resistencia a la insulina y la producción ovárica de andrógenos. Se usa la metformina para reducir la producción hepática de glucosa y mejorar la sensibilidad a la insulina, a la dosis de 500 mg VO con las comidas. Las pacientes premenopáusicas anovulatorias tratadas con este medicamento pueden volver a ovular y tener embarazos no deseados.

HIRSUTISMO

Es el crecimiento de pelos terminales en las mujeres en sitios donde normalmente se considera que deben exhibir carácter sexual masculino, como cara, tórax, dorso, abdomen y cara interna de los muslos. Se debe distinguir de la hipertricosis, que es un crecimiento excesivo de vello fino corporal, que aparece en regiones no sexuales, usualmente de carácter familiar y no dependiente de andrógenos. Un discreto hirsutismo puede observarse en jovencitas de etnias mediterráneas y ocasionalmente puede ser producido por la ingestión de medicamentos como el valproato, difenilhidantoína, andrógenos, anabolizantes, esteroides, minoxidil, corticoesteroides, danazol y ciclosporina. El hirsutismo puede ser debido a un aumento de la producción de andrógenos, a una especial sensibilidad de los folículos pilosebáceos a los derivados androgénicos o a un aumento de la actividad de la *5-a-reductasa* en la piel. En ciertos casos, un hirsutismo exagerado se acompaña de virilización, como en los tumores ováricos y suprarrenales. Otras causas de hirsutismo son síndrome de Cushing e hiperplasia adrenal congénita no clásica de aparición tardía. Se pueden observar en trastornos tiroideos y la anorexia nerviosa.

Hay pacientes con acné, hirsutismo y obesidad, en quienes no se pueden demostrar ovarios poliquísticos y hay mujeres con secreción alta de andrógenos y poca secreción de progesterona por disfunción ovulatoria. La androstenediona de origen ovárico (células de la teca) es convertida a testosterona y esta, a su vez, a dihidrotestosterona; el exceso de andrógenos, por efecto de su aromatización y conversión a estrógenos, ocasiona hiperplasia endometrial y trastornos menstruales. A continuación se describen algunas causas de hirsutismo:

- *Pacientes con amenorrea normogonadotrópica, FSH normal, LH normal o alta, SHBG disminuida, andrógenos libres altos, acné, hirsutismo e infertilidad.* La globulina transportadora de hormonas sexuales disminuida se acompaña de altos niveles de testosterona libre circulante, así que a menos SBHG disponible, más testosterona libre circulante. Estas pacientes deben diferenciarse de aquellas con hiperandrogenismo por tumores de ovario o suprarrenales y de la hiperplasia adrenal congénita de inicio tardío.

- *Pacientes obesas con hirsutismo.* Estas mujeres cursan con hiperinsulinismo en ayunas o comprobada mediante la prueba de tolerancia a la glucosa con respuesta de insulina. La insulina estimula la síntesis de andrógenos en los ovarios, tal como ocurre en el SOPQ. En estas pacientes se observan las otras manifestaciones del síndrome metabólico.

Tratamiento del hirsutismo idiopático. Las pacientes obesas con hirsutismo cursan generalmente con hiperinsulinismo en ayunas; la insulina estimula la síntesis androgénica en los ovarios. Si los andrógenos adrenales están altos, expresados por el aumento de la dehidroepiandrosterona, es conveniente añadir al tratamiento la dexametasona. Las manifestaciones clínicas del hiperandrogenismo mejoran al bajar de peso, bloquear el mecanismo ovulatorio con un anticonceptivo oral, más la ciproterona, la cual tiene efectos antiandrogénicos periféricos a la dosis de 2 a 50 mg VO diarios, del 5° al 14° días del ciclo. En otros casos como el ovario poliquístico son finasterida, flutamida y cimetidina (300 mg VO TID por varios meses). Son útiles las cremas, lociones depilatorias y depilación electrolítica. Solo el tratamiento persistente controla el problema de las mujeres con hirsutismo.

REFERENCIAS

AMERICAN ASSOCIATION OF CLINICAL ENDOCRINOLOGISTS. Medical guidelines for clinical practice for the diagnosis and treatment of hyperandrogenic disorders. Hiperandrogenic disorders task force. Endocrine Practice. 2001;7:2.

AZIZ R, CARMINA E, DEWAILLY E, DIAMANTI-KANDARAKIS E, ESCOBAR-MONRREALE HF ET AL. The Androgen Exccess and PSOS Society criteria for the diagnosis of polycystic ovary syndrome: the complete task force report 2009. Fertil Steril. 2009;91:456-88.

CHALBAUD- ZERPA C. Las gónadas. Endocrinología básica. Tomo II. Talleres Gráficos Universitarios. Mérida-Venezuela. 1981.

EHRMANN DA, BARNES RB Y DEVROEY P. Hyperandrogenism, Hirsutism, and Polycystic Ovary Síndrome. En De Groott LJ., y Jameson JL (eds) Endocrinology. Vol. 3 Fith edition, 2006. Elsevier-Saunders, Philadelphia. PA.USA. pp 2963-2982.

GOLDEN .N.H., AND CARLSON JL., The Patophysiology of amenorrhea in adolescenys. Annals of The New York Academy of Sciences. 2008;1135:163-178.

GORDON CM: Clinical practice: Functional hypothalamic amenorrhea. N Engl J Med. 2010; 33: 365.

GORDON C. Functional Hipothalamic Amenorrhea. N Eng J Med. 2012; 363:365-371.

IILLINGWORTH P. AMENORREA, ANOVULATION, AND DYSFUNCTIONAL UTERINE BLEEDING. En De Groott LJ., y Jameson JL (eds) Endocrinology. Vol. 3. Fith edition, 2006. Elsevier-Saunders, Philadelphia, PA. USA. pp 2923-2939.

NELSON LM: Clinical practice: Primary ovarian insufficiency. N Engl J Med. 2009; 360: 606.

HE PRACTICE COMMITTEE OF THE AMERICAN SOCIETY FOR REPRODUCTIVE MEDICINE. Current evaluation of amenorrhea. Fertil Steril. 2008; 90:S219-25.

WITTENBERGER M., AND AMSTRONG A.: Amenorrhea. En: Lewis V., Reproductive Endocrinology and Infertility. Chapter 3. Landes Bioscience. Austin, Texas, U.S.A., 200.pp 23-34.

SÍNDROME CLIMATÉRICO Y MENOPAUSIA

Jesús Alfonso Osuna Ceballos

INTRODUCCIÓN

La menopausia se refiere a la suspensión definitiva de las menstruaciones como consecuencia del agotamiento de los folículos ováricos primordiales, por tanto, la pérdida de la función ovárica se expresa con la disminución de la síntesis de estrógenos. La menopausia ocurre alrededor de los 50 años de edad, y debido al aumento de la esperanza de vida de la mujer, que puede llegar hasta 75 o más años, la condición *postmenopáusica* puede abarcar más de una tercera parte de su ciclo vital. Debe transcurrir un año de amenorrea espontánea (fisiológica) desde el comienzo de la última menstruación para considerar que la mujer entró en la menopausia. El inicio en los cambios del patrón menstrual (irregularidades del ciclo menstrual), junto con el aumento selectivo de la hormona folículo-estimulante (FSH), se ha denominado *transición de la menopausia,* la cual termina con la última menstruación. La *perimenopausia*, que literalmente significa alrededor de la menopausia, comienza al mismo tiempo que la transición de la menopausia y termina un año después de la última menstruación. El *síndrome climatérico* es el conjunto de manifestaciones clínicas ocasionadas por la disminución de los niveles de estrógenos, y la *postmenopausia* son los años que siguen a la menopausia.

La pérdida acelerada de folículos primordiales a partir de los 38 años coincide con un incremento selectivo de la hormona folículo estimulante (FSH) y la disminución de la ß-inhibina. Tanto la FSH como la ß-inhibina son marcadores bioquímicos en los estadios tempranos de la declinación de la función ovárica, pero lo más importante de todo este proceso es que a medida que la mujer avanza en edad, junto al agotamiento de su reserva folicular se produce una disminución progresiva de los niveles séricos de estradiol.

La disminución de la síntesis de estrógenos se establece de manera progresiva en la premenopausia, y como la mayoría de los ciclos no son ovulatorios, también disminuye la producción de progesterona. Es así como en esta etapa de la vida reproductiva de la mujer ocurren trastornos menstruales diversos como sangrados uterinos irregulares (hemorragia uterina disfuncional y/o metrorragias). Por otra parte, la acción sostenida de los estrógenos sobre el endometrio, sin oposición de la progesterona, provoca su maduración irregular, lo que puede llevar a la hiperplasia glánduloquística endometrial. Conjuntamente, en la postmenopausia ocurre un aumento en la producción de andrógenos, en particular la androstenediona, la cual se aromatiza en los tejidos periféricos (músculo estriado y tejido adiposo) para generar la estrona, el estrógeno más abundante en la postmenopausia.

MANIFESTACIONES CLÍNICAS

La carencia de estrógenos se pone de manifiesto por alteraciones endocrino-metabólicas que afectan casi todos los tejidos del organismo. La severidad de estos síntomas depende de la riqueza de esos tejidos en receptores estrogénicos, los cuales abundan en el endometrio, la mucosa vaginal, las mamas, el tejido óseo y el SNC. Seguidamente se resumen las manifestaciones más notables de este síndrome.

Alteraciones mentales y neuroendocrinas. Son las primeras en aparecer: disminución de la actividad cognitiva y habilidad para la concentración, depresión, ansiedad, irritabilidad, insomnio, depresión, pérdida de la memoria y de la libido; parece existir asociación entre la carencia de estrógenos y la enfermedad de Alzheimer. La inestabilidad vasomotora (fogaje, sofocos o "vaporones") es una de las manifestaciones más frecuentes del climaterio, ocurre entre 50% y 85% de las mujeres y se debe a la alteración del centro termorregulador hipotalámico.

Manifestaciones genitourinarias. Sequedad vaginal que causa dispareunia y sangrado genital; prurito vulvar, atrofia urogenital, cistitis, urgencia urinaria e incontinencia vesical; prolapso uterino por disminución en el tono de los músculos del diafragma pelviano y atrofia de la glándula mamaria.

Piel. Sequedad y pérdida de la tersura de la piel, caída del cabello y en algunas mujeres discreto hirsutismo

Huesos: osteoporosis y aumento del riesgo de fracturas óseas

Dislipidemias. Que aumentan el riesgo de enfermedad coronaria ateroesclerótica

DIAGNÓSTICO

El diagnóstico de la menopausia es fundamentalmente clínico. Sin embargo, en algunos casos se debe recurrir al laboratorio y pruebas especiales.

Hormona folículoestimulante (FSH) elevada y el estradiol sérico disminuido. Se solicitan solo en mujeres premenopáusicas que aún presentan menstruaciones esporádicas (oligomenorrea) y síntomas del climaterio.

Prueba progestacional. Informa si el endometrio aún responde a la acción de los estrógenos endógenos; es útil en mujeres postmenopáusicas con suspensión de las menstruaciones, pero sin síntomas del climaterio. Para esta prueba se emplea el acetato de medroxiprogesterona, 10 mg VO diarios por 5 a 10 días; o progesterona micronizada 100 mg diarios VO por 5 a 10 días; si ocurre sangrado uterino de 5 a 10 días, después de suspender el medicamento, eso indica que aún existe un endometrio normal que ha sido estimulado por los estrógenos endógenos.

TRATAMIENTO

La terapia hormonal sustitutiva (THS) o terapia hormonal en la menopausia (THM) es la intervención más efectiva para el manejo de los síntomas que acompañan a la menopausia y sus beneficios son superiores a los riesgos en mujeres sintomáticas menores de 60 años de edad o hasta 10 años después de la menopausia, según establece el último consenso sobre esta modalidad terapéutica. La THS mejora la calidad de vida de la mujer al aliviar los diversos síntomas del climaterio y contribuir a la prevención de enfermedades degenerativas propias de esta etapa de la vida. El objetivo de la THS, definida como la terapia con estrógeno solo o una combinación de estrógeno más progesterona, es aliviar los síntomas de la perimenopausia y de la menopausia.

La Declaración General de Consenso sobre la Terapia Hormonal en la Menopausia (Sociedad Internacional de Menopausia) estableció la THS en las siguientes condiciones:

Controlar los síntomas vasomotores asociados a la menopausia

Prevenir fracturas relacionadas con osteoporosis en mujeres de alto riesgo, antes de los 60 años o hasta 10 años después de la menopausia

Disminuir la enfermedad coronaria en mujeres menores de 60 años y hasta 10 años de postmenopausia (usar solo estrógenos)

Mejorar los síntomas debidos a la sequedad vaginal o dolor asociado al coito (dispareunia) con terapia local a dosis bajas de estrógenos

Usar el estrógeno aislado en mujeres con histerectomía y la adición de un progestágeno en presencia de útero.

Nota: El riesgo de tromboembolismo venoso y accidente cerebrovascular isquémico aumenta con la THS oral, pero el riesgo absoluto es menor por debajo de los 60 años de edad y se puede reducir con la terapia transdérmica. El riesgo de cáncer de mama atribuible a THS es bajo y disminuye tras suspender el tratamiento. El aumento del riesgo de cáncer de mama en mujeres mayores de 50 años se asocia al añadir un progestágeno a los estrógenos y se relaciona con el tiempo de uso.

La FDA ha aprobado el uso de la THS en los siguientes casos:

- *Síntomas vasomotores (sofocos y sudores nocturnos).*El uso de estrógenos es la terapia más efectivas para aliviar estos síntomas moderados a severos asociados con la menopausia. Los beneficios son superiores a los riesgos en mujeres sintomáticas menores de 60 años o hasta 10 años después de la menopausia.

- *Síntomas vulvares y atrofia vaginal.* Cuando los estrógenos son indicados para el tratamiento de estos síntomas se deben considerar las preparaciones tópicas vaginales a dosis bajas. Son útiles para la sequedad, dispareunia o dolor durante el coito, picazón y ardor vaginal, de moderados a severos, asociados con la menopausia.

- *Osteoporosis postmenop*áu*sica.* La combinación de estrógeno más progesterona debe ser considerada solo cuando el riesgo de osteoporosis y fracturas postmenopáusica sea mayor que el riesgo potencial relacionado con estos fármacos.

La FDA contraindica el uso de la THS en las siguientes condiciones:

1. Cáncer de mama (actual, pasado o con sospecha) y antecedentes familiares
2. Conocimiento o sospecha de condiciones malignas estrógeno sensibles
3. Sangramiento genital de causa desconocida
4. Hiperplasia endometrial no tratada
5. Tromboembolismo venoso (trombosis venosa profunda, embolismo pulmonar), actual o en el pasado
6. Enfermedad arterial tromboembólica (angina, infarto del miocardio) actual o en el pasado
7. Hipertensión arterial no tratada

8. Enfermedad hepática activa

9. Porfiria cutánea tarda (contraindicación absoluta)

10. Conocimiento de hipersensibilidad a las sustancias activas o a los excipientes de la THS

Al indicar THS se deben considerar ciertos aspectos relacionados con estos fármacos. La indicación de solo estrógenos debe hacerse en mujeres con histerectomía. En mujeres con útero intacto debe asociarse progestágeno más estrógeno para proteger el endometrio de desarrollar hiperplasia y cáncer endometrial por el uso de estrógeno sin oposición. Los progestágenos pueden ser administrados de forma continua o secuencial, y cuando son usados cíclicamente, el progestágenos debe ser indicado en una dosis adecuada por 10 a 14 días al mes.

Los estrógenos más comúnmente utilizados son estrógenos equinos conjugados o estrógenos conjugados sintetizados (0.3 a 0.625 mg); 17β-estradiol micronizado (0.5 a 1 mg) VO o parenteral; estradiol transdérmico (25 a 100 μg); estradiol etinil (0.01 a 0.02 mg); estradiol tópico aplicado en emulsión, gel y *spray*, así como preparaciones vaginales con estrógenos.

Los progestágenos (vía oral) más usados son medroxiprogesterona acetato (2.5 mg/día o 5 mg por 10-12 días/mes); progesterona micronizada (100 mg/día o 200 mg por 10 a 12 días/mes); acetato de noretindrona (0.35 mg/día o 5 mg por 10 a 12 días/mes); drospirenona (3 mg/día) y levonorgestrel (0.075 mg/día).

Hoy día contamos con productos que combinan estradiol y progestágeno para la terapia combinada continua. Veamos:

- *Vía oral:* estradiol-drospirenona; CEE-MPA; etinil-estradiol-acetato de noretindrona y estradiol-norgestimato

- *Vía transdérmica:* estradiol-levonorgestrel y estradiol-acetato de noretindrona.

La THS debe ser usada a dosis bajas y por períodos cortos que permitan el control de los síntomas menopáusicos. La individualización es la clave en la decisión de utilizar o no THS, y debe ser incorporada en las prioridades de salud y calidad de vida de estas pacientes. Otros fármacos no hormonales como clonidina, antidepresivos (inhibidores de la recaptación selectiva de serotonina) y gabapentin pueden ser considerados para el alivio de los síntomas menopáusicos en mujeres que no presenten contraindicaciones para su uso. Los fitoestrógenos, incluyendo los isoflavonoides derivados de la soya, son inconsistentes en el alivio de los síntomas y la "terapia hormonal bioidéntica" no es recomendada actualmente. En mujeres con falla ovárica prematura se recomienda THS sistémica, por lo menos hasta la edad promedio de presentación de la menopausia natural. Las recomendaciones sobre la duración de la THS difieren dependiendo de si el tratamiento es de estrógenos combinados con progestágeno o si es solo con estrógenos. En el primer caso, la duración está limitada a 3-5 años por el aumento de riesgo de cáncer de mama y la mortalidad por esa causa. Para la terapia solo con estrógenos se ha observado un perfil más favorable en relación con ese riesgo para una media de 7 años de uso y 4 años de seguimiento.

No hay evidencias que permitan recomendar la THS para prevenir la diabetes mellitus tipo 2. Se debe insistir en una vida activa del paciente y combatir el sedentarismo sumando alimentación balanceada para evitar obesidad; estas son recomendaciones generales para evitar enfermedades degenerativas y asegurar el mayor bienestar con el paso de los años.

REFERENCIAS

AMERICAN ASSOCIATION OF CLINICAL ENDOCRINOLOGIST Medical Guidelines for Clinical Practice for the Diagnosis and Treatment of Menopause. Endocrine Practice. 2011;17(6).

ESTROGEN AND PROGESTAGEN THERAPY IN POSTMENOPAUSAL WOMEN. Practice Committee of the American Society for Reproductive Medicine. Fertil Steril. 2008; Suppl 3, S88-S102

PRYOR JC.: Perimenopause: The Complex Endocrinology of the Menopausal Transition. Endocrine Reviews 1998; 19:(4):397- 428.

THE MENOPAUSAL TRANSITION. Practice Committee of the American Society for Reproductive Medicine. Fertil Steril. 2008; Suppl 3, S61-S65

THE 2012 HORMONE THERAPY POSITION STATEMENT of the North American Menopause Society. Menopause 2012; 19(3):257-261.

DE VILLIERS TJ, GASS MLS, HAINES CJ, HALL JE, LOBO RA, PIERROZ DD & REES M. Global Consensus Statement on Menopausal Hormone Therapy. CLIMACTERIC. 2013;16: 203-204.

HIPOGONADISMO EN EL VARÓN

Jesús Alfonso Osuna Ceballos

INTRODUCCIÓN

En la vida intrauterina, el testículo cumple un papel fundamental en la diferenciación sexual del individuo. La testosterona, la dihidrotestosterona (DHT) y la hormona antimülleriana confieren el fenotipo masculino definitivo al varón. A partir del segundo trimestre de la vida intrauterina, e inmediatamente después del nacimiento, las células de Leydig tienen una intensa actividad secretora de testosterona, la cual es importante para completar la diferenciación sexual masculina y el desarrollo del sistema nervioso central. Después de un período de relativa latencia durante la niñez, ocurre la reactivación del eje hipotálamo-hipófisis-testículo para iniciar los eventos de la pubertad; a partir de este momento, la testosterona es esencial para que ocurra un normal desarrollo de la función reproductiva en el varón y para su mantenimiento durante la vida adulta.

La regulación de la función testicular es ejercida por las gonadotropinas adenohipofisiarias: hormonas luteinizante (LH) y folículo estimulante (FSH), las cuales son sintetizadas bajo el control hipotalámico por la hormona liberadora de las gonadotropinas (GnRH), que se secreta en forma de pulsos, para estimular la liberación de las gonadotropinas. La LH se une a receptores de las células de Leydig para estimular la esteroidogénesis y la producción de testosterona. La FSH se une a receptores en la célula de Sertoli, donde estimula la síntesis de diversos péptidos, entre ellos la globulina transportadora de andrógenos (ABP), que transporta la testosterona hacia el interior de los túbulos seminíferos. La testosterona es el producto de secreción más importante de las células de Leydig, junto con otros andrógenos como la androsterona y la androstenediona; la secreción de estas hormonas es regulada por la LH. En el adulto joven, los niveles séricos de testosterona total oscilan entre 270 y 1100 ng/dL (10-36 nmol/L).

Más del 95% de los andrógenos del varón proviene del testículo y los restantes son de origen adrenal. La conversión de la testosterona por la enzima *5 α-reductasa* en el tubérculo genital del embrión, la próstata y los tejidos periféricos, genera un andrógeno con extraordinaria actividad biológica, la 5 α-dihidrotestosterona. Además, el testículo produce pequeñas cantidades de estradiol, y aunque la mayor producción de esta es extratesticular por aromatización de la testosterona en los tejidos periféricos, el estradiol es esencial para la formación y mantenimiento del tejido óseo.

En hombres sanos, solamente 2% de la testosterona circula en forma libre, mientras que 44% está unida a la globulina fijadora de hormona sexual (SHBG) y 54% a la albúmina. Los efectos biológicos de la testosterona son, por su acción propia como molécula libre, el promover el crecimiento de los tejidos muscular y óseo, estimular la espermatogénesis y mantener la función sexual. Los tejidos del sistema reproductor, como el tubérculo genital y la próstata, ricos en *5α-reductasa*, son los mejores efectores de la DHT; así, el tubérculo genital se transforma definitivamente en el órgano genital masculino y la próstata sigue teniendo efecto receptor para la DHT. De igual manera, el crecimiento del vello corporal, la calvicie propia del varón y el acné, también son efectos de la DHT.

El hipogonadismo es la alteración de las funciones de la gónada, la cual se expresa en el varón por disminución o carencia de andrógenos en cualquier etapa de la vida; y en el adulto, además del hipoandrogenismo se altera el epitelio germinal, es decir, la producción de gametos. Los estados hipogonadales pueden ocurrir en las diferentes etapas de la vida. En la etapa antenatal o vida fetal, la deficiencia de andrógenos se expresa como trastornos de la diferenciación sexual. En la etapa prepuberal se manifiesta como un retraso en la virilización o atraso en los cambios de los caracteres sexuales secundarios. El hipogonadismo en el varón adulto puede ser primario, por lesión del testículo, o secundario (central) por alteración del eje hipotálamo-adenohipofisario.

En el *hipogonadismo primario* el daño de los testículos puede ser ocasionado por causas congénitas o adquiridas. La alteración puede ser exclusiva de uno de los dos compartimientos del testículo: del epitelio germinal, que altera la espermatogénesis, o de las células de Leydig, que provoca hipoandrogenismo. Las manifestaciones clínicas varían según su etiología y hay factores causales que pueden afectar a ambos compartimientos. En las lesiones primarias de los testículos, cuando está alterado el epitelio germinal se elevan los niveles de las gonadotropinas (LH y FSH), y cuando se alteran las células de Leydig disminuyen los niveles séricos de testosterona. En los testículos mal descendidos o criptorquidia puede ocurrir alteración selectiva del epitelio germinal. En el grado extremo del varicocele (grado III) se pueden alterar tanto al epitelio germinal como las células de Leydig.

La orquitis causada por el virus de la parotiditis, que usualmente ocurre en la primera semana de la parotiditis, solo afecta el epitelio germinal (producción de gametos), es muy rara en la etapa prepuberal y puede ser uni o bilateral. Cuando la atrofia testicular es bilateral, la azoospermia ocurre en el 22% de hombres. Otras orquitis virales menos frecuentes son por el virus de la varicela y Coxsackie A. También pueden ocurrir orquitis por infección bacteriana ascendente de las vías urinarias (uretritis, cistitis o prostatitis) y otras raras por brucelosis, lepra, sífilis y tuberculosis, las cuales ocasionan alteración de ambos compartimientos del testículo.

El *síndrome de Klinefelter* es un ejemplo típico de hipogonadismo primario. Es una anomalía congénita con una prevalencia que varía entre 1.5 a 2.5 por cada 1000 recién nacidos varones. Se caracteriza porque el paciente presenta por lo general alta estatura, alguno está mal masculinizado, con hábito eunucoide, testículos pequeños y ginecomastia (desarrollo de mamas con tejido glandular). Los pacientes con forma clásica presentan un cariotipo con un complemento cromosómico característico: 47, XXY, y existen variedades de este síndrome en relación con la alteración cromosómica. Como los testículos tienen alterados sus dos compartimientos, epitelio germinal y las células de Leydig, los pacientes presentan niveles elevados de gonadotropinas adenohipofisarias, particularmente FSH, y bajos niveles séricos de testosterona. La castración es un ejemplo extremo de los estados hipogonadales primarios.

En el *hipogonadismo secundario,* usualmente se alteran los dos compartimientos del testículo por insuficiente estímulo gonadotrópico. Las causas pueden ser congénitas, como el hipogonadismo hipogonadotrópico idiopático, con una prevalencia de 1 en 10.000, y han sido descritas variedades ligadas al cromosoma X y otras autosómicas. El defecto en el desarrollo de las neuronas productoras de GnRH y de los bulbos olfatorios, así como otras manifestaciones clínicas, son debidas fundamentalmente a mutaciones del gen KAL1.

Generalmente presentan criptorquidia bilateral, micropene, testículos pequeños con características prepuberales y muy bajos niveles séricos de testosterona. La escasa androgenización se logra en la etapa fetal por la acción de la gonadotropina coriónica sobre las células de Leydig, las cuales no logran plena madurez. La forma más frecuente de hipogonadismo hipogonadotrópico es el síndrome de Kallmann o hipogonadismo con anosmia, también denominado *displasia olfatogenital*, que señala la asociación entre la agenesia de los bulbos olfatorios y el hipogonadismo; se han descrito formas esporádicas y familiares. Es causado por la secreción insuficiente de GnRH, razón por la cual la adenohipófisis no produce LH ni FSH y por ende no hay producción de testosterona y la espermatogénesis tampoco es estimulada. La prevalencia mayor en varones que hembras sugiere un modo de herencia ligado al cromosoma X. También ocurren las formas con modos de herencia autosómica dominante o recesiva, con expresión fenotípica variable relacionada con la penetrancia; esto explica la variabilidad fenotípica (con anosmia, hiposmia o sin anosmia), así como los pacientes en quienes la deficiencia de GnRH está parcialmente alterada.

Hay otras formas de hipogonadismo hipogonadotrópico como las asociadas con otras malformaciones del SNC, de las cuales, las más conocidas son el síndrome de Prader- Willi, que se caracteriza por presentar hipotonía neonatal, obesidad, baja estatura, manos y pies pequeños, retraso mental e hipogonadismo, y el síndrome de Laurence-Moon-Biedl, caracterizado por obesidad, distrofia retiniana pigmentaria, retraso mental, polidactilia, alteraciones renales, paraparesia espástica e hipogonadismo. Otra forma de hipogonadismo hipogonadotrópico es la asociada con deficiencias de otras hormonas adenohipofisarias, de las cuales, la más frecuente es la que presenta por deficiencia de la hormona del crecimiento. Los tumores de la adenohipófisis y de la región supraselar pueden ser causa de hipogonadismo, por ej., los tumores productores de hormona adrenocorticotropa (ACTH), cuya expresión es la enfermedad de Cushing, y los tumores productores de prolactina o prolactinomas. Existe además la deficiencia aislada o selectiva de LH o de FSH.

MANIFESTACIONES CLÍNICAS

Los estados hipogonadales pueden ocurrir en cualquier momento de la vida del varón. Los problemas más comunes son los que aparecen en la etapa postpuberal y se manifiestan por involución de los caracteres sexuales secundarios, tales como disminución del vello genital y corporal, reducción de la masa muscular, acúmulo adiposo abdominal, pérdida de la fuerza muscular, disminución o pérdida de la libido, disfunción sexual eréctil (impotencia), infertilidad, alteración de la memoria, disminución de la masa ósea y dislipidemia.

DIAGNÓSTICO

La historia de la enfermedad y las manifestaciones clínicas orientan al diagnóstico del hipogonadismo; sin embargo, es necesario hacer pruebas especiales para comprobarlo.

1. Niveles séricos de las hormonas FSH, LH, prolactina y testosterona total
2. Prueba con GnRH (decapéptido sintético hipotalámico).
3. RM cerebral con contraste (Gadolinio) en relación con las manifestaciones clínicas
4. Evaluación oftalmológica. Campimetría y perimetría
5. Evaluación de otras reservas adenohipofisarias (TSH y ACTH) o de las hormonas producidas por las glándulas efectoras (cortisol, T_3 y T_4 L) cuando hay evidencias de un tumor de la adenohipófisis.

Para la prueba con GnRH se toma muestra de sangre para medir LH y FSH (hora 0), se inyecta GnRH 100 µg EV y a los 30 y 60 minutos se miden los niveles de LH y FSH. En una respuesta normal se triplica el valor basal de la LH y se duplica la FSH. Si no ocurre respuesta al estímulo con GnRH, es muy probable que exista una lesión de la adenohipófisis, como ocurre en los tumores hipofisarios. Si la respuesta es normal, orienta a una lesión del hipotálamo. Cuando se sospecha una alteración de la adenohipófisis debe medirse la prolactina para descartar una hiperprolactinemia, característica del prolactinoma. En el adulto, el análisis del líquido seminal (espermograma) es un indicador muy sensible de las dos grandes funciones del testículo.

TRATAMIENTO

Los principales beneficios de la terapia de reemplazo con testosterona en hombres hipogonadales son el aumento de la masa ósea y muscular y la mejoría de la sexualidad (aumentan la libido, las erecciones espontáneas y la habilidad verbal y espacial). Si el tratamiento es iniciado antes de la pubertad se logra aumentar tanto la densidad del hueso trabecular como cortical, y si el tratamiento es tardío solo aumenta la densidad del hueso cortical.

Los riesgos mayores del uso de andrógenos están orientados a la próstata y el aparato cardiovascular. A pesar de que los niveles de testosterona disminuyen con el envejecimiento, la hiperplasia prostática benigna y el cáncer de la próstata aumentan después de los 60 años. El desarrollo de estas dos patologías se ha relacionado con el uso de andrógenos, razón por lo que se debe tener prudencia en el hombre hipogonadal y en quienes buscan mejorar la libido y potencia sexual por "supuestas" pérdidas de las funciones andrógenodependientes.

La relación andrógenos-enfermedad cardiovascular se debe al descenso de la HDL y de los esteroides sexuales endógenos; también los andrógenos se han relacionado con el aumento de la actividad de la *lipasa hepática en el metabolismo de los triglicéridos,* la cual también interviene en el catabolismo de la HDL. El tipo de andrógeno cumple un papel importante en los cambios lipídicos; los ésteres de la testosterona, como el enantato, causan menos depresión de la HDL. Observaciones recientes sugieren que niveles bajos de andrógenos aumentan el riesgo para enfermedad cardiovascular. Los andrógenos administrados a sujetos hipogonadales aumentan el hematocrito, por lo que se ha generalizado su uso en algunos tipos de anemia como la hipoplasia medular y el síndrome mielodisplásico.

En muchos hombres sanos, después de los 65 años disminuye la producción de testosterona y se reduce su concentración en la vena espermática y en los tejidos. En la declinación de la función gonadal con la edad hay una doble participación, tanto central (hipotálamo) como gonadal. Hombres después de los 55 años con niveles séricos de testosterona por debajo del límite inferior normal, pueden ser tratados con andrógenos, tras una evaluación clínica integral, para beneficiar los tejidos óseo y muscular y las funciones psicosexuales.

Indicaciones y métodos para la terapia con andrógenos. La indicación clínica precisa para el tratamiento con andrógenos es como una terapia sustitutiva en el varón con hipogonadismo; además, existen otras entidades clínicas en las cuales los andrógenos tienen aplicación, como el retraso puberal y el envejecimiento. Así como no existe un fármaco ideal en la terapia hormonal de reemplazo para la mujer en la postmenopausia, tampoco lo hay para el hombre que sufre carencia androgénica. Se ha comprobado que los beneficios de la testosterona en pacientes hipogonadales no sobrepasan los riesgos que podrían generarse de ella. Hay diferentes alternativas para la terapia de reemplazo con andrógenos; existen los preparados para uso oral como el undecanoato de testosterona, la mesterolona y la testosterona incorporada a ciclodextrinas. Estos andrógenos no tienen efecto hepatotóxico y además tienen capacidad para su aromatización y conversión a estrógeno. La mesterolona es de uso limitado porque son necesarias varias dosis durante el día. El undecanoato de testosterona se absorbe por vía linfática, hecho que evita el paso hepático inicial. Se considera que es ideal en pacientes que poseen capacidad residual para secretar testosterona, como en el síndrome de Klinefelter, a la dosis de 80-160 mg VO diarios. Entre los preparados parenterales están los ésteres de la testosterona de acción prolongada (enantato, cipionato y undecanoato de testosterona en solución oleosa). En nuestro medio, el de mayor uso y más bajo costo es el enantato de testosterona a la dosis de 250 mg cada 3 o 4 semanas según la severidad del estado hipogonadal. El undecanoato de testosterona, de liberación prolongada, se usa a la dosis de 1000 mg IM cada tres o cuatro meses. También existen los preparados de aplicación transescrotal y transdérmica propiamente dichas (parches y geles), estas últimas más generalizadas y de mayor aceptación por los pacientes. La elección del andrógeno para tratamiento sustitutivo depende de la experiencia del especialista y la preferencia del paciente; depende además de la disponibilidad del medicamento, costos, tolerancia y frecuencia de las inyecciones parenterales. Los preparados sintéticos 17-alquilados no se usan por su comprobada toxicidad hepática.

REFERENCIAS

ALLAN CA, MCLACHLAN RI. Androgen Deficiency Disorders. En: DeGroot LJ y Jameson JL. Endocrinology. Vol 3. 2006. Fifth Edition. Elsevier Saunders, Philadelphia, PA.USA. Chapter 170. pp 3159-3191.

HALL PF. Testicular steroid synthesis: organization and regulation. En: Knobil E, Neil JD (Eds). The Physiology of Reproduction. Raven Press, New York 1994, pp 1334-1362.

HANDELSMAN D.J. Androgen Action and Pharmacological Uses. En: DeGroot L.J., y Jameson J.L., Endocrinology. Vol 3. 2006. Fifth Edition. Elsevier Saunders, Philadelphia, PA. USA. Chapter 168. pp 3121-3138.

JOCKENHÖVEL F. Male hypogonadism. Verlag AG, Bremen, Germany: UNI-MED, 2004. International Medical. Publishers.

KARGES B., NEULEN J., ROUX N., AND KARGES W. Review Article. Genetics of Isolated Hypogonadotropic Hypogonadism: Role of GnRH Receptor and Other Genes. International Journal of Endocrinology. 2012:1-9.

WANG C., NIESCHLAG E., SWERDLOFF R., BEHRE H.M., HELLSTROM W.J., GOREN L.J., ET AL. Investigation, Treatment, and Monitoring of Late-Onset Hypogonadism in Males; ISA, ISSAM, EAU, EAA, and ASA Recommendations. Journal of Andrology. 2009; 30(1):1-9.

5
INFECTOLOGÍA

FIEBRE DE ORIGEN DESCONOCIDO CLÁSICA

Agustín Caraballo

INTRODUCCIÓN

La fiebre de origen desconocido clásica (FOD) consiste en un cuadro febril mayor de 38.3° C, en una persona previamente sana, con una duración ambulatoria de una semana o tres días intrahospitalarios; donde la historia clínica y algunos exámenes de rutina; por ej., la fórmula diferencial, el examen de orina y la Rx del tórax, no orientan al diagnóstico de la enfermedad. Con esta definición se excluyen la mayoría de las enfermedades infecciosas virales agudas de curso autolimitado. Siendo la fiebre un signo capital, se debe diferenciar de la "fiebre prolongada", en la que el cuadro clínico es relativamente obvio y el diagnóstico no se ha hecho por falta de una adecuada historia clínica y paraclínica, como ocurre en las infecciones urinarias, neumonías, septicemia. De igual manera, una fiebre moderada es común en la evolución de ciertas entidades clínicas de múltiples etiologías, como el infarto del miocardio, la tromboflebitis de miembros inferiores, el tromboembolismo pulmonar y los episodios hemolíticos.

Las causas de FOD son por lo general enfermedades comunes dentro de la patología médica, pero al presentarse en forma atípica, oligosintomática o incipiente, hacen difícil la orientación del problema. La frecuencia relativa de cada enfermedad varía en los diferentes grupos de población y resulta poco práctico investigar simultáneamente la posibilidad de todas y cada una de las causas de FOD. El mejor procedimiento diagnóstico es focalizar la atención de manera cuidadosa y organizada en las enfermedades más comunes desde el punto de vista epidemiológico (procedencia, edad, sexo, hábitos y profesión), así como la cronología de los síntomas y signos, el examen físico minucioso y un conjunto de exámenes dirigidos en forma jerárquica según los hallazgos de la historia clínica.

En todo paciente con fiebre prolongada de causa no explicable, el examen físico debe repetirse a intervalos regulares debido a que nuevos hallazgos pueden aparecer en el curso de la hospitalización. Es necesario insistir en el examen del fondo de ojo, las conjuntivas, la piel, el lecho ungueal, los ganglios linfáticos (fundamentalmente en la regiones supraclavicular, laterocervical, axilar y epitroclear), soplos cardiacos, hepatoesplenomegalia, masas abdominales y, finalmente, lesiones genitorrectales. Es importante llevar una gráfica de la curva térmica cada 6 horas. La presencia de exámenes de laboratorio normales o negativos ante una fuerte sospecha clínica, obliga a repetirlos periódicamente; muchas veces aparecen alteraciones tardías que pueden ser claves para el diagnóstico.

La gran mayoría de los pacientes con FOD presenta síntomas inespecíficos y ambiguos que "no localizan la enfermedad", y de curso insidioso, como debilidad, astenia, anorexia, pérdida de peso, sudoración, cefalea, mialgias, palidez cutáneo-mucosa y deterioro progresivo del estado general. A continuación se mencionará una lista de enfermedades que se adapta a nuestras condiciones epidemiológicas.

INFECCIONES

1. Infecciones granulomatosas: tuberculosis (TBC) y micosis profundas como la histoplasmosis, paracoccidioidomicosis y la candidiasis

2. Infecciones piógenas: endocarditis bacteriana, absceso hepático piógeno, colangitis ascendente, abscesos intraabdominales, diverticulitis del colon, enfermedad pélvica inflamatoria, absceso perirrenal, infecciones por catéteres intravenosos, absceso esplénico, osteomielitis y sinusitis

3. Bacteremias sin foco primario evidente por coliformes o peritonitis espontánea en pacientes cirróticos, fiebre reumática, fiebre tifoidea, brucelosis, listeriosis y meningococemia

4. Infecciones por virus: mononucleosis infecciosa, hepatitis viral y citomegalovirus

5. Infecciones parasitarias: absceso hepático amibiano, paludismo e infecciones por *Pneumocystis jiroveci*

6. Infecciones por espiroquetas: sífilis y leptospirosis.

NEOPLASIAS

1. Tumores sólidos (primarios o metastásicos): riñón, páncreas, hígado, intestino grueso, ovario y sarcomas ocultos

2. Neoplasias del sistema mononuclear fagocítico y hematopoyético: linfoma de Hodgkin, linfoma no Hodgkin, linfadenopatía inmunoblástica y leucemias.

ENFERMEDADES AUTOINMUNES

Lupus eritematoso sistémico (LES), artritis reumatoide (particularmente la enfermedad de Still), polimiositis-dermatomiositis, polimialgia reumática, vasculitis por hipersensibilidad, crioglobulinemia mixta y poliarteritis nudosa.

ENFERMEDADES GRANULOMATOSAS

Paniculitis supurativa, hepatitis granulomatosa, sarcoidosis, enfermedad de Crohn, eritema nudoso, arteritis de células gigantes y granulomatosis de Wegener.

CAUSAS DIVERSAS

Fiebre medicamentosa (antibióticos), tromboflebitis pelviana, tromboembolismo pulmonar, hematomas sépticos ocultos (abdomen y retroperitoneo), hipertiroidismo, pseudogota, meningitis aséptica, fiebre ficticia o simulada y mixoma auricular.

Más del 50% de los pacientes con FOD presenta procesos infecciosos, 30% algún tipo de neoplasia, 15% enfermedades del tejido conectivo y el resto causas diversas. En todo caso, la frecuencia de una entidad depende de los aspectos epidemiológicos de la región; aunque la tendencia actual es el incremento de neoplasias. Alrededor de un 10 a 15% de los pacientes egresa sin un diagnóstico definido, y un porcentaje alto de ellos mejora sin tratamiento específico.

DIAGNÓSTICO

No existe una secuencia rígida en la solicitud de los estudios para pacientes con FOD. La selección de un examen, aunque pueda ser muy complejo, como una biopsia de médula ósea, muchas veces es necesaria al inicio para descartar una enfermedad en particular. Un aforismo práctico es "ir donde está el tesoro sin perder tiempo". En líneas generales, una secuencia lógica, aunque no rígida, por etapas podría ser la siguiente:

Etapa I

1. Exámenes de rutina: hematología básica (contaje de leucocitos y diferencial, hemoglobina y hematocrito), análisis de orina, pruebas de la función hepática, ácido úrico, calcio sérico y radiografía del tórax.

Una orientación según la hematología básica es la siguiente:

- Leucopenia: LES, fiebre tifoidea, SIDA, citomegalovirus (CMV), EBV (mononucleosis infecciosa), TBC
- Linfocitosis: leucemia linfocítica crónica, linfomas, toxoplasmosis, TBC, EBV, CMV
- Linfopenia: arteritis temporal, paludismo, *Ehrlichiosis/anaplasmosis*, TBC, EBV,CMV, HIV, linfoma de Hodgkin
- Linfocitos atípicos: fiebre por medicamentos, toxoplasmosis, brucelosis, CMV, CMV, paludismo, *ehrlichiosis/anaplasmosis*
- Monocitosis: endocarditis bacteriana, TBC, brucelosis, ehrlichiosis, histoplasmosis, Kala-azar, enfermedad de Crohn, sarcoidosis, linfoma de Hodgkin, neoplasias.

2. Exámenes complementarios: VSG, cultivos (sangre, orina, secreciones o médula ósea), proteínas séricas, pruebas inmunológicas (AAN, factor reumatoide o título de antiestreptolisinas).

Etapa II

Ecografía abdominal, TC, RM de sitios sospechosos de patologías (tórax, columna o abdomen) y estudios isotópicos (huesos, pulmón e hígado), siempre orientados al sitio de la patología. CK, pruebas serológicos (Epstein-Barr, citomegalovirus, HIV), hongos, *Mycoplasma pneumoniae, Brucella spp, Toxoplasma gondii, Chlamydia psittaci, Leptospira spp, Salmonella typhi, Yersinia enterocolítica* y protozoarios y, finalmente, pruebas intradérmicas.

Etapa III

1. No invasivos: anticuerpos anticitoplasma de los neutrófilos (ANCA), antígeno carcinoembrionario, α-fetoproteína, ecocardiograma, gammagrafía corporal total con galio o indio y la tomografía por emisión de positrones (PET).

2. Invasivos: biopsia de ganglios, piel, músculos, arterias, pulmón, mucosa intestinal, médula ósea e hígado.

Etapa IV

Pruebas terapéuticas. Es importante señalar la mal llamada "prueba o ensayo terapéutico", usada cuando los exámenes en torno a un grupo de enfermedades no orientan a una patología definida y la vida del paciente se pone en peligro, particularmente en el grupo de las enfermedades infecciosas. No es raro el uso de drogas antituberculosas, corticoesteroides, antiinflamatorios no esteroideos y antibióticos.

La descripción y terapéutica de las enfermedades descritas en este capítulo se analizan en las enfermedades correspondientes. Seguidamente se hace una descripción de los diferentes grupos causantes de FOD y se analizan brevemente algunas entidades clínicas por su importancia y frecuencia.

INFECCIONES. Por lo general es una infección bien definida que toma un patrón atípico por la respuesta del huésped a localizar la infección y muchas veces debido al uso indiscriminado de los antibióticos. A ello se suma la dificultad de aislar ciertos gérmenes (técnicas de cultivo inapropiadas o microorganismos de difícil crecimiento). Se debe obtener información sobre la ocupación, viajes recientes, hábitos alimenticios, contacto con animales domésticos o silvestres, aficiones, contactos sexuales, uso de medicamentos, intervenciones quirúrgicas recientes, patrón de la fiebre y, presencia de escalofríos que sugieren bacteremia. Se debe destacar que las infecciones en los pacientes ancianos se manifiestan muchas veces con deterioro de la conciencia (somnolencia, estupor y anorexia). Finalmente, se debe indagar sobre antecedentes patológicos personales y familiares (TBC, lepra, sífilis, hepatitis, alcoholismo y diabetes mellitus). Ante la sospecha de una infección, es prudente hacer en forma sistemática los siguientes exámenes:

1. Hematología. Generalmente se produce una leucocitosis con neutrofilia y desviación a la izquierda; los leucocitos presentan granulaciones tóxicas y vacuolas. Los recuentos leucocitarios mayores de 50.000 mm^3 sugieren leucemia o una reacción leucemoide observada en las infecciones severas, TBC y abscesos. Los linfocitos atípicos se ven en la mononucleosis infecciosa y otras enfermedades virales. La velocidad de sedimentación, generalmente se encuentra acelerada.

2. Pruebas de "funcionalismo" hepático. Se produce una elevación de las enzimas hepáticas, fundamentalmente la fosfatasa alcalina.

3. Cultivos y coloraciones específicas. Es importante la identificación de los microorganismos en fluidos, exudados y tejidos antes de iniciar los antibióticos. Los especímenes más propicios para demostrar los agentes causales son la sangre, médula ósea, líquido cefalorraquídeo, secreciones purulentas, orina, esputo y heces. Los hemocultivos deben ser tomados en forma seriada, en número de tres simultáneamente en diferentes sitios del cuerpo, con media hora de intervalo entre las dos muestras. La extracción de sangre debe hacerse una hora antes de la elevación térmica, cuando ocurre en forma regular. El volumen de sangre a tomar debe tener una relación de 1 a 10 con respecto al volumen del medio de cultivo, y debe hacerse para gérmenes aeróbicos y anaeróbicos. El período de observación del cultivo debe prolongarse hasta por tres semanas, con repiques adecuados.

4. Pruebas serológicas. Son útiles en algunas enfermedades como SIDA, enfermedades virales, fiebre tifoidea, toxoplasmosis, micosis profundas, leptospirosis y brucelosis. Estas pruebas tienen valor cuando se produce un aumento progresivo de los títulos.

5. Pruebas cutáneas. Las pruebas más útiles son aquellas basadas en la hipersensibilidad retardada. Los antígenos más empleados son los preparados con bacilo tuberculoso (PPD), hongos y virus. Usualmente aparecen positivas seis semanas después de haber iniciado la infección. Se negativizan ante enfermedades que cursan con anergia como linfoma de Hodgkin, carcinomatosis avanzada, septicemia tuberculosa y el uso de corticoesteroides. En líneas generales, estas pruebas descartan la enfermedad cuando son negativas, pero de ser positivas no siempre la confirman porque muchas enfermedades son endémicas en algunas regiones.

6. Gammagrafía con Galio 67/Indio111. Permite detectar procesos infecciosos en regiones poco definidas por el examen clínico.

7. Ecografía y TC. Son útiles para localizar abscesos, fundamentalmente en el abdomen, hígado, bazo, región retroperitoneal y cerebro.

8. Laparotomía exploradora. Mediante ella se logran tomar biopsias de hígado, ganglios y masas sólidas, muestras de abscesos y líquido ascítico. Puede ser definitiva hasta en un 25% de los pacientes con FOD.

9. Prueba terapéutica. Después de haber agotado todos los recursos y se han excluido ciertas enfermedades, muchas veces, la prueba terapéutica por unos días permite orientar el origen de la infección. Unos ejemplos de las

más usadas son la combinación de isoniazida y etambutol para la TBC; la penicilina y estreptomicina para la endocarditis infecciosa; el metronidazol o tinidazol para el absceso hepático amibiano y las quinolonas para las salmonelosis. Se analizarán algunos procesos infecciosos según la frecuencia y complejidad en la presentación.

Tuberculosis. Un gran número de pacientes con FOD presenta una tuberculosis extrapulmonar, TBC miliar o una septicemia tuberculosa. Las manifestaciones clínicas dependen del órgano comprometido. Puede haber un afectación del SNC con signos de irritación meníngea y lesión de pares craneales. El compromiso peritoneo-pélvico e intestinal se manifiesta por un cuadro de dolor abdominal y ascitis. La invasión de la médula ósea puede producir reacciones leucemoides y monocitosis. El compromiso hepático cursa con hepatomegalia y alteraciones de la función del órgano, fundamentalmente con elevación de la fosfatasa alcalina y aminotransferasas. La afectación urogenital produce disuria, hematuria y dolor lumbar. La invasión del pericardio puede ocasionar una pericarditis constrictiva. La TBC pulmonar miliar produce tos seca y disnea, y algunos pacientes se comprometen con un SDRA; muchas veces faltan las manifestaciones pulmonares y la prueba cutánea con PPD (tuberculina) puede resultar negativa; a veces pasan varias semanas para aparecer los hallazgos radiológicos pulmonares, que consisten en nódulos mínimos de 2 mm *"miliares"*. La septicemia tuberculosa se refiere al compromiso simultáneo de diferentes órganos.

Para detectar una tuberculosis extrapulmonar es necesario agotar todos los recursos paraclínicos, especialmente la coloración de Ziehl-Neelsen y los cultivos de las secreciones, esputo, LCR, médula ósea, líquido de ascitis o derrame pleural y orina; biopsias de tejidos afectados como los ganglios, piel, hígado, médula ósea y peritoneo. La prueba cutánea (PPD) en la TBC extrapulmonar es de limitado valor diagnóstico porque la mayoría de las veces es negativa. En líneas generales, en muchos pacientes, las razones de la negatividad del PPD, aun en presencia de TBC, son debidas al empleo de un antígeno inadecuado, formas terminales o severas de la enfermedad, pacientes tratados con corticoesteroides, ancianos, enfermos de sarcoidosis o de linfomas. Una lectura de 5 a 9 mm suele indicar vacunación previa con BCG o infecciones antiguas por micobacterias atípicas; una prueba de 10 mm o más sugiere una infección activa o contacto con el bacilo en el pasado. Actualmente, la prueba de mayor especificidad es la PCR de los diferentes especímenes.

Endocarditis bacteriana subaguda. En la actualidad, la gran mayoría de pacientes se presenta con un cuadro poco florido debido quizá al uso indiscriminado de antibióticos o al tratamiento precoz. La presencia de fiebre, soplos cambiantes de aparición reciente, hemocultivos positivos y el hallazgo de vegetaciones con el ecocardiograma (transtorácico o transesofágico), son hallazgos concluyentes de endocarditis bacteriana y el tratamiento se impone. Manifestaciones poco frecuentes, pero que se pueden encontrar, constituyen los fenómenos de embolización periférica y vasculíticos, como las petequias, hemorragias subungueales en astilla, hematuria microscópica, lesiones de Janeway, manchas de Roth, esplenomegalia y glomerulonefritis.

El inconveniente más importante para establecer el diagnóstico de la endocarditis lo constituye básicamente la presencia de un hemocultivo negativo; esto se debe, entre otros factores, a la administración previa de antibióticos o presencia de bacterias anaeróbicas, *Streptococcus* dependientes de la vitamina B$_6$, bacilos gramnegativos muy exigentes para el crecimiento (*Cardiobacterium hominis* o *Haemophylus parainfluenzae*), hongos, técnicas de cultivo deficientes y la endocarditis del lado derecho del corazón. Si no es muy grave el estado del paciente se deben suspender los antibióticos por tres días, practicar hemocultivos seriados e insistir en la búsqueda de aerobios, anaerobios y hongos. De no aislarse el germen, y si existe la sospecha diagnóstica se impone una prueba terapéutica con penicilina y estreptomicina. El tratamiento antiestafilocócico se emplea cuando el paciente tiene una prótesis valvular o es una endocarditis de la válvula aórtica previamente sana y de curso agudo y fulminante.

Absceso hepático (amibiano y piógeno). Este se caracteriza por fiebre séptico-remitente y hepatomegalia dolorosa. El examen abdominal puede ser negativo, aunque en muchos casos aparece sensibilidad en el hipocondrio derecho y un borde hepático palpable. La fluoroscopia revela elevación del hemidiafragma derecho con paresia de este y discreto derrame pleural derecho. El ecograma abdominal minucioso y repetido es extremadamente útil en pacientes oligosintomáticos; generalmente se observa una imagen única o doble cuando es de origen amibiano, y múltiple por bacterias (*E. coli, P. mirabilis* y *B. fragilis*). Las pruebas de laboratorio revelan aumento de las aminotransferasas, fosfatasa alcalina y bilirrubina. En el absceso hepático amibiano, las pruebas serológicas como la de ELISA para amibas, revelan títulos por encima de 1:512.

Absceso intraabdominal. Suele ser una complicación de la cirugía abdominal reciente como una apendicectomía, heridas abdominales, úlcera perforada, divertículos del colon perforados, carcinoma de colon perforado, pancreatitis aguda, colecistitis y piocolecisto. Se caracteriza por dolor en la zona donde se ubica el absceso, fiebre y leucocitosis. El diagnóstico se demuestra con el ecograma y la TC abdominal. Frecuentemente es necesaria la laparotomía exploradora para confirmar el diagnóstico, hacer drenajes e iniciar la antibióticoterapia adecuada.

Absceso perirrenal. Se observa como consecuencia de una sepsis generalizada o una pielonefritis crónica. El síntoma más llamativo es dolor lumbar y estado tóxico. La Rx simple del abdomen revela aumento del volumen de la silueta renal, borramiento de la sombra del músculo psoas y discreta escoliosis de la columna lumbar de concavidad hacia el lado comprometido, como consecuencia de la contractura del músculo psoas. El ecograma y la urografía de eliminación son de gran ayuda para precisar el sitio de la lesión. El examen de orina puede mostrar piuria, y el cultivo, el microorganismo casual.

Brucelosis. Es un cuadro febril que cursa con mialgias, artralgias, deterioro del sensorio y linfadenopatías. A veces existe la historia ocupacional de matarife, ganadero, veterinario procesador de carnes. El diagnóstico suele ser serológico debido a la dificultad de cultivar el microorganismo por falta de medios especiales; una titulación ascendente (cuadruplicación) o simplemente títulos mayores de 1:100 en presencia de síntomas confirman el diagnóstico.

Leptospirosis. Existe el antecedente de contacto con la orina de ratas de cañerías, cloacas. Tiene una fase leptospirémica y otra de respuesta inmune. Afecta hígado y riñón.

Fiebre tifoidea Es una causa común de FOD porque inicialmente no tiene signos localizadores. Se deben investigar viajes recientes, ingesta de comidas ambulantes. Se sospecha por la presencia de cefalea, erupción cutánea, bradicardia, fiebre alta en la mañana, esplenomegalia, trombocitosis, leucopenia y eosinopenia.

Mononucleosis infecciosa por el virus *Epstein-Barr* (EBV) y citomegalovirus (CMV). Es una enfermedad frecuente del adulto joven inmunocompetente. Cursa con fiebre, astenia, dolor en el hipocondrio derecho y linfadenopatías.

Por EBV Es relevante la faringitis con odinofagia. Se sospecha por la presencia de leucopenia, trombocitopenia, linfocitos atípicos, elevación discreta de la ferritina y aminoransferasas. En la mononucleosis por EBV, lo más práctico para el diagnóstico es la determinación de la PCR y anticuerpos contra el antígeno de la cápsida viral IgMe IgG, antígenos tempranos (componentes difuso y restringido) y antígenos nucleares (EBNA); se alcanzan elevaciones crecientes de títulos serológicos hasta de 4 veces por encima de las determinaciones basales en un tiempo relativamente corto.

Toxoplasmosis. Ocurre en cualquier edad e inclusive en personas inmunocompetentes. Puede confundirse con una mononucleosis infecciosa o linfoma. Se encuentran linfocitos atípicos.

Triquinosis. Se produce por la ingestión de carnes contaminadas con *Trichinella spp.* Se caracteriza por inyección conjuntival, mialgias, esoinofilia y VSG cerca de 0 mm/h.

Criptosporidiosis. Es causada por el protozoario *Cryptosporidium hominis*, que también produce infecciones en mamíferos y pájaros. La infección se adquiere por el agua o contacto con animales; período de incubación de 1 a 30 días. Ambos ciclos, el sexual (esporogonia) y el asexual (merogonia), se hacen en el mismo huésped. El microorganismo se ubica en las vellosidades epiteliales del intestino delgado distal y colon proximal y, generalmente no ocasiona síntomas. En el paciente inmunocomprometido se puede encontrar en todo el tracto digestivo, árbol biliar y respiratorio, así como causar diarrea crónica acuosa con moco, náuseas, vómitos y fiebre, que dura de 5 a 10 días, colecistitis acalculosa, colangitis esclerosante y pancreatitis. El diagnóstico se puede hacer porbiopsia, examen de heces con microscopio de contraste de fases y coloración modificada de Ziehl-Neelsen. Otros métodos incluyen ELISA de las heces, PCR y coloración de inmunofluorescencia combinada con citometría de flujo.

Enfermedad de Chagas. El 30% de la infección humana es sintomática. Es causada por *Trypanosoma cruzi* y transmitida por el *Rhodnius spp* a través de sus heces infectadas, transfusiones de hemoderivados, vía placentaria, vía oral a través de alimentos contaminados con las heces del vector. En la fase aguda, el paciente refiere fiebre, malestar, edema facial y de las extremidades inferiores, lesiones induradas en la piel, hepatoesplenomegalia y linfadenopatías. Una de las manifestaciones de la fase aguda de la infección, cuando la puerta de entrada es la conjuntiva, es el *signo de Romaña*, caracterizado por un edema indoloroperiorbitario unilateral. Las complicaciones crónicas son cardiomegalia, trombos, aneurisma apical del ventrículo izquierdo, megaesófago, dilatación y engrosamiento del colon (particularmente del colon sigmoide); aumento de las glándulas parótidas. La muerte súbita está asociada a la denervación focal cardíaca, asinergia localizada, estímulos adrenérgicos compensatorios con miotoxicidad y arritmias malignas. Los pacientes con SIDA pueden presentar insuficiencia cardiaca aguda, lesiones cutáneas, peritonitis espontánea, manifestaciones gastroesofágicas agudas, meningoencefalitis y absceso cerebral.

Eschistosomiosis. Es una zoonosis adquirida por una cercaria que penetra la piel, en donde deposita los huevos que luego migran a los plexos venosos mesentéricos (*Schistosoma mansoni, Schistosoma japonicum, Schistosoma mekongi, Schistosoma intercalatum*) o los plexos venosos vesicales (*Schistosoma haematobium*), en donde ocasionan, respectivamente, patología hepática, intestinal, renal, vesical, anemia y retardo del crecimiento en los niños. Esta enfermedad fomenta la progresión del SIDA.

Larva migrans visceral (*Toxocara canis* y *Toxocara cati*). Es una enfermedad frecuente en los niños causada por la migración de larvas. Se caracteriza por fiebre, cefalea, fatiga, malestar, mialgias, tos, dolor abdominal, urticaria, sibilancias y hepatomegalia. La enfermedad muchas veces es autolimitada en meses. Se observa eosinofilia e hipergammaglobulinemia. Se puede complicar con abscesos hepáticos, miocarditis, taponamiento cardiaco, neumonía, derrame pleural, vasculitis cerebral y trastornos oculares. Muchos pacientes presentan infección asintomática y se detectan con serología positiva. La biopsia de los tejidos afectados revela granulomas no específicos con infiltrados eosinofílicos. El diagnóstico se hace por ELISA. El tratamiento es a base de albendazol, mebendazol, dietilcarbamazine o ivermectin. La enfermedad ocular se trata con fotocoagulación por láser y terapia sistémica.

Ehrliquiosis. Es una infección producida por la *Ehrlichia chaffeensis,* bacteria gramnegativa relacionada con las *rickettsias*, intracelular obligado cuyo reservorio principal en nuestro medio son los perros y es transmitida por la garrapata. Se caracteriza por fiebre, cefalea, confusión, mialgias, tos, faringitis, erupción cutánea, ictericia, diarrea, dolor abdominal y linfadenopatías cervicales. Puede complicarse con neumonías, meningoencefalitis, insuficiencia respiratoria y falla renal aguda. Los exámenes revelan leucopenia, trombocitopenia, elevación de las aminotransferasas y bilirrubina. El diagnóstico definitivo se establece con la serología y la PCR, pero un examen práctico en nuestro medio es la coloración con Giemsa de un frotis de sangre periférica, que revela microcolonias de *Ehrlichia* (mórulas) dentro del citoplasma de los neutrófilos y monocitos.

NEOPLASIAS. Con frecuencia, los pacientes con neoplasias presentan fiebre en algún momento de su evolución. La causa, posiblemente se deba a necrosis intratumoral o a la elaboración de pirógenos por las células neoplásicas. Los tumores que más frecuentemente producen fiebre son el hepatocarcinoma, las metástasis hepáticas, el carcinoma renal, las leucemias, el linfoma angioinmunoblástico y el cáncer del páncreas, mama, estómago y testículo. A continuación se describirán someramente algunas neoplasias.

Neoplasias hepáticas. La fiebre está presente en el 23% de estos pacientes. Junto a los síntomas propios de los enfermos con cáncer, es llamativo el dolor intenso en la zona del hipocondrio derecho e ictericia. El examen físico revela una hepatomegalia gigante, nodular, pétrea y dolorosa. Se elevan las aminotransferasas, la fosfatasa alcalina y las α-fetoproteínas. Los exámenes que permiten confirmar el diagnóstico son el ecograma y la TC. El diagnóstico histológico se logra mediante una laparoscopia y biopsia dirigida o una biopsia percutánea con la aguja de Menghini o de *tru-cut*.

Carcinoma renal. Se caracteriza básicamente por dolor lumbar, fiebre, hematuria, hidrocele izquierdo de reciente aparición, masa lumbar palpable y VSG acelerada. Por su gran sintomatología se le llama "el tumor del internista". Para la demostración del tumor se requiere la positividad de los exámenes en el siguiente orden: citología de la orina, elevación de las gammaglutamil transferasa (GGT) y fosfatasa alcalina, urografía de eliminación, ultrasonografía y TC del área renal.

Otras neoplasias. El carcinoma de colon no cursa generalmente en sus inicios con síntomas gastrointestinales y se puede pasar por alto, aun con estudios endoscópicos. El cáncer del páncreas, inicialmente puede cursar con cambios mentales y distención abdominal, por lo que es conveniente TC, RM rastreo corporal total con galio/indio. Otra causa son los tumores metastásicos del hipotálamo en el centro termorregulador.

Linfomas. Cuando los linfomas cursan con fiebre, diaforesis y pérdida de peso se asigna la letra B al estadio. La fiebre es intermitente, a intervalos regulares de semanas o meses (fiebre de Pel-Ebstein). Los casos que suelen presentar problemas diagnósticos, que son aquellos en los cuales no se observan linfadenopatías periféricas sino en regiones poco accesibles como mediastino, mesenterio, retroperitoneo o localizaciones extraganglionares como médula ósea, SNC, tubo digestivo o hueso. Para la demostración de ganglios en las zonas del tórax o abdomen se usan procedimientos como Rx del tórax o TC toracoabdominal. La urografía de eliminación o la uroTC permite poner de manifiesto las desviaciones ureterales producidas por la compresión de los ganglios. Muchas veces, la laparotomía exploradora es la que pone de manifiesto la enfermedad mediante la toma de biopsia ganglionar y hepática. La biopsia de la médula ósea es importante para la localización extranodal del linfoma o una invasión de la enfermedad a este órgano. Otros cuadros que se han visto con frecuencia son el linfoma angioinmunoblástico y la leucemia mieloide aguda M7 (FAB), entidades estas que se parecen clínica e histológicamente a los linfomas clásicos.

Leucemias. Es frecuente que en un principio, la leucemia se confunda con una infección aguda. La ausencia de células blásticas en la sangre periférica, casi siempre retarda el diagnóstico y solo se confirman con el aspirado de médula ósea. Muchos pacientes con leucemia tienen infecciones agregadas por la leucopenia.

ENFERMEDADES AUTOINMUNES. Entre las causas más frecuentes se describen el lupus eritematoso sistémico, la artritis reumatoide juvenil, la poliarteritis, la vasculitis, las enfermedades granulomatosas y la arteritis de células gigantes.

Lupus eritematoso sistémico. En esta enfermedad, la fiebre por picos diarios está presente en el 85% de los casos, las artritis o artralgias en el 91%, y otras manifestaciones en porcentaje variable, como las renales, sistema nervioso, piel y serosas. Los exámenes que permiten identificar esta enfermedad son los siguientes:

1. Pruebas renales. El examen de orina puede revelar albuminuria, cilindros eritrocitarios y granulosos y hematuria. La biopsia renal y otros tejidos como la piel, muestran bandas de inmunoglobulinas en la membrana basal del glomérulo y en la unión dermoepidérmica, que sugieren el compromiso antígeno-anticuerpo.

2. Pruebas inmunológicas. AAN y anti-dsDNA positivos, descenso del complemento hemolítico (CH_{50}), C3 y C4.

3. Pruebas hematológicas. Trombocitopenia y anemia hemolítica autoinmune Coombs positivo (síndrome de Evans) y leucopenia.

Artritis reumatoide juvenil. Estos pacientes, en un principio pueden cursar con un cuadro sistémico sin artritis, pero con fiebre, hepatoesplenomegalia, linfadenopatías y erupciones cutáneas.

Enfermedad de Still del adulto (artritis reumatoide juvenil del adulto). La fiebre puede preceder por semanas o meses la artritis. Cursa con leucocitosis marcada más de 20.000 mm³ en ausencia de infección.

Vasculitis. Se caracteriza por fiebre, mialgias, trastornos visuales, eosinofilia y VSG acelerada. La biopsias de piel, músculo o riñón pueden orientar al diagnóstico.

Poliarteritis nudosa. Es una afección que compromete más al hombre que a la mujer en la relación 3:1. Los hallazgos que orientan el diagnóstico son hipertensión arterial, nódulos en la piel o lesiones petequiales con evolución hacia la necrosis (vasculitis), neuropatía periférica del tipo de la mononeuritis múltiple, cardiopatía isquémica focal y nefropatía. Los exámenes revelan lesiones pulmonares múltiples y difusas de tipo redondeado, leucocitosis, eosinofilia, eritrocituria, cilindruria y albuminuria. La biopsia de los tejidos afectados muestra una arteritis necrotizante de los vasos de mediano calibre del hígado, mesenterio, nervio sural, riñones (glomerulonefritis) y arterias coronarias.

Enfermedades granulomatosas. Las más frecuentes son la sarcoidosis, la paniculitis no supurativa, la granulomatosis de Wegener y la hepatitis granulomatosa. La *sarcoidosis* puede cursar con un síndrome febril cuando se asocia a la fiebre uveoparotídea (síndrome de Heerfordt), además de caracterizarse por nódulos subcutáneos, eritema nudoso, linfadenopatías hiliares, infiltrados pulmonares, meningitis basilar, granulomas hepáticos, uveitis, artritis y aumento de la enzima convertidora de la angiotensina.

Arteritis de células gigantes (arteritis temporal) y polimialgia reumática. Es una enfermedad de adultos mayores de 50 años que se presenta con fiebre, cefalea, tos, mialgias, artralgias y, rara vez, artritis. Orientan el diagnóstico claudicación de la mandíbula, úlceras y dolor de la lengua y sudoración nocturna. Ocasionalmente, las arterias temporales y occipitales son palpables y dolorosas. La biopsia de la arteria temporal y médula ósea orientan el diagnóstico. Esta enfermedad responde a los corticoesteroides.

CAUSAS DIVERSAS

Fiebre de origen medicamentoso. Ocurre al comenzar el uso de un medicamento, aunque es común por el empleo prolongado (meses o años) como reacción de hipersensibilidad. Entre los medicamentos más conocidos se describen los antibióticos (betalactámicos, sulfas, isoniacida, ácido paraaminosalicílico), α-metildopa, psicotrópicos, anticonvulsivantes, barbitúricos, narcóticos, antineoplásicos, alopurinol, procainamida, quinidina y medicamentos para el estreñimiento. El paciente aparenta buen estado general con bradicardia relativa, y a pesar de estar febril carece de malestar general, anorexia o erupción cutánea. La VSG y las aminotransferasas pueden estar elevadas, además de eosinofilia y linfocitos atípicos en el frotis de sangre periférica. El diagnóstico se confirma al suspender el medicamento, que normaliza la fiebre a las 72 horas.

Tromboflebitis pelviana. Ocurre fundamentalmente en mujeres en estado de puerperio o intervenciones quirúrgicas sobre la pelvis. Con el uso de la heparina a dosis anticoagulantes desaparece el cuadro febril.

Hematomas sépticos. Se debe a la acumulación de sangre en áreas cerradas, preferentemente en el espacio retroperitoneal, extremidades y tórax, sobre todo si hay antecedentes de traumatismos, pacientes tratados con anticoagulantes o hemofílicos. El cuadro se soluciona con la evacuación del hematoma, aunque los hemofílicos responden con los preparados de factor VIII o IX.

Fiebre simulada. Se sospecha en pacientes con personalidad psicopática o neurótica que frotan el termómetro hábilmente. La fiebre suele ser irregular, en ganchos, con diferencias bruscas y exageradas de temperatura, sin sudoración, afectación del estado general o taquicardia, y los exámenes de laboratorio están dentro de límites normales, particularmente la VSG y los leucocitos.

Mixoma auricular. Se presenta con soplos cardíacos cambiantes, embolias periféricas y dolor articular. Generalmente se confunde con la fiebre reumática y endocarditis bacteriana.

Neutropenia cíclica. Ocurre fiebre y neutropenia en forma cíclica (generalmente cada 21 días). En el período no neutropénico, el paciente es asintomático

REFERENCIAS

BLEEKER-ROVERS CP ET AL: A prospective multicenter study on fever of unknown origin: The yield of a structured diagnostic protocol. Medicine. 2007; 86:26

CLERI DJ, RICKETTI AJ, VERNALEO JR. Fever of Unknown Origin Due to Zoonoses. Infec Dis Clin N Am. 2007; (4): 21.

CUNHA BA. Fever of Unknown Origin. Infec Dis Clin N Am. 2007; 21 (4).

GOTO M ET AL: A retrospective review of 226 hospitalized patients with fever. Intern Med. 2007; 46:17.

HIGH KP ET AL: IDSA guidelines: Clinical practice guideline for the evaluation of fever and infection in older adult residents of long-term care facilities: 3008 update by the Infectious Diseases Society of America. Clin Infect Dis. 2009; 169:149.

HOT A ET AL: Yieldof bone marrow examination in diagnosing the source of fever of unknown origin. Arch Intern Med. 2009; 169:2018.

O'GRADY NP ET AL: Guideline for evaluation of new fever in critically ill adult patients: 2008 update from the American College o Critical Care Med. 2008; 36:1330.

SIMONS KS ET AL: F-18-fluorodeoxyglucose positron emission tomography combined with CT in critically ill patients with suspected infection. Intensive Care Med. 2010; 36: 504.

ZENONE T: Fever of unknown origin in adults: Evaluation of 144 cases in a non-university hospital. Scand J Infect Dis. 2006; 38:632.

INFECCIONES EN EL PACIENTE NEUTROPÉNICO

Francia Moy

INTRODUCCIÓN

El neutrófilo es un componente clave en la respuesta inmune innata, y mediante su transmigración a los tejidos combate microorganismos invasores, de ahí que su alteración en número o función haga al individuo susceptible a infecciones. La neutropenia, referida como disminución absoluta del contaje de neutrófilos por debajo de 1.5 x10^9/L, es una condición bastante común hoy día como consecuencia del tratamiento inmunosupresor y quimioterápico; además, como consecuencia de enfermedades malignas, aplasia medular, lupus eritematoso sistémico y efecto colateral de algunos medicamentos. El riesgo de infección es mayor según el grado de neutropenia: ligero con niveles de 1 a <1.5 x10^9/L, moderado 0.5 a <1 x10^9/L, severo de 0.2 a <0.5 x10^9/L y muy severo por debajo de 0.2 x10^9/L (agranulocitosis). La severidad depende además del tiempo de duración de la neutropenia y de la enfermedad de base. Por ej., la posibilidad de infección sistémica grave es considerablemente mayor en casos de leucemia aguda; por el contrario, en la neutropenia crónica idiopática, el riesgo de infección es mínimo.

Las enfermedades malignas cursan con otras alteraciones en el sistema de defensa, tales como el deterioro de la quimiotaxis y fagocitosis, disminución de la actividad bactericida del suero, defecto de la inmunidad mediada por las células macrófago-monocitos, alteraciones de la inmunidad humoral y deterioro de la barrera física contra la infección (piel y, mucosa respiratoria y gastrointestinal). Finalmente, la quimioterapia, la radioterapia y la corticoterapia también contribuyen a la disfunción de los neutrófilos, de manera que no es sorprendente que las infecciones causen alrededor del 75% de las muertes en los pacientes adultos con leucemia o cáncer. Un porcentaje también considerable de mortalidad por causa infecciosa ocurre en pacientes sometidos a tratamiento con inmunosupresores o radiaciones. La sepsis fulminante, CID y falla multiorgánica representan los cuadros clínicos terminales.

Las infecciones bacterianas en granulocitopénicos ocupan el 93%, hongos el 4% y virus y protozoarios el 3%. Las bacterias más frecuentemente aisladas son los gramnegativos aerobios (*E. coli, Proteus spp, Klebsiella spp, Enterobacter, Serratia, Pseudomonas spp, Acinetobacter, Haemophilus parainfluenzae*) y el bacilo grampositivo *Corynebacterium spp.* Actualmente se ha visto un incremento de los *grampositivos* como *Staphylococcus aureus* o *epidermidis, Streptococcus (pneumoniae, pyogenes, mitis* y α-*hemolyticus)* y los anaerobios como *Bacteroides fragilis, Clostridium spp* y *Fusobacterium spp.* Los gramnegativos, generalmente son consecuencia de la translocación bacteriana intestinal, mientras que los grampositivos se asocian más con el uso de catéteres endovenosos. La mayoría de las infecciones está asociada a la atención de salud, predominantemente en los hospitales, de ahí que un considerable número de los agentes causales tengan altos niveles de resistencia a los antimicrobianos.

Las infecciones fúngicas, aunque mucho menos importantes en frecuencia, se correlacionan con mayores tasas de mortalidad. Las vías de entrada más comunes son la respiratoria (*Aspergillus, Cryptococcus*), la endovenosa (a través de venoclisis) y la digestiva (*Candida*). En general predomina *C. albicans* seguida de *C. tropicalis, C parapsilosis, C. glabrata, C. lusitaniae* y *C. kruzei,* aunque cada vez se reportan más casos de *Candida* no albicans. Otros hongos aislados en pacientes neutropénicos febriles son *Pneumocystis jiroveci, Zygomicetos, Fusarium* spp, *Pseudoallescheria boydii,* hongos dermatiáceos (*Curvularia, Bipolaris, Exserohilum, Alternaria, Exophiala*) y *Trichosporon beigelii,* y en áreas endémicas *Histoplasma capsulatum y Coccidioides immitis.*

Solo en un 30% de los pacientes se logra identificar el foco infeccioso en áreas como piel (sitios de venopunción), boca (infección periodontal), fosas nasales y senos paranasales, tracto urinario, aparato respiratorio y región perianal. Parece ser que el colon es la fuente principal de contaminación por gérmenes gramnegativos y anaerobios, razón por la cual el uso de antimicrobianos que alcancen gran concentración en este órgano son de gran utilidad.

MANIFESTACIONES CLÍNICAS

Dependiendo del grado de neutropenia, estos pacientes podrían no desarrollar una respuesta tisular inflamatoria (dolor, eritema y edema), por cuya razón, una lesión aparentemente "insignificante" es suficiente para sospechar de un foco infeccioso. Por ej., puede haber una neumonía sin tos ni expectoración purulenta o sin crepitantes pulmonares, faringitis sin exudado purulento, infección urinaria sin disuria, infección de piel con dolor pero sin fluctuación y meningitis sin signos meníngeos, sobre todo cuando la neutropenia es inferior a 0.1 x10⁹/L. Uno de los signos más relevantes de infección es la fiebre mayor de 38°C, por eso debe considerarse como la primera posibilidad, aunque deben tenerse presente otras causas de síndrome febril como necrosis tumoral, transfusiones sanguíneas, efecto adverso a quimioterápicos y antibióticos.

Manifestaciones frecuentes incluyen dolor bucal, odinofagia, irritación perirrectal, síntomas respiratorios superiores e inferiores, abscesos cutáneos y, por supuesto, fiebre. Otros signos son palidez y petequias (aplasia medular), esplenomegalia y artritis (síndrome de Felty). La fiebre es, obviamente, de lo más relevante para considerar la complicación infecciosa, dentro de la cual se cuentan, desde el punto de vista bacteriano, la celulitis y el *ectima gangrenosum*; lesión eritematosa, redondeada con bula hemorrágica central que se hace necrótica, generalmente ocasionada por *P. aeruginosa* y localizada preferentemente en área anogenital, axilar y en extremidades.

En cuanto a infección por hongos, particularmente fungemia, se sospecha de esta si el paciente continúa febril por más de 5 días a pesar de recibir antibióticos adecuados, persistencia o aparición de nuevos infiltrados pulmonares o por el aislamiento de hongos en sangre o secreciones. El edema facial y orofaríngeo orienta a infecciones del tipo *Mucor* y *Aspergillus*. La infección urinaria demostrada por bacteriuria y urocultivo, infecciones respiratorias confirmadas por radiología y/o microbiología e infecciones del SNC evidenciadas por alteraciones en el LCR.

DIAGNÓSTICO

Exámenes generales. Se debe solicitar estudio hematológico completo (hematólogo), TP, TPT, química sanguínea (creatinina, urea, ácido úrico, glicemia, aminotransferasas y fosfatasa alcalina), además de los exámenes pertinentes según la condición del paciente si el enfermo es considerado neutropénico febril (una sola temperatura oral de 38.3°C o varias de 38°C, sostenida por más de una hora).

Estudios microbiológicos. Se deben tomar muestras de sangre, orina, puntas de catéter (si hay venoclisis), así como de cualquier tejido (piel, orofaringe) o líquido comprometido (secreción respiratoria, LCR, heces). Los hemocultivos deben ser tomados de una vena periférica y a través de una venoclisis. Se toman en 2 tiempos, separados por 10 a 15 minutos, dos muestras por cada momento (una para aerobios y otra para anaerobios) y se repiten una vez por semana si persiste la fiebre.

Radiografía del tórax. Es importante recordar que la infección pulmonar, muchas veces no revela infiltrados por la falta de la respuesta inflamatoria tisular, propia de estos pacientes. Pero si los hay, orientan hacia neumonía o bronconeumonía. La existencia de una neumonitis difusa intersticial orienta hacia una infección no bacteriana oportunista producida por hongos, incluyendo *Pneumocystis jiroveci.*

Otros estudios. La biopsia de tejidos (pulmonar y de piel) es necesaria a veces para descartar infecciones de diversa índole. Asimismo, la determinación de anticuerpos fluorescentes de lesiones primarias para identificar virus como *Herpes* o *Citomegalovirus.* También la investigación de *Clostridium difficile* en heces en aquellas instituciones que disponen de tal recurso.

TRATAMIENTO

Los pacientes neutropénicos deben ser sometidos a un régimen de "aislamiento estricto". Lamentablemente, la mayoría de nuestros hospitales carece de condiciones apropiadas, como cápsulas de aislamiento con flujo laminar, por lo cual se debe insistir en las medidas generales y el uso de antibioticoterapia.

MEDIDAS GENERALES

1. Lavado estricto de las manos del personal médico, paramédico y acompañantes del enfermo
2. Colocación de bata y tapaboca para el personal que labora con el paciente
3. Baño diario con jabones germicidas haciendo énfasis en las regiones anogenitales
4. Higiene oral cuidadosa
5. No tomar temperatura en el recto
6. Uso de laxantes para evitar estreñimiento

7.   Evitar el consumo de alimentos crudos (vegetales no cocidos, frutas o jugos crudos) y contacto con flores, ya que pueden albergar bacterias patógenas como *Pseudomonas*.

ANTIBIOTICOTERAPIA

Profiláctica. Considerando la alta mortalidad asociada a infecciones con neutropenia severa (<0.1 x 10^9/L), sobre todo si se espera que dure más de 7 días, se recomienda tratamiento preventivo, es decir, sin que haya fiebre ni otro signo de infección. El plan consiste en una cobertura antibacteriana, generalmente una fluoroquinolona (moxifloxacina o ciprofloxacina VO combinada con amoxicilina-clavulánico o clindamicina) y profilaxis antifúngica, preferiblemente un triazólico (fluconazol, itraconazol, voriconazol y posaconazol). El posaconazol ha resultado ser el más efectivo en reducir el riesgo de infecciones fúngicas invasivas (ver capítulo sobre micosis profundas). Ambos agentes, antibacterianos y antifúngicos, indicados por vía oral y de forma ambulatoria siempre y cuando se reúnan las siguientes condiciones: paciente clínicamente estable; domicilio a distancia accesible de la institución médica; acudir el enfermo prontamente en caso de algún cambio desfavorable y cumplir con rigurosidad el tratamiento indicado.

Otros tipos de profilaxis como la antiviral y la anti*pneumocystis* están consideradas dependiendo de algunas condiciones particulares adicionales. Por ej., prevención de reactivación de *Herpes* o *Varicella zoster* (acyclovir) en individuos HIV-seropositivos con malignidades hematológicas; de hepatitis B (lamivudina), igual en pacientes serorreactivos; y trimetroprim-sulfametoxazol si el riesgo de neumonía por *Pneumocystis jirovecii* es elevado (>3,5%), como es el caso del uso de prednisona (o equivalente) a dosis ≥ 20 mg/día por ≥1 mes.

Terapéutica. La neutropenia febril debe considerarse como un estado infeccioso, a menos que se demuestre lo contrario. En consecuencia, se inicia una terapia empírica temprana (en la primera hora) inmediatamente después de tomar las muestras microbiológicas. La selección de los antibióticos debe basarse en la epidemiologia propia de cada institución, particularmente en lo referente a los niveles de resistencia bacteriana y en el uso previo de ellos,.

Se han establecido algunos índices que facilitan evaluar el riesgo de complicaciones infecciosas en neutropenia febril; como, por ej., el MASCC (Multinational Association for Supportive Care in Cancer), el cual consiste en evaluar un grupo de variables para determinar si el enfermo tiene un bajo riesgo de complicaciones severas. Una puntuación igual o mayor de 21 es muy favorable para el paciente en cuanto a mortalidad, ingreso a UCI, insuficiencia renal, falla respiratoria, hipotensión, hemorragia y otras complicaciones. En efecto, el bajo riesgo evaluado por el MASCC tiene una sensibilidad de 71%, una especificidad de 68% y un valor predictivo positivo de 91%. Se asigna un peso determinado a cada una de los parámetros considerados: adquisición de la fiebre en la comunidad: 3; edad < 60 años: 2; sin síntomas (o muy leves): 5; presión arterial sistólica > 90mm Hg: 5; no deshidratación: 3; no EBPOC activa: 4; y cáncer sólido y sin infección fúngica previa con malignidad hematológica: 4.

Los pacientes con alta puntuación podrían tratarse fuera del hospital y ser elegibles para descontinuación de antibióticos, lo que redundaría en beneficio en cuanto a reducción de riesgo de infecciones nosocomiales y reacciones adversas. Por el contrario, los de baja calificación (<15) tienen un pobre pronóstico y en consecuencia requerirían cuidado estrecho, debe procederse por tanto a su hospitalización y a utilizar antibióticos parenterales; la escogencia de un régimen, monoterápico o combinado con aminoglucósido (gentamicina, amikacina) está sujeto a la severidad de la infección y más tarde al tipo de germen aislado. Debido a la condición de inmunosupresión y al riesgo de infección por microorganismos resistentes, es necesario asegurar una óptima terapia bactericida, por tanto, es importante tomar en cuenta los factores farmacocinéticos y farmacodinámicos de los compuestos utilizados, dentro de los cuales hay que incluir agentes con actividad antipseudomonas como los mencionados a continuación: meropenem, imipenem-cilastatina, cefepima y piperacilina-tazobactam.

La indicación empírica de vancomicina da lugar cuando se sospecha infección relacionada a catéter y si hay evidencia de colonización por estafilococos meticilinarresistente, hipotensión, cocos grampositivos en hemocultivos y mucositis severa, sobre todo si ha recibido fluoroquinolona previamente.

Es necesario reevaluar el paciente a los 3 a 5 días para definir el paso siguiente, que depende de su estado, la persistencia o no de fiebre y la recuperación del recuento de neutrófilos. De acuerdo con estos elementos se presentan los siguientes escenarios:

Desaparición de la fiebre y neutrófilos mayor de 0.5 x 10⁹/L
a) Ninguna fuente de infección demostrable. Se deben suspender los antibióticos después de cumplir 7 días

b) Persistencia de un foco infeccioso conocido. Administrar un ciclo de antibióticos adecuado para esa infección específica

Desaparición de la fiebre y neutrófilos menor de 0.5 x 10⁹/L

a) Si los neutrófilos están cercanos de **0.5 x 10⁹/L**, el paciente tiene buen aspecto y ha permanecido sin fiebre por 7 días, se considera de bajo riesgo y en consecuencia se le suspenden los antibióticos. Bajo riesgo define a pacientes neutropénicos de causa conocida cuya neutropenia se espera que dure menos de una semana, estabilidad hemodinámica y sin comorbilidades, náuseas, vómitos o mucositis.

b) Si el paciente tiene neutropenia profunda, presencia de mucositis o muestra inestabilidad clínica, se deben continuar los antibióticos por al menos 14 días.

Persistencia de la fiebre y neutrófilos mayor de 0.5 x 10⁹/L

a) Se mantienen los antibióticos por 3 a 5 días y se investiga la posibilidad de infección oculta por hongos. Además, hay que evaluar otras posibilidades: fiebre por fármacos, fiebre tumoral, infección por germen resistente.

Persistencia de la fiebre y neutrófilos menor de 0.5 x 10⁹/L

a) Agregar vancomicina si reúne los criterios antes mencionados.

b) Considerar terapia fúngica, particularmente si se trata de un paciente de alto riesgo. La infección por Candida, más a menudo ocurre durante la segunda semana de neutropenia, mientras que la aspergilosis tiende a aparecer después de la segunda semana. Otras como la zygomicosis son menos comunes y se presentan con periodos prolongados de neutropenia, y puede estar asociada a factores adicionales como sobrecarga de hierro (medicamentosa o en pacientes sometidos a múltiples transfusiones) y en los que reciben deferoxamina (agente quelante de hierro).

Los antimicóticos utilizados son anfoterina B, 1 mg/kg/; complejo de anfotericina B liposomal, 3 mg/kg; voriconazol, 6 mg/kg VO c/12 h por 2 dosis, luego, 4 mg/kg; posaconazol, 200 mg VO c/6h por 7 días, luego, 400 mg c/12h;itraconazol, 200 mg EV c/12h por 2 días, luego, 200 mg VO c/24h por 7 días, luego, 400 mg c/24h; caspofungina, 70 mg EV por una dosis, luego, 50 mg c/12h; anidulafungina, 200 mg EV por una dosis, luego, 100 mg c/24h y micafungina, 100-150 mg EV c/24h.

Otros tratamientos para neutropenia. Dependen de la causa que origina la neutropenia, por ej., el uso de esteroides o inmunosupresores en casos de enfermedad inmunológica, vitaminas en los estados de deficiencia de estas y agentes quelantes en presencia de intoxicación por metales pesados.

Los *factores estimulantes de crecimiento* de la serie mieloide, específicamente de granulocitos (G-CSF) o de macrófagos y leucocitos (GM-CSF), utilizados como profilácticos, pueden acortar la duración de la neutropenia en pacientes con alto riesgo de neutropenia febril. Tienen además indicación terapéutica en la neutropenia aguda febril y en casos de neutropenia crónica severa. La *transfusión de granulocitos,* quizás tenga alguna utilidad en sepsis neonatal, y podría emplearse como último recurso en situaciones desesperadas, aunque está en desuso.

REFERENCIAS

AHN S, LEE YS. Predictive factors for poor prognosis febrile neutropenia. Curr Opin Oncol. 2012; 24(4):376-80.

CULLEN M, BAIJAL S. Prevention of febrile neutropenia: use of prophylactic antibiotics. *Br J Cancer.* 2009;101 Suppl 1:S11-4.

FLOWERS CR, SEIDENFELD J, BOW EJ, ET AL. Antimicrobial prophylaxis and outpatient management of fever and neutropenia in adults treated for malignancy: American Society of Clinical Oncology clinical practice guideline. *J Clin Oncol.* 2013;31(6):794-810.

FREIFELD AG, BOW EJ, SEPKOWITZ KA, BOECKH MJ, ITO JI, MULLEN CA, ET AL. Clinical practice guideline for the use of antimicrobial agents in neutropenic patients with cancer: 2010 Update by the Infectious Diseases Society of America. *Clin Infect Dis.* 2011; 52(4):427-31.

GOULENOK T, FANTIN B. Antimicrobial Treatment of Febrile Neutropenia: Pharmacokinetic-Pharmacodynamic Considerations. *Clin Pharmacokinet.* 2013.

KELLY S, WHEATLEY D. Prevention of febrile neutropenia: use of granulocyte colony-stimulating factors. *Br J Cancer.* 2009;101 Suppl 1:S6-10.

Kern WV, Marchetti O, Drgona L, et al. Oral antibiotics for fever in low-risk neutropenic patients with cancer: a double-blind, randomized, multicenter trial comparing single daily moxifloxacin with twice daily ciprofloxacin plus amoxicillin/clavulanic acid combination therapy--EORTC infectious diseases group trial XV. *J Clin Oncol*.2013;31(9):1149-56.

Massey E, Paulus U, Doree C, Stanworth S. Granulocyte transfusions for preventing infections in patients with neutropenia or neutrophil dysfunction. *Cochrane Database Syst Rev.* 2009;CD005341.

National Comprehensive Cancer Network. NCCN Clinical Practice Guidelines in Oncology, Myeloid Growth Factors v 1. 2011. Available at http://www.nccn.org.

Pechlivanoglou P, Le HH, Daenen S, Snowden JA, Postma MJ. Mixed treatment comparison of prophylaxis against invasive fungal infections in neutropenic patients receiving therapy for haematological malignancies: a systematic review. *J Antimicrob Chemother.* 2014; 69 (1):1-11.

ESTADO DE CHOQUE *(SHOCK)*

Magaly Quiñones
Yorly Guerrero

INTRODUCCIÓN

El estado de choque *(choque)* es una condición fisiopatológica caracterizada por vasoconstricción de las *arteriolas pre-capilares* y de las *vénulas post-capilares* asociada a una pérdida de la capacidad cardiocirculatoria para entregar oxígeno y requerimientos metabólicos a los tejidos, elementos esenciales de la estructura y función celular. Esto genera la característica distintiva fundamental del estado de choque, la hipotensión arterial que no responde al rescate con líquidos. El resultado final es una perfusión inadecuada del tejido con hipoxia y acidosis tisular, que comprometen la vida del paciente. Dado que el *choque* es un cuadro clínico multifactorial y siempre secundario a una patología determinada, se ha establecido una clasificación clínico-etiológica, a saber, 1) choque hipovolémico, 2) cardiogénico, 3) séptico y 4) originado por otras causas.

Hipovolémico. Ocurre por deshidratación, hemorragias, quemaduras, diarreas severas, vómitos, obstrucción intestinal, fracturas múltiples, poliuria, fístulas digestivas, estado hiperosmolar y cetoacidosis diabética.

Cardiogénico. Se presenta en el infarto del miocardio, estenosis aórtica crítica, valvulopatías, miocardiopatías dilatadas, obstrucción del flujo sanguíneo (mixomas, trombos auriculares), insuficiencia cardíaca crónica avanzada, arritmias cardíacas, taponamiento cardíaco, embolismo pulmonar masivo, rupturas valvulares o del *septum* ventricular y postcirugía cardiaca.

Séptico. Se debe a las bacterias o sus endotoxinas, y generalmente es producido por gérmenes gramnegativos como *E. coli, Proteus, Acinetobacter,*

Pseudomonas, pero también puede ocurrir por *grampositivos como S. aureus, S. pneumoniae* y anaerobios: *Bacteroides fragilis, C. welchii y Peptostreptococcus.*

Otras causas. En este grupo se incluye el *choque* de origen anafiláctico, neurogénico, distributivo, por insuficiencia suprarrenal, intoxicaciones, sección medular y medicamentos (nitroprusiato de sodio, barbitúricos y anestésicos).

MANIFESTACIONES CLÍNICAS

Los síntomas están condicionados generalmente a la patología desencadenante, la hipotensión arterial y la hipoperfusión de tejidos y órganos. Los signos son consecuencia del deterioro de la perfusión tisular:

1. Hipoperfusión de los tejidos periféricos: piel fría, pálida, húmeda y viscosa, llenado capilar lento, piloerección, moteado y cianosis

2. Hipoperfusión renal: oliguria con diuresis menor de 30 ml por hora

3. Hipoperfusión coronaria: arritmias y trastornos de la contractilidad del miocardio; elementos, que secundariamente pueden llevar a la insuficiencia cardiaca

4. Otros: hipotensión arterial (sistólica < de 90 mm Hg o disminución de 40 mm Hg de la sistólica previa),hipotermia, disminución de la presión venosa central e ictericia.

Es importante diferenciar la hipotensión arterial y los signos de bajo gasto cardíaco del estado de *choque* con los observados en la insuficiencia cardíaca estadio D. Obviamente, esta última se caracteriza por cardiomegalia, tercero o cuarto ruidos cardíacos, crepitantes pulmonares y edema de los miembros inferiores. Para complementar el diagnóstico del estado de choque se deben practicar los siguientes exámenes: recuento diferencial, Hb y Hto, gases arteriales, electrólitos séricos, enzimas (AST, ALT y CK), Rx y TC del tórax. En los cuadros sépticos, antes de iniciar los antibióticos, es importante tomar dos o tres hemocultivos (idealmente cuando el paciente presente escalofríos o fiebre, en sitios diferentes, con intervalos de media hora entre ellos), cultivos (orina, esputo, punta de catéteres, secreciones de heridas y de la vagina si existe la sospecha de infección pélvica). Usar la coloración de Gram en las muestras. A continuación se analizarán los diferentes tipos de choque haciendo en los aspectos terapéuticos

CHOQUE HIPOVOLÉMICO

Se presenta por disminución del volumen intravascular por pérdidas de sangre, plasma, líquidos y electrólitos o por la presencia de un tercer espacio, también llamado espacio intersticial (secuestro). Inicialmente hay una vasoconstricción compensadora que transitoriamente puede mantener la tensión arterial en valores aceptables. Pérdidas mayores del 15% del volumen circulante y de no ser adecuadamente reemplazadas resultan en hipotensión, incremento de la resistencia vascular periférica y, finalmente, colapso del lecho capilar y venoso. Esto lleva a la hipoxia tisular con daño severo de órganos vitales, en particular insuficiencia renal aguda. Es imprescindible reconocer si existe o no una hipovolemia importante. Una prueba útil si las condiciones del paciente lo permiten, es tomar el pulso y la tensión arterial en supino y luego en posición sentado; un aumento de la frecuencia del pulso de 10 a 20 pulsaciones por minuto y una disminución de la tensión arterial de 10 mm Hg confirman el diagnóstico. En estos pacientes hay igualmente una disminución de la PVC y de la PCAP.

TRATAMIENTO

Para el inicio inmediato del tratamiento específico es indispensable, y de ello depende el pronóstico, confirmar el estado de choque y buscar rápidamente sus causas. Se debe iniciar la restauración rápida del volumen perdido con 1 a 2 litros de cristaloides (solución isotónica al 0.9% o Ringer lactato).La solución que se debe usar y la cantidad, en todo caso dependen de las pérdidas específicas del paciente: sangre en hemorragias (mantener el hematocrito por encima de 30%); solución salina en diarreas, vómitos y otras pérdidas hidrosalinas, y plasma en quemaduras (después de 24 horas del accidente). En caso de ser necesario se recomiendan los expansores del plasma o coloides como la albúmina y el dextrano para aumentar la presión oncótica intravascular. El objetivo es preservar la tensión arterial, las funciones mentales y el volumen urinario, siempre bajo el control de la PVC. Los vasopresores no se emplean ordinariamente a no ser que exista un estado de choque que no responda al reemplazo de la volemia.

CHOQUE SÉPTICO

En la manipulación invasiva de pacientes hospitalizados (asistencia respiratoria mecánica, catéteres venosos centrales, catéteres arteriales, sondaje vesical, procedimientos quirúrgicos) tienen importancia los gérmenes intrahospitalarios

(*S. aureus, P. aureuginosa, Acinetobacter sp, Enterobacterias,* y *Enterococcus sp*). En la sepsis deben tenerse en cuenta factores de riesgo como la drogadicción intravenosa (*S. aureus, Candida sp*), la enfermedad por VIH (*M. tuberculosis, Salmonella sp, C. neoformans, S. stercolaris, H. capsulatum*) y la presencia de antecedentes de patología urinaria o biliar (*E. coli y otras enterobacterias*).

Las manifestaciones clínicas de la sepsis se deben a la respuesta sistémica excesiva de un proceso infeccioso en la que intervienen mediadores bioquímicos que activan la cascada inflamatoria. El factor de virulencia más constante de los microorganismos gramnegativos es una endotoxina (lipopolisacárido) que forma parte de la membrana celular externa de la bacteria y se libera al torrente sanguíneo en la lisis bacteriana; también se describen proteasas y polipéptidos. Por su parte, en las bacterias grampositivas, los factores de virulencia son el ácido teicoico, exotoxinas, enterotoxinas y hemolisinas peptidoglicanos. Durante el desarrollo de la enfermedad se ponen en juego la liberación de una serie de citoquinas proinflamatorias (factor de necrosis tumoral o TNF-α, e interleuquinas 1 y 8), citoquinas (interleuquinas 1 y 6), que amplifican la respuesta inflamatoria. El TNF-α e IL-1 actúan sinérgicamente para promover el factor activador de las plaquetas, coagulación intravascular, acumulación de polimorfonucleares, adhesión de leucocitos al endotelio, proteasas, leucotrienos y metabolitos araquidónicos. La IL-8 perpetúa la inflamación al promover la quimiotaxis de los neutrófilos. Por otro lado, las IL6 y 10 inhiben el TNF-α que aumenta la acción de las inmunoglobulinas y los reactantes de fase aguda, además de inhibir la acción de los linfocitos T y macrófagos.

Durante la sepsis, el consumo celular de oxígeno se incrementa inicialmente, este se compensa por un mayor aporte de oxígeno arterial y un aumento en la fracción de extracción de oxígeno desde el capilar hasta la célula. Sin embargo, a medida que el proceso infeccioso se perpetúa y progresa, el consumo celular de oxígeno depende directamente del mayor aporte; la caída de este aporte altera la fracción de extracción de oxígeno, que limita su aporte necesario para cubrir las demandas celulares. Eso se conoce como *dependencia patológica al transporte de oxígeno*, que se traduce en hipoxia tisular, metabolismo anaerobio, incremento en la concentración de lactato sérico y alteraciones en la concentración de la saturación venosa central de oxígeno. El óxido nítrico es liberado por todos estos mediadores y se le considera el mediador más poderoso en el choque séptico, generando vasodilatación e hipotensión arterial, depresión del miocardio y aumento de la permeabilidad intestinal. En etapas más avanzadas del choque se liberan sustancias antiinflamatorias (cortisol, catecolaminas y prostaglandina E_2) que modulan la repuesta inflamatoria. Si el proceso avanza, los mecanismos compensatorios se hacen insuficientes y aparece hipotensión arterial con hipoperfusión tisular, generación de ácido láctico por metabolismo anaerobio y falla orgánica. Esta última se manifiesta por oliguria, encefalopatía, alteraciones del perfil hepático y trastornos de coagulación. La suma de estas fallas individuales constituye el temido *síndrome de falla multiorgánica.*

En el hígado, como órgano de choque, se producen diferentes grados de daño hepático que pueden terminar en falla del órgano. Al inicio aumentan las aminotransaminasas y la fosfatasa alcalina, después hay caída de la albúmina y finalmente elevación progresiva de la bilirrubina a expensas de la directa por colestasis intrahepática. Los trastornos hematológicos consisten en leucocitosis con desviación a la izquierda, hemólisis intravascular, aumento del plasminógeno y trombocitosis reactiva. Posteriormente se produce trombocitopenia, prolongación de los tiempos de coagulación y de trombina. Son frecuentes fenómenos de coagulación intravascular diseminada (CID) con aumento de los productos de degradación del fibrinógeno y del dímero D, así como caída de la antitrombina III. Estas alteraciones se constatan en el laboratorio y pueden manifestarse por la aparición de petequias, equimosis, sangrado en sitios de venopunción del tubo digestivo y, con menos frecuencia, hemorragia alveolar pulmonar, gingival y del SNC.

La hipoperfusión periférica (propia de la respuesta inflamatoria) y la utilización de medicamentos vasopresores pueden llevar a la insuficiencia renal aguda. Inicialmente aparece oliguria, que al principio responde bien a la administración de líquidos, dado que es consecuencia de la caída de presión de llenado ventricular izquierdo. Posteriormente aumenta la úrea y creatinina; se evidencia hiponatremia e hiperkalemia. A veces es necesaria la diálisis para corregir la azoemia, la hiperkalemia y la acidosis metabólica. En el paciente séptico, al avanzar la enfermedad aparece insuficiencia suprarrenal que contribuye a la hipotensión arterial y que obliga a la administración de corticosteroides.

El pulmón puede ser el origen de la sepsis o ser órgano secundario de choque con distintos grados de daño. Se puede originar el síndrome de distrés respiratorio agudo (SDRA), con la subsecuente falla respiratoria y necesidad de asistencia ventilatoria mecánica. Durante el cuadro séptico, el corazón pierde la capacidad de distensibilidad y se torna rígido, por lo que se dificulta el manejo de los volúmenes vasculares; así, las enérgicas expansiones con líquidos y esta alteración del miocardio incrementan el riesgo de edema pulmonar cardiogénico, difícil de diferenciar del SDRA. El diagnóstico diferencial de sepsis debe incluir todas las causas de SIRS no infecciosas como grandes quemaduras, pancreatitis aguda, embolia pulmonar, SDRA del adulto de causa no infecciosa, síndrome hepatorrenal y politraumatismos. Muchos de estos cuadros son clínicamente indistinguibles de sepsis, de ahí la importancia de la sospecha clínica temprana y su corroboración a través de cultivos adecuados.

Al principio, el paciente presenta taquicardia, taquipnea, hipertermia, buen llenado capilar, pulso saltón y presión diferencial amplia; se puede intensificar la presencia del foco infeccioso (pulmonar, renal, neurológico o intestinal). Al progresar se evidencia hipotensión sistólica con manifestaciones de choque (oliguria, llenado capilar lento y cianosis). Pueden aparecer trastornos de la consciencia (desorientación, excitación, estupor), sobre todo en los adultos mayores. Desde el punto de vista académico, el *choque* séptico se puede dividir en dos fases, hiperdinámica e hipodinámica.

Primera fase (hiperdinámica). Se caracteriza por fiebre, hipotensión, taquicardia, taquipnea, vasodilatación periférica y aumento del gasto cardíaco, además de confusión mental, estupor y coma.

Segunda fase (hipodinámica). Se caracteriza por hipotermia, piel fría, sudoración y estupor. Puede cursar con ictericia y coagulación intravascular diseminada. La American College of Chest Physician y la American Society for Critical Care Medicine (ACCP/SCCM) clasifican el síndrome séptico así:

I. *Síndrome de respuesta inflamatoria sistémica (SRIS)*. Es común a diferentes noxas (sepsis, isquemia, politraumatismos, pancreatitis aguda). Se caracteriza por dos o más de las siguientes manifestaciones: alteración del estado mental, temperatura > de 38 °C o < de 36 °C, frecuencia cardíaca> de 90 pm, frecuencia respiratoria > de 32 pm o PCO_2 < 32 mmHg, leucocitosis > de 12.000 mm^3 o < de 4.000 ó> de 10% de células inmaduras (cayados) en sangre periférica. Cuando el síndrome de respuesta inflamatoria es el resultado de un proceso infeccioso demostrado se utiliza el término *sepsis*.

II. *Sepsis*. Se caracteriza por la presencia de un estado de sepsis, disfunción orgánica y alteraciones de la perfusión tisular (acidosis láctica, oligoanuria, alteraciones del estado mental e hipotensión arterial). Esta condición responde por lo general a la administración adecuada de líquidos.

III. *Choque séptico.* Es considerado un subgrupo de la sepsis severa. Se define como un estado de sepsis que induce hipotensión persistente a pesar de la adecuada reposición de líquidos, presencia de hipoperfusión tisular sistémica y disfunción de órganos. En esta etapa se requiere el uso de drogas vasoactivas.

IV. *Síndrome de disfunción de múltiples órganos.* Alteración de la función de más de 2-3 órganos: hígado, riñón y corazón, en un paciente séptico grave en el que la homeostasia no puede ser mantenida sin intervención; además, puede afectar SNC y el pulmón (SDRA).

DIAGNÓSTICO

El diagnóstico se basa en la valoración clínica del paciente mediante la anamnesis y el examen físico meticuloso y ordenado. Es importante detectar el foco de infección primario (piel, pulmón, aparato digestivo, sistema nervioso central) para sustentar el diagnóstico de sepsis, de lo contrario, solo se plantea un SRIS. Los estudios paraclínicos incluyen gases arteriales, electrolitos, recuento diferencial, contaje plaquetario, tiempos de coagulación, urea, creatinina, glicemia, funcionalismo hepático (aminotransferasas, bilirrubina total y fraccionada, proteínas totales y fraccionadas). Los marcadores de infección son útiles, como la VSAG, PCR y la procalcitonina (VN= <0.5 ng/ml) Estas pruebas contribuyen al diagnóstico y la respuesta al tratamiento instaurado. Para efectuar el diagnóstico microbiológico deben tomarse muestras para cultivo orientadas por la presunción clínica del foco infeccioso. Se deben hacer hemocultivos (por lo menos tres y un máximo de seis para gérmenes aerobios y anaerobios), esputo o material obtenido por fibrobroncoscopia, si se sospecha neumonía, urocultivo y cultivos de LCR en sospecha de meningitis, lesiones de piel y coprocultivo.

TRATAMIENTO

A pesar de la elevada mortalidad del choque séptico, la evolución es más favorable con un diagnóstico precoz y tratamiento intensivo, sobre todo en las primeras etapas de la enfermedad. El protocolo de tratamiento de sepsis incluye la resucitación con soluciones, el uso de medicamentos vasoactivos, el empleo racional de antibióticos y, de ser necesario, el tratamiento quirúrgico de los focos sépticos.

Resucitación con soluciones. El reemplazo de la volemia es una de las principales acciones, se debe ser "generoso" con la administración de líquidos a fin de mantener una perfusión adecuada y siempre evitar la sobrecarga de volumen y el edema pulmonar. La reposición de la volemia se puede hacer con cristaloides y/o coloides, bajo el control de la presión venosa central > 8cmH$_2$O (> 12 cmH$_2$O si está con ventilación mecánica), presión arterial media >65mmHg, flujo urinario >0,5ml/Kg/h. La transfusión sanguínea solo se utiliza cuando hay hemorragias con descenso del hematocrito y el plasma en quemaduras.

Medicamentos vasoactivos. Se recomienda su uso con la finalidad de mantener la presión arterial media >65 mmHg; las drogas de elección son dopamina y norepinefrina a través de una vena central.

1. Dopamina. Es un precursor inmediato de la noradrenalina que aumenta la contractibilidad cardíaca con vasoconstricción periférica, pero con vaso-dilatación de las arterias renales y mesentéricas. Dosis: 5-15 μg/kg/min; adrenalina 1-10 μg/min; noradrenalina 1-30 μg/min; fenilefrina 40-180 μg/min o vasopresina 0,01-0,04 U/min.

2. Norepinefrina: aumenta tanto la resistencia vascular periférica como el gasto cardíaco por un efecto inotrópico y cronotrópico positivo.

3. Dobutamina. Se usa en el caso de que el paciente tenga disfunción miocárdica; esta aumenta la contractibilidad y el gasto cardiaco y mejora el flujo sanguíneo esplácnico. La dosis es de 2-20 μg/ Kg/min en infusión continua (tiene una vida media de dos minutos).

Antibioticoterapia. Debe ser indicada tan pronto como sea posible, previa toma de muestras para cultivos, todo dirigido al posible foco infeccioso que se esté planteando (SNC, respiratorio, digestivo, piel) y teniendo en cuenta los posibles gérmenes que puedan estar involucrados de manera que el tratamiento empírico inicial sea lo más racional posible. Se recomienda una terapia inicial de amplio espectro, ya que en la mayoría de los casos se encuentran involucrados microorganismos gramnegativos, grampositivos y anaerobios. En líneas generales, para los gramnegativos se usan los aminoglicósidos, las cefalosporinas de tercera (cefoperazona, ceftazidime) y de cuarta generación (aztreonam, carbapenemes, piperacilina y carbenicilina). Para los anaeróbicos, meropenem, metronidazol y clindamicina, y para los grampositivos (estafilococos, enterococos y estreptococos), vancomicina. Cuando se sospeche la presencia de *Pseudomonas* (pacientes neutropénicos) se deben asociar aminoglucósidos a los antipseudomónicos; de gérmenes anaerobios (procesos pélvicos, intraabdominales o abscesos pulmonares), combinar antibióticos con el metronidazol o clindamicina.

En el caso de antecedentes neuroquirúrgicos puede emplearse la vancomicina. No debemos olvidar que la limpieza y el drenaje quirúrgico de los abscesos debe hacerse lo más pronto posible, así como curas diarias.

Otras medidas. En la actualización del 2008 de las Guías Internacionales para el Manejo de la Sepsis Severa y el Choque Séptico se mencionan:

1. Corticosteroides. Se usan encaso de que exista una pobre respuesta a la resucitación con fluidos y la terapia vasopresora, (choque refractario); reducen su duración y la mortalidad. Se usa la hidrocortisona, 200 a 300 mg/día EV (no > 300 mg) por 7 días. Cuando los niveles de cortisol son menores de 9 mg/dL, después de una dosis de 1 μg/Kg de corticotropina se favorecen con terapia esteroidea por 7 días a las dosis ya referidas. Se sugiere deshabituar escalonadamente los esteroides, cuando ya no se requieran vasopresores. Es pertinente la administración de fludrocortisona para el control de la insuficiencia adrenal secundaria a la sepsis.

2. Ventilación mecánica. Se usa en casos de SDRA, con sedación y relajación continua

3. Varios: control de glicemia, en muchas ocasiones es meritorio utilizar insulinoterapia endovenosa con monitorización estricta de los niveles séricos de glicemia. En pacientes con falla renal se plantea la hemodiálisis. El bicarbonato de sodio se recomienda en la acidosis láctica con pH < 7,15. No hay que olvidar la profilaxis de trombosis venosa profunda (TVP) con enoxaparina u otra; profilaxis de úlceras gástricas de estrés con bloqueadores H_2 o bien con inhibidores de la bomba de protones. En vista de que la sepsis es un proceso catabólico, debe iniciarse la nutrición enteral tan pronto como sea posible con dieta hiperproteica. Se deben tomar las siguientes medidas de tipo general:

1. Procurar un buen acceso venoso, del mayor diámetro posible y una longitud no mayor de 15 cm, para garantizar la administración de grandes volúmenes de líquidos en pocos minutos. Establecer la presión venosa central entre 8-12 cm de H_2O

2. Mantener la presión arterial media por encima de 65 mmHg

3. Administrar oxígeno con máscara, 5-6 L/min con objeto de mantener la PaO_2 por encima de 60 mmHg. De no haber mejoría se debe iniciar la asistencia ventiladora mecánica, que es útil además para evitar la aspiración bronquial de contenido gástrico, particularmente en pacientes en estado de coma. Esto

permite niveles adecuados de oxigenación arterial y disminuir el consumo de oxígeno por parte de los músculos respiratorios

4. Lograr un gasto urinario ≥a 0.5 ml/kg/hora
5. Llevar el balance de líquidos ingeridos y eliminados.

El tratamiento del choque séptico involucra la corrección de una gran cantidad de variables hemodinámicas, la respuesta inflamatoria y la oxigenación tisular. Básicamente se trata de expandir la volemia con solución fisiológica o plasma. A veces es necesario administrar grandes volúmenes de líquidos para compensar las pérdidas del tercer espacio. Un objetivo muy importante es mantener una PVC entre 8 y 12 cm H_2O; si no se logra a pesar de una adecuada fluidoterapia, se deben iniciar transfusiones con sangre fresca, mantener hematocrito≥ del 30% y plasma en caso de ameritar factores de la coagulación. Por lo general es necesario indicar drogas vasopresoras. Es imprescindible practicar drenajes y limpieza quirúrgica de cualquier proceso infeccioso. El pronóstico del paciente con sepsis depende de varios factores.

Factores del hospedero. Son más vulnerables y la mortalidad es más alta en ancianos, neonatos, desnutridos e inmunosuprimidos. Los pacientes neutropénicos son más sensibles a la infección por bacilos gram negativos. En los pacientes alcohólicos y sometidos a diálisis crónica, la respuesta a la infección es menor, lo cual ensombrece el pronóstico.

Factores del microorganismo. Se mencionan la virulencia y el inóculo. Las bacteriemias por *Pseudomona sp* o *Staphylococcus aureus* habitualmente se asocian con mayor mortalidad que por otros microorganismos.

Sensibilidad a los antibióticos. La mayoría de los microorganismos causales son nosocomiales y la primera terapéutica instaurada es empírica; esto introduce un factor de gravedad, pues el esquema inicial puede ser erróneo.

Estadio evolutivo del fenómeno de respuesta inflamatorio. Es fundamental para establecer la sobrevida (estadios avanzados ensombrecen el pronóstico).

CHOQUE CARDIOGÉNICO

El *choque* cardiogénico se debe a una disfunción cardíaca severa caracterizada por un bajo gasto cardíaco (<2,2L /min/m² SC), presión capilar pulmonar > 18 mm

Hg y presencia de signos de hipoperfusión tisular a pesar de haya un adecuado volumen intravascular. Se inicia con una presión arterial sistólica < 90 mmHg por más de una hora, que no responde a la administración de fluidos y amerita el uso de drogas inotrópicas por más de una hora para mantener la presión arterial sistólica >90 mmHg. Las causas más comunes son infarto agudo extenso del ventrículo izquierdo, miocardiomiopatías dilatadas (funcional IV), insuficiencia o estenosis valvular, arritmias, embolia pulmonar, hipertensión pulmonar grave, coartación de la aorta y neumotórax hipertensivo. El gasto bajo cardíaco ocasiona taquicardia y oliguria (< 30 ml/h) y el aumento de la presión al final de la diástole del ventrículo izquierdo lleva al edema pulmonar cardiogénico.

TRATAMIENTO

Medidas generales

1. Monitoreo cardiovascular continuo (tensión arterial, PVC, ECG: ritmo cardíaco y segmento ST)

2. Oxigenación adecuada: O_2 nasal 4L/min o asistencia respiratoria mecánica si es necesario

3. Corrección hidroelectrolítica, equilibrio ácido-base, glicemia e hipovolemia

4. Tratamiento del dolor con morfina a la dosis de 2-4 mg EV cada 3 horas si es necesario

5. Control de las arritmias cardíacas y instalación de marcapasos externo o temporal en caso de bloqueo completo.

Medicamentos usados en el choque cardiogénico

Dopamina. Es una droga alfa y beta estimulante, posee un efecto vasoconstrictor periférico pero causa vasodilatación de las arterias renales y mesentéricas. Se administran 200 mg de dopamina en 250 ml de solución glucosada al 5%. Se puede usar en las siguientes dosis:

1. Dosis bajas (dosis beta), menor de 2 μg/Kg/min. Con esta dosis, el gasto cardíaco y la frecuencia cardíaca no se alteran, la resistencia vascular no se modifica o disminuye ligeramente y el flujo sanguíneo renal y la diuresis aumentan.

2. Dosis intermedia, entre 3 y 10 μg/Kg/min. Esta dosis produce un aumento del gasto cardíaco y la frecuencia cardíaca, la resistencia periférica se eleva ligeramente y el flujo sanguíneo renal y la diuresis aumentan.

3. Dosis altas (dosis alfa). Mayor de 10 µg/Kg/min. Con estas dosis aumenta el gasto cardíaco, la frecuencia cardíaca y la resistencia periférica. Disminuye el flujo sanguíneo renal y la diuresis. Con esta dosis, la posibilidad de producir taquiarritmias e isquemia miocárdica es alta.

Dobutamina. Tiene fundamentalmente un efecto β_1 adrenérgico, por esta razón aumenta la contractilidad cardíaca, el volumen latido y, por ende, el gasto cardíaco. Disminuye la PCAP y la resistencia periférica total. No produce cambios en la tensión arterial media, en la frecuencia cardíaca ni en el flujo hepático y renal. Mejora la perfusión ventricular sin exacerbar la injuria miocárdica en pacientes infartados. La dosis es de 2a 20 µg Kg/min en infusión continua, si TAS > 100 mmHg. La dobutamina tiene una vida media de 2 minutos.

Norepinefrina. La norepinefrina es una catecolamina natural con potente efecto alfa y beta1 adrenérgico, que puede ser útil en pacientes con hipotensión refractaria. La dosis es de 1 a 30 µg/kg/min.

Levosimendán. Este es un agente inotrópico intravenoso que actúa en forma independiente del sistema nervioso simpático y sensibiliza las proteínas contráctiles del miocardio al calcio. Mejora la hemodinamia en pacientes sometidos a la angioplastia transluminal por choque cardiogénico debido a infarto del miocardio. La dosis inicial es de 12 a 24 µg/kg en infusión por 10 min; seguido por un mantenimiento de 0.1 µg/kg/min.

Inhibidores de la fosfodiesterasa. La droga tipo de este grupo es la amrinona, que combina el efecto inotrópico positivo con vasodilatación arteriolar y venosa; además, disminuye la presión en cuña de la arteria pulmonar y aumenta el gasto cardíaco. Es un vasodilatador más potente que la dobutamina, se usa de tercera línea y es útil en combinación con agentes vasopresores cuando no existe hipotensión.

Nitroglicerina. Vasodilatador venoso y arterial; se usa a la dosis de 10 a 20 µg /min EV si la TAS >100 mmHg.

Furosemida, 0.5 a 1 mg/kg.

Medidas destinadas a mejorar la función sistólica del ventrículo izquierdo. Balón de contrapulsación aórtica, restauración del flujo coronario (reperfusión/ revascularización), trombolisis, angioplastia transluminal coronaria (ATC), cirugía de revascularización coronaria (CABG). Diagnóstico y corrección quirúrgica de la disfunción mecánica de estructuras cardíacas (insuficiencia mitral grave, comunicación interventricular o rotura de pared libre).

CHOQUE ANAFILÁCTICO

Es un estado de choque que resulta de una reacción de hipersensibilidad inmediata, severa y potencialmente fatal, mediadas o no por la IgE. Desde el punto de vista fisiopatológico, en la anafilaxia aguda hay liberación de mediadores químicos de los mastocitos y células basófilas (histamina, sustancia motora de reacción lenta de la anafilaxia SRS-A), bradiquinina, kalikreína y prostaglandinas), que repercuten en órganos blanco como el pulmón y el aparato cardiovascular, que generan el colapso vascular (choque) u obstrucción de la vía aérea. Los antígenos pueden ser *medicamentos* como analgésicos, AINES, antibióticos (penicilinas, sulfas, cefalosporinas, vancomicina); estreptoquinasa, heparina, calcitonina, antiespasmódicos, anestésicos locales (procaína), tiamina y medios de contraste yodado; *proteínas* como venenos por picaduras de insectos, sueros heterólogos, vacunas, productos derivados de la sangre y gammaglobulinas, así como *alimentos* como huevos, leche, mariscos, chocolate, fresas y otros como polen, látex y desinfectantes.

MANIFESTACIONES CLÍNICAS

Los hallazgos clínicos más frecuentes son urticaria, angioedema, obstrucción de la vía aérea y el choque. El paciente puede presentar:

1. Mareos, síncope, náuseas, vómitos, opresión retroesternal o de garganta, cólicos abdominales y diarrea
2. Urticaria local y generalizada, calor, rubor y prurito generalizado
3. Edema de glotis, rinitis, conjuntivitis, edema angioneurótico y broncoespasmo, que pueden producir estridor laríngeo, disfonía, disfagia, disnea, tos, sibilancias, taquicardia, hipotensión, arritmias y paro cardiorrespiratorio.

TRATAMIENTO

Es sumamente importante eliminar la causa precipitante, medidas de soporte cardiopulmonar, vasopresores, resucitación hídrica y medicamentos que contrarresten los efectos de los mediadores químicos.

Tratamiento inmediato
1. Adrenalina acuosa: 1:1000, 0,2 a 0,5 ml SC hasta 3 dosis cada 10 a 20 min; en caso de suma urgencia, 1-4 µg/min EV (vía central)
2. Torniquete (no muy apretado) por encima del sitio de la inyección de la sustancia o la picadura del insecto (aflojar el torniquete por un minuto

cada 10 minutos). Raspar con una navaja para extraer el aguijón y aplicar hielo local. Mantener el paciente en posición de Trendelenburg.

Tratamiento general

1. Difenhidramina: 1,25 mg/kg hasta un máximo de 50 mg. EV o IM cada 2 a 4 horas
2. Hidrocortisona: 200 mg o metilprednisolona, 50 mg EV cada 4 a 6 h por 24 h
3. Inhibidor de la bomba de protones o bloqueadores H_2.

Tratamiento ante el choque, obstrucción de vía aérea o paro respiratorio

1. Mantener la vía aérea permeable, intubación endotraqueal, traqueotomía o cricotirotomía y asistencia ventilatoria mecánica
2. Expansión de volumen: solución salina, Ringer o coloides
3. Adrenalina: 1-4 µg/min EV (vía central)
4. Noradrenalina: 2-12 µg/min EV (vía central)
5. Glucagon si recibe betabloqueadores.

Tratamiento de la broncoconstricción

1. Oxígeno con catéter nasal, 3-4 L/min
2. Aminofilina: 0,3-0,8 µg/kg/min. 480 mg diluidos en solución glucosadaal5% EV en 20 min y repetir cada 6 horas en caso de ser necesario. También se pueden emplear esteroides endovenosos y un $\beta_2$agonista.

REFERENCIAS

Bracco D. Pharmacologic support of the failing circulation: Practice, education, evidence, and future directions. Crit Care Med. 2006; 34: 890-892.

Cabrera-Rayo A, Laguna-Hernández G, López-Huerta G et al. Mecanismos patogénicos en sepsis y choque séptico. Med Int Mex.2008; 24(1):38-42.

DeBacker D et al. Comparison of dopamine and norepinephrine in the tratment of shock. N Engl J Med. 2010; 362: 779.

Dellinger RP et al. Surviving sepsis campaign: international guidelines for management of severe sepsis and septic shock. Crit Care Med. 2008; 36 (1): 296-327.

OKUDA M. A multidisciplinary overview of cardiogenic shock. Shock. 2006; 25: 557.

PACHECO C, URET C. Sepsis y síndromes relacionados (SFMO) Medicina critica. Estado del arte. 2006; 1: 829-858.

PALIZAS FERNANDO. Estados de choque. Medicina critica. Estado del arte. 2008; 2: 1-25.

PHILLIP DR, LEVY M, CARLET JM, ET AL. Surviving Sepsis Campaign: International guidelines for management of severe sepsis and septic shock. Crit Care Med. 2008; 36 (1).

REYNOLDS HR, HOCHMAN JS. Cardogenic shock: Current concepts and improving outcomes. Circulation. 2008; 117: 686

TRUJILLO M Y FRAGACHAN C. Toxidromes, antídotos farmacológicos, anafilaxis. Medicina Critica. Estado del arte, 2008; 2: 1-25.

INFECCIONES POR ESTAFILOCOCOS

José R. Cedeño Morales

INTRODUCCIÓN

El género estafilococo es sumamente importante en medicina por su alta frecuencia como causante de infecciones cutáneas, tejidos blandos y lesiones postraumáticas, en cualquier tipo de huésped: normal e inmunosuprimido. El estafilococo es un grampositivo aerobio que pertenece a la familia de las *Micrococcaceae* y se agrupa en cadenas cortas o en pequeños racimos. Desde el punto de vista práctico se ha clasificado según su capacidad de producir coagulación en las pruebas de laboratorio; por ej., *Staphylococcus aureus* es *coagulasa* positivo, mientras que *epidermidis*, saprophyticus, *haemolyticus*, *lugdunensis, hominis* y *warnery* son *coagulasa* negativo. *S. aureus* es una especie patógena por excelencia, y debido a su innata capacidad de producir abscesos se le reconoce como un auténtico germen piógeno. Por el contrario, *S. epidermidis* es con frecuencia contaminante y tiene usualmente, menor sensibilidad a los antimicrobianos; de hecho, en el Hospital Universitario "Dr. Antonio María Pineda" (Barquisimeto-Venezuela), los porcentajes de resistencia de *S. epidermidis* para oxacilina, clindamicina y eritromicina son de 38%, 31% y de 60% en comparación con 15%, 8% y de 21% del *S. aureus*. De interés clínico se distinguen cuatro especies: *Staphylococcus aureus, S. epidermidis, S. albus* y *S. saprophyticus*. Los estafilococos tienen la capacidad de producir una serie de sustancias que se describen a continuación.

1. *Metabolitos no tóxicos*: fibrinolisinas, que lisan la fibrina, el antígeno de superficie que impide la fagocitosis, y la *coagulasa,* que activa la trombina para desencadenar el mecanismo de la coagulación; solo el *S. aureus* es coagulasa positivo.

2. *Exotoxinas: enterotoxina*, responsable de la intoxicación alimentaria; la *toxina 1* causante del síndrome del *shock* tóxico, y la toxina *exfoliativa* del síndrome de piel escaldada.

Los estafilococos potencialmente patógenos se encuentran en el hombre como flora normal de la piel, nasofaringe e intestino. Más del 50% de las infecciones sistémicas con invasión de órganos profundos se originan de focos cutáneos; sin embargo, el microorganismo puede penetrar al cuerpo por el aparato respiratorio, genitourinario o mediante procedimientos médico-quirúrgicos a través de catéteres, sondas, implantes valvulares y marcapasos. El estafilococo puede atacar a personas previamente sanas, pero los pacientes más frecuentes y severamente afectados son en las edades extremas de la vida, desnutridos, alcohólicos, diabéticos, quemados, politraumatizados, individuos con hepatopatías o nefropatías, pacientes sometidos a hemodiálisis crónica o a diálisis peritoneal ambulatoria, neutropénicos o con disfunción de los neutrófilos; además se observa como una complicación de enfermedades virales como la influenza y el sarampión. En esos grupos se han reportado cifras muy altas de colonización, lo cual, asociado a la susceptibilidad particular de esas condiciones, explica la frecuencia de infección por este agente. Asimismo, los pacientes hospitalizados son de alto riesgo para este tipo de infecciones, pues el ambiente hospitalario expone a sus usuarios a la transmisión cruzada de bacterias, fundamentalmente por parte del personal médico y paramédico. De hecho, estudios de cultivo nasal en empleados de salud reportan valores de hasta tres veces más que la población general. En el Hospital Central Antonio María Pineda (Barquisimeto-Venezuela) se ha aislado *S. aureus* en las fosas nasales en el 10,5% del personal de enfermería, aunque se han reportado cifras aun más altas en otras instituciones. Es importante resaltar los defectos innatos en los mecanismos de defensa como la fagocitosis (síndrome de Job y de Chediak-Higashi), de inmunoglobulinas (agammaglobulinemia) e hipocomplementemia (C3 y C5) que predisponen a cualquier tipo de infección por estafilococos.

Si los mecanismos de defensa del organismo fallan, el germen hace una siembra hematógena y se localiza en pulmones, hígado, bazo, riñón, meninges y la metáfisis de los huesos largos. *S. epidermidis* es el estafilococo *coagulasa-*negativo más patógeno que existe; actualmente es considerado uno de los gérmenes contaminantes más frecuentes en infecciones asociadas a pacientes neutropénicos, politraumatizados, con prótesis valvulares u ortopédicas, catéteres endovenosos, *shunt* o derivaciones del líquido cefalorraquídeo y catéteres de diálisis peritoneal.

Con relación a *S. saprophyticus* es importante su consideración cada vez que se aísle un estafilococo *coagulasa*-negativo en la orina de una mujer joven, pues es un agente causal de infección urinaria, y se aconseja la identificación de especie para evitar ser interpretado como contaminante y confundirse con *S. epidermidis*. Es oportuno destacar que todos los *coagulasa* negativos son capaces de producir infección, particularmente en pacientes inmunosuprimidos y portadores de prótesis, y raramente en el huésped normal, por lo cual se les da valor cuando se cultivan asociados a catéteres intravasculares, peritonitis relacionadas con catéter de Tenckhoff, derivaciones ventrículoateriales o peritoneales, endocarditis de válvulas protésicas o cuando se cultiven repetitivamente. En general, las infecciones por estafilococos representan el 15% de las infecciones intrahospitalarias y son responsables del 60 a 90% de las infecciones en las derivaciones ventriculares, 40% de las prótesis femorales, 40% en catéteres de alimentación parenteral, y 25% sobre válvulas protésicas.

Mecanismo patogénico. *S. aureus* favorece la formación de abscesos por la probable acción de *hialuronidasas, lipasas, leucocidinas* y toxinas (*alfa, beta y gamma*). La lesión, bien puede quedarse localizada, extenderse por contigüidad a estructuras vecinas o diseminarse a distancia como "metástasis". También puede manifestarse como consecuencia de liberación de toxinas, como la epidermolítica o la toxina 1 del síndrome de choque tóxico (TSST-1). Estos compuestos, junto con las enterotoxinas, pertenecen a un grupo de moléculas denominadas *superantígenos,* los cuales ejercen su acción mediante la liberación de citoquinas como producto de la interacción con linfocitos T, monocitos y macrófagos. La denominación de *superantígenos* obedece a que concentraciones ínfimas son capaces de producir efectos sistémicos severos como hipotensión, choque, falla multiorgánica y muerte.

El estafilococo ejerce su mecanismo patogénico de tres maneras: como infección, como intoxicación o como ambas. La infección requiere la adhesión al tejido, seguida luego de una fase de invasión local e incluso de diseminación. En ellas interviene un conjunto de factores dependientes del huésped (fibrinógeno, fibronectina, laminina) y otros del microorganismo como el ácido teicoico, componente de la pared celular que participa en la etapa de adhesión. En la invasión interviene una cantidad de enzimas y toxinas de variada naturaleza fabricadas por el estafilococo, como observamos en la (Tablas 72 y 73).

TABLA 72. SUSTANCIAS PRODUCIDAS POR S. AUREUS Y POSIBLES MECANISMOS PATOGÉNICOS

Enzima	Actividad fundamental	Mecanismo patogénico
Catalasas	Convierte peróxido de hidrógeno en H_2O y O_2	Limita la fagocitosis por PMN
Hialuronidasa	Hidroliza mucopolisacáridos en el tejido conectivo	Facilita la invasión tisular
Lipasas	Degradación de lípidos	Formación de abscesos
Betalactamasas	Inactivación de antibióticos betalactámicos	Resistencia bacteriana

TABLA 73. TOXINAS. ACTIVIDAD FUNDAMENTAL MECANISMO PATOGÉNICO

Alfa, beta y gamma	Citotóxicos de eritrocitos, leucocitos y fibroblastos	Probable invasión tisular
Delta toxina	Lesiona membranas celulares Inhibe reabsorción de agua	Síndrome diarreico
Leucocidina	Destrucción de fagocitos PMN	Granulocitopenia reversible
Epidermolítica	Citotoxicidad sobre la piel	Síndrome de piel escaldada
TSST-1	Activa los mediadores	Síndrome de choque tóxico
Enterotoxinas (A hasta F)	Estimulan linfocitos T	Intoxicación alimentaria

PMN: polimorfonucleares
TSST-1: toxina 1 del síndrome de choque tóxico

MANIFESTACIONES CLÍNICAS

S. aureus coloniza frecuentemente la superficie corporal del ser humano desde el mismo momento del nacimiento. En la población general se encuentra en porcentajes cercanos al 30%, cifra que permite caracterizarlo como un *frecuente colonizador,* lo cual, aunado a su alta habilidad patogénica, hace de esta bacteria un agente común de infecciones en la piel y partes blandas, sobre todo en presencia de alguna lesión cutánea como factor desencadenante. Toda infección de la piel (o de sus anexos) y de tejidos blandos debe hacer pensar en *S. aureus* como uno de los principales agentes, particularmente si hay secreción de pus amarillo, heridas infectadas, celulitis, mastitis puerperal e incluso piomiositis (colección de pus en músculo). Las infecciones por estafilococos pueden presentarse en las siguientes modalidades clínicas:

Foliculitis. Frecuente en adultos, la foliculitis es una infección simple del folículo piloso limitada en extensión y profundidad.

Furúnculo. Además del folículo piloso se compromete el tejido celular subcutáneo; estos se ven en cara, cuello y región glútea, y cuando recidivan son generalmente consecuencia de un estado de portador crónico, más que inmunodeficiencia.

Hidradenitis supurativa. Enfermedad predominante en mujeres; compromete las glándulas sudoríparas, especialmente de la región axilar, inguinal y perineal; por desgracia, es más frecuente de lo que se estima.

Ántrax. Es una infección sobre tejidos gruesos y poco elásticos como nuca y espalda; se caracteriza por ser indurado, supurar por varias aberturas, ser sumamente doloroso y comprometer significativamente el estado general.

Piomiositis. Inflamación y destrucción del músculo. Otras afecciones cutáneas son impétigo buloso, ectima, celulitis, erisipela, fascitis y abscesos. La severidad de la infección depende de la defensa inmunitaria del paciente y de la virulencia del germen, en particular de las exotoxinas producidas por el estafilococo.

Infección asociada a cuerpos extraños. S. aureus es el principal causante de las infecciones de aparición temprana, mientras que *S. epidermidis* lo es en las tardías. Una de las condiciones comunes es la relacionada con el uso de catéteres endovenosos; de hecho, el aislamiento de *S. aureus* sugiere infección adquirida en el momento de su inserción, esta situación puede generar endocarditis en válvulas normales y ciertamente ocupa más del 30% de los casos *de endocarditis de válvula nativa a*l extremo de sobrepasar al estreptococo en algunas estadísticas. Al respecto, la determinación de anticuerpos anti ácido teicoico sirve de ayuda; de ser positivos se piensa en la vía endovenosa o ser secundaria a abscesos, osteomielitis, endocarditis). Asimismo, *S. Aureus* es causante de casi el 70% de las endocarditis asociadas a drogadicción intravenosa y alrededor del 20% se relaciona con la válvula protésica.

Síndrome de la piel escaldada (enfermedad de Ritter). Se observa en infantes sanos que presentan una infección poco aparente (conjuntivitis purulenta, otitis media o infección nasofaríngea oculta). Se debe a la toxina epidermolítica producida por *S. aureus* fago grupo II. También puede ocurrir en adultos que reciben esteroides o padecen de enfermedad renal crónica. La reacción cutánea es por la *exotoxina exfoliativa.* Se inicia con un eritema difuso doloroso, parecido a las quemaduras del sol, ubicado particularmente en los pliegues cutáneos y no compromete las mucosas. Al segundo día, la piel se arruga y se desprende fácilmente (signo de Nikolsky). Posteriormente aparecen grandes ampollas que se rompen y dejan la piel escaldada y rápidamente se desecan para luego descamarse. El diagnóstico se hace con base en la clínica, la biopsia de piel y el aislamiento del estafilococo de las zonas sospechosas de las lesiones primarias.

Osteomielitis. El estafilococo es responsable del 80% de las osteomielitis, sobre todo en el niño y con antecedentes de traumatismos o cirugía. La afección puede originarse por vía hematógena o por lesiones vecinas. La infección se localiza inicialmente en la metáfisis y puede invadir el canal medular. En ocasiones se produce un absceso en el subperiostio, que al romperse origina una fístula a la piel. La osteomielitis se presenta generalmente con fiebre, dolor local, espasmo muscular en la zona afectada e impotencia funcional del miembro.

Neumonía. Es un cuadro de instalación brusca; se caracteriza por fiebre, estado tóxico, disnea progresiva, dolor pleural y tos con expectoración purulenta, a veces sanguinolenta. Es frecuente la complicación con neumatoceles, pioneumotórax y empiema.

Septicemia. Se presenta con fiebre intermitente y compromiso multisistémico, con formación de abscesos en la piel y órganos de la economía. Es sumamente frecuente la aparición de piomiositis, meningitis, CID y endocarditis con lesión de la válvula aórtica nativa e insuficiencia valvular aguda.

Síndrome del choque tóxico. Es una intoxicación generalizada o síndrome de respuesta inflamatoria sistémica severo caracterizado por estado de choque y generado por un superantígeno, la toxina TSST-1. Se describe particularmente en mujeres jóvenes previamente sanas que utilizan "tampones vaginales" durante la menstruación, aunque se puede presentar en no menstruantes, el puerperio y la cirugía ginecológica. Es un estado de choque complejo, bacteriémico, toxigénico y cardiogénico, este último debido a la producción de endocarditis, pericarditis y abscesos miocárdicos. El paciente presenta en forma brusca fiebre alta, mialgias, obnubilación, vómito y diarrea; seguidamente aparece conjuntivitis, enantema y exantema macular eritematoso difuso que posteriormente se descama. Pueden aparecer en su evolución SDRA, insuficiencia hepática o renal y CID. Los exámenes revelan elevación de las enzimas musculares y/o hepáticas.

Intoxicación por alimentos. Es una intoxicación que se presenta habitualmente en brotes epidémicos debido a las enterotoxinas. Se produce un cuadro de gastroenteritis aguda que aparece de una a seis horas después de la ingesta de alimentos contaminados. El comienzo es aparatoso, con náuseas, vómitos, dolor abdominal y diarrea, y se destaca por la ausencia de fiebre.

Varios. Recordemos que el estafilococo es causante de infecciones como otitis, sinusitis, mastoiditis, heridas quirúrgicas e infecciones urinarias.

DIAGNÓSTICO

Al diagnóstico de una infección por estafilococo se lega fundamentalmente por la sospecha clínica y la identificación del germen con coloraciones de Gram y el cultivo de sangre, secreciones, esputo, LCR y orina. Generalmente se produce una leucocitosis por encima de 15.000 mm^3 con neutrofilia y granulaciones tóxicas en los neutrófilos. Actualmente, la presencia de bacteriemia se detecta con los anticuerpos contra el ácido teicoico.

TRATAMIENTO

Las infecciones por estafilococos deben ser tratadas rápidamente por la invasión violenta del germen, y durante un tiempo prolongado debido a que el microorganismo es destruido lentamente por los antibióticos y las recaídas son muy frecuentes. Estas infecciones se tratan con antibióticos betalactámicos del tipo de las isoxazolil penicilinas (oxacilina, cloxacilina, dicloxacilina) y las cefalosporinas de 1ª generación (cefazolina, cefalexina y cefadroxilo). La cefazolina endovenosa ha sido empleada mayormente como profiláctico preoperatorio de infecciones por estafilococo en cirugía cardiaca, ortopédica y neuroquirúrgica, mientras, que la oxacilina se puede usar por vía oral. En pacientes alérgicos a la penicilina se han utilizado macrólidos (eritromicina, claritromicina), azálidos (azitromicina) y lincosamidas (clindamicina). Las cefalosporinas, debido a la posibilidad de reacciones cruzadas con las penicilinas, no se consideran alternativas seguras, particularmente con historia de reacciones de hipersensibilidad severas. Otros antimicrobianos como aminoglucósidos y rifampicina tienen acción contra estafilococo, pero únicamente se recomiendan en combinación, por ej., con betalactámicos, debido a un potencial efecto sinérgico. Después de la aparición de la meticilinorresistencia, incluso de *S. aureus* adquirido en la comunidad, que es equivalente a decir resistencia también a la oxacilina y a las cefalosporinas, prácticamente ninguno de los grupos de antimicrobianos mencionados tiene efectividad, por cuya razón se usan de entrada glucopéptidos, linezolid, synercid, daptomicina y las cefalosporinas de 5ª generación (ceftarolina y ceftobiprole), que tienen efecto contra estafilococo multirresistente. En líneas generales, los antimicrobianos recomendados son:

- *Isoxazolil-penicilinas*. Son penicilinas semisintéticas *penicilinasas resistentes*; menos activas que la penicilina contra los estreptococos, sin embargo se pueden usar, con excepción de los enterococos. Tienen una eliminación casi exclusiva por el hígado, razón por la que no se reducen en presencia de falla renal. La oxacilina alcanza un tercio o la mitad de la concentración sérica de la cloxacilina y dicloxacilina, por lo cual son preferibles estas últimas. Cuando la infección es leve se pueden usar las isoxazolil-penicilinas por vía oral.

- *Vancomicina*. Bactericida que amerita niveles (valle) terapéuticos óptimos de 15-20 µg/ml, particularmente en infecciones severas. La mayoría de los pacientes requiere 2 a 4 semanas; sin embargo, las enfermedades que deben prolongarse por 4 a 6 semanas son endocarditis, osteomielitis, artritis séptica, abscesos (viscerales y cerebrales) y neumonías.

- *Linezolid.* Antimicrobiano sintético perteneciente a las oxazolidinonas, disponible oral y parenteral.

- *Teicoplanina*. Bactericida útil en la endocarditis y osteomielitis causadas por estafilococos meticilinarresistentes.

- *Synercid.* Es una combinación de compuestos naturales (quinupristina y dalfopristina) del grupo de las estreptograminas

- *Daptomicina.* Antibiótico lipopeptídico natural que igual al synercid se usan por vía endovenosa.

El tratamiento de las lesiones cutáneas consiste en hidratación con soluciones hidroelectrolíticas, penicilinas antiestafilocócicas y remoción de las costras con abundante agua y jabón. El tratamiento de las manifestaciones tóxicas requiere un enfoque diferente, pues no es la infección el elemento cardinal. En efecto, la intoxicación alimentaria o el síndrome de choque tóxico no se tratan con antibióticos sino con hidratación, medidas de soporte cardiovascular, respiratorio, renal e hidroelectrolítico. Aunque los antimicrobianos no cambian la evolución del cuadro clínico en el choque tóxico (no séptico), se indican como preventivos de futuras recurrencias. Es importante destacar que la infección asociada a catéteres, implantes o prótesis, no responde favorablemente al tratamiento médico, lo que usualmente obliga al retiro quirúrgico del material extraño.

El estado de portador crónico no es fácil de erradicar, pues los antimicrobianos actúan generalmente en la fase de multiplicación bacteriana (infección) y no en la de latencia (colonización). Además, el acceso de los antibacterianos por vía sistémica es limitado en estructuras como el vello nasal o anal, áreas donde frecuentemente se asienta el colonizador. La rifampicina es una excepción, pues está dotada de una buena penetración; de hecho, se ha utilizado con ese fin indicado por un corto período de tiempo. Obviamente, el uso de tratamientos tópicos con antisépticos (iodo povidona, gluconato de clorhexidina) o antimicrobianos es una estrategia lógica con resultados positivos. Por ej., el mupirocín es un antibiótico que aplicado en pomada sobre las fosas nasales ha logrado la erradicación de *S. aureus* en un alto porcentaje de portadores, inclusive de los meticilinorresistentes. También se ha empleado exitosamente en infecciones leves de piel, sin embargo es preferible utilizarlo fundamentalmente como descolonizador debido a la preocupación del desarrollo de resistencia. Una de las medidas más importantes en el manejo del paciente colonizado es la higiene rigurosa de las manos, no solo con el fin de disminuir el riesgo de transmisión a sí mismo, sino también a terceros y pacientes.

REFERENCIAS

CEDEÑO JR, MORALES L, RIERA E. Colonización nasal por S. aureus. V Congreso Venezolano de Infectología. Caracas 01-03 octubre, 2002.

FOWLER VG JR. ET AL. Daptomycin versus standard therapy for bacteremia and endocarditis caused by Staphylococcus aureus. N Engl J Med. 2006; 355: 653

KLEVENS RM ET AL. Invasive methicillin-resistant Staphylococcus aureus infections in the United States. JAMA. 2007; 298: 1763.

LUNDSTROM, J.D. Sobel. Antibiotics for gram-positive bacterial infections: vancomycin, quinupristin-dalfopristin, linezolid and daptomycin. Infect Dis Clin N Am. 2004; 18: 651-668.

LIU C, BAYER A, COSGROVE SE, DAUM RS, FRIDKIN SK, GORWITZ RJ, ET AL. Clinical practice guidelines by the infectious diseases society of america for the treatment of methicillin-resistant Staphylococcus aureus infections in adults and children. *Clin Infect Dis.*2011; 52(3):18-55.

MOREILLON P, QUE Y, GLUSER MP. Staphylococcus aureus. In: Principles and Practice of Infectious Diseases, 6th ed. (**Mandell, Bennett, & Dolin, eds.) Elsevier,** Churchill, Livingstone, Inc, 2005, pp. 2321-2351.

MOREILLON P, QUE YA. Infective endocarditis. Lancet. 2004; 363:135–149.

OTTO M. Staphylococcus epidermidis- the accidental" pathogen. Nat Rev Microbiol. 2009; 7: 555.

ROAS R. Patrón de Resistencia Bacteriana. Ed. Gobernación del Estado Lara, Barquisimeto. 2002-2003.

WILHELM MP & ESTES L. Vancomycin. Mayo Clin Proc. 1999; 74: 928-935.

INFECCIONES POR ESTREPTOCOCOS

Mariolga Bravo

INTRODUCCIÓN

Las bacterias del género *Streptococcus*, familia *Estreptococacea*, se presentan como esferas de 0.5 a 1 mμ de diámetro que se agrupan en pares o cadenas. Son gérmenes grampositivos y algunos poseen una cápsula; la mayoría son inmóviles y anaerobios facultativos y reaccionan negativamente a la prueba de la *catalasa*. Habitan como flora normal del hombre en la orofaringe, el intestino, el tracto genitourinario y la piel, de donde se originan muchos de los procesos infecciosos estreptocócicos. Además, el microorganismo se puede transmitir por las gotitas de saliva al hablar o toser, el contacto físico, la lencería, el polvo o los alimentos contaminados. Los estreptococos se clasifican según ciertas características. De hecho, la clasificación de Brown se basa en las propiedades hemolíticas que se observan al sembrarlos en agar-sangre dividiéndolos en estreptococos β-hemolíticos, α-hemolíticos y δ-hemolíticos.

Estreptocos β-hemolíticos. Causan hemólisis total con una zona completamente clara alrededor de la colonia, como es el caso de *Streptococcus pyogenes*, *Streptococcus agalactiae, S. dysgalactiae* (subespecie equisimilis) y *S. milleri*.

Estreptococos α-hemolíticos. Producen hemólisis moderada y coloración verdosa del medio, como ocurre con *Streptococcus viridans*, que forman parte de la flora bucal normal; *S. sanguis, S. mutans, S. salivarius y S. mitis*, frecuentemente responsables de la endocarditis subaguda y el absceso cerebral, y *Streptococcus pneumoniae* (neumococo), agente etiológico de la clásica neumonía neumocócica.

Estreptococos δ-hemolíticos. No producen hemólisis como los enterococos: *Enterococcus faecalis, E. faecium* (actualmente excluidos de los estreptococos de otro género); los no enterococos como *S. bovis* (actualmente denominado *S. gallolyticus*) y los estreptococos anaerobios (*S. anaerobius, S. foetidus, S. putridus*) y *Peptoestreptococo magnus*.

La clasificación antigénica de Lancefield se funda en las reacciones de precipitación con antígenos específicos hidrocarbonados de la pared celular, y la mayoría corresponde a los estreptococos β-hemolíticos de Brown. Lancefield divide los estreptococos en grupos según las letras del alfabeto de la A hasta la D y en otros variables (no agrupables). Aunque esta clasificación se diseñó inicialmente para los estreptococos β-hemolíticos, se incluyen también cepas no hemolíticas. La gran mayoría de las infecciones en el humano es causada por los estreptococos β-hemolíticos y se ubican básicamente en 4 grupos de Lancefield (A, B, C, G) con múltiples especies y tipos antigénicos.

Los estreptococos del grupo A sintetizan sustancias que producen toxicidad local y sistémica como las estreptolisinas S y O, *estreptoquinasa, DNAasas, proteasas* y la exotoxinas pirógenas (A, B y C), responsables de la erupción cutáneo-mucosa de la escarlatina y del síndrome del choque tóxico estreptocócico. El estreptococo β-hemolítico del grupo A, con su única especie, *Streptococcus pyogenes* y más de 80 subtipos antigénicamente diferentes, produce la proteína M (antígeno específico de la pared celular), responsable de la virulencia y de la respuesta inmune específica en infecciones no supuradas como la glomerulonefritis aguda y la fiebre reumática. Parece existir una clara diferencia en tres poblaciones de estreptococos del grupo A: los que ocasionan faringitis, pero no piodermitis, y producen fiebre reumática aguda pero no glomerulonefritis; los que producen faringitis y glomerulonefritis pero no fiebre reumática, y, finalmente, los que producen faringitis y piodermitis y desarrollan glomerulonefritis pero no fiebre reumática.

Las cepas nefritógenas responsables de la glomerulonefritis aguda, encontradas en el impétigo, son los tipos: M 2, 47, 49, 55, 57 y 60, y en la faringitis los tipos M 1, 2, 3, 4, 12, 25 y 49. La elevación de los títulos de antiestreptolisinas y aparición de las manifestaciones clínicas un tiempo después de la infección estreptocócica permiten considerar esta enfermedad como inmune por supuestos antígenos del estreptococo como la exotoxina pirógena estreptocócica y la NAP1r (receptor de plasmina de la nefritis). Esta glomerulonefritis se caracteriza por presentar complejos inmunes que activan el complemento y provocan fenómenos de coagulación intravascular localizada en la membrana basal del glomérulo, y que llevan a una glomerulonefritis proliferativa endocapilar aguda. La inmunidad inmediata y retardada a los productos del *S. pyogenes* también es responsable de la fiebre reumática y sus manifestaciones (enfermedad valvular reumática, corea de Sydenham, artritis, nódulos subcutáneos y el eritema marginado) (ver fiebre reumática). Los estreptococos β-hemolíticos del grupo A también puede estar presentes en sitios normalmente estériles, bacteriemia sin identificación de focos infecciosos e infecciones focales (meningitis, neumonía, empiemas, peritonitis, sepsis, osteomielitis, artritis séptica, miositis e infecciones de heridas quirúrgicas) con o sin bacteriemia. La enfermedad estreptocócica invasiva ocurre rara vez tras un episodio de faringitis estreptocócica.

Los estreptococos β-hemolíticos del grupo B como *S. agalactiae*, y del grupo C G como *S. disgalactiae,* subespecie *equisimilis*, son responsables de la mayoría de las infecciones supuradas por estreptococos, muchas de ellas de curso fatal, particularmente en pacientes debilitados, niños, neonatos, durante el puerperio e inmunosuprimidos. Estos gérmenes pueden comprometer cualquier órgano en forma leve a grave y de evolución tórpida: faringitis, infecciones de la boca, otitis media, meningitis, fiebre puerperal, sepsis neonatal, neumonías necrotizantes, endocarditis, pericarditis, peritonitis, infección urinaria, infecciones sobre agregadas a la tuberculosis, bronconeumonía secundaria (gripes, sarampión y varicela del adulto) y, finalmente, osteomielitis, artritis, pioderma e infecciones secundarias de las heridas y quemaduras.

Los enterococos (estreptococos δ-hemolíticos del grupo D), *Enterococcus faecalis, Enterococcus faecium* y *Enterococcus durans,* no son considerados en la actualidad estreptococos, sino un género independiente de ellos. Ocasionan endocarditis subaguda, además de infecciones urinarias y peritonitis. Los enterococos se encuentran normalmente en el intestino del hombre, resisten temperaturas de hasta de 60°C por 30 minutos y frecuentemente son sensibles a la penicilina o vancomicina combinada con aminoglucósidos. Otro estreptococo del grupo D no incluido dentro de los enterococos es *S. bovis*, que puede producir bacteriemia y endocarditis que responde a la penicilina. Finalmente existe un grupo de estreptococos no agrupables (no hemolíticos) como S viridans (*S. sanguis, S. mitis*), *S. peumoniae*, el grupo *intermedius* o *milleri* (*S. intermedius, S. anginosus, S. constellatus*) y los estreptococos anaerobios.

DIAGNÓSTICO

El propósito fundamental es el diagnóstico precoz y tratamiento inmediato, particularmente para evitar la fiebre reumática y glomerulonefritis por *S. pyogenes*. En líneas generales, el diagnóstico se hace con base en clínica, frotis y coloración de Gram de los focos infecciosos y el cultivo; igualmente se deben determinar el título de antiestreptolisina O en la sangre (ASLO), tanto en el período agudo como en la convalecencia.

MANIFESTACIONES CLÍNICAS Y TRATAMIENTO

Las infecciones que ocasionan los estreptococos son generalmente agudas, flegmonosas, con necrosis secundaria, abarcando grandes extensiones de la piel, hechos que las diferencian de las infecciones por estafilococos, que tienden a ser purulentas y circunscritas. En casos recidivantes debe precisarse y descartarse diabetes mellitus, causas locales traumáticas, tiña e inmunodeficiencia. Las infecciones cutáneas o pioderma son debidas fundamentalmente a los estreptococos β-hemolíticos; estas pueden ocurrir en la piel sana o deberse secundariamente a lesiones cutáneas preexistentes (quemaduras, erosiones, heridas, picaduras de insectos, dermatosis diversas e infecciones virales y micóticas). Es importante, tanto para el diagnóstico como para el tratamiento, hacer la incisión y drenaje de los procesos infecciosos supurativos. Las lesiones cutáneas más frecuentes ocasionadas por estreptococos son impétigo, ectima, erisipela, escarlatina y otras entidades menos frecuentes como la fascitis y celulitis necrotizante y el síndrome del choque tóxico por estreptococo. A continuación se mencionan las infecciones más frecuentes, los antibióticos de elección y sus alternativas en caso de poca respuesta o alergia medicamentosa.

Faringoamigdalitis estreptocócica. Es producida por estreptococos β-hemolítico del grupo A y es frecuente en niños y adultos jóvenes. Cursa con una amigdalitis y faringitis aguda de comienzo brusco acompañada de malestar general, náuseas, vómitos, cefalea, dolor abdominal (particularmente en niños) y fiebre mayor de 38°C; localmente, dolor de garganta que se acentúa al tragar, edema y enrojecimiento de la faringe, lesiones petequiales en el paladar blando, exudados blancoamarillentos sobre las amígdalas, inflamación de la úvula y fosas amigdalinas, linfadenopatías dolorosas cervicales anteriores y leucocitosis mayor de 12×10^9/L. Se pueden ocasionar abscesos periamigdalinos, sinusitis, otitis media, mastoiditis y erupción escarlatiniforme, así como complicarse además con glomerulonefritis aguda y fiebre reumática. La faringitis estreptocócica se confunde frecuentemente con la faringitis viral o faringitis estreptocócicas no exudativa, razón por la cual se deben hacer cultivos faríngeos para tomar las medidas terapéuticas pertinentes. La presencia de conjuntivitis, tos, disfonía, coriza, estomatitis y diarrea sugieren una etiología viral.

En adultos y niños mayores de 27 Kg, el tratamiento consiste en las siguientes alternativas: penicilina V (fenoximetil penicilina) 250 mg VO cada 8 horas o 500 mg cada 12 horas por 10 días; penicilina G benzatínica 1.2 millones IM, dosis única, aunque se puede repetir a las 48 horas, de ser necesario; erradica el estreptococo en un 90%. En caso de alergia a la penicilina se recomienda eritromicina 250 mg VO cada 6 horas por 10 días, azitromicina por 5 días o claritromicina por 10 días; cefalosporinas de primera generación (cefalexina, cefadroxilo) por 10 días. En caso de resistencia, episodios recurrentes o no erradicación del estreptococo, demostrado por cultivo, se indica clindamicina o amoxicilina-ácido clavulánico por 10 días. También se ha usado la combinación de penicilina benzatínica 1.200.000 U IMSTAT más rifampicina (para la erradicación faríngea del estreptococo) por 4 días. En casos muy severos se ha usado la vancomicina y las isoxazolil-penicilinas para cubrir estafilococos.

Impétigo "piodermitis". Es una infección superficial de la piel, frecuente en niños y personas que viven en hacinamiento, con mala higiene y desnutrición, especialmente en climas húmedos y cálidos. En Venezuela se le conoce como "brasa". El germen más frecuente encontrado es *S. pyogenes* (serotipo M), a veces se asocia *Staphylococcus aureus* y en el recién nacido es más común *S. agalactiae*. El impétigo se caracteriza por vesículas y pústulas que se rompen con facilidad, se cubren de una costra amarillenta color miel (melicéricas) y están rodeadas de un halo eritematoso. Se ubican en áreas expuestas, sobre todo en la cara, orificios nasales y miembros inferiores; las lesiones nuevas se deben probablemente a autoinoculación. Son indoloras y rara vez se acompañan de síntomas constitucionales. Algunas cepas nefritógenas pueden desencadenar glomerulonefritis. La elevación de los títulos de ASLO es menor que en los casos de faringitis. El tratamiento de estas lesiones consiste en el lavado cuidadoso de las costras con agua y jabón y antibióticos tópicos como mupirocina al 2% (solo en lesiones poco numerosas), TID durante 7-12 días y otros como la bacitracina, neomicina o rifampicina. La mupirocina se puede emplear en fosas nasales para disminuir la presencia de *S. aureus* en esa área. En casos severos se deben usar los antibióticos como en la faringitis por *S. pyogenes,* y cuando se asocia *S. aureus* las isoxazolil-penicilinas, cefalosporinas de primera generación o amoxicilina-ácido clavulánico. Los antihistamínicos se usan para prevenir el rascado. En el impétigo buloso del recién nacido, las vesículas, ampollas y pústulas aparecen sobre un área eritematosa y es causado por *Staphylococcus aureus* (phago II), que a través de una toxina puede comprometer todo el cuerpo y ocasiona el síndrome de piel escaldada; se usan los mismos antibióticos mencionados anteriormente.

Ectima o impétigo ulcerado. Está constituido por una ampolla o pústula que rápidamente crece y se ulcera; la lesión es de forma redondeada u ovalada, de 1 a 3 cm de diámetro, rodeada de un halo rojo, edematoso y cubierta de una costra gruesa, adherente y color pardo oscuro, que al desprenderse deja al descubierto una úlcera infiltrada, purulenta y con bordes elevados. Por lo general, las lesiones son una o pocas y se localizan en las piernas, dorso del pie y, con menor frecuencia, en nalgas y muslos. El tratamiento consiste en el ablandamiento de la costra con agua jabonosa tibia; luego, limpieza con agua oxigenada, aplicación de un ungüento antiséptico y vendaje.

Erisipela. Se trata de una celulitis superficial frecuente en miembros inferiores (85%) y en menor porcentaje en la cara (erisipela facial), que abarca la nariz, los párpados y las mejillas. Es producida generalmente por estreptococos β-hemolíticos del grupo A, ocasionalmente por microorganismos de los grupos C y G y a veces por *S. aureus*. El inicio es brusco y se acompaña de manifestaciones sistémicas como malestar general, cefalea, vómitos, fiebre elevada y escalofríos. La lesión cutánea consiste en una placa edematosa superficial, caliente, tensa, de color rojo oscuro brillante bien delimitada, muy dolorosa y sensible al tacto, con un borde elevado y bien definido circundada por piel normal. Pueden desarrollarse vesículas, flictenas, petequias y equímosis. Aparece por lo general a la semana de haber ocurrido una abrasión o erosión superficial de la piel. Cuando la lesión se extiende profundamente en el tejido celular subcutáneo recibe el nombre de celulitis, que también puede deberse al *S. aureus;* en este caso, generalmente se inicia con una lesión focal (foliculitis, pequeños abscesos o cuerpos extraños como catéteres endovenosos, astillas, perdigones).

Cuando la erisipela no se trata oportunamente puede complicarse con abscesos cutáneos, septicemia, neumonías, meningitis, endocarditis y, localmente, engrosamiento de la piel por alteración de los vasos linfáticos (elefantiasis). El pronóstico es reservado en pacientes ancianos, debilitados e inmunosuprimidos. El tratamiento consiste en reposo, analgésicos y curas locales mediante compresas de solución de Burow o solución saturada de sulfato de magnesio. El tratamiento con antibióticos para casos graves es a base de penicilina G 1-2 millones cada 4 horas, y para casos leves a moderados penicilina procaínica, 1.2 millones IM cada 12 horas por 10 días.

Escarlatina. Es ocasionada por *S. pyogenes*, que produce exotoxinas pirógenas estreptocócicas A, B y C (antes denominadas toxinas eritrógenas o de la escarlatina). Es una enfermedad frecuente en los niños que se caracteriza por una faringoamigdalitis seguida de un exantema o eritema cutáneo difuso que aparece al segundo día de la enfermedad; es de color rojo vivo con muchas pápulas minúsculas de un rojo más oscuro que al tacto da la sensación como "papel de lija", y un enantema con lengua de color rojo vivo y papilas rojas prominentes (aspecto de fresa o frambuesa). El exantema desaparece alrededor del octavo día y coincide con la desaparición de la fiebre y mejoría del dolor de garganta, seguida de una descamación característica palmoplantar. La escarlatina se debe diferenciar de la rubéola, el sarampión, la mononucleosis infecciosa y las erupciones escarlatiniformes producidas por medicamentos. El tratamiento consiste en medidas generales como reposo, analgésicos (acetaminofen curas locales con compresas de solución de Burow o solución saturada de sulfato de magnesio y colutorios suaves para aliviar las molestias faríngeas). La penicilina es el tratamiento de elección.

Artritis reactiva postestreptocócica. Es un cuadro de artritis aguda inmune que ocurre posterior a una infección faríngea por el estreptococo β-hemolítico; a diferencia de la fiebre reumática ocurre a menos de dos semanas del proceso faríngeo y no presenta los clásicos criterios de Jones. Predomina en mujeres adultas, no es migratoria, es mono u oligoarticular, afecta principalmente rodillas o tobillos, dura varias semanas o meses y no deja secuelas. Puede cursar con eritema nudoso, eritema multiforme y hepatitis colestásica transitoria. El laboratorio revela elevación del título de antiestreptolisinas y antidesoxirribonucleasa-β (anti-DNAsa-β). Se usa la penicilina para el tratamiento de la infección faríngea, AINES y corticoesteroides.

Enfermedad estreptocócica invasiva. Es definida como una infección asociada a estreptococo β-hemolítico del grupo A en sitios corporales normalmente estériles e incluye tres síndromes clínicos que se pueden superponer: síndrome de *shock* tóxico estreptocócico, fascitis necrotizante y aislamiento del estreptococo β-hemolítico del grupo A de sitios normalmente estériles en pacientes que no cumplen los criterios del síndrome de *shock* tóxico o fascitis necrotizante.

Síndrome de choque tóxico estreptocócico. Se diferencia de los otros dos por la presencia de choque y una falla multiorgánica temprana en el curso de la enfermedad con una mortalidad del 30%. Se caracteriza por una erupción eritematosa generalizada descamativa que puede progresar rápidamente a la necrosis de los tejidos blandos y producir fascitis necrotizante, miositis y gangrena. El mecanismo patogénico no está bien definido, pero parece estar relacionado con exotoxinas pirógenas estreptocócicas. Este síndrome debe reunir los siguientes criterios:

1. Aislamiento del estreptococo β-hemolítico del grupo A
2. Signos clínicos de severidad:
   a. Hipotensión: *Adulto* - PAS < 90 mmHg
   b. Dos de los signos siguientes: insuficiencia renal aguda, plaquetas <100 x 10⁹/L, CID, compromiso hepático (elevación de AST, ALT y bilirrubina), SDRA y choque.

En cuanto a tratamiento, la clindamicina parece ser más eficaz que la penicilina debido a que suprime y modula la producción de exotoxinas y citoquinas, según se ha demostrado en estudios *in vitro*. Sin embargo, no debe usarse sola debido a que una pequeña proporción de cepas de estreptococo β-hemolítico del grupo A es resistente a clindamicina. Se recomienda penicilina G más clindamicina (vancomicina en caso de alergia a la penicilina) por 4 semanas; como alternativa, cefalosporinas de tercera generación más vancomicina en casos de bacteriemias importantes. Se ha descrito en casos de SSTE el uso adicional de inmunoglobulina intravenosa a una dosis inicial de 2 g, seguido de 0.4 a 1g/Kg/día por 5 días, demostrándose beneficios en la sobrevida.

Fascitis necrotizante. La infección puede ocurrir espontáneamente o tras un traumatismo menor, infección por varicela o presentarse como infección de una herida quirúrgica. Es la llamada "gangrena por estreptococos β-hemolíticos", infección que afecta las fascias y planos aponeuróticos superficiales y profundos. Inicialmente, la piel no se aprecia afectada en comparación con el tejido celular subcutáneo, hay inflamación difusa y dolorosa, apariencia de piel de naranja, eritema y, más tarde, formación de flictenas. En etapas avanzadas, la piel se torna de un color rojizo o negruzco por la presencia de necrosis y el intenso dolor e hipersensibilidad local que evoluciona a la anestesia, pues se producen infartos de los nervios cutáneos. El cuadro clínico se caracteriza también por fiebre alta, escalofríos, malestar general y facies tóxica. Un cuadro similar es la "miositis estreptocócica", pero en ese caso con formación de abscesos en el propio músculo y con escasa o nula afectación de la aponeurosis y de la piel adyacente. Además del uso de antibióticos (ya descrito) debe hacerse desbridamiento y drenaje de todo el tejido necrótico, lo cual puede incluir amputación.

Infecciones por estreptococos anaerobios. Los estreptococos *anaerobios* son generalmente saprófitos de la piel y ciertas cavidades como boca y vagina. La erosión de la piel y mucosas por lesiones mecánicas origina inflamaciones subagudas o crónicas fétidas, pútridas o gangrenosas como infecciones crónicas de amígdalas, raíces dentarias, infección de heridas quirúrgicas, osteomielitis, artritis séptica, senos maxilares, oído medio, endocardio, vías biliares, aparato urinario, apéndice y órganos genitales femeninos (enfermedad inflamatoria pélvica y sepsis puerperal). Ante todo es fundamental el drenaje quirúrgico de los focos infecciosos accesibles y hacer cultivos y antibiogramas. Si el germen es sensible a la penicilina se emplea la penicilina G, y como alternativa el metronidazol y clindamicina más ceftriaxona.

Infecciones por *Streptococcus agalactiae*. Produce septicemia y meningitis neonatal, infección puerperal, infecciones de las vías urinarias, endocarditis e infección de úlcera diabética. Se recomienda la penicilina G, pero como cobertura empírica inicial de amplio espectro se usa ampicilina asociada a gentamicina. Embarazadas colonizadas a las 37 semanas con *S. agalactiae* (angenital cultivo positivo) o que además presenten parto prematuro (< 37 semanas), ruptura prematura de membranas (>18h) o fiebre durante el parto, deben recibir penicilina G 5 millones de U inicialmente y luego 2.5 cada 4 horas hasta el parto. Otras alternativas son cefazolina, clindamicina o vancomicina.

***Infecciones por* estreptococos viridans, *S. gallolyticus*.** Es una causa frecuente endocarditis bacteriana subaguda en válvulas nativas. Se usa la penicilina G por 4-6 semanas asociada a la gentamicina a la dosis habitual por dos semanas. En caso de alergia o efectos colaterales a la penicilina se puede usar ceftriaxona asociada a gentamicina o vancomicina más gentamicina.

***Streptococcus pneumoniae* (meningitis, neumonía):** penicilina G, y como alternativas ampicilina, ceftriaxona o cefotaxima; vancomicina más ceftriaxona o cefotaxima (las cefalosporinas se pueden sustituir por rifampicina 600 mg/día). Otras alternativas para condiciones menos graves son clindamicina y quinolonas respiratorias.

Enterococos (bacteriemias, endocarditis, meningitis o infecciones del tracto urinario complicadas). Se usa la penicilina G (hasta 30 millones/día) o ampicilina (12 g/día) combinada con gentamicina. Como alternativa, ampicilina más ceftriaxona o cefotaxima; vancomicina, asociada a la estreptomicina o gentamicina y linezolida sola.

REFERENCIAS

BAXTER F & McCHESNEY J. Severe Group A Streptococcal Infection and Streptococcal Toxic Shock Syndrome. Can J Anesth. 2000; 47 (11):1129-1140.

BISNO A, GERBER M, GWALTNEY J, KAPLAN E, SCHWARTZ R. Practice Guidelines for the Diagnosis and Management of Group A Streptococcal Pharyngitis. CID. 2002: 35-113.

EDWARDS MS, BAKER CJ. Group B streptococcal infections in elderly adults. Clin Infect Dis. 2005; 41: 839.

HASHAM SAIIDY, MATTEUCCI P, STANLEY PRW & HARTNB. Necrotizing fasciitis. BMJ.2005; 330:830-833.

JANSEN TLThA, JANSEN M, AJL DE JONG & JEURISSEN MEC. Post-streptococcal reactive arthritis: a clinical and serological description, revealing its distinction from acute rheumatic fever. J Intern Med. 1999; 245: 261-267.

NORRBY SR CHANG J , STEWART JA. ET AL. Relief of symptomas in patients with group A β-hemplytic Streptococcus tonsillopharingitis comparison between telithromycin en penicillin V. Scandinavian J Infec Dis. 2003; 35 (4): 223-225.

RODRÍGUEZ-ITURBE B, MUSSER JM. The current state of poststreptococcal glomerulonephritis. J Am Soc Nephrol. 2008; 19: 1855.

STEVENS D, BISNO A, CHAMBERS H, EVERETT D, DELLINGER P, GOLDSTEIN E ET AL. Practice Guidelines for the Diagnosis and Management of Skin and Soft-Tissue Infections. CID. 2005; 41:1373-1406.

VAN DER POLL T, OPAL SM. Pathogenesis, treatment, and prevention of pneumococcal pneumonia. Lancet. 2009; 374: 1543.

INFECCIONES POR PSEUDOMONAS

José R. Cedeño Morales

INTRODUCCIÓN

Las pseudomonas son bacterias del género *Pseudomonas*, familia *Pseudomonadaceae*, gramnegativos aerobios no fermentativos que se desplazan por medio de flagelos polares. Tienen suma importancia médica debido a su alta frecuencia como agentes causales de enfermedades y a su reconocida capacidad de resistencia a los antimicrobianos. Este grupo de microorganismos ha sido objeto de cambios en su clasificación, la antes denominada *Pseudomonas maltophilia* ha pasado a ser del género *Stenotrophomona*, y las conocidas como *P. mallei* y *P. pseudomallei* pertenecen ahora al género *Burkholderia*.

Se conocen más de 215 especies, pero la más patógena para el hombre es *Pseudomonas aeruginosa*. La escasa exigencia para su desarrollo, su gran afinidad por el agua (hidrofilia) y la enorme resistencia frente a los desinfectantes y antibióticos favorece que *Pseudomonas* sean responsables de un alto porcentaje de infecciones intrahospitalarias, al extremo de reportarse cultivos positivos hasta en un 76% en unidades de quemados. Tienen muchos reservorios, como equipos de ventilación, soluciones de limpieza, endoscopios, fómites, aparatos de fisioterapia, frutas, alimentos crudos y flores. El microorganismo se trasmite a través de las manos del personal médico y paramédico; incluso es un contaminante frecuente de guantes y batas de los trabajadores de la salud.

La toxicidad de estos microorganismos se debe en parte a dos productos bacterianos: los extracelulares o *exotoxinas* y los constitutivos (componentes estructurales del microorganismo) como lipopolisacárido, lectinas citoplasmáticas, *neuraminidasa* y las *fimbrias* de la superficie que le permiten adherirse a los tejidos. El *lipopolisacárido* es una endotoxina capaz de desencadenar el síndrome de respuesta inflamatoria sistémica de la sepsis y el *shock* endotóxico, y la *enterotoxina* es causante de diarreas. Entre los productos extracelulares están las *hemolisinas*, responsables de lesiones hemorrágicas e infección respiratoria con atelectasias. El 90% de las *pseudomonas* produce exotoxinas como la "A", de gran interés clínico debido a que es altamente letal y produce necrosis hepática, hemorragias pulmonares y renales. De igual manera, la *proteasa alcalina* es causante de necrosis y hemorragias en diferentes órganos.

MANIFESTACIONES CLÍNICAS

Las infecciones por *Pseudomonas* son frecuentes en pacientes hospitalizados severamente enfermos, particularmente con leucemia, neutropenia, neoplasias malignas, SIDA, quemaduras, sometidos a inmunosupresores o radioterapia, catéteres endovenosos o vesicales, ventilación mecánica y cirugía. Estos agentes tienen la propiedad de colonizar tejidos necróticos, úlceras, quemaduras y fístulas. Una lesión más o menos específica es el *ectima gangrenoso*, observado en pacientes inmunosuprimidos, el cual se debe a una vasculitis necrotizante de arterias y venas y se caracteriza por una úlcera redondeada de bordes indurados con un centro negro, localizada de preferencia en los pliegues axilares y anogenitales, aunque puede presentarse en cualquier parte del cuerpo.

También susceptibles son los pacientes con fibrosis quística, que sufren frecuentes infecciones respiratorias por estas bacterias. Todas estas situaciones reflejan la condición de *pseudomonas* de afectar individuos con alguna lesión subyacente, hecho que implica su poco carácter invasivo *per se*. Sin embargo, ocasionalmente es causante de infecciones en individuos sanos, como es el caso de otitis externa y de foliculitis. En ambas afecciones se pone de manifiesto el carácter hidrofílico de *las pseudomonas*, en la primera con el uso de piscinas y en la segunda por saunas, *jacuzzis* y salones de hidroterapia. También se ha descrito después de depilar de la piel, incluso de cepas resistentes. Se considera que la humedad sirve de reservorio a esta bacteria, lo cual, aunado a otros posibles factores predisponentes como traumatismo, genera el proceso infeccioso. Estas manifestaciones, habitualmente leves y autolimitadas, suelen mejorar con tratamientos locales.

Sin embargo, en pacientes con diabetes mellitus y edad avanzada, la infección por *pseudomonas* puede tomar un curso grave que requiere atención urgente y especializada, como la llamada *otitis externa maligna*. En estos casos se ha postulado que la microangiopatía en el canal auditivo es uno de los factores predisponentes, además de la ya conocida susceptibilidad del diabético a las infecciones. Otro ejemplo lo constituye la endocarditis bacteriana asociada al uso de drogas ilícitas intravenosas. La osteocondritis del pie, asociada a heridas punzantes, también es un ejemplo de la afinidad de este género al agua, pues el pie húmedo, habitual en niños usadores de calzados deportivos, es uno de los factores predisponentes, como lo es igualmente la asociación de hidroterapia que genera infecciones en pacientes quemados y los nebulizadores en enfermos bajo ventilación mecánica.

DIAGNÓSTICO

Se sospecha del género *Pseudomonas* como responsable de infecciones en pacientes hospitalizados, principalmente en aquellos sometidos a ventilación mecánica, neutropénicos y quemados. También en pacientes inmunosuprimidos, en quienes se observa al examen físico lesiones compatibles con *ectima gangrenoso*. Fuera del área hospitalaria debe considerarse en los enfermos con fibrosis quística, otitis de nadadores y diabéticos, así como con osteomielitis del pie, producida por pinchazos, particularmente en niños.

Desde el punto de vista puramente clínico debe hacer pensar en este microorganismo el examen del pus, especialmente el olor a frutas y el color verdeazulado, como resultado de la producción de sustancias como la piocianina y fluoresceína (verde amarillenta); también es evidente en los medios de cultivo. Asimismo, tal color en las uñas de pacientes con paroniquia crónica hace pensar en esta bacteria. La ictericia es más prevalente en sepsis por *pseudomonas* que con otras bacterias. En cuanto al cultivo, el reporte preliminar de un bacilo no fermentativo de lactosa y oxidasa negativo hace pensar en *P. aeruginosa*. En consecuencia, debe procederse a tratarse como tal antes del reporte definitivo. Siempre se debe suponer que se trata de pacientes inmunodeficientes, en quienes se requiere un tratamiento lo más temprano posible. Con respecto al antibiograma y la sensibilidad a los antibióticos refleja en algo la especie de este género; por ej., si es sensible a trimetoprim/sulfametoxazol, supuestamente no es la especie *aeruginosa*, sino *Burkholderia pseudomallei*, *Burkholderia cepacia* o *Stenotrophomonas maltophilia*.

TRATAMIENTO

Como se mencionó antes, una de las características del género *Pseudomonas* es su resistencia antimicrobiana. Es decir, además de ser un agente oportunista e hidrofílico es genéticamente antimicrobianorresistente. En efecto, varios de sus componentes patogénicos como la cápsula, el glicocalix y el polímero alginato, frecuentes en muchas cepas, forman parte de las barreras contra la acción antibacteriana, así como también la capacidad de producir *betalactamasas* y *aminoglucosidasas* de diferentes tipos, habitualmente inducidas por exposición a los antibióticos.

Es importante recordar la importancia de revertir el estado de susceptibilidad del huésped como condición indispensable para un efectivo tratamiento y prevención de infecciones oportunistas, como, por ejemplo, el adecuado control del diabético, y en los pacientes hospitalizados, el uso de medidas protectoras como el simple lavado de manos, el recambio de material de aspiración y el cuidado de nebulizadores.

La sensibilidad de las *pseudomonas* a los radicales ácidos (acidofobia) permite el uso de soluciones de ácido acético para el manejo tópico de infecciones locales; lo mismo que la acción antipseudomona del grupo carboxilo (COOH) de las carboxipenicilinas (carbenicilina y ticarcilina) y del monobactámico (aztreonam), así como el grupo propilcarboxilo de la ceftazidima. Todos esos antibióticos han sido utilizados contra infecciones por *pseudomonas*, pero su efectividad ha mermado en el transcurso del tiempo, por lo que son preferibles las ureidopenicilinas (piperacilina) en lugar de las carboxipenicilinas y el aztreonam, aunque se pueden usar como alternativa pero nunca como monoterapia. La combinación de piperacilina con tazobactam (inhibidor de *betalactamasa*) asociada a los aminoglucósidos es excelente contra *las pseudomonas.* Ceftazidima, ciprofloxacina, carbapenémicos (imipenem y meropenem) y cefepima pueden ser efectivos como terapia única, sobre todo en pacientes no severamente enfermos, aunque generalmente se recomienda combinarlos con aminoglucósidos. El doripenem tiene efecto antipseudomonas pero no se ha demostrado que sea superior al imipenem. La ciprofloxacina debe usarse a la dosis de 750 mg cada 8 horas, cuando se emplee por vía oral. La administración inhalatoria, como terapia preventiva, detobramicina, amikacina, aztreonam, ciprofloxacina o colimicina se usa en enfermos con fibrosis quística y en la ventilación mecánica.

En condiciones como la otitis externa maligna es importante la debridación quirúrgica. En casos muy difíciles de cepas multirresistentes por producción de *metalo-betalactamasa* se emplea la polimixina (colistina), muy usada en el pasado. Desafortunadamente, ya han aparecido cepas resistentes.

Debido a la dificultad de erradicar la infección por *pseudomonas* se buscan alternativas como la inmunoterapia (vacunación) de pacientes susceptibles, sustancias inhibidoras de la encapsulación por el glicocalix, agentes queladores de hierro, uso de bacteriófagos y otras mecanismos tendientes a disminuir su virulencia. Considerando que los mecanismos de eflujo contribuyen a la resistencia antimicrobiana de *P. aeruginosa*, se piensa que inhibidores de bombas de eflujo reducirían la invasividad y la resistencia de la bacteria, por lo que podrían ser nuevos agentes antimicrobianos.

REFERENCIAS

HURLEY MN, CÁMARA M, SMYTH AR. Novel approaches to the treatment of Pseudomonas aeruginosa infections in cystic fibrosis. Eur Respir J. 2012; 40(4):1014-23.

JANECZKO L. Study Finds Rapid Spread of Extensively Drug-Resistant P. aeruginosa. Medscape Medical News. Available at http://www. medscape.com/viewarticle/808645. Accessed August 4, 2013.

LEE JE, SONG JJ, OH SH, CHANG SO, KIM CH, LEE JH. Prognostic Value of Extension Patterns on Follow-up Magnetic Resonance Imaging in Patients With Necrotizing Otitis Externa. *Arch Otolaryngol Head Neck Surg.* 2011;137(7):688-93

LUTZ JK, LEE J. Prevalence and antimicrobial-resistance of Pseudomonas aeruginosa in swimming pools and hot tubs. *Int J Environ Res Public Health.* 2011; 8(2):554-64.

MARIN H KOLLEF, ET AL. A Randomized Trial of 7-day Doripenem Versus 10-day Imipenem-Cilastatin for Ventilator-associated Pneumonia. Crit Care. 2012;16(6).

MENA KD, GERBA CP. Risk assessment of Pseudomonas aeruginosa in water. *Rev Environ Contam Toxicol.* 2009; 201:71-115.

MORGAN DJ, ROGAWSKI E, THOM KA, ET AL. Transfer of multidrug-resistant bacteria to healthcare workers' gloves and gowns after patient contact increases with environmental contamination. *Crit Care Med.* 2012; 40(4):1045-51.

PIER GB, RAMPHAL R. *Pseudomonas aeruginosa* in Principles and Practice of Infectious Diseases, 6th ed, Mandell-Douglas and Bennett's eds. Elsevier, Churchill Livingstone 2005, pp 975-1022.

RYAN G, SINGH M, DWAN K. Inhaled antibiotics for long-term therapy in cystic fibrosis. Cochrane Database Syst Rev. 2011; 3:CD001021.

INFECCIONES POR GÉRMENES ANAERÓBICOS

José R. Cedeño M.

INTRODUCCIÓN

Los anaerobios son microorganismos cuya proliferación requiere una tensión de oxígeno reducida. La mayoría son bacterias que forman parte de la flora normal de las mucosas: orofaringe, intestino y tracto genital femenino. Las infecciones anaeróbicas son casi siempre mixtas (con aerobios) porque provienen de sitios colonizados por estas bacterias. El ejemplo más evidente es el intestino grueso, donde existe una flora polimicrobiana de anaerobios y aerobios, en una proporción de 1000:1, hecho este que ha llevado a la práctica ordinaria de tratamiento con amplia cobertura ante la presencia de una infección intraabdominal.

Las infecciones anaeróbicas, generalmente se presentan en pacientes con enfermedades vasculares obstructivas, traumatismos, tumores, presencia de cuerpos extraños, estados de *shock*, uso previo de antibióticos (antibacterianos aeróbicos) y otras enfermedades que de alguna forma favorecen condiciones hipóxicas (diabetes mellitus, uremia, enfermedades crónicas y cáncer). Los gérmenes anaeróbicos que comúnmente afectan al humano se describen abreviadamente en la siguiente clasificación.

Gérmenes grampositivos

Bacilos esporulados: *Clostridium (botulinum, tetani, perfringens* o *welchii* y *difficile).*

Bacilos no esporulados: *Actinomyces (bovis* e *israeli), Eubacterium, Propionibacterium* y *Lactobacillus.*

Cocos anaeróbicos: *Peptostreptococcus, Peptococcus* y *Streptococcus microaerofílico.*

Gérmenes gramnegativos

Bacilos: *Bacteroides* (*fragilis, oralis, vulgatus, thetaiotaomicron, distasonis y ovatus*), *Prevotella*) y *Fusobacterium* (*nucleatum y necrophorum*).

Cocos: *Veillonella alcalescens y Parvula.*

A pesar de que existen cientos de anaerobios, alrededor de dos tercios de los gérmenes encontrados en la práctica médica están representados por *Bacteroides fragilis* y *melaninogenicus, Streptococcus microaerofilico, Fusobacterium nucleatum, Clostridium perfringens* y otros cocos grampositivos. Existe un predominio del tipo de anaerobios según ciertas áreas determinadas, tales como:

*Orofaringe: Bacteroides melaninogenicus (*actualmente pertenece al grupo *Prevotella), Fusobacterium nucleatum, Peptostreptococcus, Actinomyces, Clostridium y Streptococcus.*

Colon: El 99% de la flora normal del colon pertenece a los anaerobios: *Bacteroides fragilis, Fusobacterium, Peptostreptococcus, Actinomyces y Clostridium perfringens.*

Tracto urogenital femenino: Clostridium perfingens, Bacteroides fragilis, Fusobacterium, Peptostreptococcus, Actinomyces israeli, Peptococos y Streptococcus microaerofilico.

INFECCIONES PRODUCIDAS POR GÉRMENES ANAERÓBICOS

Infecciones pulmonares. Se observan frecuentemente en pacientes con alteración del estado de conciencia, lo cual favorece la broncoaspiración de contenido bucofaríngeo: estado de embriaguez, anestesia general y convulsiones, así como también en trastornos de la función esofágica, aspiración de cuerpos extraños o contenido gástrico y en enfermedades pulmonares crónicas como las bronquiectasias. Otro factor favorecedor es la mala higiene dentaria debido al gran volumen de colonización. Los cuadros clínicos resaltantes son neumonía por aspiración, neumonía necrotizante, absceso pulmonar y empiemas, en cuyos pacientes es notable la expectoración fétida.

Infecciones abdominales. Se presentan como peritonitis (localizada o generalizada) y abscesos intraabdominales, consecuencia de la contaminación peritoneal por contenido intestinal. Si proviene del colon, como la apendicitis aguda gangrenada, diverticulitis perforada, ruptura intestinal (por traumatismos, cirugía o neoplasias) o isquemia intestinal, se consiguen coliformes, anaerobios y enterococo; con predominio de *E. coli* y *Bacteroides fragilis*; además, *Peptoestreptococo, Prevotella* y especies de *Fusobacterium.* Si proviene del intestino delgado o estómago predominan gérmenes aeróbicos y se agregan algunos anaerobios y *Candida.*

En nuestro medio, habitualmente no se practican cultivos para anaerobios porque se presume su existencia; tal tipo de cultivos no es costo-efectivo de manera que los laboratorios no los hacen. A lo sumo se dispone de frotis de Gram, que por el aspecto y diversidad de las bacterias visualizadas orienta hacia una infección polimicrobiana. De manera que según el tipo de infección, los clínicos predicen la posibilidad de anaerobios y, por consiguiente, les dan cobertura. Esta actitud ha disminuido las complicaciones secundarias por *Bacteroides fragilis,* cuya estructura capsular polisacárida facilita la formación de abscesos abdominales. Por el contrario, su común acompañante, *E coli,* tiende a producir bacteriemia más que focos purulentos. Sin embargo, ambos actúan en una relación sinérgica en el desarrollo de la infección.

Infecciones ginecológicas. El tracto genital femenino es un reservorio de anaerobios, en la proporción de 10:1 sobre los aerobios, por tanto están involucrados en entidades como salpingitis, endometritis, pelviperitonitis, abscesos tubo-ováricos y vulvovaginitis. En estos casos es frecuente encontrar un flujo vaginal fétido y gaseoso y dolor intenso a la movilización del cuello uterino al tacto genital. Se presenta por lo común en condiciones como puerperio, dispositivos intrauterinos, aborto espontáneo y provocado, parto prolongado, ruptura prematura de membranas, hemorragia postparto, cirugía ginecobstétrica y radiaciones. La vaginosis bacteriana es otra infección en la que predominan los anaerobios (*Gardnerella vaginalis, Prevotella, Mobiluncus* y *Peptostreptococcus species*) y hay un cambio en la ecología bacteriana vaginal (reemplazo de *Lactobacillus* de la flora normal).

Infecciones de tejidos blandos. Se hallan frecuentemente en lugares donde hay condiciones adecuadas de anaerobiosis, por ej., compromiso de la irrigación sanguínea como en úlceras de decúbito, pies del diabético, así como también en sitios vecinos a mucosas como abscesos perirrectales y orofaríngeos (periodontales y radiculares). Hay 2 tipos de infección graves y que están relacionadas con la mucosa oral: *angina de Ludwig,* infección periodontal con celulitis submandibular que produce dolor, trismo, desplazamiento posterosuperior de la lengua, disfagia y disnea, y que a veces amerita traqueostomía, y el *síndrome de Lemierre* producido por *F. necrophorum,* que es una infección del compartimiento posterior del espacio faríngeo lateral con tromboflebitis séptica secundaria de la vena yugular interna. Este microorganismo posee una potente toxina, responsable fundamental del proceso patogénico.

Una infección, también severa pero cercana a la mucosa genitourinaria y anal, es la *gangrena de Fournier*; una fascitis necrotizante del área perineal frecuente en pacientes diabéticos. Otra afección con componente anaeróbico es la ocasionada por mordeduras de animales o humanos, o por abscesos cerebrales producto de bacteriemias provenientes de un foco con predominio de anaerobios.

Compartimientos óseos. Aunque los anaerobios cumplen un papel poco relevante en el tejido óseo, se describen casos de osteomielitis por contigüidad a úlceras cutáneas como el pie diabético. También en casos de sinusitis, mastoiditis y otitis media, sobre todo en procesos crónicos.

CARACTERÍSTICAS QUE ORIENTAN A UNA INFECCIÓN ANAERÓBICA

1. Localización de la infección en las proximidades de una superficie mucosa
2. La zona comprometida presenta secreción de olor fétido, tejido necrótico con gangrena, presencia de gas y formación de pseudomembranas, además de coloración negruzca (*Prevotella melaninogenicus*) o formación de gránulos amarillos (*Actinomyces*).
3. Donde hay compromiso vascular
4. Uso intenso e indiscriminado de antibióticos de "amplio espectro" que eliminan aerobios y favorecen la proliferación de gérmenes anaeróbicos
5. Falla de respuesta a los antimicrobianos aeróbicos
6. Infecciones en que la tinción de Gram revela diferentes morfología, tamaño y coloración de bacterias
7. Cultivo negativo sin que se explique por uso previo de antibióticos, sobre todo si se observan bacterias en la coloración de Gram.
8. Pus estéril.

TRATAMIENTO

El tratamiento de la infección intraabdominal, ejemplo más obvio de infección mixta (aerobia y anaerobia), depende de si esta es simple o complicada.

En el primer caso está restringida a un solo órgano y no se extiende al peritoneo; su tratamiento puede ser quirúrgico o con antibióticos; si se hace la cirugía, los antimicrobianos se emplean por poco tiempo (3 a 5 días). Los pacientes con diverticulitis del colon se tratan generalmente solo con antibióticos. Es oportuno recordar que la colitis pseudomembranosa, infección por el anaerobio *Clostridium difficile,* se trata con metronidazol o vancomicina.

Los pacientes complicados con peritonitis focalizada o generalizada requieren lo que se ha llamado *control del origen* (eliminar la causa) asociado a los antimicrobianos. Es entonces necesario el drenaje de abscesos, el desbridamiento del tejido necrótico y las fasciotomías, procedimientos estos que mejoran la irrigación sanguínea y oxigenan las áreas comprometidas; a veces es imprescindible la cirugía extensa y la amputación de miembros. Habitualmente se inicia tratamiento empírico con antibióticos que cubran infecciones polimicrobianas sin necesidad de cubrir rutinariamente enterococo, según las "Pautas de la Sociedad de Infecciones Quirúrgicas (SIS) y la Sociedad Americana de Enfermedades Infecciosas (IDSA)". La regla es usar cirugía y antibióticos simultáneos y, preferiblemente, iniciar primero los medicamentos, como sucede en la apendicitis aguda, para reducir la frecuencia de complicaciones postquirúrgicas, por supuesto, sin retrasar la cirugía.

Actualmente hay una serie de antibióticos de extraordinario valor contra los gérmenes anaeróbicos: metronidazol, clindamicina, penicilina G, algunas de las cefalosporinas y los carbapenémicos. También la tigeciclina y una fluoroquinolona con propiedad antianaeróbica como la moxifloxacina. Debe quedar claro que cuando se emplea un antianaeróbico, como metronidazol o clindamicina, este debe ir acompañado de antibióticos contra aeróbicos.

Metronidazol. Es un nitroimidazol muy efectivo contra la mayoría de bacterias anaerobias grampositivas y gramnegativas, excepto contra muchos estreptococos anaerobios como *P. acnes* y *Actinomyces.* Su actividad incluye *Gardnerella vaginalis* y *Helicobacter pylori*, así como también contra un grupo de protozoarios anaeróbicos (*Entamoeba histolytica, Giardia lamblia* y *Trichomonas vaginalis*). Ejerce su efecto bactericida mediante la reducción del grupo nitro del metronidazol (2-metil-5-nitro-imidazol), que se lleva a cabo en el interior del microorganismo; la forma activa, reducida, distorsiona la estructura helicoidal del DNA y como consecuencia se inhibe la síntesis del ácido nucleico bacteriano. El tinidazol y ornidazol, de estructura química semejante al metronidazol, son una alternativa para el tratamiento de las infecciones anaeróbicas.

El metronidazol se absorbe casi por completo en el tubo digestivo, no es mayormente interferido por los alimentos; el pico sérico máximo se alcanza en 1 a 3 horas postingesta. La sobrevida sérica varía entre 7 a 9 horas; la mayor parte se metaboliza en el hígado por conjugación con el ácido glucurónico, algunos de cuyos metabolitos tienen actividad antibacteriana. Debido a que es de bajo peso molecular y se une escasamente a proteínas plasmáticas, se difunde fácilmente a todos los tejidos y humores del organismo. Atraviesa la barrera hematoencefálica y placentaria, por lo que se debe evitar en el primer trimestre del embarazo. Alcanza concentraciones satisfactorias en empiemas, absceso hepático, vesícula, vías biliares, absceso cerebral, osteomielitis, secreciones vaginales, infecciones del miometrio y trompas de Falopio. El 15% se excreta sin modificaciones por la orina y el 14% por las heces; además, se elimina con la hemodiálisis. Sus efectos colaterales son bajos y de poca severidad, por ej., gusto metálico, glositis, estomatitis, candidiasis orofaríngea, náuseas y vómitos. Excepcionalmente puede producir colitis pseudomembranosa por sí misma, a pesar de que es el tratamiento de elección para infección por *Clostridium difficile*, generada por otros tipos de antimicrobianos. Tiene "efecto disulfirán" similar a cuando se combina con ingesta alcohólica y potencia la acción anticoagulante de la warfarina sódica. A dosis altas ocasiona polineuropatía sensitiva con parestesias, ataxia, incoordinación motora y, esporádicamente, encefalopatía y convulsiones.

Es una de las pocas drogas bactericidas contra anaerobios; se puede asociar a la penicilina en casos de abscesos cerebrales, endocarditis y en infecciones anaeróbicas graves cuando se requiera un efecto sinérgico y rápido. La dosis es de 1 g EV inicial; luego, 500 mg cada 8 horas. Aunque puede usarse la vía oral se prefiere la parenteral en pacientes críticos. La dosificación del metronidazol en la insuficiencia renal no se modifica, a no ser que la depuración de creatinina caiga por debajo de 10 ml/minuto. Por el contrario, en pacientes con insuficiencia hepática, la dosis debe reducirse. En cuanto al tinidazol, su más cercano similar es de 800 mg EV de inicio, seguido de 800 mg EV al día o dividida cada 12 horas, hasta poder usar la vía oral.

Clindamicina. La clindamicina es un derivado clorado de la lincomicina aislado del *Streptomyces lincolnesis*. Es eficaz contra la mayoría de los anaerobios de importancia clínica, particularmente contra *Bacteroides fragilis*, aunque se ha descrito hasta un 25% de cepas resistentes por el desarrollo de plásmidos. Son bacteriostáticos que se conjugan exclusivamente a la subunidad 50-S de los ribosomas y suprimen la síntesis de proteínas de las bacterias.

Actúa en el mismo sitio que los macrólidos y el cloranfenicol, aunque no están estructuralmente relacionados. La clindamicina se absorbe casi por completo en el tubo digestivo, y no es interferida por los alimentos. El clorhidrato se absorbe mejor que el palmitato, y para la vía parenteral se emplea el fosfato de clindamicina. La sobrevida oral es de 2 a 8 horas; la mayor parte del fármaco es metabolizado por el hígado y los metabolitos se eliminan por el riñón y las heces. La vida media de la droga no se modifica con alteraciones leves a moderadas de la función renal, pero se debe prolongar en casos de insuficiencia renal severa. La concentración sérica se eleva cuando existe deterioro de la función hepática, por lo que se debe reducir la dosis. El 10% del medicamento se excreta sin modificaciones por la orina y no se elimina por diálisis.

La clindamicina llega en concentraciones adecuadas a diferentes tejidos y humores del organismo: aparato respiratorio, líquido pleural y ascítico, tejidos blandos, próstata, apéndice cecal, huesos y articulaciones. En el hígado y vías biliares alcanza concentraciones 2 a 3 veces mayores que en el suero. No atraviesa la barrera hematoencefálica ni el globo ocular. Uno de los problemas más importantes es el riesgo de producir colitis pseudomembranosa, caracterizada por fiebre, dolor abdominal y diarrea con moco y sangre. Se debe a proliferación de *Clostridium difficile* en el colon. Sin embargo, afortunadamente, este tipo de complicación es relativamente infrecuente en Venezuela. Se trata con metronidazol (250 a 500 mg VO cada 6 horas por 7 a 15 días) o con vancomicina. Otros efectos colaterales son erupción cutánea, síndrome de Stevens-Johnson, granulocitopenia, trombocitopenia, hipertrigliceridemia, reacciones anafilácticas, tromboflebitis local y elevación discreta de la ALT-GPT y la fosfatasa alcalina.

La clindamicina es un antibiótico útil en el tratamiento de la mayoría de las infecciones anaeróbicas, con excepción de infecciones del SNC, el globo ocular y el endocardio porque no es bactericida y por su escasa penetración en estas áreas. Es útil contra *Staphylococcus aureus*, *Actinomyces* spp. y *Propionibacterium* spp. *S. pneumoniae*, *S. viridans* spp, *Peptococcus*, *Peptoestreptococcus*, *Prevotella*, *Fusobacterium*, *Clostridium* y un alto porcentaje de *Bacteroides*. Además, tiene un moderado efecto sobre otros microorganismos, tales como *Toxoplasma gondii*, *Plasmodium falciparum* y *Pneumocystis jiroveci*i. Por eso tiene indicación en una variedad de condiciones clínicas de las cuales estos gérmenes son responsables, como, por ej., para neumonía neumocócica, absceso pulmonar, abscesos intraabdominales, peritonitis, encefalitis por *Toxoplasma gondi*, malaria y *neumonía por Pneumocystis*. La dosis depende de la vía de administración y la severidad de la enfermedad. En casos leves el clorhidrato de clindamicina, 150 a 300 mg VO cada 6 horas, y en casos graves el fosfato de clindamicina, 600 a 900 mg EV cada 8 horas, asociado a los aminoglucósidos o fluroquinolonas por la naturaleza polimicrobiana de las infecciones intraabdominales. En la toxoplasmosis se combina con pirimetamina y en el paludismo con primaquina para lograr un efecto sinérgico. Debido a su potencial efecto de disminuir la producción de toxinas tiene particular indicación en toxiinfecciones como el síndrome de *shock* tóxico por *Streptococcus* grupo A y en afecciones por *Clostirdium perfringens,* los cuales se tratan asociados a la penicilina.

Cloranfenicol. Tiene una efectividad restringida, además del significativo riesgo de las reacciones adversas hematológicas. Su indicación podría estar reducida como alternativa en casos de fiebre tifoidea, enfermedades ricketsiales o en meningitis a *Haemophilus influenzae* resistente a otros compuestos.

Penicilina. La penicilina G (cristalina) es la droga de elección contra las mayoría de los anaerobios no productores de *betalactamasas.* Es muy efectiva contra gérmenes de la flora orofaríngea *Fusobacterium nucleatum* y *Peptoestreptococcus,* razón por la cual se emplea en el tratamiento de las infecciones anaeróbicas por encima del diafragma. Aparte del grupo *Bacteroides fragilis,* otros gramnegativos han incrementado su resistencia, entre ellos *Prevotella* pigmentada y *Porphyromonas species, P bivia, P disiens, Bilophilawadsworthia* y *Bacteroides splanchnicus.* La combinación de inhibidores de *betalactamasas* (clavulánico, sulbactam, tazobactam) con antibióticos betalactámicos (ampicilina, amoxicilina, piperacilina) puede tener actividad contra estos gérmenes productores de *betalactamasas.*

La penicilina G no debe usarse como medicamento único (siempre combinarlo con el metronidazol) en el tratamiento de las infecciones severas por anaerobios como absceso cerebral e infecciones pleuropulmonares con el fin de dar amplia cobertura para todos los anaerobios. También en tejidos blandos, particularmente en infecciones por *Clostridium perfringens.* La dosis promedio en infecciones por anaerobios es de 20 a 24 millones EV diarias; en pacientes con insuficiencia renal, la dosis es de 3 millones al inicio seguida de 1.5 millones EV cada 8 a 12 horas.

Cefalosporinas. Las más recomendadas son las cefalosporinas de segunda generación como la cefoxitina, el cefotetán (aunque realmente son cefamicinas producidas por S*treptomyces no por cephalosporium*) y las de tercera generación (ceftizoxima). Estos antibióticos son útiles en infecciones mixtas, pero poco efectivos contra *Bacteroides fragilis* y *Clostridium spp,* por tanto no deberían usarse solas en pacientes gravemente enfermos. Como todas las cefalosporinas, pueden producir hipersensibilidad y colitis pseudomembranosa.

OTROS ANTIBIÓTICOS

Carbapenémicos (imipenem, meropenem, ertapenem, doripenem). Pertenecen al grupo de los betalactámicos; pueden emplearse como monoterapia por su espectro de acción (antiaeróbica y antianaeróbica). Los más utilizados son el imipenem y el meropenem. Ambos pueden ser usados en infusión continua, sobre todo en casos severos.

Tigeciclina. Es una glicilglicina (tetraciclinosimilar) también de amplio espectro, y tiene la aprobación por la FDA como agente único para infecciones intraabdominales.

Moxifloxacina. Tiene acción contra *Bacteroides fragilis* y *Bacteroides thetaiotaomicron.* Se puede usar como agente único por su efectividad sobre amplia gama de bacterias (grampositivas y gramnegativas). Probablemente, su mayor uso sea en infecciones respiratorias e intraabdominales adquiridas en la comunidad.

La resistencia a los gérmenes anaeróbicos varía según la región y depende de las mismas variables que afectan la resistencia a los microorganismos aeróbicos. Sin embargo, debido a lo anteriormente referido, es más difícil demostrar la resistencia bacteriana anaeróbica. La mayor pérdida de sensibilidad es para la clindamicina, la cefoxitina y el cefotetán. El grupo *B.* fragilis, sin embargo, es uniformemente sensible al metronidazol, el cloranfenicol y los carbapenémicos.

Hay una terapia adyuvante, la oxigenoterapia hiperbárica, que es atractiva pero sin comprobada efectividad. Puede utilizarse en casos difíciles y con poca respuesta al tratamiento convencional de antibióticos y de resección de todo material necrótico.

REFERENCIAS

BARLETT JG. An update on mixed aerobic and anaerobic infections. Adv Stud in Med. 2002; 2(4):104109.

BROOK I. Microbiology and management of abdominal infections. Dig Dis Sci. 2008; 53:2585-9.

DEBAST SB, BAUER MP, KUIJPER EJ. On behalf of the European Society of Clinical Microbiology and Infectious Diseases Committee. European Society of Clinical Microbiology and Infectious Diseases (ESCMID): update of the treatment guidance document for *Clostridium difficile* infection (CDI). Clin Microbiol Infect. 2013. doi:10.1111/1469-0691.12418.

LOFMARK S, EDLUNG C, NORD CE. Metronidazole Is Still the Drug of Choice for Treatment of Anaerobic Infections. *Clin Infect Dis.* 2010; (50 Supplement 1): S16-S23.

NAGY E. Anaerobic infections: update on treatment considerations. Drugs. 2010; 70:841-58.

SARTELLIM, CATENA F, COCCOLINI I, PINNA AD. Antimicrobial management of intraabdominal infecions. Literature's guidelines. World J Gastroenterol. 2012; 18(9): 865-871.

SNYDMAN DR, JACOBUS NV, MCDERMOTT LA, ET AL. Lessons learned from the anaerobe survey: historical perspective and review of the most recent data (2005-2007). Clin Infect Dis. 2010; 50 Suppl 1: S26-33.

SOLOMKIN JS ET AL. Diagnosis and management of complicated intra-abdominal infections in adults an children: Guidelines by the Surgical Infection Society and the Infectious Diseases Society of America. Clin Infect Dis. 2010; 50: 133.

FIEBRE TIFOIDEA

Francia Moy

INTRODUCCIÓN

La fiebre tifoidea o "fiebre entérica" es una enfermedad infectocontagiosa producida en nuestro medio por *Salmonella typhi*, bacilo gramnegativo móvil flagelado, no esporulado ni encapsulado, anaerobio facultativo y perteneciente a la familia de las *Enterobacteriaceae*. Sin embargo, en ocasiones puede ser producida por *Salmonella paratyphi* (serotipos *A, B y C*) y *S. cholerasuis*, que originan una enfermedad indistinguible clínicamente de la fiebre tifoidea. El hombre es el único reservorio de *S. typhi*, bien sea como enfermo, convaleciente o portador sano crónico. El hecho de que estas bacterias puedan soportar la congelación o desecación aumenta la posibilidad de su propagación por medio del hielo, polvo y alimentos. La enfermedad prevalece donde las condiciones sanitarias son desfavorables.

La fiebre tifoidea tiene un período de incubación de 3 a 21 días tras la ingestión de alimentos o agua contaminados, y la trasmisión directa persona a persona por la ruta fecal-oral es infrecuente. Los bacilos llegan al intestino delgado, donde se multiplican, son fagocitados por los macrófagos, penetran los vasos linfáticos y son llevados a la corriente sanguínea. Posteriormente colonizan el sistema fagocítico mononuclear del intestino delgado (placas de Peyer) y la vesícula biliar, en donde siguen multiplicándose y generan una bacteriemia continua. Es típica la hiperplasia de las placas de Peyer con necrosis y descamación del epitelio que las recubre con formación de úlceras. Puede haber hemorragias o perforación, ya que la lesión inflamatoria penetra hasta la muscular y serosa del intestino. En los primeros días de la infección, los bacilos son detectados en la sangre y médula ósea, y durante la tercera o cuarta semana en las heces porque el bacilo se elimina por los líquidos biológicos (bilis, orina y heces). Después de la tercera semana se desarrolla la hipersensibilidad tardía con aparición de títulos elevados de aglutininas contra los antígenos somáticos de polisacáridos, la proteína flagelar H y el antígeno somático O y el capsular Vi de la *S. typhi.*

MANIFESTACIONES CLÍNICAS

El síntoma más notable de esta enfermedad es la fiebre continua de 39° a 40°C, precedida de escalofríos y sudoración. Es frecuente también la cefalea generalizada y el dolor abdominal. Cuando el dolor del abdomen es intenso, con signos de peritonitis, es necesario descartar una perforación intestinal, generalmente del íleon terminal. Otros síntomas son diarrea o estreñimiento, tos seca, dolor de garganta, debilidad, anorexia y pérdida de peso. Menos constantes sonepistaxis, y manifestaciones neuropsiquiátricas como desorientación, delirio y estupor o "coma vigil".

Al examen físico puede observarse bradicardia relativa, aun con fiebre (disociación pulso-temperatura), distensión abdominal, hepatoesplenomegalia dolorosa y en ocasiones se produce necrosis hepatocelular con ictericia. En la primera semana se puede observar en el 30% de los pacientes un exantema máculopapuloso (roséola tifóidica); las lesiones tienen entre 2 a 5 mm de diámetro, asalmonadas, palidecen con la presión, aparecen en brotes en la parte inferior del tórax y abdomen y duran 2 a 3 días sin dejar secuelas. Las *Salmonellas* pueden ser cultivadas en las biopsias de estas lesiones. Algunas enfermedades pueden producir un cuadro infeccioso-tóxico que se confunde frecuentemente con la fiebre tifoidea, tales como enfermedades virales, brucelosis, TBC miliar, paludismo, mononucleosis infecciosa, neumonías atípicas y fiebre reumática.

Cuando el cuadro clínico es severo y no se diagnostica a tiempo se pueden producir hemorragias y perforación intestinal por erosión de las placas de Peyer en la tercera y cuarta semana, generalmente en los últimos 60 cm del íleon. Igualmente, durante el curso de la enfermedad pueden aparecer complicaciones, sobre todo en pacientes en quienes se ha retrasado el inicio del tratamiento e inmunosuprimidos, tales como colecistitis necrotizante, meningitis, endocarditis, miocarditis, pericarditis, abscesos hepáticos y esplénicos, hepatitis, pancreatitis, nefritis, parotiditis, osteoartritis, neumonitis, orquitis, tromboflebitis profunda, anemia hemolítica y CID.

Aunque en la gran mayoría de los pacientes tratados por fiebre tifoidea desaparece la infección, un 3% permanece como portador biliar crónico asintomático (portador sano), sobre todo si padece litiasis vesicular. Estos pacientes siguen eliminando bacilos en las heces por años, o de por vida, a no ser que sean tratados enérgicamente con un ciclo de antibióticos o una colecistectomía.

DIAGNÓSTICO

Se debe pensar en esta enfermedad ante cualquier proceso febril persistente, generalmente sin síntomas ni signos de localización, con alteración del estado general o cuadro tóxico. El diagnóstico definitivo se basa en el aislamiento de la bacteria; los cultivos de sangre y médula ósea resultan positivos durante la primera y segunda semana. El mielocultivo puede dar resultados positivos, aun con el uso previo de antibióticos (de entre 55 y 90%). El coprocultivo tiene valor a partir de la tercera o cuarta semana; sin embargo, durante la segunda semana se puede encontrar sangre oculta y leucocitos mononucleares en las heces.

La clásica prueba de Widal detecta aglutininas contra los antígenos somáticos O y flagelar H, y aun cuando no son específicos, los antígenos O son más sugestivos de la enfermedad. Un aumento progresivo de los títulos desde la primera a la quinta semana de iniciada la enfermedad de hasta 4 veces el valor basal o títulos iniciales de 1:160 para el antígeno O, en ausencia de inmunización previa, sugieren el diagnóstico. Debido a la limitada especificidad de la prueba de Widal, actualmente se usan las pruebas ELISA y medición de los anticuerpos séricos (IgM, IgG e IgA) contra *Salmonella*; con cuyos exámenes se detecta un alto porcentaje de pacientes, inclusive en etapas tempranas o tardías de la enfermedad.

La hematología revela frecuentemente una leucopenia inferior a 5 x 10^9/L con neutropenia, anemia normocítica normocrómica y, a veces, trombocitopenia. El hallazgo de una leucocitosis debe hacer pensar en una complicación, especialmente la producción de abscesos. Las enzimas musculares y pruebas de función hepática pueden estar alteradas (aumento de la CK-T, bilirrubina fosfatasa alcalina, aminotransferasas y LDH).

TRATAMIENTO

El tratamiento actual de elección para la fiebre tifoidea son las fluoroquinolonas: ciprofloxacina, 400 mg EV BID o 750 mg VO BID o levofloxacina, 750 mg EV OD por 7 a 10 días; como alternativa, para cepas resistentes, ceftriaxona, 1 g EV cada 12 horas por 10 a 14 días o azitromicina a la dosis de 1 g VO día durante 5-6 días. Estas tienen la ventaja de que dejan menos portadores crónicos en comparación con los demás antibióticos. Otras alternativas son el trimetroprim-sulfametoxazol, 160/800 mg C/12h VO por 7-14 días o amoxicilina, 1 g C/8h VO por 14 días. Cuando las condiciones del paciente son críticas se recomienda el uso de cloranfenicol, 500 mg VO o EV cada 6 horas por 14 días, más dexametasona, 3 mg/kg como dosis inicial y luego 1 mg/kg cada 6 horas hasta completar 8 dosis.

Para el estado de portador sano crónico se recomienda la ampicilina, 6 g VO diarios divididos cada 6 horas por 6 semanas, o la amoxicilina, 2 a 3 g VO diarios repartidos cada 8 horas por el mismo período de tiempo. También se ha empleado con mucho éxito ciprofloxacina y TMP-SMX a la dosis mencionada por 4 semanas y la colecistectomía.

Para la profilaxis en zonas endémicas se han usado dos vacunas para prevenir la fiebre tifoidea. 1) Vacuna oral preparada con gérmenes vivos atenuados, la cual emplea el mutante Ty21a de *S. Typhi*; se administra los días 1, 3, 5 y 7 con refuerzos cada 5 años. 2) Vacuna antitífica de polisacárido *Vi* de la cápsula bacteriana, que se administra en una dosis única IM con un refuerzo cada 2 años y proporciona una protección del 50 al 70% durante 2 a 3 años.

REFERENCIAS

COHEN JI ET AL. Extra-intestinal manifestations of Salmonella infections. Medicine. 1987; 66: 349.

LYNCH MF ET AL. Typhoid fever in the United States,1990-2006. JAMA. 2009; 302: 859.

MASKEY AP ET AL. Salmonella enteric serovar Paratyphi A and S. enterica serovar Typhi cause indistinguishable clinical syndromes in Kathmandu, Nepal. Clin Infect Dis. 2006; 42: 1247.

MEDICAL LETTER. The choice of antimicrobial drugs. Med Lett Drug Ther 2001; 43: 6978

OHL M, MILLER S. Salmonella: A model for bacterial pathogenesis. Annu Rev Med. 2001; 52: 259.

STEINBERG EB ET AL. Typhoid fever in travelers: Who should be targeted for prevention? Clin Infect Dis. 2004; 39: 186.

THAVER D ET AL. Fluoroquinolones for treating typhoid and paratyphoid fever (enteric fever). Cochrane Database Syst Rev CD004530, 2008.

MENINGITIS INFECCIOSA

José Cedeño Morales
José Agustín Caraballo

INTRODUCCIÓN

La meningitis infecciosa es una infección de las leptomeninges (piamadre y aracnoides) por bacterias, virus, hongos, bacilo tuberculoso y espiroquetas, y de ahí se puede propagar a través del líquido cefalorraquídeo (LCR) por el espacio subaracnoideo a cualquier área del SNC (ventrículos, cerebro, médula espinal, pares craneales y nervios raquídeos). La meningitis se puede desencadenar a través de dos mecanismos: 1) por *invasión hematógena* de focos infecciosos primarios: rinofaringe, vías urinarias, pulmón o cualquier otro órgano infectado; o 2) por *contigüidad de focos vecinos*: otitis, mastoiditis, sinusitis, osteomielitis de los huesos del cráneo, traumatismos craneoencefálicos (fractura de la base del cráneo), procedimientos neuroquirúrgicos y lesiones cutáneomucosas como la celulitis periorbitaria. La invasión hematógena (80% a 90% de los casos) generalmente es producida por un solo germen, bien sea *Streptococcus pneumoniae (*neumococo*), Neisseria meningitidis (*meningococo*), Haemophilus influenza* o *Listeria monocytogenes,* mientras que la infección por contigüidad (10% a 20%) puede ser polimicrobiana, gramnegativos: *E. coli, Klebsiella, Enterobacter, Proteus mirabilis, Pseudomonas, Serratia, Citrobacter, Acinetobacter, Salmonellas* y *Shigellas*; grampositivos: *Staphyfilococcus aureus* y *epidermidis* y gérmenes anaeróbicos como *Bacteroides fragilis, Fusobacterium* y *Streptococus microaerófilico. N. meningitidis* es la única causa importante de meningitis bacteriana epidémica. Otra puerta de entrada para meningitis es a través de la punción lumbar, como la meningitis observada por inyección de esteroides en el espacio epidural por hongos del medio ambiente.

La frecuencia de los gérmenes ha cambiado debido a la inmunización por vacunas para el *H. inluenzae* y *S. pneumoniae*. En cuanto a las causas virales permanecen estables; mayormente producidas por enterovirus (echovirus, coxsackie), polio, adenovirus, Herpes simple-2, varicella-zoster virus, influenza A y B, HIV, coriomeningitis linfocitica y Epstein-Barr.

La meningitis por *H. influenzae* tipo B es más frecuente en jóvenes por encima de 15 años de edad. *N. meningitidis* es común en niños y adultos jóvenes. *S. pneumoniae* en jóvenes y mayores de 30 años y *L. monocytogenes* en neonatos, mayores de 55 años, pacientes con SIDA e inmunosuprimidos. Un 80% de la meningitis en el adulto es causada por *S. pneumoniae, N. meningitidis, H. influenzae* y *L. monocytogenes*. Actualmente, la mortalidad promedio de la meningitis es del 20% a pesar del avance de la antibioticoterapia. Sin embargo, la meningitis por gérmenes gramnegativos y estafilococos tiene una mortalidad del 70% y generalmente es intrahospitalaria; se observa en lactantes, ancianos, pacientes que han presentado fracturas abiertas del cráneo o procedimientos neuroquirúrgicos (cirugía, *shunts* ventrículo-peritoneal), pacientes debilitados, asplenia, tras punciones lumbares y en sepsis.

Los virus más frecuentes son enterovirus, el cual representa el 90% de los casos en los cuales se aísla un patógeno. El virus de la parotiditis es causa frecuente de meningitis aséptica en pacientes no inmunizados. Es importante resaltar que solo un 50% de los casos se presenta con inflamación de las glándulas parótidas, y que el sexo masculino supera al femenino en una relación de 5 a 1. Además, en ocasiones se ha relacionado con la aplicación de la vacuna. En orden de frecuencia le sigue el virus Herpes simple (tipo 1 y 2, *varicela- zoster,* citomegalovirus, *Epstein-Barr* y Herpesvirus 6, 7 y 8). Otros virus incluyen los arbovirus (aunque su mayor presentación es la encefalitis) y el VIH, que pasa a las meninges tempranamente y persiste en el SNC, en donde generalmente se mantiene silente sin evidencias de manifestaciones meníngeas.

La severidad y el mal pronóstico de la meningitis están asociados con el deterioro del estado de conciencia, edades extremas de la vida, alcoholismo, diabetes mellitus, cirrosis hepática, enfermedades malignas y uso de drogas inmunosupresoras.

MANIFESTACIONES CLÍNICAS

Las manifestaciones clínicas habituales de la meningitis son poco características en las edades extremas de la vida (lactantes y senilidad). En el adulto, la triada clásica (fiebre, cefalea y rigidez de nuca) solo se presenta en un 44% de las veces, por lo que debe haber un alto índice de sospecha para poder detectar todos los casos de meningitis. Otros síntomas incluyen vómitos, irritabilidad, fotofobia, raquialgia, confusión mental, delirio, letargia, convulsiones y coma. En la causa viral pueden aparecer síntomas premonitorios como náuseas, vómitos, malestar general o anorexia.

El examen físico evidencia rigidez de nuca en el 80% de los pacientes, además de otras manifestaciones como fiebre, alteración del estado de la conciencia e, infrecuentemente, convulsiones (por irritación cortical, empiema, ACV o trombosis venosa). El examen físico revela el signo de Brudzinski (flexión del muslo cuando se intenta flexionar el cuello) y el signo de Kernig (dolor en la pantorrilla y la región lumbar al tratar de levantar y extenderla pierna). La posición en "gatillo", observada en niños es poco frecuente en el adulto. En caso de meningitis meningocócica puede presentarse un síndrome purpúrico, principalmente en las extremidades inferiores, caracterizado por máculas eritematosas que evolucionan rápidamente a una fase petequial y manchas purpúricas, con una necrosis gris-metálica en el centro y, finalmente, insuficiencia suprarrenal aguda (síndrome de Waterhouse-Friderichsen). La meningitis por *H. influenzae* puede presentar ataxia y laberintitis.

La meningitis viral, de evolución aguda y benigna, se caracteriza por fiebre, astenia, mialgias, exantema morbiliforme, conjuntivitis y pleurodinia. La meningitis tuberculosa y micótica (*Cryptococcus* y *Coccidoides*), de evolución subaguda y tórpida, produce papiledema, movimientos extrapiramidales, focalidad neurológica, y por ser de localización basilar afecta los pares craneales (III, IV, V, VI y VII). La meningitis infecciosa debe diferenciarse de la hemorragia subaracnoidea porque esta se presenta con una cefalea de aparición brusca, deterioro de la conciencia, irritación meníngea, ausencia de fiebre y sangre en el espacio subaracnoideo demostrada en el LCR y TC cerebral.

Las complicaciones más frecuentes de las meningitis bacteriana son empiemas o derrames subdurales, edema cerebral con hipertensión endocraneana, trombosis de los senos venosos, absceso cerebral, hidrocefalia hipertensiva de naturaleza obstructiva, parálisis de los pares craneales (IV, VI y VIII) y signos de focalidad neurológica. Las secuelas más notables son epilepsia, deterioro intelectual, déficit motor, trastornos del lenguaje, déficit de la visión, sordera, insomnio, cambios de la personalidad y demencia.

DIAGNÓSTICO

Edad, condiciones del huésped, inmunocompromiso, anomalías congénitas (mielomeningocele), intervenciones neuroquirúrgicas, traumatismos craneales, fístula (ORL y raquídea) son factores que orientan hacia las causas más probables de meningitis, así como también el tiempo de evolución de los síntomas; por ej., menos de 1 día de evolución casi siempre habla en favor de meningitis aguda bacteriana; si está entre 1 a 7 días se trata de una forma subaguda y más de 1 semana hace pensar en meningitis crónica de causa tuberculosa, sifilítica, micótica y, ocasionalmente, originada por algunos virus. La parte epidemiológica también ayuda en este sentido, por ej., una persona que se afecte después del contacto con un paciente que presente síntomas similares debe levantar la sospecha viral o de meningococo. Antecedentes de viajes a zonas de alta prevalencia de micosis e historia de ciertas exposiciones a roedores sugiere coriomeningitis linfocítica viral y leptospirosis; si son animales de granja (vacas, cerdos) o de ingesta de leche no pasteurizada sugiere *Brucellas* o *Listeria monocitogenes.*

El examen físico puede revelar hipertensión arterial con bradicardia como manifestación inespecífica de hipertensión endocraneana. La presencia de exantema, conjuntivitis, pericarditis y pleurodinia se observa en casos de infección viral. Petequias y otras manifestaciones hemorrágicas en meningococemia se dan menos frecuentemente por *H. influenza* y *S. aureus.* El hallazgo de rinorraquia o de otorraquia obliga a descartar fístula de LCR y, en consecuencia, *S. pneumoniae* es el agente más probable; presencia de soplos cardíacos en meningitis secundaria a endocarditis; de hepatoesplenomegalia y de linfadenopatías en síndrome de mononucleosis infecciosa (*Epstein Barr*, CMV, VIH) o en histoplasmosis.

El análisis minucioso del LCR a través de la punción lumbar (PL) es la "prueba de oro" para confirmar el diagnóstico de una meningitis. Es importante recordar algunas normas sobre la PL.

1. Practicar un fondo de ojo previo para descartar un papiledema como signo de hipertensión endocraneana.

2. Usar una aguja fina (N° 20 a 22) para evitar la salida brusca de LCR

3. Medir las presiones de apertura y cierre. En caso de hipertensión endocraneana con una presión de apertura mayor de 180 mm de agua se debe obtener solo 1 a 5 ml para evitar descompresión súbita y herniación del cerebro.

4. Recolectar 3 tubos de ensayo con 2 o 3 ml de LCR, cada uno debidamente enumerado del 1 al 3. En caso de obtener un líquido sanguinolento hay que descartar si es de origen traumático, en cuyo caso debe observase el aclaramiento progresivo del líquido, al igual que de recuento eritrocitario en los tubos 2 y 3; de lo contrario se trataría de una hemorragia cerebral, en la cual también se observan glóbulos rojos crenados, sobre todo si es un sangramiento reciente.

5. Analizar exhaustivamente el LCR desde el punto de vista microbiológico y citoquímico.

   a. Coloración de Gram. Se usa con la finalidad de hacer una orientación rápida del agente etiológico. Cuando existe la sospecha de tuberculosis, practicar la coloración de Ziehl-Neelsen, y si es micosis, con tinta china o Grocott. Las coloraciones iniciales del LCR orientan el diagnóstico en un 80% de los pacientes, pero se reduce a un 50% si se han administrado antibióticos previamente.

   b. Cultivo estándar del LCR, pero cuando se sospecha la etiología tuberculosa se recurre a cultivos para BK en medio de Lowenstein e inoculación en el cobayo (si es posible) y de micosis, cultivos en medio de Sabouraud.

   c. El estudio citoquímico del LCR es importante para hacer la orientación inicial de los diferentes tipos de meningitis. Sin embargo, en algunas situaciones, tal estudio es difícil de analizar: meningitis en etapa temprana o avanzada, cuando ha habido tratamiento previo con antibióticos, cuando la muestra no es tomada con normas de seguridad o el análisis es efectuado por personal poco entrenado. De hecho, es frecuente encontrar un patrón de meningitis linfocitaria en el inicio de una meningitis bacteriana, sobre todo cuando es parcialmente tratada con antibióticos; por el contrario, en el comienzo de una meningitis viral puede haber predominio de polimorfonucleares; de igual manera se confunde el estudio del LCR de las meningitis virales con la tuberculosa, sifilítica y micótica. La glucorraquia, normalmente es 50% de la glicemia (razón por la que se debe solicitar simultáneamente una glusosa sanguínea). Un diagnóstico casi inequívoco de meningitis bacteriana tiene un cociente de glucosa en el LCR/glicemia < de 0.40; proteínas > de 100 mg%, más de 100 leucocitos por mm^3 con más de 60% de neutrófilos y lactato > de 4 mmol/L. La actividad de la adenosina desaminasa > de 7 IU/L es útil para el diagnóstico de TBC.

6. Estudio inmunológico del LCR. Mediante la prueba de aglutinación con látex se pueden detectar los antígenos en el LCR de pacientes con meningitis por diferentes tipos de microorganismos: *H. influenzae* tipo B, meningococos serogrupos A, B, C, Y neumococos. El *lisado de limulus* es positivo en la meningitis por gramnegativos. El VDRL y el FTA-ABS para la meningitis sifilítica. La PCR (reacción en cadena de la polimerasa) ofrece una gran ayuda para el diagnóstico etiológico precoz de la meningitis viral, tuberculosa y micótica.

7. Cultivos. En vista de que cerca del 50% de los pacientes con meningitis presenta bacteriemia, es valiosa la práctica del hemocultivo en forma sistemática; igualmente se debe insistir en cultivar secreciones y líquidos que puedan ser fuente de origen de la meningitis.

8. Estudios de imágenes. Practicar radiografías del tórax, senos paranasales y cráneo lo más pronto posible tras la admisión del paciente para detectar procesos infecciosos y fracturas del cráneo. La TC es útil para descartar edema cerebral, hidrocefalia, abscesos y empiemas, así como la angioTC y la angioRM con fase venosa para detectar trombosis de los senos venosos cerebrales. Hay algunos factores que pueden ayudar a discernir cual paciente con meningitis requiere una TC cerebral. Estos son: 1) Inmunocomprometidos (VIH-SIDA, terapia inmunosupresora, trasplante), 2) historia de enfermedades del SNC, 3) convulsiones recientes (una semana antes de la presentación) y 4) anormalidades en el examen neurológico. En estos casos debe iniciarse la terapia empírica con antibióticos antes de estos estudios como si se tratara de una meningitis aguda. En los de evolución subaguda o crónica hay mayor tiempo para cualquier examen complementario. Incluso en casos dudosos de causa viral o bacteriana es posible un período de observación cuidadosa (8 a 12 horas) y repetir la punción lumbar para evaluar el comportamiento del LCR; de pasar a un predominio de linfocitos manteniendo una glucorraquia normal en un paciente que no luce deteriorado, muy probablemente se trata de una etiología no bacteriana.

En la tabla 74 se ilustra el patrón de los diferentes tipos de meningitis frecuentemente observadas en nuestro medio; en todo caso, el juicio clínico sobre cada paciente en particular privará definitivamente en el diagnóstico.

9. Exámenes complementarios: hemocultivo, urocultivo, hematología básica, glicemia, creatinina, electrólitos.

TABLA 74. Líquido cefalorraquídeo en los diferentes tipos de meningitis

	Glucosa mg/dl	Proteínas mg/dl	Predominio celular	Aspecto	Presión mm Hg	Cloruros
Normal	50%de la glicemia	20-40	Linfocitos y monocitos < 5%	Agua de roca	70-180	120-130 mEq/L o 600 mg%
Bacteriana	< de 35	80-500	PMN >100	Turbio	↑↑	N
Viral	N	40-80	Linfocitos>100**	Claro	↑	N
Tuberculosa	N o baja	300-400	Linfocitos 100-1000	Película sobrenadante	↑↑	Bajos
Micótica	N	130-150	< 500 linfocitos	Claro	↑↑	N

PMN=polimorfonucleares
N= normal
↑ = Aumentada
↑↑=Muy aumentada
** En el inicio del proceso pueden predominar los neutrófilos PMN

TRATAMIENTO

El tratamiento de elección y el éxito dependen de la prontitud del diagnóstico, la identificación del germen y el inicio del antibiótico (ideal en la primera hora del ingreso). Esto es de suma importancia, no se puede perder tiempo en interrogatorio muy detallado de todos los elementos de la historia clínica. Es una emergencia y hay que actuar rápido; hay poco tiempo para hacer un minucioso examen físico, punción lumbar, toma de muestras sanguíneas para el laboratorio, toma de hemocultivos y comenzar un tratamiento ideal basado en la coloración de Gram. El objetivo principal es salvaguardar la vida del paciente, particularmente en la meningitis bacteriana aguda, que es la más amenazante.

Es necesario recordar que muchos antibióticos no traspasan la barrera hematoencefálica y otros lo hacen solo cuando hay inflamación (esta interrumpe las uniones endotelio-capilares). Cuando el medicamento de elección no traspasa la barrera hematoencefálica es necesario usar antibióticos por vía intratecal, particularmente en las micosis del SNC. Es oportuno recordar que la circulación del LCR es unidireccional, es decir, de los ventrículos hacia el espacio subaracnoideo, así que en casos de ventriculitis se requiere el uso de antibióticos por vía intraventricular directa a través de un reservorio (Ommaya o Rickham). Los siguientes agentes son ejemplos de antimicrobianos que se utilizan por vía intratecal: vancomicina, 10 a 20 mg/día; gentamicina, 5 mg/día; amikacina, 20 mg/día; polimixina B, 5 mg en adultos (2 mg en niños); colistina, 5 mg c/12 h o 10 mg c/24h. En líneas generales se debe obtener una concentración terapéutica en el LCR 10 veces mayor que la concentración bactericida mínima (CBM).

La duración del tratamiento depende de la evolución clínica del paciente (la fiebre y los signos meníngeos) y de la normalización del LCR; generalmente es de 10 a 14 días; sin embargo, para algunos microorganismos como *L. monocytogenes* y gramnegativos se debe prolongar el tratamiento por 3 a 6 semanas. La PL se puede repetir al cuarto y décimo día; sirve para confirmar la utilidad del tratamiento o modificar la terapéutica de no haber mejoría.

A continuación se hará un análisis de los antibióticos más empleados y de mejor aceptación en el tratamiento de las meningitis, basado en la penetración en el LCR y la efectividad sobre los gérmenes que comúnmente invaden las meninges. Lo ideal es la aplicación del antibiótico según el germen aislado y el antibiograma, pero la mayoría de las veces se impone el inicio empírico del antibiótico, previa toma de cultivos. Un antibiótico, muchas veces es suficiente para la mayoría de los microorganismos, pero otras veces es necesaria la combinación de ellos. A continuación se describe la terapéutica en caso de que no se identifique el germen pero se sospeche de él por las coloraciones, las pruebas inmunológicas o la PCR.

1. *Microorganismos no identificado por la coloración de Gram.* En vista de que la meningitis bacteriana extrahospitalaria es causada frecuentemente por *N. meningitidis, S. pneumoniae* y *H. influenzae* (actualmente resistente a la penicilina y ampicilina) se recomienda el uso empírico de cefalosporinas de 3ª generación (ceftriaxona o cefotaxima) o 4ª generación (cefepime, bactericidas que penetran excelentemente la barrera hematoencefálica y alcanzan adecuadas concentraciones en el LCR). Dada la confusión permanente por la posibilidad de virus se debe asociar aciclovir. Cuando hay sospecha de *L. monocytogenes* (edades extremas de la vida, enfermos crónicos, trasplantados, oncológicos, inmunosuprimidos, embarazo) se debe incluir ampicilina + gentamicina o meropenem. En caso de anaerobios gramnegativos (otitis, mastoiditis y sinusitis), usar metronidazol. Cuando hay sospecha de gramnegativos como *P. aeruginosa y Staphylococcus aureus* (meticilinarresis-

tentes) (pacientes intrahospitalarios, neuroquirúrgicos, neutropénicos) se debe incluir una combinación de vancomicina y meropenem, ceftazidima o cefepime. Cuando existe la posibilidad de que se trate de bacterias como *Streptococcus agalactiae* se indica penicilina G o ampicilina.

2. *Streptococcus pneumoniae* con sensibilidad a la penicilina (MIC <0.06 µg/ ml). Se sugieren dosis altas de penicilina G cristalina (4 millones U c/4 horas) o de ampicilina (2 g c/4-6 horas). En caso de resistencia bacteriana o asplenia se usan las cefalosporinas de 3ª generación (ceftriaxiona, 2g c/12h o cefotaxima, 2g c/4-6h). Dependiendo de la sensibilidad, la vancomicina (15 mg/kg c/8-12h) o la rifampicina (600 mg/día) se asocian a las cefalosporinas. El tratamiento se indica por 10 a 14 días.

3. *Neiseria meningitidis.* Se sugieren dosis altas de penicilina G cristalina o ampicilina como alternativa las cefalosporinas de 3ª generación.

4. *Haemophilus influenzae.* Para este bacilo gramnegativo *betalactamasa-negativa*, las drogas de elección son las cefalosporinas de 3ª generación indicadas por 7-10 días.

5. *L. monocytogenes.* Se indica ampicilina a altas dosis más gentamicina (3-5 mg/kg divididas cada 8 horas por 21 días), o meropenem, o una cefalosporina de 4ª más vancomicina.

6. *Gérmenes gramnegativos.* Son usualmente intrahospitalarios. Se recomiendan las cefalosporinas de 3ª generación y 4ª generación (cefepime y meropenem como alternativa), más gentamicina. Para *P. aeruginosa* y *Acinetobacter spp* se usa cualquiera de las penicilinas antipseudomónicas como ceftazidima (2g c/8 horas), cefepime (2 g c/8 horas) o piperacilina (4 g c/8 horas) más aminoglucósidos por 3 semanas.

7. *Staphylococcus (aureus* y *epidermidis***).** Se usan las isoxazolil-penicilinas (oxacilina, cloxacilina y dicloxacilina) en dosis de 2 g c/4-6 horas, y como alternativa para meticilinarresistentes, vancomicina, linezolid (600 mg c/12 horas) más rifampicina.

8. Gérmenes anaeróbicos (meningitis o abscesos). Es útil el metronidazol. Generalmente se asocian cefalosporinas de 3ª generación por la alta posibilidad de involucrarse otros gérmenes. El meropenem actúa contra anaerobio, así que es una opción a tomar en cuenta.

9. Virus. Para *HSV-1 y HSV-2, EBV y VZV*, aciclovir, 15 a 30 mg kg/día EV dividida en tres dosis; puede pasarse a 800 mg VO cinco veces al día o a fa-

mciclovir, 500 mg VO cada 8 horas, o a valaciclovir, 1 g VO cada 8 horas por 7 a 14 días. Para *Citomegalovirus* en pacientes inmunocomprometidos existen dos alternativas, el ganciclovir (5 mg/kg c/12h), asociado o no al foscarnet, de inicio 60 mg/Kg EV c/8h y de mantenimiento 90 a 120 mg/Kg EV c/24 h. La combinación de ganciclovir y foscarnet puede producir insuficiencia renal, supresión de la médula ósea, encefalopatía y convulsiones.

10. *Mycobacterium tuberculosis.* Combinación de INH, 300 mg OD; rifampicina, 600 mg OD; pirazinamida, 15 a 30 mg Kg OD; etambutol, 15 a 25 mg Kg OD; estreptomicina, 7.5 mg Kg c/12 h más esteroides (ver esquemas de tratamiento de la TBC).

11. *Cryptococcus neoformans y otros hongos.* En pacientes no inmunocomprometidos, el tratamiento de inicio es anfotericina B, 0.7 a 1 mg Kg/d EV más flucitosina, 100 mg Kg/d VO dividida en 4 dosis por dos semanas. Tratamiento de consolidación: fluconazol, 400 mg VO d por 10 semanas. En pacientes con SIDA, tratamiento de inicio es anfotericina B más flucitosina por dos semanas. Tratamiento de consolidación: fluconazol, 400 mg VO d por dos meses y de mantenimiento 200 mg/d. Se debe evaluar periódicamente la función renal cuando se usa anfotericina B y flucitosina. En caso de dificultad para el uso de los antimicóticos mencionados se usa el posaconazol, 2 g VO c/6h por 7 días, y luego, 400 mg VO BID.

12. *Treponema pallidum.* Penicilina cristalina, 24 millones d EV dividida en 6 dosis por 10 a 14 días.

13. Corticoesteroides. La acción antiinflamatoria de la dexametasona se debe a la inhibición de la síntesis de IL-1 y FNT y a la estabilización de la barrera hematoencefálica. Se han empleado en la meningitis con edema cerebral importante, deterioro mental o hipertensión endocraneana severa. Previene las secuelas de sordera y el compromiso neurológico (sobre todo en niños), y se ha demostrado su utilidad, *previo al uso de antibióticos,* solo en la meningitis causada por *H. influenzae, S. pneumoniae y M. tuberculosis.* Aunque su uso es controversial se ha empleado incluso en otras causas de meningitis. La dosis es de 0.15 mg Kg EV (cada 6 h por4 días), indicado 15 a 20 minutos antes de los antibióticos.

14. Se ha empleado el glicerol en niños con aparente reducción de las complicaciones neurológicas y sin incrementar los efectos colaterales.

15. Varios. Anticonvulsivantes como el diazepam y la difenilhidantoína. También se usan procedimientos neuroquirúrgicos como las derivaciones

ventrículovenosas en caso de hidrocefalia obstructiva y los drenajes de abscesos o derrames subdurales.

Para personas adultas que han estado en contacto con pacientes afectados de meningitis meningocócica, especialmente para los que habitan la misma vivienda y personal médico, se debe hacer profilaxis con ciprofloxacina, 500 mg VO en una sola toma; rifampicina, 600 mg VO BID por 4 dosis o ceftriaxona, 250 mg IM STAT. También se ha usado eficazmente la vacunación contra ciertas cepas de *H. influenzae* en niños y contra neumococos y serogrupos de meningococos (A, C, Y, W-135) en ancianos y personas debilitadas. La profilaxis de la meningitis con vacunas contra el meningococo se recomienda en la población sometida a alto riesgo, en epidemias, zonas endémicas y personal militar (reclutas).

REFERENCIAS

Beckham JD, Tyler KL. Initial management of acute bacterial meningitis in adults: summary of IDSA guidelines. Rev Neurol Dis. Spring 2006;3(2):57-60.

Brouwer MC, Heckenberg SG, de Gans J, Spanjaard L, Reitsma JB, van de Beek D. Nationwide implementation of adjunctive dexamethasone therapy for pneumococcal meningitis. *Neurology*. 2010; 75(17):1533-9.

de Gans J, van de Beek D,. Dexamethasone in adults with bacterial meningitis. N Engl J Med. 2002; 347(20):1549-56.

Fitch MT, van de Beek D. Emergency diagnosis and treatment of adult meningitis. Lancet Infect Dis. 2007;7(3):191-200.

Kainer MA, Reagan DR, Nguyen DB, et al. Fungal infections associated with contaminated methylprednisolone in Tennessee. N Engl J Med. 2012;367:2194-2203.

Mace SE. Acute Bacterial Meningitis. Emerg Med Clin N Am. 2008: 26 (2) (May 2008).

Peltola H, Roine I. Improving the outcomes in children with bacterial meningitis. Curr Opin Infect Dis. Apr 14 2009.

Perfect JR et al. Clinical practice guidelines for the management of cryptococcal disease: 2010 update by the Infectious Diseases Society of America. Clin Infect Dis. 2010; 50: 291.

PRASAD K, SINGHAL T, JAIN N, GUPTA PK. Third generation cephalosporins versus conventional antibiotics for treating acute bacterial meningitis. Cochrane Database Syst Rev. 2004;CD001832.

REPORT FROM THE ADVISORY COMMITTEE ON IMMUNIZATION PRACTICES (ACIP): decision not to recommend routine vaccination of all children aged 2-10 years with quadrivalent meningococcal conjugate vaccine (MCV4). MMWR Morb Mortal Wkly Rep. 2008; 57(17):462.

SEUPAUL RA. Evidence-based emergency medicine/rational clinical examination abstract. How do I perform a lumbar puncture and analyze the results to diagnose bacterial meningitis?. Ann Emerg Med. 2007; 50(1):85-7.

THIGPEN, M, ROSENSTEIN, NE, WHITNEY, CG. Bacterial meningitis in the United States -1998-2003. Presented at the 43rd Annual Meeting of the Infectious Diseases Society of America, San Francisco, CA. October 2005; 65.

VAN DE BEEK D, DE GANS J, MCINTYRE P, PRASAD K. Steroids in adults with acute bacterial meningitis: a systematic review. Lancet Infect Dis. 2004; 4(3):139-43.

VAN DE BEEK D, DE GANS J, TUNKEL AR, WIJDICKS EF. Community-acquired bacterial meningitis in adults. N Engl J Med. 2006; 354(1): 44-53.

VAN DE BEEK D, DRAKE JM, Tunkel AR Nosocomial Bacterial Meningitis. N Engl J Med. 2010;362: 146 Review Article.

WENDY C. ZIAI WC, LEWIN JJ. Update in the Diagnosis and Management of Central Nervous System Infections. Neurologic Clinics. 2008; 26 (2).

ZIAI WC, LEWIN JJ 3rd. Advances in the management of central nervous system infections in the ICU. Crit Care Clin. 2006; 22(4):669.

INFECCIÓN URINARIA

José E. Montilla

INTRODUCCIÓN

La infección del tracto urinario (ITU) constituye una de las causas más frecuentes de infecciones bacterianas, tanto en pacientes ambulatorios como en hospitalizados. De hecho, hasta un 35% de las mujeres presenta infección urinaria en algún momento de su vida y es de las primeras causas de infección intrahospitalaria, generalmente asociada al cateterismo vesical. La ITU se define como la presencia de un significativo número de microorganismos patógenos en la orina como consecuencia de afectación de cualquier parte de la vía urinaria (uretra, vejiga, riñón o próstata). Históricamente se ha tomado como cifra diagnóstica de infección la cantidad de 10^5 bacterias/ml, pero considerando su baja sensibilidad, recientemente se han acordado límites mucho más bajos. Cuando la infección urinaria es repetitiva hay que considerar si se trata de recidiva o de reinfección. La recidiva se emplea cuando la infección es por el mismo germen como consecuencia de falla terapéutica (litiasis, anomalía estructural). La reinfección se refiere a infección por otro germen (o el mismo pero de otro serotipo); generalmente ocurre de 1 a 6 meses después.

FACTORES PREDISPONENTES

Sexo. La infección urinaria es más frecuente en la mujer que en el hombre y en proporción 10:1 debido a las características anatómicas de la uretra: más corta, recta y localizada en las cercanías de la zona vaginal. Por otra parte, la colonización perineal con microorganismos fecales y los malos hábitos higiénicos predisponen a la mujer a este padecimiento. Las mujeres sexualmente activas tienen un riesgo muy aumentado de episodios de cistitis (es muy bien conocida la "cistitis de la luna de miel"). La infección urinaria se observa en un 7.5% de las embarazadas, ocurre con mayor frecuencia en el tercer trimestre de la gestación y está asociada a complicaciones: materna (pielonefritis, parto pretérmino, amnionitis, hipertensión arterial) y fetal (prematuridad, muerte fetal).

Edad. La infección urinaria es también frecuente en los varones ancianos debido a factores que predisponen a la bacteriuria, como la hiperplasia prostática, la orina residual, la estrechez uretral postinfecciosa, las sondas vesicales permanentes, las manipulaciones instrumentales y las alteraciones mentales. En la mujer postmenopáusica, por el prolapso genital.

Obstrucción del tracto urinario. Las causas más frecuentes son el reflujo vesicoureteral (frecuente en niños con anomalías anatómicas de las vías urinarias), la hiperplasia prostática, la vejiga neurogénica (por lesiones de la médula espinal, diabetes mellitus o esclerosis múltiple), la litiasis renal, tumores, la estenosis uretral y las valvas uretrales. Estas conducen a estasis de orina, que puede resultar en hidronefrosis a la multiplicación de bacterias y resistencia de la infección al tratamiento, hechos estos que llevan a la pielonefritis crónica. En la mujer embarazada se detectan infecciones urinarias de 2 a 8% debidas a la disminución del tono y peristaltismo ureteral, así como a la incompetencia temporal de las válvulas vesicoureterales.

Patogenia de la infección urinaria. La mayoría de las infecciones urinarias (95%) es adquirida por la vía ascendente mediante el desplazamiento retrógrado de las bacterias desde la uretra a la vejiga. La adquisición vía por contigüidad se refiere a la extensión directa de enfermedades inflamatorias de órganos vecinos al tracto urinario (abscesos apendiculares, diverticulitis, abscesos perivesicales, cervicitis, vaginitis e inflamación de las glándulas de Skene y Bartolino). Es posible que la comunicación de estos focos con el árbol urinario se produzca a través de vasos linfáticos. La vía descendente o hematógena resulta de una bacteriemia o funguemia proveniente de un foco infeccioso distante que infecta los riñones. Es frecuente en pacientes debilitados, crónicamente enfermos o que reciben terapia inmunosupresora.

Microorganismos causales de infección urinaria. Los gérmenes que más frecuentemente causan infección del tracto urinario son los gramnegativos procedentes de la flora intestinal del paciente. La *Echerichia coli* (particularmente los grupos O, K y H) produce el 95% de las infecciones ambulatorias y el 47% de las intrahospitalarias. En pacientes hospitalizados son frecuentes además *Proteus, Klebsiella, Enterobacter, Citrobacter, Serratia* y *Pseudomonas.* Estos gérmenes se adquieren por sondas vesicales, instrumentación urológica y cirugía del árbol urinario. La complicación más frecuente y temida de la infección por gramnegativos es la septicemia. *Proteus* es altamente patógeno para el epitelio urinario; favorece la producción de cálculos por su propiedad de alcalinizar la orina por encima de un pH de 7.5. Al ser productor de ureasa, hidroliza la urea en amoníaco, este atrapa iones H+, alcaliniza el medio y favorece la precipitación de fosfatos, sales de calcio y magnesio, que generan los cálculos de estruvita. Igualmente ocurre con la *Klebsiella* por la producción de "barro" y polisacáridos, los cuales predisponen a la formación de cálculos.

Los grampositivos más frecuentes son los enterococos (específicamente *Enterococcus faecalis*) y *Staphylococcus saprophyticus*. El aislamiento de *S. aureus* de la orina plantea la posibilidad de una infección renal por bacteriemia, sobre todo si hay fiebre y signos de sepsis. Es común la colonización de la orina por *Candida albicans* y otras especies de hongos en pacientes con catéteres urinarios y diabéticos. Algunas veces pueden progresar a infección invasiva sintomática. Microorganismos como *Chlamydia tracomatis*, *Ureaplasma urealyticum*, bacilo tuberculoso y *Neisseria gonorrhoeae* son poco frecuentes y a veces no presentan manifestaciones clínicas; cursan con piuria sin bacteriuria "piuria estéril"y no responden a la terapia convencional. Más infrecuentes aún son los anaerobios debido al alto contenido de O_2 en la orina, pero sin embargo se ven en casos de patología obstructiva, abscesos del riñón o próstata.

MANIFESTACIONES CLÍNICAS

Las infecciones urinarias agudas provocan muchos síntomas, mientras que las crónicas, generalmente son oligosintomáticas. Las manifestaciones clínicas dependen del segmento del árbol urinario infectado. En infección del tracto urinario inferior (*cistitis, uretritis, prostatitis*), las molestias son consecuencia de la inflamación e irritación de la mucosa uretral, vesical o de la próstata y se deben descartar la vulvovaginitis y las infecciones de transmisión sexual. La cistitis y uretritis cursa con fiebre moderada (a veces ausente), disuria, micción imperiosa y dolorosa, polaquiuria, molestia y dolor en la región del hipogastrio. Algunos pacientes presentan hematuria, orinas turbias y la palpación del hipogastrio es dolorosa; se puede confundir con la enfermedad inflamatoria pélvica, apendicitis, embarazo ectópico y ruptura de un quiste ovárico. La prostatitis aguda cursa igualmente con fiebre, escalofríos, disuria, urgencia miccional, dolor perineal o lumbar bajo, y es notable una próstata dolorosa al tacto.

En uretritis y cistitis dan síntomas como disuria, polaquiria, urgencia miccional; mientras que en localización alta (pielonefritis) se presentan con dolor lumbar, fiebre, malestar general. Ciertos grupos de pacientes cursan con fiebre prolongada inexplicable, esto se ve especialmente en niños, ancianos, enfermos mentales, diabéticos y mujeres embarazadas. La presencia significativa de bacterias (10^5) en el cultivo de orina de un paciente asintomático (bacteriuria asintomática) es frecuente en los diabéticos y ancianos.

Las ITU, clasificadas como *no complicadas*, se presentan en individuos sanos con estructura y funcionamiento urinario normal. Con mayor frecuencia se ven en mujeres y corresponden a cistitis o pielonefritis aguda producidas por una bacteria susceptible de ser erradicada con un curso corto de antibióticos. Las ITU *complicadas,* además de un urocultivo positivo están presentes una o más condiciones asociadas como uropatía obstructiva (cálculos, tumores, reflujo vesicoureteral, derivaciones urinarias, lesiones uroteliales (post radiación o posyquimioterapia), insuficiencia renal crónica, trasplantes, diabetes, inmunosupresión, embarazo, ancianidad, catéteres (vesicales, renales, ureterales o uretrales) y residuo posmiccional >100 ml.

INFECCIÓN DEL TRACTO URINARIO SUPERIOR

Comprende la pielonefritis aguda que usualmente cursa con fiebre alta, escalofríos, compromiso del estado general, náuseas, vómitos y dolor e hiperestesia del flanco y región lumbar. Con frecuencia hay síntomas del tracto urinario inferior. La puñopercusión y la hipersensibilidad de los puntos ureterales, costomusculares y costovertebrales son positivas. En algunos casos se observan espasmo de los músculos lumbares. Hay que estar alerta con los ancianos, que pueden cursar con fiebre, hipotensión arterial y síndrome séptico sin manifestaciones urinarias; muchas veces se manifiestan solo con anorexia y soñolencia. Las complicaciones suelen observarse en pacientes ancianos, diabéticos o con litiasis renal, y son la necrosis papilar aguda, los abscesos renales y perinefríticos y la pielonefritis enfisematosa.

En ciertas ocasiones, la pielonefritis crónica o nefritis intersticial crónica está asociada a una uropatía obstructiva por litiasis, hecho que ocasiona abscesos renales y/o perirrenales. Clínicamente existe la sintomatología de la pielonefritis aguda junto a la palpación de una masa con edema y eritema de la piel de la región lumbar; el compromiso del músculo psoas hace que el paciente mantenga el muslo flexionado sobre el abdomen (signo del músculo psoas). Por otra parte, la pielonefritis crónica puede producir hipertensión arterial e insuficiencia renal crónica. Es importante señalar que la nefritis intersticial puede ser ocasionada por causas no infecciosas (medicamentos o tóxicos), ambas indistinguibles desde el punto de vista anatomopatológico.

DIAGNÓSTICO

El diagnóstico de una ITU se hace con base a la historia clínica (interrogatorio y examen físico) y se complementa con un examen de orina, en el cual se identifica una bacteriuria y/o piuria por microscopía. Uno de los factores predictivos considerado de mayor valor al interrogatorio es la sospecha de que se trata de infección urinaria. Eso, junto a una prueba de nitritos positivos, probablemente constituye una serie de los elementos más importantes en el diagnostico presuntivo. Con esta evidencia, el paciente puede ser tratado empíricamente sin urocultivo alguno.

La presencia de flujo vaginal sugiere más bien vaginitis, cervicitis o enfermedad inflamatoria pélvica como causa de disuria o de dolor abdominal bajo, más aún si hay historia de relaciones sexuales recientes o de múltiples parejas. En estos casos es imprescindible el examen ginecológico. Con relación al examen físico general, el paciente con cistitis se muestra incómodo pero no tóxico; por el contrario, en caso de pielonefritis, el estado general luce más afectado y frecuentemente hay fiebre, escalofríos, náuseas y vómitos. Recordemos que un 50% de las mujeres ancianas con cistitis presenta pielonefritis asociada.

Si la clínica y/o los hallazgos al examen de orina no son típicos, se sospecha una infección del tracto urinario superior o estamos en presencia de una ITU complicada, el urocultivo se hace imprescindible antes de iniciar el tratamiento. A continuación describimos los exámenes auxiliares que se utilizan en la investigación diagnóstica de las ITU:

Hematología. Usualmente es normal en las ITU inferior, no complicada. En las infecciones invasivas, especialmente las del tracto urinario superior, se pueden observar leucocitosis con neutrofilia y aumento de la VSG. El reporte de leucopenia en pacientes de edad o en inmunosuprimidos es un signo de mal pronóstico.

Examen de orina. La presencia de leucocituria en orina no centrifugada de >10/ml sugiere infección del tracto urinario. La prueba de *esterasa leucocitaria* positiva en la tira reactiva se correlaciona con más de 8 leucocitos por campo de alta resolución. La *piuria* consiste en la aglomeración de 2 o más "leucocitos deformados" por campo, que en condiciones normales no debe haber en la orina. La *bacteriuria* se refiere a la presencia de bacterias en la orina; la bacteriuria asintomática se encuentra hasta en un 6% de la mujer adulta. La tira reactiva positiva para *nitritos* se correlaciona con una bacteriuria importante; no obstante, su sensibilidad es baja y solo un 25% es positivo en ITU. Es negativa cuando hay bacterias que no producen *nitrato reductasa*, como estafilococos, enterococos y pseudomonas. La *eritrocituria o hematuria microscópica* pueden encontrarse normalmente de 1 a 3 glóbulos rojos por campo, y la presencia de 4 o más constituye por lo general un signo de organicidad. Un examen más confiable del sedimento urinario es el recuento minutado de orina recogida en 3 horas (se desecha la orina a las 5 am y se recolecta hasta las 8 am). Las cifras normales son glóbulos rojos < de 1.000 por minuto; glóbulos blancos < de 1.000; células epiteliales < de 50; cilindros hialinos < de 3 y piocitos ausentes.

Urocultivo: Es el examen más importante para el diagnóstico microbiológico y el tratamiento específico de la infección urinaria. Se debe hacer en los siguientes casos: pielonefritis aguda, ancianos, obstrucción del tracto urinario, residuo urinario postmiccional (>100 ml), reflujo vesicoureteral, intervención urológica reciente, receptor de trasplante renal, inmunosuprimidos, azoemia, asa ileal quirúrgica, infección por microorganismos resistentes, ITU recurrentes y bacteriuria asintomática. Para la recolección de la muestra se sugiere la siguiente técnica:

1. Lavado del glande o región anogenital de la mujer. No deben usarse anti-sépticos porque reducen el número de colonias

2. Rechazar el prepucio en el hombre o separar los labios mayores en la mujer. Recoger 10 ml de orina en un recipiente estéril. Se recomienda la primera micción de la mañana después de vaciar parcialmente la vejiga, o sea, "a la mitad del chorro". A veces es necesario recurrir al sondeo vesical o a la punción de la vejiga suprapúbica

3. La muestra debe ser enviada al laboratorio en un lapso no mayor de 30 minutos. En su defecto puede ser almacenada en una nevera 4°C y transportada en un recipiente con hielo.

El urocultivo puede ofrecer los siguientes resultados:

Más de 100.000 col/ml. Es suficiente para establecer el diagnóstico de infección urinaria. Sin embargo, en presencia de síntomas se ha establecido un contaje >10^3

para cistitis y >10^5 para pielonefritis. Incluso valores tan bajos como de 10 y 10^2 han sido considerados significativos, particularmente si el germen aislado es *E. Coli;* ordinariamente, estos contajes son interpretados como negativos. Una estimación del número de colonias es posible mediante la coloración de Gram; el hallazgo de una sola bacteria en una orina no centrifugada es equivalente a 10^4 bacterias/ml de orina y esa misma tinción de una orina centrifugada (5 ml a 2000 rpm durante 5 minutos) identifica menores contajes. Cualquier recuento bacteriano es significativo en una muestra obtenida por punción vesical suprapúbica.

Es importante hacer urocultivos de control (mensual por 3 meses) para confirmar la curación definitiva del paciente. Si una coloración de Gram y un urocultivo no identifican un agente específico en presencia de "piuria estéril", debe pensarse en microorganismos de difícil aislamiento como bacilo tuberculoso, *Chlamydia tracomatis, Micoplasma, Candida, Neisseria gonorrhoeae* y virus del *Herpes simplex*. De igual manera, la exploración genital, rectal (próstata) y urológica se imponen en todo cuadro de infección urinaria a repetición que no responda a las medidas específicas.

Estudios de imágenes. Realmente, este tipo de estudios no es necesario en la evaluación ordinaria de pacientes con cistitis. Es útil en casos de anomalía estructural del tracto urinario o cuando se sospecha infección complicada o crónica y formación de abscesos

Radiografía simple del abdomen. Puede mostrar imágenes radiopacas (litiasis) en el tracto urológico o patrón anormal de gas, que sugieran tumores o abscesos

Ultrasonido. Actualmente constituye un método diagnóstico de primera línea y permite evaluar el tamaño y la morfología renal. También puede determinar anomalías congénitas, presencia de litiasis y descartar obstrucción dada por pielocaliectasia, así como evaluar el grosor de la pared de la vejiga y medir el volumen residual posmiccional. También se puede medir la próstata.

TC con contraste (uroTC). Debe hacerse en tres fases: 1) *Fase sin contraste*: en esta se evalúa el tamaño renal, la posibilidad de litiasis, gas, hemorragia, obstrucción o tumor; 2) *fase con contraste:* produce una excelente caracterización de la corteza y médula renal; y 3) *fase de eliminación:* en esta se evalúa el sistema colector y el retardo en la eliminación. Es la mejor fase para el diagnóstico de abscesos tanto intra como extrarrenal

Urografía de eliminación. Se ha sustituido progresivamente por el ecograma y la uroTC. Esta permite obtener una información anatómica y funcional de las vías urinarias. Se pueden reconocer alteraciones que perpetúen la infección urinaria crónica, como anomalías congénitas, obstrucción del árbol urinario o litiasis

Evaluación urológica. Debe ser efectuada en casos seleccionados como pacientes femeninas con infecciones recurrentes, historia de infecciones en la infancia, litiasis, hematuria indolora o pielonefritis recurrente. La mayoría de los hombres con ITU debe ser evaluada por urología. La prostatitis suele ser la causa más común en jóvenes y la hiperplasia prostática en el adulto.

Hemocultivos. Son de gran ayuda en casos de sepsis, bien como causa de la infección urinaria (descendente) o como consecuencia (secundaria) de ella. Se calcula que es positivo entre el 10-40% de los pacientes con pielonefritis o con abscesos perinefríticos.

TRATAMIENTO

Medidas generales. Se recomiendan analgésicos y antiespasmódico para disminuir los síntomas urinarios. Es necesario un buen aporte de líquidos, alrededor de 3 L en 24 horas, para garantizar una buena diuresis y la eliminación de bacterias. En líneas generales, y si es posible, para comenzar el antibiótico específico se debería esperar el resultado del urocultivo, con excepción de pacientes severamente enfermos, con muchas molestias urinarias o cuyo examen de orina sea francamente patológico. La falta de respuesta al tratamiento está asociada generalmente a resistencia del microorganismo, presencia de litiasis renal u otra uropatía asociada (congénita o adquirida) o enfermedades de base como diabetes mellitus y pacientes inmunosuprimidos.

Son importantes las medidas profilácticas para disminuir el riesgo de infección asociada a sondas vesicales. Lo primero es evaluar la verdadera necesidad de su uso; después, la técnica rigurosa de su instalación (usar guantes, limpieza de genitales con antisépticos locales, usar un sistema cerrado entre la sonda y el colector), y tercero, mantenerla por el mínimo tiempo posible. En sondas permanentes debe cambiarse por lo menos cada 15 días o antes si hay infección.

Antibióticos. Alrededor de un 42% de las mujeres con cistitis aguda puede resolver su infección sin ningún tipo de tratamiento. No obstante, la antibioticoterapia apropiada está significativamente relacionada con mayor curación clínica y bacteriológica, así como con una mayor prevención de recurrencia. Desafortunadamente, también está asociada a la resistencia bacteriana y a cambios de la flora vaginal y rectal, por cuyo motivo se deja a discreción de la paciente esperar 48 horas para tal decisión, y si mejora en ese tiempo se evita su empleo.

Para mujeres con cistitis bacteriana aguda, no embarazadas y en buen estado general, 3 días de duración puede ser suficiente. Por el contrario, en otras circunstancias como en el embarazo y por gérmenes gramnegativos o *Staphylococcus saprofiticus*, se requieren 7 días. También en diabéticos, alcohólicos y otros enfermos crónicos. En la pielonefritis aguda es preferible extender el tratamiento por 2 semanas, y en infecciones recurrentes e intrahospitalarias por varias semanas. En la prostatitis aguda se indica por 1 mes, y en la crónica hasta por tres meses.

Los antibióticos más empleados son los siguientes:

- *Trimetoprim-Sulfametoxazol (TMP-SMX)*. El bajo costo, buena tolerancia y fácil dosificación le han llevado a ser uno de los antimicrobianos más utilizados en este tipo de infección. Para una cistitis aguda postcoital no complicada se usa TMP ,160 más SMX, 800 mg VO BID por 3 días y en mujeres que sufren ITU a repetición se recomiendan dosis bajas por tiempo prolongado (TMP, 80 mg / SMX, 400 mg VO a la hora de acostarse o 3 veces por semana). Desafortunadamente, ha habido un incremento importante de la resistencia en algunas regiones, hasta el 30%, por lo que ha dejado de ser confiable como antimicrobiano empírico.

- *Nitrofurantoína*. Indicada para el tratamiento y profilaxis de la infección urinaria causada por coliformes y enterococos. Es útil en el embarazo; sin embargo, debe evitarse cerca del parto, en la lactancia y en la insuficiencia renal. Se usa por un lapso de 7 a10 días.

- *Fluoroquinolonas*. Son bactericidas contra la gran mayoría de los gramnegativos aerobios. Puede usarse cualquiera de las fluoroquinolonas (ciprofloxacina o levofloxacina a las dosis establecidas por 7-10 días). No se recomiendan en el embarazo, y generalmente se emplean de primera línea para las infecciones complicadas.

- *Aminopenicilinas*. No se utilizan de primera línea debido a los altos porcentajes de resistencia de los gérmenes gramnegativos. Sin embargo, son de considerar en el tratamiento de infecciones por enterococo y lo más importante es que se puede usar en el embarazo. Se usa la ampicilina o amoxicilina por un lapso de 7 a 14 días.

- *Fosfomicina.* Es apropiada para selección terapéutica debido a baja frecuencia de efectos colaterales. Está indicada en sitios donde se encuentra disponible para infecciones no complicadas por *E. coli* y *E. faecalis* a dosis única diaria de 3 g.

- *Tetraciclinas.* Son poco utilizadas en infecciones urinarias por los gérmenes habituales; tienen cabida en casos de infecciones por clamidia o micoplasma. Se debe evitar en el embarazo. La dosis de doxiciclina es por 7 días.

- *Aminoglucósidos, cefalosporinas y carbapenémicos*: gentamicina, ceftriaxona, cefotaxima, imipenen o meropenen como monoterapia, son esquemas de tratamiento para pacientes con enfermedad severa o sospecha de pielonefritis aguda o urosepsis. La terapia se administra por 10-21 días según la severidad de la infección, de la susceptibilidad del agente infeccioso y de la respuesta del paciente. Se recomienda un urocultivo de control 2-4 semanas después de terminado el tratamiento para demostrar la curación de la ITU. Los aminoglucósidos deben usarse bajo el control de la función renal y la audición.

- *Isoxazolil-penicilinas* (oxacilina, cloxacilina o dicloxacilina) para infecciones por *S. aureus*, por 10 a 14 días; para cepas de resistentes a la oxacilina o enterococo resistente se usa vancomicina o linezolid por 10-14 días.

REFERENCIAS

Abrahamian F, Moran G, Talan D. Urinary tract infections in the emergency department. Inf Dis Clin N Am. 2008; 22: 73-87.

Borregales L, Giordano F, Contreras L. Primer consenso venezolano de infección urinaria 2011. Editorial ATEPROCA Caracas CA.

Falagas ME, Kotsantis IK, Vouloumanou EK, Rafailidis PI. Antibiotics versus placebo in the treatment of women with uncomplicated cystitis: a meta-analysis of randomized controlled trials. *J Infect.* 2009; 58(2):91-102.

Falagas ME, Vouloumanou EK, Togias AG, Karadima M, Kapaskelis AM, Rafailidis PI, et al. Fosfomycin versus other antibiotics for the treatment of cystitis: a meta-analysis of randomized controlled trials. *J Antimicrob Chemother*. 2010; 65(9):1862-77.

GUIDELINE GOULD CV, UMSCHEID CA, AGARWAL RK, KUNTZ G, PEGUES DA. Guideline for prevention of catheter-associated urinary tract infections 2009. *Infect Control Hosp Epidemiol*. 2010; 31(4):319-26.

[GUIDELINE] GUPTA K, HOOTON TM, NABER KG, ET AL. International clinical practice guidelines for the treatment of acute uncomplicated cystitis and pyelonephritis in women: A 2010 update by the Infectious Diseases Society of America and the European Society for Microbiology and Infectious Diseases. *Clin Infect Dis*. 2011; 52(5):e103-20.

HOOTON TM. UNCOMPLICATED URINARY TRACTINFECTION. N Engl J Med. 2012; 366:1028-37.

HOOTON TM, ROBERTS PL, COX ME, AND STAPLETON AE. Voided Midstream Urine Culture and Acute Cystitis in Premenopausal Women. N Engl J Med. 2013; 369:1883-1891.

KNOTTNERUS BJ, GEERLINGS SE, MOLL VAN CHARANTE EP, TER RIET G. Toward a simple diagnostic index for acute uncomplicated urinary tract infections. *Ann Fam Med*. 2013; 11(5): 442- 451.

MEHNERT-KAY SA. Diagnosis and Management of Uncomplicated Urinary Tract Infections. *American Family Physician* [serial online]. August 1, 2005;27/No.3:1-9. Accessed September 22, 2010. Available at http://www.aafp.org/afp/2005/0801/p451.html.

OLSON RP, HARRELL LJ, KAYE KS. Antibiotic resistance in urinary isolates of Escherichia coli from college women with urinary tract infections. *Antimicrob Agents Chemother*. 2009; 53(3):1285-6.

BRUCELOSIS

Agustín Caraballo S.

INTRODUCCIÓN

La brucelosis es una de las zoonosis más frecuentes en el mundo. Es causada por cocobacilos gramnegativos del género *Brucellas*, que se divide en varias especies según la preferencia de los diferentes reservorios que infectan y enferman: ganado vacuno, *B. abortus*; porcinos, *B. suis;* caprinos, *B. mellitensis;* ovinos, *B. ovis* y, menos frecuentemente, caninos, *B. canis.* La especie predominante en nuestro país es *B. abortus*, mientras que en otras latitudes es *B. mellitensis.*

La infección se adquiere por exposición a esos animales o a sus productos; en consecuencia es más frecuente en matarifes, carniceros, ganaderos, veterinarios, ordeñadores, e igualmente en la población que consume productos lácteos no pasteurizados o carnes no controladas por los organismos de salud. El contagio ocurre por las secreciones y excreciones de animales enfermos que al ponerse en contacto con el huésped permiten la entrada de bacterias a través de pequeñas abrasiones de la piel o por las mucosas intactas, bien del ojo, tracto digestivo, tracto respiratorio (trabajadores de la lana) e incluso genital, mediante contacto venéreo (zoofilia). De todas ellas, la vía más común de transmisión es la digestiva mediante la ingestión de carnes, leche cruda o sus derivados.

Es importante resaltar la capacidad de sobrevivencia de estos gérmenes en el medio ambiente, pues se conservan vivos por meses en la tierra, sobre todo cuando se hallan en lugares frescos y sombreados. También sobreviven en el agua e inclusive en los alimentos refrigerados. En efecto, *B. abortus* vive hasta cinco meses en la mantequilla y hasta dos meses en los quesos fermentados. Sin embargo, estos microorganismos son muy sensibles al calor y se destruyen a temperaturas de 60°C durante 20 minutos.

El período de incubación es sumamente variable y difícil de precisar, generalmente es de 1 a 2 semanas para la enfermedad aguda y de hasta de meses para la enfermedad crónica. Una vez que los microorganismos penetran la piel o las mucosas son fagocitados por leucocitos polimorfonucleares y macrófagos tisulares, en donde se multiplican y son trasportados por vía sanguínea para, finalmente, colonizar el sistema mononuclear fagocítico (médula ósea, hígado y bazo) y formar granulomas.

Dependiendo de las condiciones del huésped, la magnitud del inoculo y el retraso en iniciar el tratamiento, las brucellas se pueden diseminar también a otros órganos como huesos, articulaciones, SNC, endocardio y riñones.

La infección por *brucellas* provoca la activación del sistema inmune del huésped; los linfocitos B producen inmunoglobulinas con poca capacidad defensiva por ser un germen intracelular desempeñan obviamente un papel importante en el diagnóstico serológico. Sin embargo, el mecanismo defensivo fundamental depende de la activación de los linfocitos T, que capacitan los linfocitos B para la síntesis de inmunoglobulinas específicas que tienen actividad lítica y activan los macrófagos y células asesinas naturales (NK), hechos que aumenta la capacidad para destruir estos microorganismos. En este proceso es crítico el papel desempeñado por diversas citoquinas, el interferón gamma y el factor de necrosis tumoral.

MANIFESTACIONES CLÍNICAS

El espectro clínico de la brucelosis comprende las formas aguda clásica, subclínicas, crónica y recidiva por tratamientos ineficientes o reinfecciones. Las formas subclínicas son prácticamente asintomáticas y prevalecen en empleados de mataderos y veterinarios. Los síntomas en la forma clásica son de aparición insidiosa; al inicio simulan un cuadro viral severo(fiebre precedida de escalofríos seguida de diaforesis profusa y postración; cefalea, epistaxis, astenia, mialgias, anorexia, pérdida de peso, artralgias, artritis y lumbalgias). La fiebre no sigue un patrón definido, se ha descrito como la clásica "fiebre ondulante" y algunos autores señalan como muy significativa una "diaforesis fétida"; estos dos signos, de estar presentes, son elementos de valor diagnóstico.

No existen signos específicos de localización al examen físico; los más resaltantes son linfadenopatías y hepatoesplenomegalia. La brucelosis está incluida en la lista de infecciones que producen bradicardia relativa. Raras veces la enfermedad evoluciona a un compromiso severo de un órgano en particular como artritis piógena monoarticular, tendinitis, osteomielitis, espondilitis, orquitis (que no deja esterilidad), meningoencefalitis, nefritis, neuritis óptica, uveítis y endocarditis, pero cuando se focaliza, toma de preferencia la estructura osteoarticular, especialmente la columna lumbar (disco intervertebral), a diferencia de la tuberculosis (columna dorsolumbar y cuerpo vertebral). En las embarazadas son frecuentes los abortos, partos prematuros y muerte fetal.

Las formas crónicas duran más de un año y se deben generalmente a tratamientos inadecuados de la enfermedad aguda o persistencia de lesiones focales supuradas en los huesos, columna vertebral, hígado o bazo. Cursan con síntomas inespecíficos como fatiga, malestar, febrícula, depresión y son rebeldes al tratamiento. Las recidivas se observan en pacientes que han recibido un tratamiento aparentemente no correcto, y generalmente aparecen de 6 a 24meses después de la infección inicial; esta forma es difícil de distinguir de las reinfecciones en pacientes expuestos.

DIAGNÓSTICO

Clínicamente debe pensarse en brucelosis ante un paciente con fiebre prolongada y el antecedente epidemiológico de exposición a los reservorios antes mencionados. Es importante tener presente que la brucelosis ha sido considerada, al igual que la sífilis, como una gran imitadora. El diagnóstico específico no es fácil, y generalmente se fundamenta en determinaciones serológicas.

Exámenes generales. Se puede encontrar anemia, leucopenia con linfocitosis relativa, trombocitopenia, aumento de la VSG, proteica C reactiva y de las enzimas hepáticas. La biopsia del hígado puede revelar pequeños granulomas no caseificados. El líquido sinovial muestra leucocitos entre 4 y 40x10^9 a predominio de neutrófilos. El LCR revela una meningitis linfocitaria. La gammagrafía ósea puede identificar precozmente artritis y osteomielitis. Son muy útiles la TC y RM para detectar lesiones en la columna y articulación sacroilíaca.

Serología. La *prueba de aglutinación* es el procedimiento habitual para establecer el diagnóstico de la enfermedad; se basa simplemente en aplicar antígenos bacterianos con suero del paciente y esperar unas horas hasta que haya la reacción antígeno-anticuerpo. Una variante es el uso de *rosa de Bengala,* colorante que permite una detección rápida de la aglutinación y se observa en cuestión de minutos. Otra variante es la adición de un agente reductor (2-mercapto-etanol) al suero con el fin de despolimerizar el exceso de anticuerpos, que se produce como respuesta a antígenos cruzados, por lo que se usa frecuentemente como prueba confirmatoria.

La determinación de anticuerpos IgG e IgM contra los antígenos polisacáridos de brucelas aparece de la segunda a tercera semana de haberse iniciado la infección. Es de extraordinario valor un aumento de los títulos de 4 o más veces en un intervalo de una a cuatro semanas. Una aglutinación de 1:10 a 1:80 sin síntomas clínicos indica una infección pasada, mientras que valores superiores a 1:160 orientan a una enfermedad activa, particularmente cuando concurren manifestaciones clínicas y antecedentes epidemiológicos. Títulos falso positivos se han reportado en personas sometidas a pruebas cutáneas con brucelas, posterior a vacunación contra el cólera y en infecciones por *Francisella tularensis* y *Yersinia enterocolítica*.

Cultivos. El diagnóstico definitivo requiere el aislamiento de la bacteria de una muestra de sangre o tejidos. Los hemocultivos se deben hacer en las primeras fases de la enfermedad, y en etapas más avanzadas, los cultivos de médula ósea y ganglios linfáticos. El mielocultivo es el procedimiento de elección debido a la concentración de brucelas en el sistema mononuclear fagocítico. Aislar y cultivar brucelas no es fácil, además de peligroso. Generalmente se hace en medios bifásicos (botella de Castañeda) y son necesarios repiques hasta por 45 días porque en un 2% de los casos crecen después de 1 mes. Son consistentes con el diagnóstico la presencia de colonias no hemolíticas, translucidas y puntiformes, en placa de agar sangre; son positivas a las pruebas de *catalasa, oxidasa y ureasa* y a la coloración de Gram los cocobacilos gramnegativos.

Reacción en cadena de la polimerasa (PCR). La utilización de secuencias de RNA es un método muy sensible y específico para identificar especies de brucellas y sus biotipos; lamentablemente, no es de fácil accesibilidad.

TRATAMIENTO

Conociendo la sensibilidad de las brucelas al calor, es conveniente como medida preventiva importante la buena cocción de alimentos de origen animal, así como el cumplimiento de las normas sanitarias recomendadas en las personas a riesgo (sacrificar los animales enfermos, vacunarlos de rutina y hacer medición periódica de títulos serológicos), así como usar guantes, máscaras y lentes en el personal veterinario y en los mataderos.

Los esquemas terapéuticos se describirán en orden de eficacia:

El tratamiento farmacológico se basa en la combinación de antibacterianos; de elección se recomienda la doxicilina más rifampicina. La primera en dosis de 100 mg VO cada 12 horas, preferiblemente con el estómago vacío, y la rifampicina, 600 a 900 mg VO en la mañana, 1 hora antes del desayuno o dividida cada 12 horas, ambas por 6 semanas. En caso de brucelosis complicada se usa la doxicilina por 12 semanas más estreptomicina a la dosis de 1 g IM diario (en mayores de 60 años 750 mg/día) por 2 a 3 semanas; esta se puede reemplazar por gentamicina a la dosis habitual por 2 a 3 semanas. En casos muy graves con abscesos en órganos internos, abscesos de columna, neurobrucelosis o endocarditis se usan hasta cuatro medicamentos: inicialmente gentamicina por 3 semanas más ceftriaxona 1 a 2 g EV cada 12 horas por un mes, combinados con doxiciclina y rifampicina hasta por 6 meses.

El trimetoprim-sulfametoxazol (TMP-SMX) es un excelente recurso en el tratamiento de la enfermedad, sobre todo para pacientes que no responden a la terapia convencional, intolerancia a las tetraciclinas, en niños y en formas crónicas de la enfermedad. Empleado como monoterapia resulta en frecuentes recaídas, por lo que debe asociarse a doxiciclina, rifampicina o estreptomicina. Se indica por 6 semanas a la dosis de TMP160/SMX800 VO, BID o TID. Otra alternativa es la ciprofloxacina en dosis de 500 mg VO BID, siempre combinada con doxiciclina o rifampicina, ambas por 6 semanas.

Durante el embarazo y la lactancia se debe evitar la doxiciclina porque produce en el niño manchas de los dientes e hipoplasia del esmalte, y la estreptomicina ocasiona lesión del VIII par craneal en el feto y sordera irreversible. La rifampicina se puede usar en el embarazo por 6 semanas. Algunos autores recomiendan combinarla con TMP-SMX durante 4 semanas.

Como tratamiento adyuvante en casos graves (estado toxémico, trombocitopenia severa) se emplean esteroides como la prednisona a 60 mg VO diarios por 4 a 5 días.

Es importante la prevención de la enfermedad en el hombre mediante la eliminación de la brucelosis en el ganado (sacrificar los animales enfermos, vacunarlos ordinariamente y titular muestras serológicas periódicamente). Usar guantes, máscaras y lentes en el personal veterinario y en los mataderos. Pasteurizar la leche y los productos lácteos.

REFERENCIAS

Bodur H, Erbay A, Akinci E et al. Neurobrucellosis in an endemic area of Brucellosis. Scand J Infect Dis. 2003; 35 (2): 94-97.

Franco MP et al. Human brucellosis. Lancet Infect Dis. 2007; 7: 775.

Hatipoglu CA, Yetkin A, et al. Unusual clinical presentations of brucellosis. Scand J Infec Dis. 2004; 36(9): 695-698.

Novoa-Montero D. Estudio preliminar de la brucelosis humana en el distrito Colón, estado Zulia. Tesis doctoral. Mérida-Venezuela, 1975.

Pappas G, Akritidis N, Bosilkovski M, Tsianos E. Brucellosis. M Engl J Med. 2005; 352: 2325-36.

Queipo-Ortuno MI et al. Usefullness of a quantitative real-time PCR assay using serum samples to discriminate between inactive, serologically positive and active human brucellosis. Clin Microbiol Infect. 2008; 14: 1128.

Shen MW. Diagnostic and Therapeutic Challenges of Childhood Brucellosis in a Nonendemic Country. Pediatrics. 2008; 121 (5): 1178-1183.

Skalsky K et al. Treatment of human brucellosis: Systematic review and meta-analysis of randomised controlled trials. Br Med J. 2008; 336: 701.

LEPTOSPIROSIS

Marisol Sandoval de Mora

INTRODUCCIÓN

La leptospirosis es una zoonosis cosmopolita producida por espiroquetas pertenecientes al orden *Spirochaetales*, familia *Leptospiraceae*, género *Leptospira*, con sus especies patógenas: *L. interrogans, L. weilii, L. alexanderi, L. borgpertesenii, L. kirschneri, L. noguchii, L. castellonis, L. sejroe* y *L. santarosai* con sus diversos serogrupos patógenos (*L. canicola* de los perros, *L. bratislava* del caballo, *L. hardjo* del ganado vacuno y *L. pomona y* de los cerdos). Menos del 10% de la leptospirosis es severa y generalmente de curso fatal; se conoce como "enfermedad de Weil" y se debe fundamentalmente al *L. interrogans* de las ratas, *serovariedad Icterohaemorrhagiae* y *Copenhageni.*

El contagio de la enfermedad se establece cuando el hombre se pone en contacto con animales vectores infestados o enfermos (ratas, perros, bovinos y cerdos) sus tejidos u orina (leptospiruria). El contagio es a través de la piel erosionada o las mucosas conjuntival o nasal, y la ingestión de agua o alimentos contaminados puede ocasionar contagio orofaríngeo. El período de incubación es de 2 a 26 días. La enfermedad puede ser endémica u ocurrir por brotes epidémicos provenientes de una fuente común y es más frecuente en las zonas tropicales y el sexo masculino. El riesgo ocupacional se presenta en personas expuestas a cañerías, aguas negras, animales huéspedes o su orina, veterinarios, matarifes y ordeñadores. También puede adquirirse en ambientes recreacionales, excursiones (particularmente en niños y adolescentes) y en entrenamientos militares.

MANIFESTACIONES CLÍNICAS

La enfermedad se inicia bruscamente con escalofríos, fiebre alta, malestar general, mialgias muy severas, artralgias, cefalea, disnea, vómito y diarrea. La enfermedad de Weil se caracteriza por combinaciones variables de ictericia, insuficiencia renal aguda, estado de choque y hemorragias (con frecuencia hemoptisis). Las manifestaciones clínicas más severas son:

Hemorragias. Son muy frecuentes epistaxis, hematemesis, hemoptisis, melena, hemorragia conjuntival, equímosis y petequias. Se deben a una vasculitis difusa asociada a trombocitopenia e hipoprotrombinemia.

Ictericia. Predomina la bilirrubina directa, que puede alcanzar grandes proporciones en presencia de una moderada elevación de las aminotransferasas. Este patrón, que simula una ictericia obstructiva, al parecer se debe a una dificultad del hepatocito para la excreción de la bilirrubina. Histológicamente se ve una colestasis, necrosis celular periporta y proliferación de células de Kupffer.

Insuficiencia renal aguda. Aparece a la semana de iniciada la enfermedad y es consecuencia de una necrosis tubular aguda, nefritis intersticial y, en menor grado, glomerulonefritis mesangial. Son notables el aumento de la urea y creatinina, junto a un sedimento urinario anormal: proteinuria, cilindruria, hematuria, mioglobinuria y piuria.

Afectación del sistema nervioso. Puede ocurrir meningitis aséptica, caracterizada por una gran pleocitosis que puede ser a predominio de neutrófilos o mononucleares, aumento de las proteínas y ligera disminución de la glucosa. Otras manifestaciones menos frecuentes son hipertensión endocraneana, encefalitis, mielitis, neuropatía periférica, neuritis óptica e iridociclitis.

Hallazgos poco frecuentes. Pueden presentarse dilatación de los vasos conjuntivales, uveitis, erupciones maculopapulares o urticarianas en el tronco, hepatoesplenomegalia, linfadenopatías, colecistitis, pancreatitis, miocarditis (cambios del segmento ST-T, arritmias, bloqueos AV, insuficiencia cardíaca), neumonitis hemorrágica (infiltrados alveolares) y SDRA.

DIAGNÓSTICO

1. Prueba de aglutinación microscópica de *leptospira* (MAT) y prueba de ELI-SA. Ambas son recomendadas por la OMS y representan los procedimientos más idóneos para el diagnóstico rápido de la leptospirosis. Para hacer la MAT se incuba una cantidad estándar de leptospiras con el suero del paciente en una laminilla de microaglutinación y luego se detecta la aglutinación con un microscopio de campo oscuro. Se reporta como título la máxima dilución

del suero que genera aglutinación notable (50%); su positividad expresa solo la presencia de anticuerpos específicos de leptospira y no la serovariedad infectante. Los anticuerpos en sangre y LCR contra *leptospira* aparecen a partir del sexto día y los títulos más elevados a la tercera semana. Se consideran positivos títulos superiores a 1:100 o el aumento de 4 veces durante la evolución de la enfermedad. La PCR es una prueba muy sensible pero poco disponible en nuestro medio.

2. Cultivo de leptospiras. Se requiere de medios de cultivos especiales y tardan varias semanas en crecer, por lo que no es de utilidad práctica para iniciar un tratamiento específico. Se puede aislar de la sangre y LCR en los primeros 10 días de la enfermedad, y posteriormente (hasta 4 semanas) en la orina. Cuando no existe posibilidad de hacer cultivos puede efectuarse el examen directo de la sangre o de la orina mediante la técnica del campo oscuro.

3. Hematología completa. Puede revelar anemia por sangramiento y hemólisis intravascular, aumento de la VSG, trombocitopenia y leucocitosis marcada con neutrofilia, aunque algunas veces se observa leucopenia.

4. Elevación de la (CK-T) e incremento leve de las aminotransferasas (hasta 200 U/L).

TRATAMIENTO

1. Tratamiento farmacológico. Es importante iniciarlo en los comienzos de la enfermedad; en casos graves, los resultados son desalentadores después del quinto día de haber aparecido las manifestaciones clínicas. El tratamiento de elección es penicilina cristalina, 1.5 mU EV cada 4 a 6 horas (puede ocurrir una reacción de Jarisch-Herxheimer, semejante a la observada en el tratamiento de la sífilis) y ceftriaxona, 1 g EV OD. Otras alternativas terapéuticas son doxiciclina, 100 mg VO BID; ampicilina, 500 a 750 mg VO o EV cada 6 horas o amoxicilina, 0.5 a 1 g VO o EV cada 6 horas, todos por 7 días. También se ha usado azitromicina, 1 g inicial y luego 500 mg OD por dos días.

2. Medidas generales: reposo en cama, hidratación, analgésicos antipiréticos y hemoderivados si son necesarios.

3. Antibióticoprofilaxis. Se ha usado la doxiciclina en actividades de campo (entrenamiento militar, excursiones).

REFERENCIAS

ARAUJO ER ET AL. Acute kidney injury in human leptospirosis: An immunohistochemical study with pathophysiological correlation. Virchows. 2010. 456: 367.

BARTHI AR, NALLY JE, RICALDI J, MATHIAS MA, DÍAZ MM, LEVETT PN, GILMAN RH, WILIG M, GOTUZZO E, VINETZ JM. Leptospirosis: A zoonotic diseases of global importance. Lancet Infect Dis. 2003; 3 (12): 757.

COSTA E, COSTA, LÓPEZ A, SACRAMENTO E Y BINA J. Formas graves de leptospirose: aspectos clínicos, demográficos y ambientais. RevSoc Bras Med Trop.2001; 34(3):261-267.

GARCÍA A. Leptospirosis humana en pacientes febriles. Revista Científica-FCV-LUZ. 1998; VIII (3): 273-281.

LEVETTE PN. Leptospirosis. Clin Microbiol Rev. 2001; 2(14): 296-326.

MEDEIROS FD ET AL. Leptospirosis-associated dsiturbance of blood vessels, lung and hemostasis. Acta Trop. 2010; 115: 155.

SANDOVAL M. Leptospirosis Humana en el Estado Bolívar: Análisis de 30 casos. 1983-1990. Trabajo de Ascenso. Escuela de Medicina. UDO. Ciudad Bolívar. 1991. (90P).

SANDOVAL M. Contribución al Estudio de la Leptospirosis Humana en el Estado Bolívar. 1983-1998. Trabajo de Ascenso. Esc. Med. UDO. Ciudad Bolívar. 1999. Pp126.

SANDOVAL M. Espiroquetas leptospiras En : Núñez M. J; Gómez, M. J; Carmona, O. Microbiología Médica. Ediciones y Publicaciones Vicerrectorado Académico. UCV. Caracas. Venezuela. 1998: 431- 440.

TUBERCULOSIS

José Cedeño Morales
José Agustín Caraballo

INTRODUCCIÓN

La tuberculosis (TBC) es una enfermedad infectocontagiosa, inflamatoria, granulomatosa, necrotizante y crónica que compromete, en orden de frecuencia, pulmones y pleura, ganglios linfáticos, huesos y articulaciones, aparato urogenital, abdomen (gastrointestinal y peritoneal), pericardio y meninges; sin embargo puede afectar simultáneamente múltiples órganos, como ocurre con la tuberculosis diseminada (miliar). La TBC es frecuente cuando se asocian factores como el hacinamiento, desnutrición, diabetes mellitus, alcoholismo, SIDA, otros estados de inmunosupresión (uso de corticoesteroides o citostáticos), enfermedades pulmonares crónicas y trastornos mentales, circunstancias que reflejan la importancia de la condición del huésped, aunado también a factores bacteriológicos (genotipo bacteriano). La TBC infecta un tercio de la población mundial y es la segunda causa de muerte causada por un agente infeccioso después del VIH. En Venezuela las entidades con tasas más altas de incidencia son Delta Amacuro (69,14 x 100.000 habitantes), Distrito Capital (69 x 100.000 habitantes), Amazonas (42 x 100.000 habitantes), Portuguesa (29 x 100.000 habitantes), Sucre (28 x 100.000 habitantes) y Vargas (28 x 100.000 habitantes). La infección se produce comúnmente por vía aérea (inhalación de aire contaminado con gotitas de saliva o de polvo con esputo desecado de pacientes tuberculosos) y por la ingestión de alimentos contaminados con el bacilo, particularmente la leche cruda de vaca.

La TBC es causada por bacterias ácido-alcohol resistentes (BAAR) del género *Mycobacterium*. Existen varias especies de bacilos: *M. tuberculosis* (bacilo de Koch o BK) causante del 95% de los casos, y *M. bovis*. Otras especies de micobacterias son las, denominadas "atípicas", es decir, ni *M. tuberculosis* ni *M. bovis*, como *M. avium*,

M. fortuitum, M. kansaii y M. Scrofulaceum, responsables de la micobacteriosis, entidades menos frecuentes y con una clínica diferente a la tuberculosis.

MANIFESTACIONES CLÍNICAS

Desde el punto de vista clínico, la TBC puede presentarse en dos formas:

Primoinfección tuberculosa. Representa el primer contacto con el BK. Consta de un foco neumónico muy pequeño, generalmente bilateral en campo medio o inferior pulmonar, subpleural y una linfadenitis paratraqueal. Tal localización obedece al mayor flujo aéreo que lleva a un gran inoculo bacteriano. En la mayoría de los casos, este período pasa inadvertido y deja como secuela una prueba de PPD positiva; sin embargo, un 5% de estos pacientes progresa rápidamente con manifestaciones clínicas de una neumonía tuberculosa. Posteriormente, a partir de la linfadenitis, los BK pueden llegar al torrente sanguíneo y diseminarse por el pulmón y otros órganos de la economía (diseminación linfohematógena), o producir una tuberculosis diseminada (miliar) con afectación simultánea de múltiples órganos. La llamada *tuberculosis extrapulmonar* ocurre principalmente al momento de la primo infección; puede ser por contigüidad (como un foco subpleural que invada la pleura) o por diseminación linfohematógena a otros órganos, especialmente aquellos sitios que favorecen la retención y multiplicación del bacilo (zona apical y posterior del pulmón, ganglios linfáticos, riñones, epífisis de huesos largos, cuerpos vertebrales y área yuxtaependimal de las meninges). La tuberculosis pulmonar representa el 80% del total de la enfermedad, y la localización extrapulmonar el 20%.

Tuberculosis de reinfección. Un 99% es endógena, es decir, ocurre a partir de un granuloma antiguo (del pulmón u otro órgano), en donde los BK se multiplican y producen una tuberculosis activa. En el pulmón se localiza predominantemente en lóbulos superiores, segmento posterior del lóbulo superior o segmento apical del lóbulo inferior. Tal predilección se ha aducido al estado hiperventilado de esas áreas, lo cual es apropiado para una bacteria aeróbica y al menor flujo linfático que llega a esa zona, lo que favorece la retención del bacilo. La TBC pulmonar puede diseminarse por las secreciones a órganos vecinos, como la laringe o el tubo digestivo. A continuación se describen las manifestaciones clínicas más resaltantes de la TBC pulmonar y extrapulmonar (pleural, ganglionar, osteoarticular, renal genital, peritoneal, gastrointestinal, meníngea, pericárdica y diseminada).

Tuberculosis pulmonar. Los síntomas consisten en fiebre vespertina moderada, compromiso del estado general, disnea y tos con expectoración purulenta, hemoptoica o con franca hemoptisis. El examen físico revela signos de condensación pulmonar con presencia de estertores broncoalveolares y, en casos avanzados, un soplo anfórico por la presencia de cavernas. El diagnóstico diferencial se establece fundamentalmente con enfermedades pulmonares como micosis profundas, en especial histoplasmosis, bronquiectasias, abscesos pulmonares, neoplasias (carcinomas y linfomas), enfermedad pulmonar intersticial y sarcoidosis. Cuando la TBC pulmonar se produce por una infección primaria o primoinfección, las lesiones radiológicas consisten en linfadenopatías hiliares y mediastinales, infiltrados pulmonares a predominio de lóbulos inferiores, atelectasia y, rara vez, cavitaciones; este tipo de TBC es frecuente en pacientes debilitados o con SIDA. En inmunocompetentes puede aparecer la infección sin evidencia de síntomas ni signos, incluso con Rx del tórax normal. Cuando la tuberculosis pulmonar es producto de una diseminación secundaria o reinfección, las lesiones se localizan preferentemente en los vértices pulmonares, son de tipo alveolar y a veces forman un bloque de condensación neumónica que se puede caseificar y/o licuar con formación de cavernas que contienen una enorme cantidad de bacilos (5 a 6 logaritmos más que en casos no cavitarios), que pueden dispersarse por el árbol bronquial.

Tuberculosis pleural. Se presenta con disnea, tos, fiebre vespertina, dolor pleurítico y síntomas constitucionales. El derrame es unilateral, aunque en un 10% puede ser bilateral. Los hallazgos físicos corresponden a un derrame pleural. El líquido consiste a un exudado con predominio de linfocitos. La presencia del BK es mínima, por lo que resulta difícil su visualización y el cultivo no siempre es positivo, por cuya razón es muy útil la cuantificación de la adenosindesaminasa (ADA), el interferón gamma y la reacción en cadena de la polimerasa. La ADA es una enzima que abunda en presencia de linfocitos T activados; niveles por encima de 40 UI/L hablan en favor de pleuritis tuberculosa con una sensibilidad cerca del 100%; asimismo, el interferón gamma producido por linfocitos T mayor de 140 pg/ml también sugiere la enfermedad.

Tuberculosis ganglionar. Los ganglios más afectados son los cervicales y mediastinales; luego, los axilares e inguinales. Las linfadenopatías son indoloras, firmes, adheridas a los planos profundos y con tendencia a fistulizarse; en menor frecuencia son dolorosas con signos inflamatorios. El diagnóstico se logra mediante la biopsia del ganglio o aspiración con aguja fina.

Espondilitis tuberculosa o enfermedad de Pott. Frecuentemente es consecuencia de una siembra hematógena y esporádicamente por propagación del BK a partir de los ganglios linfáticos paravertebrales. Se confunde frecuentemente con metástasis y mieloma múltiple. En orden de frecuencia afectan la columna torácica, lumbar, cervical y sacra. Los síntomas son insidiosos, dolor frecuente en la zona afectada, fiebre y pérdida de peso. El examen físico puede revelar trayectos fistulosos en la región afectada y compromiso neurológico por compresión medular (paresias, paraplejia y trastornos sensitivos). La radiografía de columna puede mostrar rarefacción y destrucción del disco con pérdida del espacio intervertebral; osteomielitis con erosión de los cuerpos vertebrales y tendencia al colapso que resulta en cifosis, además de abscesos paraespinales de aspecto fusiforme (absceso osifluente). La RM es el procedimiento de elección para orientar la enfermedad y la "prueba oro" es la biopsia, que define el diagnóstico de la TBC con la observación de los granulomas caseosos.

Artritis tuberculosa. Se comprometen en orden de frecuencia caderas, rodillas, codos, hombros y pequeñas articulaciones de manos y pies. Por lo general es crónica, monoarticular, con dolor y rigidez, pero con escasos signos de flogosis. El hallazgo físico más llamativo es un aumento de volumen con escasos signos de inflamación; es común la denominación de "tumor blanco de la rodilla" para denotar mínimos signos de inflamación. El diagnóstico se logra mediante la biopsia y el cultivo. Las manifestaciones radiológicas, son estrechamiento del espacio articular, erosión de la superficie articular y lesiones osteolíticas, además de desmineralización importante.

Tuberculosis renal. Puede haber un compromiso renal único o bilateral. Los síntomas, generalmente son insidiosos y con frecuencia pasan inadvertidos. Se presenta con fiebre, dolor lumbar y/o de los flancos, disuria, polaquiuria y hematuria intermitente. Un resultado de orina que muestre pH ácido, hematuria y "piuria estéril" (presencia de piocitos con urocultivo negativo) hace pensar en TBC del árbol urinario. El examen directo de la orina (primera orina de la mañana) y el cultivo son de extraordinario valor para el diagnóstico. La urografía de eliminación puede mostrar alteraciones como dilatación y destrucción de los sistemas pielocaliceales, deformidades de las siluetas renales con calcificaciones focales, pequeñas cavidades y defectos de llenado. A veces se producen grandes cavidades y exclusión renal. Son hallazgos característicos los uréteres "arrosariados" y la microvejiga.

Tuberculosis genital en el hombre. La infección puede originarse desde un foco renal o ser una siembra linfohematógena desde el pulmón. Puede ocurrir en próstata, vesículas seminales, epidídimo y, con menos frecuencia, en testículo o pene (uretral periorificial), lo cual limita las relaciones sexuales. Se puede encontrar un nódulo duro e indoloro y a veces una masa inflamatoria (orquiepididimitis). Con el compromiso de la próstata se describen los síntomas de la prostatitis o prostatismo (disuria y polaquiuria) y la afección del epidídimo puede ocasionar fístulas. La biopsia de estas lesiones logra poner de manifiesto las lesiones granulomatosas características.

Tuberculosis genital en la mujer. Se inicia con una invasión hematógena a las trompas (anexitis) y de allí se disemina a ovarios y endometrio, aunque puede afectar independientemente cada órgano. Los síntomas más frecuentes son dolor abdominal, trastornos menstruales e infertilidad, generalmente irreversible. El diagnóstico se establece con el curetaje endometrial, el cultivo del sangrado menstrual y, muchas veces, la biopsia de los tejidos afectados por laparoscopía o laparotomía exploradora.

Tuberculosis peritoneal. La infección proviene del intestino afectado, desde un ganglio linfático mesentérico, trompas de Falopio o por implantación hematógena de un foco primario. El cuadro clínico consiste en fiebre, pérdida de peso, dolor abdominal y diarrea. Se produce una ascitis inexplicable de comienzo relativamente brusco, masas abdominales, hepatomegalia e ictericia. El diagnóstico se logra mediante el estudio del líquido ascítico, que revela un exudado con aumento de las proteínas por encima de 3.5 g% (gradiente de albumina sérica/albumina ascítica menor de 1,1) y células a predominio de linfocitos. Mediante la laparoscopía se logra ver un peritoneo engrosado, eritematoso, con múltiples nódulos de 2 a 5 mm diseminados de color blanco amarillento. La investigación de BK es generalmente negativa, pero se puede llegar al diagnóstico mediante la medición de niveles de adenosina deaminasa (usualmente > 70 U/L) o de gamma interferón (ver pleuritis tuberculosa), y también a través de la biopsia del peritoneo. Es más común en pacientes cirróticos

Tuberculosis gastrointestinal. Aunque puede ocurrir en cualquier parte del tubo digestivo, las áreas más afectadas son la región ileocecal y el colon. Se produce fiebre, dolor abdominal, sangramiento oculto, signos de obstrucción, masa palpable en el cuadrante inferior derecho y fístulas intestinales. El diagnóstico se hace generalmente con la colonoscopia y laparoscopia para biopsia si es necesario.

Tuberculosis meníngea. Esta condición es usualmente consecuencia de la ruptura de un tubérculo subependimal dentro del espacio subaracnoideo, más que de una invasión hematógena directa. La afección meníngea es más pronunciada en la base del cerebro, donde puede tomar el quiasma óptico y los pares craneales. También es capaz de producir vasculitis de arterias y venas, que dan origen a aneurismas o trombosis. El cuadro clínico es de una meningitis crónica caracterizada por fiebre, cefalea, sordera, diplopía, ceguera, atrofia de papila, irritabilidad, náuseas, vómitos, confusión y cambios de la personalidad. Se producen signos de irritación meníngea con anormalidades de pares craneales III, IV, VI, y VII y hallazgos de focalización neurológica por lesiones vasculares o tuberculomas, que actúan como lesiones ocupantes de espacio del SNC. La hidrocefalia y el enclavamiento cerebral son complicaciones frecuentes. Puede haber convulsiones, trastornos de conciencia y coma. El LCR es claro y revela un aumento de la presión, y cuando se deja en reposo puede mostrar una "película o red" coagulada. El estudio citoquímico del LCR revela una pleocitosis de 100 a 1000 por mm^3a predominio de linfocitos, aumento de proteínas, disminución de la glucosa y los cloruros. El cultivo es positivo en un 75% de los casos, y la ADA es mayor de 10 U/L.

Pericarditis tuberculosa. Se produce un derrame pericárdico crónico con signos de pericarditis constrictiva (dolor torácico, disnea, hepatomegalia, edema de miembros inferiores, pulso paradójico y, a veces, un frote pericárdico). El diagnóstico se logra por cultivo del líquido pericárdico y su biopsia.

Tuberculosis diseminada (tuberculosis miliar). Representa el 8% de todos los casos de TBC extrapulmonar y es frecuente en pacientes con SIDA. Puede ocurrir poco después de la primoinfección o ser producto de la reactivación de un foco tuberculoso años después. Generalmente, las manifestaciones clínicas no son específicas y consisten en pérdida de peso, astenia, fiebre, diaforesis, cefalea, dolor abdominal, hepatoesplenomegalia y linfadenopatías. Las lesiones se localizan generalmente en pulmón, hígado, bazo, médula ósea, ganglios linfáticos y meninges. La mejor forma de diagnosticar la tuberculosis miliar es mediante la biopsia del hígado, ganglios linfáticos o de la médula ósea. Cuando se compromete el pulmón, la radiografía del tórax puede mostrar una imagen micronodular difusa de 1 a 2 mm de distribución simétrica y universal (imagen "miliar"), aunque su ausencia no descarta este tipo de tuberculosis. La TBC miliar puede ser aguda, críptica (curso prolongado) y no reactiva (muy poca reacción tisular); esta última adopta una forma clínica séptica o tifoideana. La manifestación hematológica puede ser de anemia, leucopenia, trombocitopenia, reacción leucemoide o pancitopenia.

DIAGNÓSTICO

Es sumamente importante la historia clínica del paciente para el diagnóstico de tuberculosis, sobre todo los antecedentes personales y familiares de la enfermedad. Siempre hay que pensar en TBC pulmonar cuando hay pacientes con enfermedad respiratoria infecciosa que persista por tiempo prolongado (más de 3 meses) con pérdida de peso. También con la aparición de fiebre prolongada, habitualmente de grado moderado, a predominio vespertino, que es una de las causas frecuentes de fiebre de origen desconocido, más aún en países con alta prevalencia de la enfermedad, en VIH positivos, diabéticos, usuarios de esteroides, citostáticos o agentes biológicos (antifactor de necrosis tumoral). Dado que la localización pulmonar es la más prevalente, uno de los primeros estudios es la Rx de tórax, en el cual se observa el complejo de Ghon (foco pulmonar asociado a una linfadenitis mediastínica), infiltrados o cavernas en lóbulos superiores, particularmente en los segmentos apical y posterior, y presencia de calcificaciones que indican un proceso inflamatorio crónico. Se recomiendan los siguientes estudios:

1. *Bacteriología.* La baciloscopia y los cultivos resultan positivos en el 85% de los casos; la identificación del germen se hace comúnmente con la coloración de Ziehl-Neelsen, y con la técnica fluorescente (auramina-rodamina) su positividad aumenta hasta el 96%, por cuya razón, muchos laboratorios prefieren hacer esta última. Las muestras deben ser procesadas en la mañana y repetidas 3 veces, aunque en pacientes hospitalizados puede ser tomada cada 8 horas y la última debe recogerse para cultivo. Una buena muestra proviene del árbol bronquial recogida de un esfuerzo de tos. Las muestras se deben procesar lo más rápido posible, y de no ser posible se puede guardar en nevera por un lapso de 7 días para la baciloscopia y 3 días para cultivo. Si no hay nevera se guarda en un lugar fresco protegido de la luz por un máximo de 48 horas. Cuando no se puede evaluar la muestra dentro de estos lapsos se hace un extendido en lámina, y si la muestra va a ser procesada solo para baciloscopia y hay que conservarla por unos días, se le puede agregar 5 gotas de fenol al 5%. El informe de la baciloscopia se reporta así:

  - no se observan BAAR, en 100 campos observados

  +menos de 1 BAAR por campo, en 100 campos observados

  ++ de 1 a 10 BAAR por campo, en 50 campos observados

  +++ más de 10 BAAR por campo, en 20 campos observados

El resultado del cultivo del BK se logra a las 4 o 6 semanas, y los medios más usados son los de Lowenstein-Jensen y el de Middlebrook, que pueden ser positivos hasta en un 98%.

2. *Hematología*. La fórmula blanca puede ser normal, aunque a veces se observa una reacción leucemoide en la neumonía tuberculosa o en la sepsis tuberculosa. Puede encontrarse una anemia normocítica normocrómica.

3. Inmunología. Tuberculina o PPD (derivado proteico purificado). Es una prueba prototipo de hipersensibilidad retardada. Consiste en la inyección intradérmica de 0.1 ml de PPD (5 unidades de tuberculina UT). La prueba se lee de 48 a 72 horas. Se puede encontrar una pápula con los siguientes valores: negativa (0 a 4 mm), dudosa (5 a 9 mm) (producto de vacunación con BCG o hipersensibilidad relacionada con otras bacterias), y positiva (mayor de 10 mm), lo cual indica la presencia de infección tuberculosa. Esta prueba puede ser negativa en la TBC diseminada, meníngea y peritoneal y en los pacientes inmunosuprimidos o que reciben esteroides, en cuyos casos se puede intentar un PPD reforzado *second strength* que tiene 250 UT.

4. *Histología*. La biopsia es útil en los casos de TBC extrapulmonar; se observan granulomas caseosos con o sin bacilos ácido-alcohol resistente.

5. *Especiales* en secreciones y tejidos. Amplificación del RNA de la micobacteria (prueba de amplificación de antígenos nucleares = NAAT) y PCR. Asimismo, detección *in vitro* de la liberación de interferón gamma (IGRA) con exposición a antígenos específicos de *Mycobacterium*.

TRATAMIENTO

El Ministerio del Poder Popular para la Salud, a través de la Dirección General de Programas de Salud y la Coordinación Nacional de Salud Respiratoria, tiene en Venezuela desde el 2009 el esquema de tratamiento de dosis fijas combinadas para la TBC según las recomendaciones de la OMS. La dosificación es por kilogramo de peso y se siguen los siguientes regímenes (Tablas 75, 76, 77 y 78).

RÉGIMEN N° 1 ESQUEMA NORMADO DE TRATAMIENTO DE LA TUBERCULOSIS

Fase de inicio supervisado para 15 años de edad y más (casos nuevos, recaídas y recuperación de abandono)

TABLA 75. TRATAMIENTO TUBERCULOSIS. FASE DE INICIO SUPERVISADO PARA 15 AÑOS DE EDAD Y MÁS

FASE DE INICIO	H R ZE*
PESO DEL PACIENTE (Kg)	**CANTIDAD DE TABLETAS DIARIAS**
30-37,9	2
38-54,9	3
55-70,9	4
71 y más	5
*(H) isoniacida,(R) rifampicina,(Z) pirazinamida (E) etambutol	

En esta fase inicial se da el tratamiento de lunes a viernes hasta completar 50 tomas. Es de suma importancia controlar el peso del paciente quincenalmente, ya que a medida que se recupera puede ganar peso y es necesario ajustar la dosis de los medicamentos. Si el paciente está hospitalizado se indica el tratamiento todos los días, inclusive el fin de semana, hasta completar las 50 tomas iniciales de esta fase. Estos medicamentos se deben dar en ayunas y evitar su toma con jugos ácidos y leche.

RÉGIMEN N° 2 ESQUEMA NORMADO DE TRATAMIENTO DE LA TUBERCULOSIS

Fase de mantenimiento supervisado para 15 años y más

TABLA 76. TRATAMIENTO TUBERCULOSIS. FASE DE MANTENIMIENTO SUPERVISADO PARA 15 AÑOS Y MÁS

MEDICAMENTOS	**DOSIS mg**
Isoniazida	600
Rifampicina	600

Cada vial contiene isoniazida, 300 mg y ripampicina, 300 mg, por tanto se dan en la fase de mantenimiento 2 viales los días lunes, miércoles y viernes hasta completar 54 tomas, independientemente del peso del paciente, a diferencia de la fase inicial. Contrariamente al tratamiento con tabletas separadas, las combinadas no deben ser partidas, trituradas, masticadas o disueltas en algún líquido.

RÉGIMEN N° 3   ESQUEMA NORMADO DE TRATAMIENTO DE LA TUBERCULOSIS

Fase inicial supervisada para 0 a 14 años

TABLA 77. TRATAMIENTO TUBERCULOSIS. FASE INICIAL SUPERVISADA PARA 0 A 14 AÑOS

FASE	DROGAS Y DOSIS DIARIAS mg/Kg	FRECUENCIA	DURACIÓN
PRIMERA (INTENSIVA)	Isoniacida:5 Rifampicina: 10 Pirazinamida: 25	5 días/semana: lunes a viernes	Total 10 semanas: 50 tomas
SEGUNDA **(MANTENIMIENTO)**	Isoniacida:10 Rifampicina : 10	3 veces/semana: (L, M, V)	Total 18 semanas: 54 tomas

Este régimen se mantiene igual, con la particularidad de que la presentación de los medicamentos pediátricos contiene la siguiente dosificación:

TABLA 78. TRATAMIENTO TUBERCULOSIS. PEDIÁTRICOS

FASES	DROGAS Y DOSIS (por tableta)
I	Isoniacida 30 mg Pirazinamida 150 mg Rifampicina 60 mg
II	Isoniacida 60 mg Rifampicina 60 mg

Estas drogas de presentación pediátrica sí son masticables y se calculan por Kg/peso con la aproximación al número de tabletas requeridas para su dosificación.

Los efectos colaterales más notables de los medicamentos antituberculosos son los siguientes: isoniazida (hepatitis, neuritis periférica e hipersensibilidad cutánea), rifampicina (hepatitis, intolerancia gastrointestinal, hipersensibilidad cutánea y orina oscura), etambutol (neuritis retrobulbar con dosis altas); pirazinamida (anorexia, náuseas, hiperuricemia y hepatitis) y estreptomicina (tinnitus, mareo e hipersensibilidad cutánea).

La estreptomicina se puede utilizar cuando hay resistencia a cualquiera de las drogas de primera línea y en pacientes con infección por VIH que reciben inhibidores de *proteasas*. La rifampicina tiene interacción medicamentosa, razón por la que se debe sustituir por rifabutina, pero si no la hay se utiliza la estreptomicina, con la desventaja que debe aplicarse por vía intramuscular.

En el embarazo, las drogas de elección son isoniacida y etambutol; no se debe emplear la pirazinamida por su efecto teratogénico, ni la estreptomicina por ototoxicidad fetal, a menos que haya multirresistencia. Cuando no se logre aislar el germen, especialmente en TBC extrapulmonar, se recomienda el uso del etambutol (1.200 mg o 15-25 mg/Kg diarios) más isoniazida.

El tratamiento de la TBC, además de la quimioterapia, incluye un excelente régimen higiénico-dietético, psicoterapia de apoyo, educación y rehabilitación. El personal de salud debe usar máscaras descartables de alta eficiencia y el aislamiento debe mantenerse hasta que 3 BK en esputo sean negativos, lo cual, usualmente ocurre a las 2 a 4 semanas de iniciar el tratamiento. Por otra parte se debe insistir en un seguimiento estricto acerca de la evolución y tratamiento ambulatorio del paciente y los contactos. Los enfermos deben ser aislados en habitaciones privadas, y si es posible con ambiente a presión negativa. La recidiva bacteriológica que ocurre luego de la curación con los esquemas de corta duración (esquemas 1 y 2) o por el abandono del tratamiento, debe ser tratada con los mismos esquemas utilizados para casos nuevos y se recomienda mantener hospitalización hasta la negativización del esputo.

Para pacientes con SIDA con TBC se impone el régimen de isoniazida, rifampicina (10 mg/Kg máximo 600 mg diarios) y pirazinamida por 6 a 9 meses, y si hay resistencia a este régimen, se agrega etambutol. En caso del complejo *Mycobacterium avium* se recomienda el rifabutin, 300 mg VO diarios; claritromicina, 250 mg VO BID y etambutol, 800 a 1.600 mg VO OD por tiempo indefinido. Para la profilaxis, azitromicina, 1.500 mg VO semanales. Recordemos que los pacientes VIH positivos deben ser tratados primero para la TBC antes de iniciar el tratamiento antirretroviral, y que una vez iniciado hay que tener cuidado con las múltiples interacciones de la rifampicina, motivo por el cual es preferible la rifabutina. El retratamiento está indicado cuando fracasa un esquema previo y se confirma por la persistencia de BK al tercer mes del tratamiento. Algunas de las causas son resistencia a los medicamentos, irresponsabilidad en el cumplimiento y uso de bajas dosis. Se sospecha TBC multirresistente si el paciente tiene historia de tratamiento previo para TBC, si ha nacido o vivido en un sitio de alta prevalencia de resistencia, si ha estado expuesto a un caso con TBC resistente y si la enfermedad progresa a pesar de recibir tratamiento adecuado. El esquema será modificado según los resultados obtenidos en las pruebas de resistencia de los cultivos y bajo supervisión estricta.

Para casos de TBC multirresistente, el CDC de Atlanta ha incluido en sus guías de tratamiento al fumarato de bedaquilina, una diarilquinolina con una estructura que recuerda las quinolonas, pero que no actúa sobre la *ADN girasa*, sino que inhibe la *ATP sintasa*. Es la primera droga antituberculosa en los últimos 40 años después de la rifampicina, y al igual que el resto de la drogas debe indicarse en conjunto con otros tuberculostáticos.

El tratamiento de la TBC extrapulmonar, cualquiera que sea, en esencia es el mismo que para la TBC pulmonar. La TBC genitourinaria responde muy bien porque la carga bacteriana es menor que la pulmonar y, además, las drogas antituberculosas alcanzan muy buenas concentraciones en las vías urinarias, lo cual facilita que un tratamiento corto (6 meses) sea efectivo, siempre y cuando no haya resistencia. Para la meningitis TBC es necesario destacar que la isoniacida alcanza en el LCR concentraciones cerca del 90% del nivel sérico, con o sin inflamación. Estreptomicina, rifampicina, pirazinamida, etambutol y etionamida atraviesan la barrera hematoencefálica en presencia de inflamación de las meninges. Inicialmente se puede tratar con dos drogas: isoniacida a la dosis máxima de 500 mg/día y rifampicina, 600 mg/día más piridoxina, 50 mg/día (para prevenir la neuropatía periférica). En pacientes graves se puede añadirla estreptomicina, 1 g/día por tres meses. El etambutol no es tan efectivo y solo penetra las meninges en presencia de inflamación; sedebe usar a dosis altas, lo que incrementa la posibilidad de efectos colaterales y la duración del tratamiento es más larga (desde 9 hasta 12 meses). En niños se debe usar ordinariamente la dexametasona, así como en adultos cuando existentrastorno del estado de conciencia, signos de focalización neurológica, hipertensión endocraneana con presión del LCR superior a 300 mm de agua (para prevenir la herniación del tallo encefálico), niveles altos de proteínas en el LCR y en casos de bloqueo espinal. La dosis es de 20 mg/día EV, que puede reducirse a la mitad en la segunda o tercera semana y disminuirla luego progresivamente durante cuatro meses.

La vacunación con BCG (bacilos vivos liofilizados atenuados) previene la tuberculosis y limita su diseminación y la meningitis. Se recomienda la aplicación de 0.1 ml intradérmica en la región deltoidea en todo niño desde el primer mes hasta los 14 años sin PPD previo; se les puede revacunar al ingresar a la escuela primaria.

Quimioprofilaxis. Se usa la isoniazida a la dosis de 5 mg/Kg (máximo 300 mg) VO diarios por 6 a 12 meses. Dada la hepatotoxicidad de esta droga es recomendable el control mensual de las aminotransferasas. Se emplea para evitar el desarrollo de la enfermedad en sujetos que han padecido la primoinfección. Los pacientes que básicamente ameritan observación y/o tratamiento, son los siguientes:

Contactos menores de 15 años

1. No se les ha aplicado la BCG (sin cicatriz) y asintomáticos
   a. PPD 0 a 9 mm: se aplica la BCG
   b. PPD mayor de 10 mm: se ofrece quimioprofilaxis
2. Se ha aplicado la BCG (con cicatriz)
   a. Asintomático o sintomático con pruebas de esputo y cultivo negativos: observación
   b. Sintomático con pruebas positivas: tratamiento

Contactos mayores de 15 años con o sin BCG

1. Asintomático con pruebas negativas: observación
2. Sintomático con pruebas positivas: tratamiento
3. Pacientes PPD positivos con situaciones clínicas especiales como el uso prolongado de corticoesteroides u otras drogas inmunosupresoras, SIDA, leucemias, linfomas, diabetes mellitus, insuficiencia renal crónica, drogadictos y alcohólicos crónicos: quimioprofilaxis.

REFERENCIAS

Division of Tuberculosis Elimination, National Center for HIV/AIDS, Viral Hepatitis, STD, and TB Prevention, CDC. Provisional CDC Guidelines for the Use and Safety Monitoring of Bedaquiline Fumarate (Sirturo) for the Treatment of Multidrug-Resistant Tuberculosis. *MMWR Recomm Rep.* 2013; 62:1-12.

Keane J, Gershon S, Wise RP, Mirabile-Levens E, Kasznica J, Schwieterman WD, et al. Tuberculosis associated with infliximab, a tumor necrosis factor alpha-neutralizing agent. *N Engl J Med.* 2001;345(15):1098-104.

Kim NJ, Choo EJ, Kwak YG, et al. Tuberculous peritonitis in cirrhotic patients: comparison of spontaneous bacterial peritonitis caused by Escherichia coli with tuberculous peritonitis. Scand J Infect Dis. 2009; 41:852.

Lienhardt C et al: New drugs and new regimens for the treatment of tuberculosis: Review of the drug development pipeline and implications of national programmes. Curr Opin Pulmon Med. 2010; 16: 186.

Ministerio del Poder Popular para la Salud. Dirección General de Programas de Salud y la Coordinación Nacional de Salud Respiratoria. 2009.

Pertuiset E, Beaudrenil et al. Spinal tuberculosis in adults. Medicine. 1999; 78: 309-320.

Paim et al.: Evidence-based tuberculosis diagnosis. PLoS medicine. 2008; 5: e156.

Török ME; Farrar JJ. When to start antiretroviral therapy in HIV-associated tuberculosis. N Engl J Med.2011; 365(16):1538-40.

Verhagen LM, van den Hof S, van Deutekom H, Hermans PW, Kremer K, Borgdorff MW, et al. Mycobacterial factors relevant for transmission of tuberculosis. *J Infect Dis.*2011; 203(9):1249-55.

World Health Organization: Treatment of tuberculosis: Guidelines, 4th ed. Geneva, WHO, 2009 *(www.who.int/tb/publications/2009/who-htm-tb-2009-420-beforeprint.pdf).*

LEPRA (ENFERMEDAD DE HANSEN)

Nacarid Aránzazu H.
Olga Zerpa R.
Leticia Acosta

INTRODUCCIÓN

La lepra es una enfermedad crónica, granulomatosa, infectocontagiosa y endémica en muchos países y se conoce también como *enfermedad de Hansen*, mal de Lázaro, mal de San Antonio, mal de Job y Cocobe. Es ocasionada por el *Mycobacterium leprae* (*M. leprae*), que genera un cuadro clínico variado que depende de la respuesta inmunológica del huésped. Es una bacteria del orden de los *Actinomicetales*, familia *Micobacteri*áceas, intracelular estricto (en macrófagos), tiene forma de bastón y mide de 5 a 8 mμ de largo, es ácido alcohol resistente (BAAR), Gram positiva, dopa positiva. Es la única *Mycobacteria* capaz de perder su ácido alcohol resistencia al ser tratada con piridina.

En las últimas décadas, la OMS ha propuesto eliminar la lepra como problema de salud pública por el advenimiento de las excelentes terapias con multidrogas. Para1999 se curaron cerca de 10 millones de pacientes con estos esquemas, hubo alrededor de 0.1% de recaídas por año y pocos casos de resistencia a estas drogas. En 1999, según la OMS, había 1.624.654 pacientes con lepra en el mundo. Venezuela se encuentra en la fase de eliminación de esta enfermedad; sin embargo se han encontrado focos hiperendémicos, particularmente en los llanos centrales. En 1998, la tasa de prevalencia era de 0,6 por 10.000 habitantes con una incidencia de 0,2 por 10.000 habitantes (Figura 17).

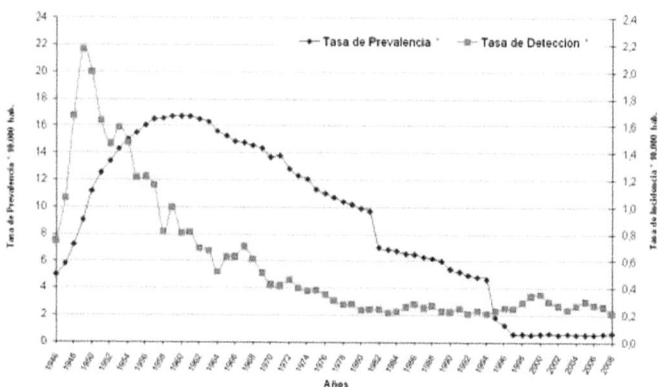

FIGURA 17. TASAS DE PREVALENCIA Y DETECCIÓN DE HANSEN (VENEZUELA 1946-2008)

La lepra se presenta en cualquier edad, con picos entre los 10-14 y 30-60 años; predomina en el sexo masculino en la proporción de 2:1 y no se han podido determinar marcadores genéticos ligados a la susceptibilidad de la enfermedad. La distribución geográfica de la lepra no es uniforme, pues las formas lepromatosas predominan en América y Asia, pero con menos frecuencia en África. La principal fuente de infección es el hombre, sobre todo a través de las secreciones de la mucosa nasal, piel con soluciones de continuidad e insectos vectores. Igualmente, el reservorio principal es el hombre, aunque se ha encontrado lepra natural en armadillos y algunos primates.

MANIFESTACIONES CLÍNICAS

Las formas clínicas de la lepra dependen de la respuesta de la inmunidad celular (IC) del individuo ante la presencia de *M. leprae* y no de su virulencia, pues no se ha demostrado la existencia de diferentes cepas de esta bacteria. Por tanto, en estos enfermos se puede encontrar un espectro clínico e histopatológico que va a depender de su respuesta inmunológica. Ridley y Joplin clasifican en 5 grupos las formas clínicas de la lepra y su correlación con el estado inmunológico: lepra indeterminada, lepromatosa, *borderline* o dimorfa (lepromatosa, *borderline,* tuberculoide) y tuberculoide.

LEPRA INDETERMINADA (LI). Un 20 a 30% de los pacientes comienza con esta forma de lepra y, como su nombre indica, los fenómenos inmunológicos y la forma clínica no se han definido. Después de un tiempo variable, la persona puede desarrollar fenómenos de inmunidad celular y definirse en alguna de las formas clínicas o evolucionar hacia la resolución espontánea. El examen físico revela una o pocas manchas hipocrómicas, mal definidas, con trastornos sensitivos (hiperestesia, hipoestesia o anestesia) y la prueba de la histamina es anormal (Fotografía 1).La histopatología muestra un infiltrado inflamatorio linfohistiocitario perivascular, perineural y perianexial; los bacilos son muy escasos y se deben buscar exhaustivamente en los nervios y anexos, sobre todo en el músculo piloerector. El frotis de la lesión cutánea es BAAR negativo. Las pruebas de IC *in vivo* e *in vitro* dan resultados variables.

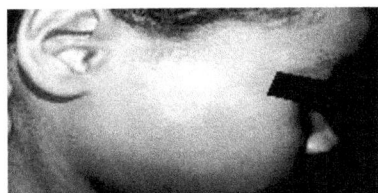

FOTOGRAFÍA 1. LEPRA INDETERMINADA

LEPRA LEPROMATOSA (LL). Es la forma difusa de la enfermedad y está asociada a un defecto de la IC que permite la multiplicación exagerada de la bacteria con invasión de la piel, tejido celular subcutáneo y órganos internos, excepto pulmón y SNC. En el curso crónico de esta forma de lepra se presentan fenómenos agudos de naturaleza inmunológica tipo 2 producidos por títulos altos de anticuerpos, como eritema nodoso, eritema polimorfo, neuritis, iritis, iridociclitis, orquitis, orquiepididimitis, hepatitis, adenitis, nefritis y vasculitis.

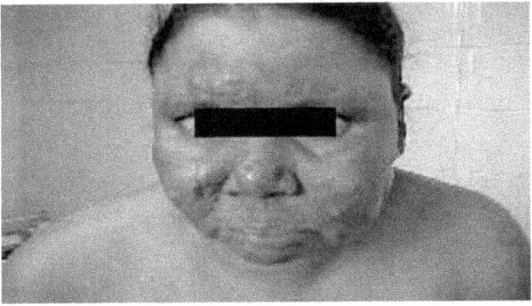

FOTOGRAFÍA 2. LEPRA LEPROMATOSA

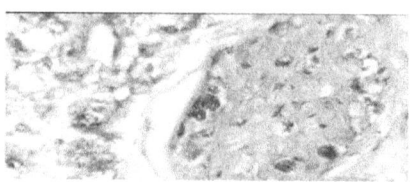

Figura 18. Biopsia de lepra lepromatosa. Infiltrado granulomatoso difuso, macrófago espumosos repletos de abundantes bacterias, escasos linfocitos y ausencia de células gigantes multinucleadas tipo Langhans

En la LL se observan lesiones muy variadas difusas y simétricas: máculas eritematohipocrómicas o eritematopigmentadas de color ocre y localización y tamaño variables, piel con infiltrado eritematoso difuso, generalizado, de mayor intensidad en la cara (facies leonina) y pabellones auriculares. También pueden presentarse madarosis (cejas con alopecia de la cola) y nódulos aislados o confluentes que forman placas (lepromas), duros y brillantes que no llegan a los planos profundos (Fotografía 2). El daño neural es lento y progresivo. Por lo general, los nervios periféricos de los miembros superiores e inferiores están afectados con anestesia localizada en las lesiones y en casos de larga evolución anestesia en distribución de "botas y guantes", clásica de las neuropatías periféricas. En estos pacientes es posible encontrar múltiples manifestaciones: perforación del tabique nasal, "nariz en silla de montar", uveitis, orquitis con trastornos de la función sexual (impotencia e infertilidad), amiloidosis (insuficiencia renal y hepática).

La reacción de Mitsuda (lepromina) y el antígeno soluble son persistentemente negativos y las pruebas *in vitro* de IC también. Hay una titulación alta (95%) de anticuerpos séricos IgM contra elGPL-1 (antiglicolípido fenólico 1 o anti-GLP-1). Coloración de Fite-Faraco (F-F) de 4-6+ y el frotis de pielson positivos entre 5 y 6+ para BAAR.

Las lesiones están en la dermis reticular (la dermis papilar está respetada) y existe una banda de colágeno subepidérmica, aunque estas se pueden encontrar en todas las estructuras de la piel. El cuadro histológico se caracteriza por un infiltrado granulomatoso difuso, macrófagos espumosos (con diferentes grados de vacuolización) repletos de abundantes bacterias, escasos linfocitos (0-1+), predominio de los linfocitos T CD8+ sobre los T CD4+ colaboradores en la proporción 2:1 y ausencia de células gigantes multinucleadas tipo Langhans

(Figura 18). En los nervios periféricos, *M. leprae* invade las células de Schwann, lo cual lleva a una mielinización degenerativa espumosa, degeneración axónica y, luego, de tipo walleriano.

LEPRA BORDERLINE. Esta puede ser borderline lepromatosa, borderline-borderline y borderline-tuberculoide.

Lepra *borderline* lepromatosa (BL) En esta, la distribución de las lesiones es bilateral pero a diferencia de la LL es asimétrica, y el tipo de lesiones es también similar pero son menos numerosas. Se presentan máculas eritematosas, eritematopigmentadas o violáceas, placas, pápulas y nódulos. Puede haber hipoestesia o anestesia total, sobre todo en el centro de las lesiones y en casos avanzados anestesia en "botas y guantes" (Fotografía 3).

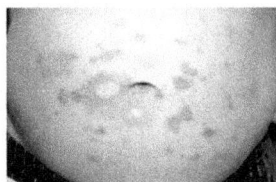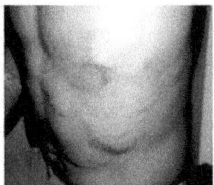

FOTOGRAFÍA 3. LEPRA *BORDERLINE* LEPROMATOSA

El cuadro histológico se caracteriza por un granuloma macrofágico con diversos grados de vacuolización y escasos linfocitos. Coloración de Fite-Faraco (F-F) entre 4 y 5+ con distribución irregular de bacilos y frotis de piel para BAAR positivo4 a 5+. La reacción de Mitsuda y el antígeno soluble son negativos. Las pruebas *in vitro* de IC son negativas. Se encuentra un alto título de anticuerpos contra el GLP-1.

Lepra *borderline-borderline* (BB). Las lesiones son intermedias entre LL y LT. Las placas en número variable son rojizas o "asalmonadas", ovales o redondas; la típica lesión BB es una placa de centro claro con un borde de infiltración variable, contorno interno muy bien limitado y externo difuso; puede haber anestesia, sobre todo en el centro de la placa (Fotografía 4). La histopatología revela células epitelioides difusamente esparcidas en el granuloma sin células gigantes, macrófagos indiferenciados, linfocitos distribuidos irregularmente y los nervios están infiltrados pero reconocibles. Coloración de F-F 3 a 4+. Frotis de piel para BAAR 1 a 3+. La reacción de Mitsuda, generalmente es negativa, pero en algunos casos puede ser débilmente positiva. El antígeno soluble es negativo y las pruebas *in vitro* de IC también. Los títulos de GLP-1 son moderadamente positivos.

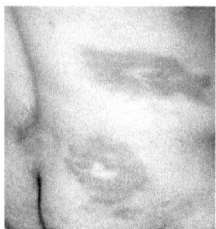
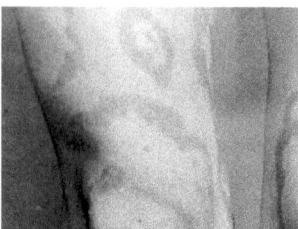

FOTOGRAFÍA 4. LEPRA *BORDERLINE-BORDERLINE*

Lepra *borderline* tuberculoide (BT) Presencia de máculas o placas en número variable, más o menos bien limitadas, asimétricas, rojizas, parduzcas o hipocrómicas. Pueden ser elevadas en su super fcie o con un centro claro (Fotografía 5). Los nervios periféricos son frecuentemente afectados. Los cortes histológicos muestran un granuloma de células epitelioides focalizados o rodeados de linfocitos con numerosas células gigantes. Los nervios y anexos están inf ltrados pero pueden ser reconocidos. En la coloración de F-F se observa la presencia de bacilos escasos predominantemente en los nervios. Los frotis bacteriológicos de la piel para BAAR son negativos o ligeramente positivos de 1 a 2+. La reacción de Mitsuda y el antígeno soluble pueden ser positivos. Las pruebas *in vitro* de IC son positivas y los anticuerpos son débilmente positivos.

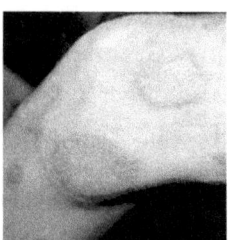
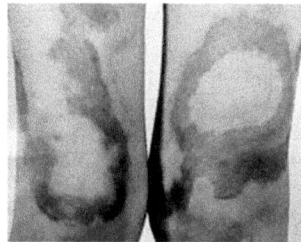

FOTOGRAFÍA 5. LEPRA *BORDERLINE* TUBERCULOIDE

LEPRA TUBERCULOIDE. Las lesiones son generalmente únicas: máculas o placas rojizas o parduzcas y en algunos casos hipocrómicas, redondeadas u ovales, de bordes bien de fnidos; de super fcie limpia y brillante, puede haber placas circulares eritematosas o violáceas, cuya región central puede ser hipocrómica y mostrar atrofia con centro regresivo (ausencia de glándulas sudoríparas y folículos pilosos). La piel en la lesión es seca, generalmente escamosa, alopécica, anhidrótica y con anestesia marcada (Fotografía 6). En la LT predomina la neuropatía periférica; la hipoestesia/anestesia afecta el tacto discriminatorio, el dolor y la temperatura, pero respeta la sensibilidad profunda (vibración, presión y posición). La lesión del nervio cubital ocasiona mano en garra de los dedos cuarto y quinto, atrofia hipotenar y anestesia en la zona de distribución; el mediano atrofia tenar y dificultad de la oposición del pulgar con el meñique; el radial "mano caída"; safeno interno y tibial posterior (anestesia plantar) con úlceras plantares en los sitios de apoyo. Puede afectarse el nervio retroauricular y presentarse la articulación de Charcot. A veces, la lepra tuberculoide se presenta inicialmente con solo un nervio infiltrado y abscedado muy aumentado de tamaño, o con una pequeña zona anestésica o hiperalgésica, o con atrofia muscular por neuropatía periférica.

En la LT, la lesión neural es importante; las células T desgarran el perineuro, hay destrucción de las células de Schwann y los axones que lleva a fibrosis del epineuro, con sustitución del endoneuro por granulomas epiteliales y necrosis caseosa. Los nervios, la mayoría de las veces son irreconocibles, los más afectados son los de la dermis y nervios de las extremidades.

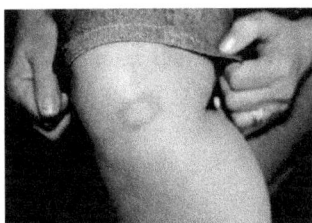 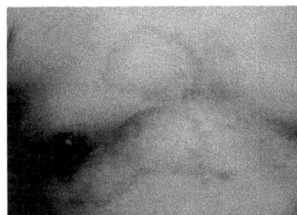

FOTOGRAFÍA 6. LEPRA TUBERCULOIDE

El cuadro histológico se presenta como un denso granuloma formado por células epitelioides, (macrófagos diferenciados con alto poder de fagocitar y eliminar bacilos) y una notable corona de linfocitos. Las células Langhans pueden estar presentes en gran número y predominan los linfocitos T CD4+ colaboradores sobre los T CD8+ en la proporción 2:1 Los nervios y anexos están muy infiltrados y A la coloración de F-F no se encuentran bacilos o son muy escasos. El frotis bacteriológico de la piel es negativo. La reacción de Mitsuda es fuertemente positiva; el antígeno soluble y las pruebas *in vitro* de IC son positivas. Los anticuerpos contra GLP-1 son negativos o muy débiles.

COMPLICACIONES DE LA LEPRA. Los estados reactivos leprosos abarcan varios cuadros inflamatorios, por lo general debidos a mecanismos inmunes que pueden ocurrir antes del diagnóstico de la enfermedad o una vez instalado el tratamiento. Estas son las reacciones leprosas de tipo 1 y 2.

Reacciones leprosas tipo 1. Se presenta en el 50% de los pacientes con lepra *borderline*. Se caracterizan por fiebre, compromiso del estado general, las lesiones preexistentes se exacerban y aparecen nuevas; hay además neuritis sobre todo del cubital, que se muestra muy inflamado y doloroso, y lesión del nervio tibial anterior (peroneo profundo) con el clásico "pie caído". El compromiso neural debe ser tratado antes de las 24 horas con corticoesteroides para evitar secuelas irreversibles. Cuando estas lesiones aparecen antes del tratamiento se denominan reacciones de degradación y el proceso histopatológico se aproxima más a la lepra lepromatosa, y cuando aparecen después del tratamiento se llaman *reacciones de inversión*, fenómeno que se acerca más a la forma tuberculoide.

Reacciones leprosas tipo 2. La presencia de complejos inmunes desencadena una reacción inmunológica tipo 2 que origina complicaciones agudas como los fenómenos reaccionales de la lepra lepromatosa y *borderline* lepromatosa: eritema nodoso y fenómeno de Lucio.

Eritema nudoso. Afecta el 50% de los pacientes del extremo lepromatoso (LL y BL). Puede aparecer antes del diagnóstico; pero en el 90% después de iniciada la quimioterapia antimicrobiana específica y puede recidivar. Se presentan pápulas eritematosas y dolorosas que desaparecen y aparecen espontáneamente, malestar y fiebre; la biopsia de las lesiones cutánea revela signos de vasculitis o de paniculitis, a veces con abundantes linfocitos y PMN. Otras manifestaciones son neuritis, linfadenitis, uveitis, orquitis, glomerulonefritis, anemia, leucocitosis, elevación de las aminotransferasas y aumento del FNT

Fenómeno de Lucio (lepromatosis difusa). Se observa en pacientes con LL, especialmente en los no tratados. El paciente presenta brotes repetidos de grandes lesiones ulcerosas de bordes bien definidos, particularmente en los miembros inferiores, pero que pueden generalizarse y desencadenar septicemia fatal. Histológicamente se observa necrosis isquémica de la epidermis y dermis, intensa concentración de *H. leprae* en las células endoteliales, proliferación endotelial y formación de trombos. No responde al uso de corticoesteroides y talidomida; han sido útiles la dapsona asociada a los corticoesteroides y la exsanguinotransfusión.

El diagnóstico diferencial de la lepra incluye:

1. Enfermedades que cursan con máculas hipocrómicas *per se* (pitiriasis alba, pitiriasis versicolor, nevus acrómico) o con lesiones residuales (hipocromías postinflamatorias y lesiones residuales de psoriasis).

2. Enfermedades que presenten una o pocas placas eritematosas que puedan confundirse con la lepra tuberculoide o *borderline* tuberculoide: granuloma anular, tiña corporis, pitiriasis rosada, psoriasis activa, esclerodermia, lupus eritematoso subagudo y sarcoidosis.

3. Enfermedades que evolucionan con numerosas lesiones de tipo máculas, placas y nódulos que pueden ser confundidas con lepra lepromatosa o con el grupo intermedio como leishmaniasis difusa anérgica, neurofibromatosis, sífilis, xantomatosis, linfoma, sarcoidosis, lupus eritematoso sistémico, micosis profunda, eritema nodoso de diferentes etiologías, eritema multiforme y granuloma por sustancias inertes (polímeros).

DIAGNÓSTICO

El estudio integral del paciente con sospecha de lepra es clínico, bacteriológico, histopatológico e inmunológico. El examen bacteriológico es muy sencillo y se efectúa mediante el frotis de las lesiones de la piel en sitios establecidos internacionalmente coloreándolos con Ziehl-Neelsen (bacilo ácido-alcohol resistente: BAAR); los frotis son reportados de 1+ a 6+ (según la cantidad de bacilos) por normas de lectura de la OMS. El examen histológico se hace con la biopsia de la lesión coloreada con hematoxilina y eosina (H y E) y Fite-Faraco (FF). El estudio inmunológico se evalúa con la inmunidad celular (IC) tanto *in vivo* como *in vitro* y con la inmunidad humoral. Las pruebas *in vivo* de IC son las intradérmicas, para las cuales se utilizan dos tipos de antígenos (Mitsuda y antígeno soluble). Las pruebas in vitro del IC incluyen transformación linfocitaria (LTT), inhibición de migración macrofágica (MIF), células supresoras y determinación de linfoquinas. La inmunidad humoral se mide con la titulación de anticuerpos contra los antígenos de la bacteria, especialmente contra PLG-1 por el método de ELISA.

Se deben agotar todos los recursos para lograr el diagnóstico de lepra en un enfermo porque "es preferible hacer el diagnóstico de lepra sin encontrar la enfermedad, que dejar de tratar a un paciente leproso".

1. *Mitsuda.* La lepromina es un extracto crudo semiestandarizado de bacilos muertos por calor procedentes de nódulos lepromatosos que se utilizan en una prueba cutánea para mostrar la respuesta inmune celular. Se inocula 0.1 ml de lepromina intradérmica y se examina el sitio después de 72 horas (reacción de Fernández) o 3 a 4 semanas después (reacción de Mitsuda). El diámetro de la induración producida se mide y califica: a) negativa sin induración; b) dudosa 1-2 mm; c) positiva + 3-5 mm; positiva++ >5 mm y positiva+++ pápula con ulceración. La reacción positiva de Mitsuda puede indicar que una persona ha sido expuesta a los antígenos de *M. leprae* o que ha sido capaz de desarrollar una respuesta específica mediada por células en contra *M. leprae,* por lo que dicha reacción tiene valor pronóstico, pues permite clasificar y pronosticar el estado de resistencia ante la enfermedad. La reacción a las 48 horas es precoz, similar a la reacción al antígeno soluble, y la lectura al mes se expresa como un nódulo que se considera positivo por encima de 5 mm.

2. *Antígeno soluble.* Es una prueba usada para medir infección con un antígeno de tipo tuberculínico. Se considera positiva una induración ≥ de 12 mm, leída a las 48 horas de su aplicación.

3. 3. *Reacción a la histamina.* Esta prueba consiste en una inyección intradérmica de 0,1 ml de una solución de histamina al 1 X 1000 y determina la llamada triple respuesta de Lewis, que consiste en *eritema* inicial, *eritema reflejo secundario* y *pápula edematosa.* El resultado de la prueba es normal cuando la *tríada* se presenta en su totalidad, y patológica cuando falta el eritema reflejo secundario, lo cual indica que hay lesión en las terminaciones nerviosas.

4. Otras pruebas alteradas son hipergammaglobulinemia policlonal, VDRL falso positivo, AAN+ y factor reumatoide positivo.

TRATAMIENTO

El Grupo de Estudio de la OMS sobre Quimioterapia de la Lepra (Ginebra 1981) establece regímenes multidrogas y clasifica los pacientes en multibacilares (MB) si los frotis de piel son positivos para BAAR, o en paucibacilares (PB) si son negativos. Desde entonces han mostrado gran efectividad con tasas de recaída extremadamente bajas, y solo se han modificado los períodos de tiempo establecidos. Los objetivos del tratamiento son la eliminación de *M. leprae* en el menor tiempo posible, así como prevenir de la aparición de cepas resistentes, factores que evitan el fracaso terapéutico y las recidivas. A continuación se describen los medicamentos actualmente usados en el tratamiento de la lepra.

Clofazimina (Lampren). Es un colorante débilmente bactericida para *M. leprae,* con efecto antiinflamatorio, que se deposita principalmente en el tejido celular subcutáneo y en las células del sistema mononuclear fagocítico. La droga se vincula a la base guanina del ADN de *M. leprae* y por tanto bloquea la función del ADN e inhibe la proliferación bacteriana. También aumenta la actividad de la *fosfolipasa A2,* lo cual lleva a liberación y acumulación de lisofosfolípidos, que son tóxicos e inhiben la proliferación bacteriana. Los efectos colaterales son hiperpigmentación pardo negruzca (reversible varios meses después de suspender el medicamento), xerosis, ictiosis, prurito, fototoxicidad y erupciones acneiformes, además de náuseas, vómitos, dolor abdominal, anorexia, pérdida de peso y pigmentación conjuntival que no interfiere con la agudeza visual.

Rifampicina. Es un bactericida producido por *Streptomyces mediterranei* que inhibe la *ARN polimerasa* dependiente del ADN de *M. leprae* al vincular la subunidad beta previniendo la transcripción al ARN y su traslación a las proteínas. Se absorbe rápidamente por el tracto gastrointestinal y se elimina por la bilis y la circulación enterohepática. Los efectos colaterales son eritema, prurito, dolor abdominal, náuseas, diarrea, "síndrome gripal" con fiebre, escalofríos, mal estado general, cefalea, dolores óseos, dificultad respiratoria y elevación de las enzimas hepáticas. La ictericia es rara, al igual que la aparición de púrpura, anemia hemolítica e insuficiencia renal. La dosis terapéutica recomendada es de 4.8 mg/kg. La rifampicina a la dosis de 600 mg VO mensuales es tan eficaz como la administración diaria y elimina el 99% de bacilos.

Dapsona (4,4diaminodiphenilsulfone, DDS). La dapsona es una sulfamida que inhibe la síntesis bacteriana del dihidrofolato o DHF (sustrato necesario para la síntesis de ADN) a través de la competencia con el para-amino-benzoato sobre el sitio activo de la *dihidropteroato-sintetasa.* La dapsona también tiene efectos antiinflamatorios mediante inhibición de la *mieloperoxidasa* neutrofílica. Los efectos colaterales más comunes son metahemoglobinemia y hemólisis en grado variable, acentuada en pacientes con déficit de *glucosa-6-fosfato* *deshidrogenasa*, además de anorexia, náuseas, vómitos, cefalea, insomnio, visión borrosa, parestesias, neuropatía periférica, psicosis, prurito, toxicodermia y un síndrome parecido a la mononucleosis infecciosa.

Actualmente, los regímenes recomendados, conocidos como terapia de multidrogas son:

Lepra multibacilar en adultos: rifampicina, 600 mg VO una vez al mes supervisada; dapsona, 100 mg VO día (autoadministrada); clofazimina, 300 mg VO una vez al mes (supervisada) y 50 mg día (autoadministrada) durante24 meses.

Lepra paucibacilar en adultos: rifampicina, 600 mg VO una vez al mes (supervisada); dapsona, 100 mg VO día (autoadministrada) durante6 meses.

Lepra multibacilar en niños de 10 a 14 años: rifampicina, 450 mg VO mensual; dapsona, 50 mg VO día y clofazimina, 50 mg VO interdiarios y 150 mg VO una vez al mes durante 2 años

Lepra paucibacilar en niños de 10 a 14 años: rifampicina 450, mg VO mensual y dapsona, 50 mg VO día durante6 meses.

Lepra en niños menores de 10 años: rifampicina, 10 a 15 mg VO kg/día; dapsona, 1 a 2 mg VO kg/día durante 6 meses.

Tratamiento de las complicaciones de la lepra. Las complicaciones de la lepra mejoran de una manera notable al liberar el enfermo de la inmensa carga bacilar presente en la lepra multibacilar.

Fenómenos reaccionales tipo 1. Cuando los fenómenos de reversión comprometen los nervios, ojos, hígado y riñón se usa prednisona, 1 mg/kg/día VO con disminución progresiva semanal por 3 a 6 meses. También se puede usar la clofazimina por su efecto antiinflamatorio, a dosis altas: 200-300 mg/día.

Fenómenos reaccionales tipo 2 (reacciones agudas). El eritema nodoso con afectación del estado general, fiebre y otros órganos responde a la prednisona, 40-60 mg/día por una a dos semanas. En caso de persistir o reaparecer las manifestaciones clínicas se usa talidomida (*imida del ácido N-ftaliglutámico*), derivado del ácido glutámico. En casos severos se comienza con 400 mg VO diarios hasta que los signos y síntomas disminuyan, es preferible dividirla en dos tomas (mañana y noche) en pacientes hospitalizados y en horas nocturnas en pacientes con actividad laboral. La dosis habitual es de 300 mg diarios con disminución cada tres días si la evolución es satisfactoria; su mantenimiento es de 100-50 mg diarios hasta lograr una dosis interdiaria por 3 a 6 meses. Se deben tomar precauciones por su efecto teratogénico (focomelia) y la neuritis. Los pacientes que no pueden recibir talidomida deben ser tratados con dosis altas de clofazimina, 300 mg en la noche, asociada a la prednisona.

Inmunoprofilaxis e inmunoterapia. La vacuna con doble función permitirá la erradicación de esta enfermedad milenaria. El tratamiento ideal de la lepra es la combinación de un régimen multidroga y un cambio de las condiciones inmunológicas del paciente con la vacuna. En el Instituto de Biomedicina de la Universidad Central de Venezuela, la inmunoterapia usada en pacientes con LL y BL es una mezcla de *M. leprae* muerto por calor y BCG vivo. Estos pacientes, después de 8 a 10 dosis presentaron cambios inmunológicos mostrados tanto *in vivo* (positivización del Mitsuda y del antígeno soluble) como *in vitro* (LTT positiva). Estos cambios se acompañan también de mejoría clínica hasta la curación y cambios histopatológicos que demostraba la reversión hacia formas más limitadas de lepra. Lo importante de la inmunoterapia se basa en que sirvió como base para estudios de inmunoprofilaxis.

Los resultados de un estudio preliminar de vacunación inmunoprofiláctica de 29.000 contactos sanos susceptibles, vacunados con la mezcla elaborada ya no en el Instituto Biomedicina, sino preparada en un laboratorio escogido por la OMS, no demostraron diferencias significativas con el grupo control vacunado con BCG solo. Tras esta vacunación se hicieron estudios en laboratorios independientes de Europa y América con análisis morfológicos, químicos e inmunológicos de la vacuna suministrada por la Organización Mundial de la Salud para el estudio preliminar de inmunoprofilaxis y de la vacuna preparada en el Instituto Biomedicina, encontrándose que la de la OMS era menos activa y con una antigenicidad mucho menor que la vacuna preparada en Venezuela, que fue usada preliminarmente para los estudios de inmunoterapia y de un pequeño grupo de inmunoprofilaxis.

REFERENCIAS

BENNASSAR A ET AL. Aspectos histológicos de la lepra. Piel (Barc, Ed. Impr.). 2010.doi:10.1016/j. pirl.09.012.

CONVIT J, SAMPSON C, ZÚÑIGA M, SMITH PG, PLATA J, SILVA J, MOLINA J, PINARDI ME, BLOOM BR, SALGADO A, Immunoprophylactic trials with combined Mycobacterium leprae/BCG. Vaccine against leprosy: preliminary results. The Lancet. 1992; 339:446-50.

FAJARDO TT ET AL. A comparative clinical trial in multibacillary leprosy with long-term relapse rates of four different multidrug regimens. Am J Trop Med Hyg. 2009; 81: 330

MODLIN RL, REA TH. Immunology of leprosy granulomas. Springer Semin Immunopathol. 1998; 10: 359.

RIDLEY DS AND JOPLING WH. Clasification of leprosy according to inmunity a five group sistem. Int J Lepr. 1966; 34-255-273.

RIDLEY DS. Histological classification and the immunological spectrum of leprosy. Bull Health Organ. 1974; 51: 451.

RODRIGUES LC, LOCKWOOD DNJ. Leprosy now: epidemiology, progress, challenges, and research gaps. The Lancet Infec. 2011; 11: 464-470.

THE 2009 REPORT OF THE WHO. Technical Advisory Group on Leprosy Control stated.

WHO EXPERT COMMITTEE ON LEPROSY: Seveth Report. WHO Tech Rep Ser No. 874. Geneva, World Health Organization, 1998.

MALARIA (PALUDISMO)

Mario S. Rivera P.

INTRODUCCIÓN

La infección malárica acompaña al hombre desde tiempos ancestrales y ha sido evidenciada en muestras obtenidas de momias egipcias, mediante técnicas de ELISA. En efecto, un estudio en un museo italiano reportó que de 50 muestras tomadas 21 resultaron positivas para una proteína del parásito. Además, existe amplio registro de personajes célebres de la historia como Alberto Durero y Alejandro Magno, entre otros, quienes padecieron o murieron de entidades febriles, posiblemente de malaria.

La malaria (término internacionalmente aceptado) o paludismo es causada por un protozoario del grupo Apicomplexa (organelos complejos) y el género *Plasmodium*. Cuatro especies infectan al hombre: *P. vivax*, responsable de la mayoría de los casos, *P. falciparum,* segundo en frecuencia, y un 7% de los casos se debe a *P. malariae* y *P. ovale*. En Venezuela, *P. vivax* y *P. falciparum* ocasionan el 98% de las infecciones maláricas (70% *P. vivax* y 28% *P. Falciparum*). El *P. ovale* no se ha descrito. Una quinta especie ha sido descrita, *P. knowlesi*, como importante patógeno humano que puede causar enfermedad severa y muerte, descrita particularmente en el sureste asiático y Sudamérica. Al microscopio se confunde con *P. malariae* y usualmente infecta a monos macacos, por lo que pertenece al grupo de la denominada malaria simiana.

La infección se adquiere cuando un mosquito hembra del género *Anopheles,* infectado unos 10 días antes con una persona malárica, inocula desde sus glándulas salivales *esporozoitos* al hombre sano durante la succión de sangre para alimentarse. Pocos minutos después, estos *esporozoitos* invaden el hígado, penetran el hepatocito e inician un período de reproducción asexual. Mediante este proceso de amplificación denominado *esquizogonia intrahepática (preeritrocítica* o *tisular*) da origen al *esquizonte hepático,* que en un tiempo promedio de 15 días (1 a 3 semanas) rompe al hepatocito y libera al torrente sanguíneo miles de *merozoitos.* Una pequeña fracción de las formas intrahepáticas no se divide de inmediato, sino que se torna quiescente o "durmiente" (*hipnozoitos)* y permanece inactiva por meses o años; este estado explica las frecuentes recidivas observadas con *P. vivax* y *P. ovale.*

Al ingresar los merozoitos a la circulación sistémica parasitan los eritrocitos y se convierten en trofozoitos (típicamente en forma de anillos), y a medida que estos aumentan de tamaño adquieren una forma ameboide que en 48 horas para *P. vivax* y 72 para *P. malariae* ocupa gran parte del eritrocito y recibe el nombre de *esquizonte,* que después de múltiples divisiones nucleares se transforma en la *esquizogonia hemática* o *eritrocítica,* la cual, al romperse, libera merozoitos a la sangre, causantes de la fiebre y escalofríos propios de la enfermedad, además de liberar también pirógenos endógenos y citoquinas. Estos merozoitos invaden a su vez otros eritrocitos que prolongan y perpetúan la infección malárica. Las repeticiones de ambos ciclos, hepático y eritrocítico, poseen gran poder de amplificación de la infección (10 a 20 veces) y enorme capacidad de generar inmunidad en las personas infectadas, que les permiten tolerar mejor la enfermedad, contrariamente a los pacientes sin antecedentes de infecciones previas, quienes pueden presentar manifestaciones de malaria grave y morir si no son diagnosticados y tratados a tiempo. Algunos merozoitos del glóbulo rojo pueden desarrollar las formas sexuales del parásito, que son los *gametocitos* masculinos y femeninos, los cuales permanecen dentro del eritrocito hasta ser ingeridos por la hembra del mosquito anófeles. En la pared intestinal del insecto sigue un ciclo sexual de fertilización que da origen al cigoto; este, al madurar (ovoquiste), origina millares de esporozoitos que migran a las glándulas salivales en espera del momento propicio para ser inoculados al humano y repetir así el ciclo evolutivo. Es de señalar que también puede ocurrir transmisión vertical al feto por transfusiones y trasplante de órganos.

MANIFESTACIONES CLÍNICAS

El período de incubación de la malaria oscila entre 7 y 14 días según la especie, en cambio, en la malaria inducida (agujas, soluciones o jeringas contaminadas), este período es breve. La tríada clínica clásica, fiebre, escalofríos y sudoración profusa, pasa luego a un período variable de "relativo" bienestar. Esta triada simple se modifica algunas veces por la inmunidad adquirida en repetidas infecciones; otras veces ocurren manifestaciones raras, aparatosas y graves en personas inmunodeficientes, tales como manifestaciones del SNC (cefalea, coma o convulsiones), respiratorias (SDRA), alteraciones de la coagulación y falla renal. Para cada una de estas presentaciones hay criterios diagnósticos precisos de malaria severa o complicada establecidos por la OMS. En nuestro medio se establecen en orden de frecuencia la insuficiencia renal aguda, la CID, la malaria cerebral y la SDRA. La alternancia de los paroxismos febriles (fiebres tercianas, cada 2 días por P. vivax y cuartanas, cada 3 días por P. malariae) en la actualidad no se observa, posiblemente por el solapamiento de reinfecciones sucesivas y la ocurrencia de varios ciclos simultáneos. La cefalea ha sido reportada como muy frecuente.

Los hallazgos al examen físico más resaltantes son palidez acentuada por anemia (Hb < 7 g%), hepatomegalia dolorosa y esplenomegalia, desde un polo palpable (grado I), que es lo más frecuente, hasta llegar al ombligo (grado III), catalogada como esplenomegalia malárica hiperreactiva y también llamada "esplenomegalia tropical". Las manifestaciones de malaria severa o complicada incluye coma, sangramiento espontáneo por mucosas o venipunturas (alteración de las pruebas de coagulación), ictericia, elevación de las aminotransferasas y creatinina > de 3 mg% (que persiste luego de la expansión hidrosalina), *shock*, hipoglicemia (principalmente en niños y embarazadas) y, en pocos casos, ruptura esplénica espontánea, particularmente por *P. vivax*.

DIAGNÓSTICO

Es importante investigar la parte epidemiológica del paciente, si proviene de una zona endémica de malaria o viajó a esas áreas. La tríada trombocitopenia-linfocitosis atípica-elevación de la LDH debe hacer pensar en malaria. La confirmación se hace con una muestra de sangre capilar obtenida generalmente del lóbulo de la oreja, en la cual se observa al microscopio el *Plasmodium* intraeritrocitario. El parásito puede ser encontrado en cualquier momento, independientemente de la crisis febril, y la visualización del parásito en sangre periférica depende de la densidad parasitaria y de su biomasa, aunque se ve más frecuentemente en los períodos febriles; sin embargo, en caso de no ser observado y persistir la sospecha es recomendable tomar muestras cada 8 horas por 2 a 3 días antes de descartar el diagnóstico. Mediante coloración de Wright o Giemsa se demuestra la presencia de los "anillos" de *Plasmodium* en la gota gruesa de sangre (extendido grueso); seguidamente, la observación del frotis o extendido fino permite precisar la especie según la morfología del eritrocito parasitado, el número de anillos en su interior y la presencia o no de gránulos. La gota gruesa y el extendido de sangre periférica continúan siendo el estándar oro para el diagnóstico de la malaria. Se debe señalar que *P. falciparum* puede concentrarse en la microvasculatura o lechos vasculares del cerebro y pulmón y no expresarse en la sangre periférica. Actualmente hay otras pruebas diagnósticas como detección de antígenos utilizando anticuerpos monoclonales contra una proteína rica en histidina de *P. falciparum*, y la coloración de naranja de acridina de la capa leucocitaria (*buffy coat*), la cual hace fluorescer los eritrocitos parasitados con *P. falciparum*; esta posee una sensibilidad del 90-95%. En la actualidad hay otras pruebas de detección rápida de antígenos con tarjetas o tiras colorimétricas, igualmente más sensibles y específicas que el estudio microscópico, y que tienen la ventaja que pueden emplearse hasta 2 semanas de iniciar el tratamiento, por la persistencia de antígenos circulantes, aunque son menos efectivas cuando los niveles de parasitemia están por debajo de 100/ml de sangre. Para cuantificar la parasitemia y evaluar la respuesta al tratamiento se utiliza el porcentaje de eritrocitos parasitados por campo observado. Otros hallazgos de laboratorio son anemia normocítica normocrómica, trombocitopenia por hiperesplenismo, elevación de aminotransferasas, hipoglicemia, principalmente en niños y embarazadas. Pueden encontrarse además falso positivos de VDRL.

TRATAMIENTO

Existe una relación altamente significativa entre el retardo de iniciar el tratamiento y la mortalidad por malaria, debido a la aparición de las complicaciones. Es necesario determinar el tratamiento de la malaria no complicada y la severa; en la primera se utilizan esquemas por vía oral, y en la segunda debe ser parenteral, oportuno, estrictamente dosificado (Kg/peso), con tiempo estipulado y según la especie involucrada. En ambos casos, el seguimiento debe ser semanal: evaluación clínica, gota gruesa y extendido de sangre periférica, hasta el día 28, cuando culmina el control. Los pacientes con paludismo por *P. falciparum,* síntomas severos, manifestaciones del SNC y con elevada parasitemia (> 5% de glóbulos rojos infectados) deben ser hospitalizados.

Los medicamentos específicos orales y parenterales actualmente utilizados en Venezuela para el tratamiento de la malaria son distribuidos por el (MPPS), inclusive antibióticos con actividad antimalárica como doxiciclina y clindamicina. Existen preparados orales y parenterales.

Vía oral. Existen tabletas con la siguiente concentración: cloroquina (150-250 mg), primaquina (5 mg pediátricas y 15 mg para el adulto), artesunato (100 mg), mefloquina (250 mg), quinina (500 mg), doxiciclina (100 mg), clindamicina (300 mg), artemeter/lumefantrina (20 /120 mg).

Cuando se utiliza la primaquina deben determinarse los niveles de 6-G-PD (*6 glucosa fosfato deshidrogenasa*) por el riesgo de desencadenar hemolisis por la deficiencia grave de esta enzima. La mefloquina debe evitarse en pacientes con problemas neuropsiquiátricos porque desencadena ansiedad, depresión, confusión y paranoia, además de vértigo, tinnitus, convulsiones y pérdida del balance, los cuales pueden permanecer después de suspender el tratamiento.

Vía parenteral. Existen ampollas con las siguientes concentraciones: clorhidrato quinina (2 ml, 250 mg base); no olvidemos que la quinina puede desencadenar hipoglicemia con síntomas neurológicos que podrían confundirse con malaria cerebral (control periódico de la glicemia), artemeter (amp 80 mg), artesunato (1 ml/80 mg), clindamicina (600 mg). El gluconato de quinidina, congénere de la quinina, se ha utilizado por vía endovenosa para casos de malaria severa; también es posible utilizar la vía oral bajo la forma de sulfato de quinidina.

En Venezuela, desde hace 3 décadas, se ha demostrado resistencia de *P. falciparum* a la cloroquina, posteriormente a la mezcla de sulfadoxina más pirimetamina (Fansidar®) y más recientemente a la quinina, circunstancias que obligaron al Ministerio de Salud a actualizar los esquemas terapéuticos. *P. vivax* presenta con relativa frecuencia recidivas en semanas o meses luego de finalizado el tratamiento, lo cual se explica por la reactivación de los hipnozoitos hepáticos, pero también puede deberse a una forma de resistencia del parásito a los medicamentos antimaláricos. Es importante recordar que cuando se planifica el tratamiento debe considerarse la posibilidad de infección haya sido producida por más de una especie.

ESQUEMAS ESTABLECIDOS POR EL MPPS

Malaria por *P. vivax* no complicada (tratamiento oral)

Cloroquina (3 días): 10 mg/Kg (días 1 y 2) y 5 mg/Kg (día 3) + primaquina (14 días): 0,25 mg/kg. Para un paciente de peso promedio de 70 Kg: cloroquina: 4 tabletas primero y segundo día, y 2 tabletas el tercer día + primaquina: una tableta diaria por 14 días (Tabla 79).

Malaria por *P. vivax* complicada (clínico o de laboratorio). Debe tratarse como malaria por *P. falciparum* complicada, con quinina endovenosa (ver adelante), no se utiliza el artesunato por no ser efectivo contra *P. vivax*.

Malaria por *P. malariae*. Debe ser tratado igual que *P. vivax*

Malaria por *P. falciparum* no complicada

Primera elección:

Artesunato (3 días): 4 mg/kg (1°, 2° y 3er día)
Mefloquina (2 días): 15 mg/kg (2° día) y 10 mg/Kg (3er día)
Primaquina (3 días): 0,25 mg/kg (1°, 2° y 3er día)

Para un paciente de 70 Kg (promedio): artesunato: 3 tabletas diarias por 3 días + mefloquina: 4 tabletas 2° día y 3 tabletas 3° día + primaquina: 1 tableta (1°, 2° y 3° día).

Segunda elección: Artemether + lumefantrina: 4 tabletas a las 0 y 8 horas; luego, 1 tableta BID por dos días (total 6 dosis). Se debe tomar con alimentos.

Tercera elección: Quinina: 500 mg VO por 7 días + doxiciclina 100 mg VO por 7 días + primaquina: 15 Kg VO por 3 días o también quinina: 500 ml VO por 7 días + clindamicina 300 mg VO por 7 días + primaquina 15 mg VO por 3 días.

Malaria por *P. falciparum* complicada (para el paciente adulto). Deben establecerse los criterios clínicos y de laboratorio de malaria complicada establecidos por la OMS (Tablas 80 y 81).

Primera elección: artemeter: dosis de carga, 1 ampolla IM cada 12 horas el 1er día. Dosis de mantenimiento: 1 ampolla IM OD durante los 6 días siguientes. Alternativa: artemeter: 1 ampolla IM cada 12 horas durante 4 días. Añadir mefloquina: 12 mg/kg el 2° día y 10 mg/kg el 3° día + primaquina: 15 mg VO diarias durante 3 días.

Segunda elección: clorhidrato de quinina: dosis de carga: 20 mg/Kg diluidos en 500 ml de solución dextrosa 5%EV en 4 horas para evitar la hipoglicemia inducida por la quinina. Dosis de mantenimiento: 10 mg/Kg en 500 ml de solución dextrosa al 5% en 4 horas, cada 8 horas, hasta que el paciente tolere la vía oral (alrededor de las 48-72 h) y se pueda hacer el cambio a vía oral: quinina: 500 mg VO cada 6 horas hasta cumplir 7 días. Añadir clindamicina a la dosis de 30 mg/kg/EV diaria, repartidos cada 8 horas + primaquina15 mg VO durante 3 días.

Malaria en mujeres embarazadas. Por *P. vivax*: cloroquina, 150 mg VO OD por 3 días; luego, 300 mg semanales hasta el parto. En el puerperio se indica primaquina, 15 mg VO OD por 14 días. Para*P. falciparum,* primer trimestre, quinina 500 mg

(10 mg/kg) VO TID por 7 dias + clindamicina, 300 mg (5 mg/kg) VO TID por 7 días. Segundo y tercer trimestre: artesunato, 100 mg (4 mg/kg/día) VO TID por 3 dias. En embarazadas están contraindicadas primaquina, doxiciclina y tetraciclinas.

Malaria en mujeres lactantes. No está contraindicada ninguna droga antimalárica. Las dosis y los tiempos de tratamientos son los mismos.

MALARIA PRODUCIDA POR *P. VIVAX*

TABLA 79. ESQUEMA SIMPLIFICADO EN VENEZUELA

PESO (KG)	DIA 1		DIA 2		DIA 3		DIA 4 AL 14
	Cloroquina 10 mg/Kg	Primaquina 0,25 mg/Kg	Cloroquina 10 mg/Kg	Primaquina 0,25 mg/Kg	Cloroquina 5 mg/Kg	Primaquina 0,25 mg/Kg	Primaquina 0,25 mg/Kg
35-49	3 tabl	2 tabl	3 tabl	1 tabl	2 tabl	1 tab	1 tabl
50-64	4 tabl	2 tabl	4 tabl	1 tabl	2,5 tabl	1 tabl	1 tabl
65-78	5 tabl	2 tabl	5 tabl	1 tabl	2,5 tabl	1 tabl	1 tabl
79-94	6 tabl	2 tabl	6 tabl	2 tabl	3,5 tabl	2 tabl	2 tabl
95-100	6,5 tabl	2 tabl	6,5 tabl	2 tabl	3,5 tabl	2 tabl	2 tabl

Presentaciones en tabletas: artesunato, 100 mg; mefloquina, 250 mg; primaquina, 5 y 15 mg; cloroquina, 150 mg.

MALARIA PRODUCIDA POR P. FALCIPARUM

TABLA 80. ESQUEMA SIMPLIFICADO DE TRATAMIENTO EN VENEZUELA

PESO (Kg)	DIA 1		DIA 2			DIA 3		
	Artesunto 4 mg/Kg	Primaquina 0,25mg/Kg	Artesunato 4 mg/Kg	Mefloquina 15 mg/Kg	Primaquina O,25mg/Kg	Artesunato 4 mg/Kg	Mefloquina 10 mg/Kg	Primaquina 0,25mg/Kg
35-44	1,5 tabl	2 tabl	1,5 tabl	2,5 tabl	1 tabl	1,5 tabl	1,5 tabl	1 tabl
45-56	2 tabl	1 tabl	2 tabl	3 tabl	1 tabl	2 tabl	2 tabl	1 tabl
57-68	2,5 tabl	1 tabl	2,5 tabl	4 tabl	1 tabl	2,5 tabl	2,5 tabl	1 tabl
69-82	3 tabl	1 tabl	3 tabl	4,5 tabl	1 tabl	3 tabl	3,5 tabl	1 tabl
83-94	3,5 tabl	1,5 tabl	3,5 tabl	5 tabl	1,5 tabl	3,5 tabl	4 tabl	1,5 tabl
95-100	4 tabl	2 tabl	4 tabl	6 tabl	2 tabl	4 tabl	4 tabl	2 tabl

TABLA 81. ALTERNATIVA SIMPLIFICADA PARA MALARIA POR P. FALCIPARUM
(SI ES MALARIA COMPLICADA DOSIS EV)

Primera		
Droga	N° Días	Días (del 1 al día 7)
Quinina (VO o EV)	7	20 mg/kg (carga). Mantenimiento 10 mg/Kg c/8h en 4 horas
Doxiciclina (VO)	7	4 mg/Kg/día
Primaquina (VO)	3	0,25 mg /Kg
Segunda (modificada)		
Quinina (VO o EV)	7	20 mg/kg (carga): mantenimiento 10 mg/Kg c/8h en 4 horas
Clindamicina (EV)	7	15 mg mg/Kg/dia
Primaquina (VO)	3	0,25 mg /Kg

QUIMIOPROFILAXIS. No es recomendada por el MPPS debido a que no asegura la protección, incrementa la resistencia a las drogas antimaláricas, riesgo de efectos tóxico y la posibilidad de dificultar el diagnóstico en casos complicados. Internacionalmente está aceptada y, se le administra a quien la solicite. Se usa la primaquina a la dosis de 15 mg semanal o, doxiciclina 100 mg VO día. La profilaxis se inicia una semana antes de penetrar al área malárica, durante la estadía y 2 semanas después de haber salido.

MPPS. Telefax: (0285 – 6328152) Email: malariabol@hotmail.com

MEDIDAS ADICIONALES

1. Tratar la hipovolemia, hipoglicemia y trastornos electrolíticos (hiponatremia e hipokalemia)

2. Concentrado globular (10 ml/Kg) en caso de anemia severa (hemoglobina menor de 7 g/dl) La anemia debe corregirse antes de iniciar la infusión de quinina

3. Usar plasma fresco congelado (15 ml/kg) en caso de alteración de las pruebas de coagulación (PT, PTT). En sangrado activo con plaquetas < 30 x 10/L se usa el concentrado plaquetario: 1 unidad por cada 10 kg de peso. Debe limitarse su uso por el elevado riesgo de reacciones inmunológicas que

inactiven el futuro el uso plaquetas y la mayor probabilidad de inducción de infecciones

4. Vitamina K1: 10 mg EV cada 12 horas; protección de la mucosa gástrica con inhibidores de bomba de protones; profilaxia con anticonvulsivantes (difenilhidantoína, fenobarbital, clonazepam)

5. Trasladar al paciente a UCI si existen criterios clínicos, radiológicos y gasométricos para SDRA por malaria

6. Alcalinizar la orina con bicarbonato EV si existe hemoglobinuria.

QUIMIOPROFILAXIS PARA VIAJES A REGIONES ENDÉMICAS

Muchos medicamentos pueden ser usados para prevenir la malaria, por lo que el uso de la quimioprofilaxis es una práctica habitual en viajeros (por corto tiempo) a zonas endémicas de alto riesgo. La quimioprofilaxis consiste en el uso de dosis subterapéuticas, es decir, no curativas. Hay evidencias en niños de países endémicos de que la quimioprofilaxis continua disminuye la incidencia de enfermedad clínica, sobre todo en las formas severas. Sin embargo, esto ha sido considerado impráctico por varias razones: costo, efectos colaterales, resistencia a los medicamentos, así como disminución de la inmunidad adquirida en forma natural. Por tanto, la quimioprofilaxis se reserva para individuos vulnerables o grupos de personas expuestos a la malaria por períodos de tiempo definidos. Las mujeres embarazadas son particularmente susceptibles a padecer de malaria, y junto con los niños tienen mayor tendencia a desarrollar complicaciones. Los esquemas utilizados son los siguientes:

Doxiciclina: 100 mg VO OD. Iniciar un día antes y mantenerla durante el tiempo de permanencia en el área hasta una semana después de abandonar el área malárica.

Primaquina: 15 mg VO OD. Igualmente, iniciar un día antes y mantenerla durante la permanencia en el área malárica hasta una semana después de abandonar el área. Brinda menor protección contra *P. vivax.*

Cloroquina: 300 mg de la droga base, VO semanalmente por 1 a 2 semanas antes del viaje para probar la tolerancia y alcanzar un buen nivel sérico; continuar con igual dosis durante la permanencia en la región y durante cuatro semanas después de salir del sitio de exposición. En caso de intolerancia a la cloroquina se puede dividir la dosis dos veces por semana y tomarla con los alimentos.

Dentro de las medidas preventivas se incluyen la protección de la picadura por mosquitos (ropa larga, mosquiteros, utilización de repelentes y evitar el uso de perfumes y colonias). En algunos sitios se han empleado mallas protectoras que contienen permetrina y artemisina, pero ya se han reportados casos de anófeles resistentes.

VACUNAS. Actualmente se trabaja en la elaboración de vacunas que podrían ser efectivas según los estadios de evolución del parásito. En los Estados Unidos se estudia una vacuna contra el esporozoito, y en la Universidad Nacional de Bogotá, Colombia, se está ensayando una contra los merozoitos común para todas las especies de plasmodium humano. También en Ginebra se experimenta con un grupo de vacunas contra el merozoito de *P. falciparum*. Todas se encuentran en la fase experimental III y IV. En países asiáticos, por otra parte, se han identificado proteínas que inhiben los gametocitos y los hacen incapaces de unirse y fertilizarse al ser ingeridos por el mosquito. La vacuna ideal debería actuar en las diferentes fases del ciclo del plasmodium, además de ser efectiva, bien tolerada e inocua para los seres humanos. Hace 12 años se aplicó experimentalmente en el estado Bolívar una vacuna SPF66 sintetizada por el doctor Manuel Elkin Patarroyo de Colombia, demostrándose que generaba inmunogenicidad pero no la suficiente. Se ha probado recientemente una vacuna (RTS, S/AS01) en niños africanos (5-17 años) con una efectividad de 55,8% contra malaria por *P. falciparum*, lo cual abre perspectivas futuras de ser aplicada en esa región para el año 2015.

REFERENCIAS

CENTERS FOR DISEASE CONTROL AND PREVENTION. CDC Health information for travel 2009. Atlanta: US Department of Health and Human Services. Public health service. 2010.

CENTERS FOR DISEASE CONTROL AND PREVENTION. Notice to Readers: Malaria Rapid Diagnostic Test. Centers for Disease Control and Prevention. Available at http://www.cdc.gov/mmwr/preview/mmwrhtml/mm5627a4.htm. Accessed September 30, 2011.

COX-SINGH J, DAVIS TM, LEE KS, ET AL. *Plasmodium knowlesi* malaria in humans is widely distributed and potentially life threatening. Clin Infect Dis. 2008; 46:165-71.

Ministerio de Salud (MPPS). Tratamiento general para infecciones de Malaria complicada y no complicada en el Territorio Nacional. Telefax (0285): 6328152. Email: malariabol@hotmail.com

Rivera P. Tratamiento de la malaria en el foco meridional de Venezuela. Consideraciones actuales. Revista SABER Muldisciplinaria del Consejo de Investigación de la UDO. Memorias del V Congreso Científico de La Universidad de Oriente 18-22Octubre de 2004.

Rivera P. M., Conde J., Fuentes C. Malaria Severa en el Estado Bolívar. Características, Tratamiento. Evolución. Bol. Venezolano de Infectología. Vol 16 N° 1 Enero – Julio 2005.

Sandoval M, Rivera M. Revista SABER U.D.O. Características Clínicas del Paludismo en el foco meridional de Venezuela: Complicaciones y tratamiento. Año III, Vol III, N° 3 Sept. 1990.

Schlagenhauf P. Malaria: from prehistory to present. Infec Dis Clin N Am. 2004; 18: 19.

Trape JF, Tall A, Diagne N, Ndiath O, Ly AB, Faye J, et AL. Malaria morbidity and pyrethroid resistance after the introduction of insecticide-treated bednets and artemisinin-based combination therapies: a longitudinal study. Lancet Infect Dis. Dec. 2011;11(12):925-32.

US Food and Drug Administration. FDA Drug Safety Communication: FDA approves label changes for antimalarial drug mefloquine hydrochloride due to risk of serious psychiatric and nerve side effects. FDA. Available at http://www.fda.gov/downloads/Drugs/DrugSafety/ UCM362232.pdf. Accessed2013.

White NJ. A vaccine for malaria (editorial). N Engl J Med. 2011; 365:1925-1927.

TOXOPLASMOSIS

Morella Bouchard

INTRODUCCIÓN

La toxoplasmosis es una zoonosis cosmopolita común en el hombre, aunque generalmente no ocasiona manifestaciones clínicas. Mediante pruebas serológicas se ha demostrado una prevalencia en Venezuela, que oscila entre un 14 y 88%. Es causada por *Toxoplasma gondii,* protozoario perteneciente a la clase Sporozoa, de forma semilunar y proliferación intracelular obligada.

La enfermedad tiene dos fases en su ciclo evolutivo: la *asexual*, que se desarrolla en un huésped intermediario como hombre, oveja, cerdo o ratón, y la *sexual* o principal, en la que se aloja en el huésped definitivo, el gato. En el hombre, el ciclo se inicia con la ingestión de ovoquistes esporulados presentes en el suelo, agua, alimentos o quistes tisulares incluidos en carnes poco cocinadas. Por acción del jugo gástrico, los ovoquistes liberan esporozoitos y los quistes tisulares bradizoitos. Los bradizoitos, resistentes a los jugos gástricos, se albergan en el intestino Delgado, en donde se multiplican y transforman en taquizoitos invasores, que por vía hematógena invaden diferentes áreas como el sistema mononuclear fagocítico (histiocitos y macrófagos), SNC, retina, hígado y músculo esquelético. Ya en los tejidos, por la presión de la respuesta inmune, los taquizoitos se enquistan para formar los quistes tisulares que contienen múltiples bradizoitos y se genera la formación aguda de anticuerpos. Los quistes tisulares pueden permanecer latentes en los tejidos de por vida, pero en condiciones de inmunosupresión pueden ser liberados e invadir órganos blancos (toxoplasmosis del SNC u ocular). La *fase sexual* ocurre en el intestino del gato. Se inicia con la ingestión de quistes tisulares que contienen bradizoitos, que se transforman en gametos y luego originan zigotos que al fusionarse forman los ovoquistes no esporulados, que al ser expulsados por las heces al suelo se convierten en las formas infectantes orales u ovoquistes

935

esporulados que contienen numerosos esporozoitos para el hombre o cualquier mamífero (ovino, porcino o vacuno).

MANIFESTACIONES CLÍNICAS

La toxoplasmosis puede presentarse en forma aguda o crónica, sintomática o asintomática. La mayoría de las personas infectadas permanece asintomática o presenta solo síntomas leves. Sin embargo, puede causar morbilidad significativa y mortalidad en dos situaciones: en individuos inmunocomprometidos por la primoinfección o reactivación de la forma latente y en el desarrollo del feto durante la primoinfección de la mujer embarazada. El compromiso ocular es la forma clínica más frecuente de la toxoplasmosis y por ende de impacto epidemiológico.

Personas inmunocompetentes. En adultos y niños inmunocompetentes, el 90% de las infecciones primarias es asintomático; la sintomática suele ser autolimitada y en pocas situaciones requiere tratamiento. Las manifestaciones clínicas son inespecíficas, como linfadenopatías cervicales o generalizadas indoloras, fiebre, mialgias, astenia y cefalea, además de exantema máculopapular. Rara vez se observa hepatoesplenomegalia, miocarditis, polimiositis neumonitis, meningoencefalitis o hepatitis. En ocasiones pueden observarse linfadenopatías crónicas hasta por seis meses.

Personas inmunocomprometidas. Se consideran en este caso personas con SIDA y uso de citotóxicos (recipientes de trasplantes de órganos o pacientes con cáncer). Generalmente se presenta como consecuencia de la reactivación de una infección crónica latente. El sitio más afectado es SNC, aunque puede ocurrir en forma simultánea o aislada coriorretinitis, neumonitis o miocarditis. La encefalitis dada por múltiples focos de necrosis y nódulos de la microglia puede ocasionar desde un proceso subagudo que evoluciona en semanas o un estado confusional agudo con fiebre, convulsiones, hemiparesia, hemianopsia, trastornos cerebelosos y sensitivos. Los pacientes con SIDA pueden presentar múltiples abscesos cerebrales.

Toxoplasmosis congénita. La toxoplasmosis congénita se desarrolla por la invasión transplacentaria de taquizoitos al feto. Esta forma de infección ocurre cuando la mujer embarazada desarrolla una infección aguda o primaria. El riesgo para el feto en el primer trimestre es de 10-25%, en el segundo de 30-54% y en el tercero de 60-65%. Si ocurre tempranamente puede ocasionar un aborto espontáneo (nunca abortos seguidos) o muerte fetal en el útero, y en los nacidos vivos ocasiona hidrocefalia, microcefalia, meningoencefalitis, calcificaciones intracraneales y coriorretinitis, o signos de infección generalizada como hepatoesplenomegalia, ictericia, erupción cutánea, anemia y trombocitopenia. Si ocurre al final del embarazo se produce una toxoplasmosis congénita subclínica en el nacimiento (88%) que ocasiona, meses o años después, lesiones oculares.

Por lo general, las madres que dan a luz un hijo con toxoplasmosis congénita no saben que han sufrido la infección durante el embarazo y en las gestaciones subsiguientes el riesgo de tener otro caso similar es inexistente. Esto significa que una mujer embarazada con serología negativa para la toxoplasmosis debe extremar las medidas profilácticas durante el embarazo para evitar la infección; así, la serología positiva previa indica que no hay riesgo de primoinfección.

Toxoplasmosis ocular. Puede ser resultado de infección aguda, reactivación de la forma crónica o consecuencia de la infección congénita. Es responsable del 30 al 50% de las uveitis posteriores en individuos inmunocompetentes. La manifestación más frecuente es la coriorretinitis, que se presenta en forma recurrente con focos de retinitis aguda adyacente a cicatrices de lesiones antiguas. Estas reactivaciones se presentan cuando, por factores no claramente identificados, los parásitos contenidos en los quistes oculares son liberados hacia las células retinianas, en donde originan una respuesta inflamatoria local. Las manifestaciones clínicas son visión borrosa, fotofobia, dolor ocular, ojo rojo, presión ocular alta y ceguera.

DIAGNÓSTICO

La toxoplasmosis es una enfermedad de difícil diagnóstico clínico y parasitológico, pues no es fácil demostrar el agente etiológico y establecer la relación entre la infección y la enfermedad. El diagnóstico se basa principalmente en métodos indirectos como los serológicos, pero también en métodos de detección directa del parásito. En muchos casos es necesario combinarlos para conseguir una adecuada evaluación.

La respuesta inmune en la infección primaria se caracteriza por la aparición de IgM específica, que ocurre en la primera semana posterior a la infección, alcanza su pico máximo a la 2 a 4 semanas cuando comienza a declinar hasta desaparecer y en ocasiones puede durar más de 2 años. La IgA tiene una duración más corta, entre 4 y 5 meses, aunque puede persistir positiva más de un año. La IgG se evidencia 2 semanas después de la infección, alcanza su pico entre 2 a 6 semanas y puede ser detectada de por vida. La presencia de una serología positiva *solo para IgG* nos indica la exposición previa al parásito y, obviamente, excluye la infección aguda. En caso del diagnóstico de infección aguda, el problema es más complejo, dado que los resultados falsos positivos y la persistencia de títulos de IgM por años dificultan una correcta interpretación. *Títulos altos de IgM con títulos de IgG negativa o bajos títulos sugieren infección aguda; por el contrario, títulos bajos de IgM con altos de IgG sugieren infección crónica.* Estos anticuerpos IgG pueden ser detectados después de 3 semanas de la infección por técnicas como prueba de tinción o Dye de Sabin-Feldman, hemaglutinación indirecta (HAI), ELISA o inmunofluorescencia indirecta (IFI). Recientemente se ha introducido la determinación de la avidez de la IgG, que se basa en el incremento a través del tiempo de la afinidad funcional (avidez) entre la IgG específica a *T. gondii* y su antígeno. Valores bajos de avidez (<30%) nos indican una formación de anticuerpos inferior a 3 meses, y una alta avidez (>70%) orienta a una infección crónica (Tabla 82).

TABLA 82. RESULTADOS DE ESTUDIOS SEROLÓGICOS EN LA DETECCIÓN DE ANTICUERPOS ESPECÍFICOS Y AVIDEZ DE LA IgG ANTI-T. GONDII

IgM	IgA	IgG	Avidez	Diagnóstico
Negativo	Negativo	Negativo	NR	No existe infección, tomar medidas preventivas
Positivo	Negativo	Negativo	NR	Probable Infección aguda
Positivo	Positivo	Negativo	NR	Probable Infección aguda
Positivo	Positivo	Positivo	Baja	Probable Infección aguda
Positivo	Positivo	Positivo	Alta	Infección crónica
Positivo	Negativo	Positivo	Alta	Infección crónica
Negativo	Negativo	Positivo	Alta	Infección crónica
NR: no efectuado				

El diagnóstico neonatal es complicado porque los anticuerpos IgM e IgA y la PCR en sangre y LCR pueden ser falsamente negativos. En estos casos puede hacerse mediante la constatación de un ascenso significativo de los anticuerpos IgG o su persistencia después del año de vida.

La detección directa del parásito puede hacerse por su visualización en el frotis de cualquier líquido o tejido (sangre, esputo, LCR o muestras de órganos), lo cual es posible en raras ocasiones, o por métodos de inoculación del ratón y cultivos celulares. Estos métodos tradicionales tienen la desventaja de ser poco sensibles, además de arrojar resultados tardíos de hasta 6 semanas para obtener un diagnóstico. En la actualidad, la identificación molecular por la amplificación de un segmento de ADN del parásito (PCR) ofrece la ventaja de una mayor sensibilidad y rapidez.

En el compromiso del SNC se debe practicar una TC, que puede revelar encefalitis, imágenes en masa, nodulares y anillos con doble contraste, muy característicos de toxoplasmosis. El LCR muestra pleocitosis linfocitaria (10 a 15 células/mm³), ligera hiperproteinorraquia y aumento de las gammablobulinas.

TRATAMIENTO

Se consideran pacientes para ser tratados por toxoplasmosis los niños nacidos con infección congénita, las mujeres que adquieren la infección durante el embarazo, los pacientes con SIDA y los que presentan toxoplasmosis ocular. No se recomienda tratamiento en pacientes con linfadenopatías y moderados síntomas constitucionales, muy comunes en la práctica diaria; estos son objeto de tratamientos farmacológicos innecesarios presionados por el paciente, la familia y el 'amable' consentimiento del médico. Los mejores tratamientos son la combinación de pirimetamina más sulfadiazina, por su sinergismo; como alternativa de la sulfadiazina están TMP/SMX, clindamicina, macrólidos o dapsona. La espiramicina se emplea en la mujer embarazada porque la pirimetamina es teratogénica. Estos medicamentos eliminan los taquizoitos pero no tienen efecto sobre los quistes tisulares.

Pirimetamina. Se utiliza en la toxoplasmosis aguda, congénita, ocular y cerebral. Antagoniza la síntesis de ácido fólico, necesaria para el desarrollo del parásito. Por esta razón, para evitar en el paciente la aparición de glositis, trombocitopenia, leucopenia y anemia megaloblástica por déficit de ácido fólico se le administra ácido folínico (no el ácido fólico porque este, más bien inhibe la acción de la pirimetamina) a la dosis de 5 a 20 mg VO tres veces por semana hasta una semana después de haber suspendido la pirimetamina. La dosis de pirimetamina recomendada es de 200 mg VO OD el primer día, y luego, 50 a 75 mg OD por 4 semanas. Se debe combinar con la sulfadiazina, que es la sulfa que ofrece el mejor sinergismo con la pirimetamina; la dosis es de 1 a 1.5 g VO QID por 4 semanas y es indispensable la ingestión de líquidos abundantes. Si existe coriorretinitis o meningitis se agrega prednisona durante la fase aguda.

Clindamicina. También se emplea como alternativa de la sulfadiazina, combinada con la pirimetamina, particularmente en pacientes con SIDA que padezcan toxoplasmosis cerebral. La dosis es variable según la gravedad del paciente, generalmente de 600 mg VO o EV cada 6-8 horas.

Espiramicina. Se usa en la mujer embarazada. La dosis es de 1 g VO cada 8 horas, con el estómago vacío, hasta el parto (reduce la infección fetal hasta en un 60%).

Corticoesteroides. Se deben emplear solo en toxoplasmosis congénita, meningoencefalitis, pacientes con SIDA y coriorretinitis aguda. La prednisona se usa a la dosis de 1 mg/Kg VO diarios hasta la mejoría clínica del LCR o cuanto la inflamación amenazante de la vista haya cedido.

Las recomendaciones para las diferentes formas clínicas son:

Prenatal. Persigue dos objetivos: disminuir el riesgo de infección fetal y reducir las secuelas de los fetos infectados. La transmisión vertical es menor con el uso de espiramicina cuando se inicia en las tres semanas siguientes a la seroconversión. Hay que mantenerla hasta la semana 16 o 18, seguida de al menos 4 semanas de terapia combinada de pirimetamina, sulfadiazina y ácido fólico, ya que la espiramicina no es tan efectiva como la pirimetamina para eliminar los taquizoitos.

Congénita. Depende de si es sintomática o asintomática (Tabla 83).

TABLA 83. TRATAMIENTO DE LA TOXOPLASMOSIS CONGÉNITA

Características de la infección	Tratamiento	Dosis	Duración
Infección congénita sintomática	P	Inicio: 1 mg/Kg/12h, durante 48h Posteriormente: 1 mg/Kg/día hasta los 6 meses. Del mes 6 al 12: 1 mg/Kg lunes, miércoles y viernes. Dosis máxima: 25 mg.	12 meses
	S	100 mg/Kg/día, repartidos en dos dosis	12 meses
	AF	5-10 mg/ 3 días por semana	12 meses y una semana

Infección congénita sintomática con afectación del LCR o coriorretinitis activa con alt. de la visión[a]	P+S+AF	Igual que en el apartado anterior	Igual que en el apartado anterior.
	+Corticoesteroides	1 mg Kg/día, repartidos en dos dosis	Hasta normalización del LCR o reducción de la inflamación de la retina
Infección congénita asintomática	P+S+AF[b]	Igual que en el primer apartado. En esta situación a partir del mes 2-6 puede pasarse a administrar dosis de pirimetamina en días alternos hasta el mes 12	12 meses
Infección dudosa	P+S+AF	Igual que en el primer apartado	Se mantiene hasta descartar la infección (seguimiento de IgG). De confirmarse, la pauta se mantendrá durante 12 meses

AF: ácido folínico P: pirimetamina S: sulfadiazina

a. Se considera que el LCR está alterado si las proteínas son > 1 g/dl. Coriorretinitis activa que afecte a la mácula o esté cerca de ella.

b. No hay información sobre el tratamiento de la infección asintomática. La mayoría de los expertos recomienda tratamiento durante 12 meses. Una alternativa en esta situación sería plantear un tratamiento corto de 3 meses siguiendo las recomendaciones de los autores daneses. Tomado de Baquero-Artigao y col, 2013.

Inmunosuprimidos. En pacientes con afectación cerebral se usa la pirimetamina a la dosis de 100 mg VO cada BID el primer día; luego, 75 mg diarios, más sulfadiazina, 1 a 1.5 g VO C/6h por 4 a 6 semanas o TMP/SMX, 10/50 mg Kg diarios dividida cada 12 horas por 30 días. También se usa como alternativa de la sulfadiazina cualquiera de los siguientes fármacos: clindamicina, 600 mg EV cada 6 horas; claritromicina, 1 g VO BID; azitromicina, 1 a 1.5 g VO OD o dapsona, 100 mg VO OD por 4 a 6 semanas. En pacientes con SIDA y toxoplasmosis cerebral se mantiene el tratamiento de por vida en la forma siguiente: pirimetamina, 50 mg VO diarios; sulfadiazina, 0.5 a 1 g cada 6 horas más ácido folínico.

Ocular. El objetivo del tratamiento es detener la multiplicación del parásito durante el periodo activo de la retinocoroiditis y minimizar el daño de la retina y el disco óptico. El medicamento ideal debería ser capaz de eliminar parásitos, quistes, alcanzar concentraciones óptimas en el segmento posterior y tener un perfil de tolerancia aceptable. Ninguna de los disponibles actualmente cumple estos criterios. Debido a la naturaleza autolimitada de la enfermedad y las reacciones de hipersensibilidad a los medicamentos se sugiere tratar a los pacientes con lesiones en la arcada vascular del polo posterior (zona 1), vitritis densa o inflamación ocular severa. En estos casos, el esquema clásico por un mes de pirimetamina, sulfadiazina y corticoesteroides sigue siendo el más recomendado.

TRATAMIENTO PROFILÁCTICO DE LA TOXOPLASMOSIS

1. No consumir carnes crudas o mal cocinadas
2. Evitar el contacto con gatos o sus deyecciones, particularmente las mujeres embarazadas
3. Alimentar a los gatos caseros con comidas cocidas, enlatadas o desecadas

REFERENCIAS

ALARCÓN DE NOYA B, ROMERO J, SÁNCHEZ E, JESÚS L, SALINAS R, ORTIZ L PACHECO M, DÍAZ-BELLO Z, MAURIELLO L, SOTO M, DÍAZ MP, LÓPEZ-MORA JA. Despistaje de toxoplasmosis y enfermedad de Chagas en la Consulta Prenatal del Hospital Universitario de Caracas. Rev Obstet Ginecol Venez. 2010. 70 (2):75-81.

BAQUERO-ARTIGAO F, DEL CASTILLO MARTÍN F, FUENTES CORRIPIO I, GONCÉ MELLGREN A, FORTUNY GUASCH C, DE LA CALLE FERNÁNDEZ-MIRANDA M ET AL. Guía de la Sociedad Española de Infectología Pediátrica para el diagnóstico y tratamiento de la toxoplasmosis congénita. An Pediatr (Barc). 2013; 79(2):116.e1-116.e16.

BODAGHI B, TOUITOU V, FARDEAU C, PARIS L, LEHOANG P. Toxoplasmosis: new challenges for an old disease. Eye (Lond). 2012; 26 (2):241.

CASTILLO F. Toxoplasmosis Congénita. Una enfermedad con demasiadas interrogantes. Ann Pediatr. 2004; 61: 115-117.

DE LA ROSA M, BOLÍVAR J, PÉREZ H. *Toxoplasma gondii* infection in Amerindians of Venezuelan Amazon. Medicina (B Aires). 1999. 59:759-62.

DIAZ-SUÁREZ O, ESTEVEZ J. Seroepidemiology of toxoplasmosis in women of childbearing age from a marginal community of Maracaibo, Venezuela. Rev Inst Med Trop Sao Paulo. 2009. 51(1):13-7.

FILISETTI D AND CANDOLFI E. Immune response to Toxoplasma gondii. Ann Ist Super Sanità. 2004; 40:71-80.

HOTOP A,HLOBIL H, GROSS U. Efficacy of rapid treatment initiation following primary Toxoplasma gondii infection during pregnancy. Clin Infect Dis. 2012; 54(11):1545-52.

LAPPALAINEN M AND HEDMAN K. Serodiagnosis of toxoplasmosis. The impact of measurement of IgG avidity. Ann Ist Super Sanità 2004; 40:81-88

MARTÍNEZ MÉNDEZ D, MARTÍNEZ LEAL E, OBERTO L Y NAVAS P. Seroprevalencia de la toxoplasmosis en mujeres que asistieron al Hospital "Dr. Rafael Gallardo". Coro, estado Falcón. Rev. Soc. Ven. Microbiol. 2009; 29 (1):49-51.

MONTOYA J & LIESENFELD O. Toxoplasmosis. Lancet 2004; 363 (9425):1965-76

PARK YH, NAM HW. Clinical features and treatment of ocular toxoplasmosis. Korean J Parasitol. 2013; 51(4):393-9.

RORMAN E, ZAMIR CH, RILKIS I & BEN-DAVID H. Congenital toxoplasmosis-prenatal aspects of Toxoplasma gondii infection. Reprod Toxicol 2006; 21: 458-72

SEDDON J AND BHAGANI S. Antimicrobial therapy for the treatment of opportunistic infections in HIV/AIDS patients: a critical apprasail. HIV AIDS (Auckl). 2011;3:19-33

SUZUKI Y. Immunopathogenesis of Cerebral Toxoplasmosis. The Journal of Infectious Diseases 2002;186:234-240

SWITAJ, K, MASTER A, SKZYPCZAK M AND ZABOROWSKI P. Recent trends in molecular diagnostic for Toxoplasma gondii infections. Clin Microbiol Infect. 2005; 11:170-76.

THIÉBAUT R, LEPROUST S, CHÊNE G, GILBERT R. SYROCOT (Systematic Review on Congenital Toxoplasmosis) study group. Effectiveness of prenatal treatment for congenital toxoplasmosis: a meta-analysis of individual patients' data. Lancet. 2007;369(9556):115-22.

TRIOLO-MIESES M, TRAVIEZO-VALLES L. Seroprevalencia de anticuerpos contra Toxoplasma gondii en gestantes del municipio Palavecino, estado Lara, Venezuela. Kasmera. 2006. 34 (1): 07-13.

URDANETA H, RAMÍREZ A, MUÑOZ J. Toxoplasmosis: Evaluación seroepidemiológica
efectuada en Trujillo. Boletín de la Dirección de Malariología y
saneamiento ambiental 1990. XXX: 39- 47.

LEISHMANIASIS VISCERAL O KALA-AZAR

Olga Zerpa

INTRODUCCIÓN

La leishmaniasis visceral o kala-azar (fiebre negra) es una zoonosis potencialmente mortal con amplia distribución geográfica tanto en el viejo como en el nuevo mundo. Su permanencia es asegurada por la existencia de una cadena epidemiológica constituida por fuentes de infección, agentes transmisores y hospedadores susceptibles. Es endémica en el medio rural y no es raro que aparezcan varios pacientes en una misma casa o en el vecindario durante el lapso de semanas o meses, y ha ocurrido un desplazamiento del hombre a zonas urbanas marginales. Tiene como reservorio animales selváticos y como huéspedes accidentales el hombre y el perro.

En Venezuela, desde 1995 hasta el 2000 se registraron 242 casos en 12 entidades federales (Anzoátegui, Aragua, Cojedes, Carabobo, Falcón, Guárico, Lara, Nueva Esparta, Portuguesa, Sucre y Trujillo). La tasa de incidencia fue de 0.2 casos por 100.000 habitantes. Los estados con mayor incidencia fueron Nueva Esparta, Anzoátegui, Lara, Sucre, Aragua y Guárico, con tasas variables entre 3.8 y 0.1 por 100.000 habitaciones por año. Esta enfermedad afecta especialmente a los niños y adolescentes del sexo masculino, ocasionalmente al adulto desnutrido y a pacientes con SIDA.

La enfermedad es producida por protozoarios flagelados pertenecientes a la familia *Trypanosomatidae*, género *Leishmania* y subespecie *Viannia*. Son parásitos eucariotas intracelulares obligados que atacan los macrófagos y dañan el sistema mononuclear fagocítico de muchos órganos (bazo, hígado, médula ósea y ganglios linfáticos). Presentan una forma flagelada o promastigote, que se multiplica en el tubo digestivo del insecto vector y una forma no flagelada o amastigote que se reproduce en los tejidos de los hospederos vertebrados. En Venezuela fue identificada *L. chagasi* (*L. infantum* en el viejo mundo)

945

en muestras de pacientes y perros del estado Nueva Esparta y Trujillo. *L. amazonensis, L. columbiensis* y *L. mexicana* se ha reportado ocasionalmente como productoras de leishmaniasis visceral en América. En Europa, *L. infantum* es el agente etiológico más importante, y *L. donovani* en África y la India.

Como reservorio y fuente de infección se han identificado los cánidos; en el viejo mundo, el lobo (*Canis lupus*) y el chacal (*Canis aureus*), pero por la distancia entre ellos y los humanos no se les considera una fuente de infección importante. En América se encuentra infectado el zorro cangrejero (*Cerdocyon thous*) y los marsupiales didélfidos; sin embargo, el perro doméstico (*Canis familiaris*) es el reservorio y fuente de infección más importante en el viejo y nuevo mundo.

La enfermedad es trasmitida por un díptero malvolador perteneciente a la familia *Psychodidae*, género *Lutzomyia*, llamado comúnmente *flebotótomo*, cuyo nombre autóctono varía en las diferentes zonas geográficas. Las especies *Lutzomyia longipalpis* y *L. evansi* están involucradas en la transmisión de la enfermedad en Aragua, Carabobo y Nueva Esparta. La transmisión puede ser *antroponótica* (el vector transmite la infección de un ser humano infectado al hombre sano) o *zoonótica* (de un reservorio animal al humano). El mosquito hembra transmite la enfermedad por una picadura dolorosa y pruriginosa; cuando la persona la percibe, aplasta el insecto y al rascarse favorece la penetración del parásito flagelado (promastigote) a través de la pequeña abrasión. El período de incubación de la enfermedad es de aproximadamente 1 a 12 meses, aunque se han reportado períodos de incubación de hasta 10 años.

MANIFESTACIONES CLÍNICAS

Un alto porcentaje de individuos infectados por *Leishmania* que habitan en áreas endémicas puede presentar una enfermedad subclínica sin manifestaciones clínicas evidentes o síntomas muy leves y vagos que generalmente pasan desapercibidos y un aumento transitorio de anticuerpos antileishmania. Un 5% de los casos presenta una forma cutánea de leishmaniasis después del tratamiento denominada *leishmaniasis dérmica post-kalazar,* caracterizada por la presencia de máculas, placas y nódulos generalizados que contienen abundantes parásitos

El inicio de la leishmaniasis visceral puede ser repentino, como ocurre frecuentemente en niños pequeños, o insidioso en los infantes más grandes, adolescentes y adultos. Sin embargo, generalmente, la enfermedad comienza con fiebre insidiosa y prolongada a predominio nocturno, posteriormente se hace irregular u ondulante, en ocasiones con dos picos máximos diarios (mañana y tarde) acompañados de sudoración. Otros síntomas son anorexia, adelgazamiento, astenia, epistaxis, vómito, diarrea y tos. A veces cursa con episodios psicóticos y depresión. El examen físico revela un abdomen globuloso, hepatomegalia moderada (66-93%), esplenomegalia gigante blanda e indolora (95-100%), linfadenopatías generalizadas no dolorosas, firmes y móviles (36-84%) y edema de miembros inferiores por hipoalbuminemia.

Puede presentarse una púrpura trombocitopénica, ictericia, anemia severa, leucopenia, hipergammaglobulinemia (fundamentalmente IgG) y, eventualmente, hipertensión portal por fibrosis hepática. Son complicaciones frecuentes las infecciones, en particular la bronconeumonía, las hemorragias y la glomerulonefritis por complejos inmunes. Las recaídas de la enfermedad ocurren hasta en un 50%, inclusive un año después de haber culminado el tratamiento con meglumina. Son inusuales la amiloidosis secundaria y la fibrosis hepática que llevan a la hipertensión portal. La enfermedad se confunde fácilmente con paludismo, fiebre tifoidea, leptospirosis, la enfermedad de Hodgkin y leucemias.

DIAGNÓSTICO

El diagnóstico consiste en pruebas generales, métodos para identificar el parásito y pruebas inmunológicas.

Pruebas generales

1. Anemia. Generalmente es mixta (microcítica, macrocítica o normocítica, con anisocitosis, poiquilocitocis y policromtofilia). Puede haber hemólisis autoinmune, trombocitopenia porhiperesplenismo y hemorragias digestivas

2. Leucopenia (2-3 x 10^9/L), agranulocitosis y linfocitosis relativa

3. Inversión del índice albúmina/globulina: hipoalbuminemia marcada con hipergammaglobulinemia policlonal. La relación albúmina/globulina se encuentra invertida

4. Proteinuria y hematuria, si existe una glomerulonefritis

5. Pruebas hepáticas. Pueden encontrarse elevadas las aminotransferasas hasta 5 veces sus valores normales, y la GGT hasta 3 veces. Los niveles de bilirrubina total y directa suelen ser normales.

6. Varias. Pueden encontrarse complejos inmunes circulantes (AAN+) y factor reumatoide.

Métodos de identificación del parásito

1. Tinción con Giemsa. Se hace un extendido de una muestra de aspirado, biopsia de bazo o de médula ósea y se tiñe. Se observan las formas amastigotes del parásito en el interior de los macrófagos o dispersos, por la ruptura de estas células; tiene una sensibilidad en el frotis del bazo de 95%, médula ósea 60% y ganglios 55%.

2. Cultivo. La leishmania crece en cultivos de agar-sangre de conejo al 10%. Se observan los parásitos en la formas promastigotes.

3. Biopsia ganglionar y la punción esplénica. Pueden mostrar el parásito en el 60% de los pacientes.

INMUNODIAGNÓSTICO

1. ELISA. Es altamente sensible pero poco específica. El objeto de esta técnica es la detección de anticuerpos circulantes contra *L. chagasi* en el suero del paciente, para lo cual se utilizan antígenos específicos (promastigotes) de *L. donovani*

2. Prueba indirecta de anticuerpos inmunofluorescentes (IFAT)

3. Prueba inmunocromatográfica rápida. Se basa en la detección de anticuerpos contra un antígeno recombinante, rk39 de *L. infantum*. Tiene una sensibilidad ~de 98% y una especificidad de 90%.

4. Prueba cutánea con la leishmanina (prueba de Montenegro). Se basa en un tipo de sensibilidad tardía contra antígenos de *Leishmania* que se hace positiva a las 6 u 8 semanas después de curada la enfermedad, razón por la que se usa para diagnósticos tardíos. Consiste en la inyección intradérmica 0.1 ml de promastigotes muertos, cuya reacción es positiva cuando a las 48 horas se produce una pápula indurada > de 5 mm.

5. Reacción en cadena de la polimerasa. Su objetivo es la detección del ADN del parásito infectante. Esta técnica permite la identificación de la especie pero está limitada a laboratorios especializados.

TRATAMIENTO

Antes de iniciar el tratamiento deben ser estabilizadas las condiciones clínicas del paciente, como anemia, desnutrición e infecciones concomitantes.

Los medicamentos utilizados son los compuestos de antimonio pentavalente (antimoniato de meglumina y estibogluconato de sodio), anfotericina B, paromomicina, miltefosina, pentamidina e interferón gamma.

Antimoniato de meglumina *o N-metil-glucamina* (Glucantime). Es el tratamiento de elección para la leishmaniasis visceral. Es un antimonio pentavalente cuyo mecanismo de acción es inhibir la *fosfofrutoquinasa* del amastigote, por lo que se bloquea la producción de ATP y no se absorbe por el tubo digestivo. Cuando se usa en las etapas iniciales de la enfermedad se obtiene una curación hasta del 90%. La dosis recomendada por la OMS es de 20 mg/kg/día (máximo, 4 ampollas; cada una de 5 ml, que contiene 425 mg de antimonio pentavalente) IM o EV por 30 días continuos, y si el paciente no presenta completa mejoría puede extenderse hasta por 40 días. La vía IM es recomendada para niños en una dosis única diaria. En adultos que requieren una dosis mayor se recomienda administrar las ampollas en una infusión diluida en 100 ml de dextrosa al 5%, EV en 10 minutos. Las dosis mayores de 3 ampollas deben dividirse en dos aplicaciones diarias. En los casos de recidiva de la enfermedad se debe repetir un segundo tratamiento con la misma dosis por 40 días antes de considerarse la resistencia al tratamiento con antimoniales.

El glucantime, en el 40% de los casos produce fatiga, mialgias, artralgias, diarrea, tos, erupción cutánea, hemorragias, pancreatitis, agranulocitosis, neumonía y está contraindicado en el embarazo. Dado que es hepatotóxico, nefrotóxico y cardiotóxico es preferible el tratamiento hospitalario y controles seriados de bilirrubina, enzimas hepáticas, creatinina y evaluación cardiovascular continua. El ECG puede revelar elevación cóncava del segmento ST, aplanamiento de la onda T y prolongación del QTc > de 0.5 seg, lo que advierte una arritmia ventricular y muerte súbita. Los criterios de cura son desaparición de la fiebre y disminución de la visceromegalia (el bazo disminuye un 50% al final del tratamiento). Si el paciente es refractario al tratamiento y se ha confirmando que este se ha cumplido regularmente, deben utilizarse los otros medicamentos.

En pacientes con leishmaniasis visceral y SIDA, el tratamiento de elección sigue siendo la meglumina y para evitar recaídas se debe administrar anfotericina B, 1 mg/kg/día EV, máximo 50 mg por aplicación, dos veces por semana por tiempo indefinido.

Anfotericina B convencional. Antibiótico poliénico derivado del cultivo del *Streptomyces nodosum* que se emplea solo cuando hay resistencia o toxicidad con el uso de los antimoniales pentavalentes ola paromomicina. Con una sola serie se obtiene una curación de hasta el 98%. La droga se une a las membranas celulares que contienen colesterol. La dosis es de 1 mg/kg EV diario por 15-20 días o cada tercer día por 8 semanas (para un total de 15 a 20 mg/kg). La primera dosis diaria debe ser de 0.5 mg/Kg EV en solución glucosada al 5% para observar la tolerancia; al cuarto día, si es tolerada, se aumenta a 0,5 mg/kg hasta 1 mg/kg/día (revisar las técnicas de administración de este medicamento: como es fotolábil se debe proteger con papel aluminio o carbón). Los efectos colaterales son flebitis, cefalea, fiebre, astenia, mialgias, artralgias, vómitos e hipotensión. En vista de poseer un gran efecto hepatotóxico, nefrotóxico y hematológico, es conveniente controlar cada 2 a 3 días aminotransferasas, fosfatasa alcalina, bilirrubina, creatinina, electrólitos y orina.

Anfotericina B liposomal. Aprobada por la FDA en huéspedes inmunocompetentes. Posee menos efectos colaterales que la anfotericina convencional sin embargo se puede observar fiebre, escalofríos, vómitos, flebitis local, falla renal, hipopotasemia, miocarditis e hipoplasia medular. Posee una semivida terminal ~ de 150 h. La dosis es de 3 mg/kg EV diaria en una a dos horas, los días 1 al 5, 14 y 21 (dosis total, 21 mg/kg). Otros regímenes alternos son 10 mg/kg los días 1 y 2 o 10 mg/kg como dosis única.

Paromomicina (aminosidina). Es un aminoglucósido antileishmánico que puede actuar de forma sinérgica con los antimoniales pentavalentes. La dosis sugerida es 11 mg/kg/día IM por 21 días, conjuntamente con antimoniato de meglumina, 20 mg/kg/día por el mismo período de tiempo, en inyecciones separadas. El efecto colateral más importante es hepatotóxico y nefrotóxico, por lo que se recomienda ir evaluando la urea y creatinina antes y durante el tratamiento.

Miltefosina. Es un fosfolípido alquilado análogo de la fosfocolina que inhibe las señales transmembranas y la síntesis de la membrana celular. Tiene una vida media ~ de 150-200 h. Originalmente se desarrolló como droga antineoplásica. Ha sido usado en India para el tratamiento de leishmaniasis visceral a la dosis de 2- 2.5 mg/kg/día (máximo, 150 mg/día) VO por 28 días. Tiene una buena tolerancia y una tasa de curación de 95%, pero tiende a crear resistencia. Los efectos colaterales más frecuentes son vómitos, diarrea, elevación de la AST y de la creatinina sérica. Se han descrito efectos teratogénicos en animales y anormalidades oftalmológicas en roedores; sin embargo, estudios multicéntricos en la India no observaron alteraciones oftalmológicas en pacientes tratados con esta droga.

Pentamidina. Es otra alternativa en caso de dificultades con los medicamentos anteriores. Es una diamina aromática que posee efectos colaterales importantes como anorexia, astenia, vómitos, hipotensión, hipoglicemia, pancreatitis, arritmias cardíacas, discrasias sanguíneas y nefrotoxicidad reversible. La dosis es de 2 a 4 mg/Kg IM o EV en días alternos durante 5 semanas. En la leishmaniasis cutáneomucosa se emplea por 5 días.

Interferón gamma. En pacientes resistentes a los antimoniales pentavalentes y los otros medicamentos, así como en individuos severamente enfermos, se ha usado la combinación de meglumina a la dosis habitual con interferón gamma recombinante humano, lo que incrementa la muerte intracelular del parásito a la dosis de 100 mg por m^2 IM diarios por 10 a 20 días según la respuesta del paciente.

Terapia combinada. Dada la resistencia a las drogas usadas para la leishmaniasis visceral, sus efectos colaterales y las recidivas de la enfermedad, actualmente se estudia la posibilidad de ofrecer una combinación de los medicamentos antileishmania. Con el uso de varias drogas se lograría reducir tiempo, dosis, efectos colaterales, recidivas, costos e instancia hospitalaria. Es probable que en un futuro prefieran utilizar el tratamiento multidroga para esta enfermedad.

Medidas generales. Reposo en cama, hidratación, transfusiones sanguíneas en caso de anemia, trombocitopenia y leucopenia. Antibioticoterapia para las infecciones intercurrentes. Es importante recordar las medidas profilácticas de la enfermedad en las áreas endémicas (detectar y destruir animales y perros infectados y fumigar con plaguicidas específicos).

REFERENCIAS

ALVAR J ET AL. The relationship between leishmaniasis and AIDS: The second 10 years. Clin Microbiol Rev. 2008; 21: 334.

BALDUCCI V, COLMENARES J, VENTIN MD, RODRÍGUEZ Y, QUIÑONES M Y SALHA ABDUL-HADI S. Hipertensión portal como complicación infrecuente de leishmaniasis visceral. Med. Intern. (Caracas). 1998; 14 (4): 209-213.

CHAPPUIS F ET AL. Visceral leishmaniasis: What are the needs for diagnosis, treatment and control? Nat Rev Microbiol. 2007; 11: 873.

DELGADO O, ORIHUELA R, SCORZA JV ET AL Especificidad y sensibilidad de las téc-
    nicas de contrainmunoelectroforesis e inmunofluorescencia indirecta en
    el diagnóstico de la leishmaniasis visceral. Boletín Venez Infect. 1992;
    3 (1,2): 13-16.

DEN BOER ML ET AL. Developments in the treatment of visceral leishmaniasis.
    Expert Opin Emerg Drugs. 2009; 14: 395.

GUERIN PJ, OLLIARO P, SUNDAR S, ET AL: Visceral leishmaniasis: current status
    of control, diagnosis, and treatment, and a proposed research and
    development agenda. Lancet Infect Dis. 2002; 2: 494-501.

SUNDAR S ET AL. Single-dose liposomal amphotericin B for visceral leishmaniasis
    in India. N Engl J Med. 2010; 362: 504.

VAN GRIENSVEN J ET AL. Combination therapy for visceral leishmaniasis. The
    Lancet Infectious Diseases. 2010; 10 (3) Review.

ESQUISTOSOMOSIS

Nathalie Chacón Fonseca

INTRODUCCIÓN

La esquistosomosis es una infección parasitaria causada por trematodos del género *Schistosoma*. Hay en la actualidad 77 países endémicos, la mitad de los cuales clasificados como los más pobres del planeta. Se calcula que hay 240 millones de personas infectadas (WHO, 2014) por esquistosomosis, 700 millones viven en zonas endémicas y el 85% habita en África subsahariana con más de 200.000 muertes por año. El número de personas tratadas de esta enfermedad aumentó de 12,4 millones en el 2006 a 33,5 millones en 2010. La esquistosomosis intestinal, causada por *Schistosoma mansoni*, prevalece en África, el Caribe, Oriente Medio y Sudamérica (Brasil, Venezuela, Surinam e islas del Caribe). Las otras formas de esquistosomosis son causadas por *S. japonicum* y *S. mekongi*, que prevalecen en Asia y regiones del Pacífico. *S. intercalatum* se encuentra en África (OMS, 2012). La mayor prevalencia de la esquistosomosis ocurre en menores de 30 años de edad, etapa de mayor productividad socioeconómica y la mayor gravedad se presenta en escolares.

En Venezuela, la principal zona endémica de *S. mansoni* es la región centronorte del país (la de mayor densidad de población) y abarca los estados Carabobo, Aragua, Vargas, Distrito Capital y norte del estado Guárico. Entre los hospedadores intermediarios transmisores de la enfermedad se encuentran, en orden de frecuencia, las especies *Biomphalaria glabrata, Biomphalaria prona* y *Biomphalaria stramínea*. Para 1981, la población expuesta era de unos 4.000.000 y en 1987 había alrededor de 50.000 personas infectadas; en los últimos años, la verdadera prevalencia de la enfermedad en Venezuela está subestimada (Incani N, 1987). La eliminación de alrededor de 100 huevos/gramo de heces por cerca del 80% de individuos infectados podría ser la responsable del mantenimiento del foco endémico, hecho que limita las medidas de control (Alarcón de Noya y *cols*, 1999).

La reducción de la morbilidad y mortalidad, la menor intensidad de la carga parasitaria, el control de *Biomphalaria glabrata* y el uso de la serología han sido los logros más importantes en los programas de control en los últimos quince años. Actualmente han mejorado las pruebas inmunológicas para el diagnóstico temprano mediante el uso de enzimas como antígenos (APIA) y péptidos sintetizados derivados de las moléculas del parásitos, tanto en ensayos indirectos para determinar anticuerpos como para ensayos directos encaminados a la captura de antígenos circulantes.Los focos de esquistosomosis en Venezuela se pueden clasificar en:

- *Transmisión pasada.* Se caracteriza por escasos caracoles y pocos casos activos

- *Riesgo potencial.* Presencia de fuentes de aguas contaminadas con material fecal de humanos infectados con *Schistosoma*, cuyos miracidios son capaces de infectar caracoles. Esta zona se caracteriza por personas jóvenes infectadas

- *Reemergente.* Igual al anterior y se han reportado casos activos previamente.

Ciclo de vida del parásito. Los esquistosomas poseen un ciclo de vida complejo que comprende un caracol como hospedador intermediario y hospedadores definitivos como el hombre y algunos roedores silvestres. De los huevos expulsados con las heces del hospedador definitivo (hombre infectado) emergen *miracidios* que penetran en el cuerpo del molusco, allí se transforman en esporoquistes primarios, luego, en esporoquistes secundarios y finalmente emergen como *cercarias* (*fase asexual del ciclo*). Las *cercarias* emergen por el manto del caracol, estimuladas por la elevación de la temperatura y el aumento de la intensidad de la luz del medio ambiente, nadan y pueden penetrar e infectar al hombre u otro vertebrado. Durante la penetración en la piel del hospedador, la *cercaria* pierde la cola y sufre una serie de cambios que la transforman en *esquistosómulos*; estos permanecen alrededor de 48 horas en la piel y migran luego por vía sanguínea hacia los pulmones, en donde se acumulan cerca del 5° o 7° día. Los parásitos salen de los pulmones a la circulación general para ubicarse en el sistema porta, en donde continúan su crecimiento hasta diferenciarse en vermes adultos (machos y hembras). Después de aparearse (*fase sexual del ciclo*), migran hacia su hábitat definitivo: para la esquistosomosis intestinal es a las venas mesentéricas y para la urinaria a las cercanas a la vejiga. Alrededor de 6 a 7 semanas después de iniciar la infección, la hembra comienza a depositar los huevos y un 50% de los cuales atraviesa la pared intestinal y pasa a las heces, que al ser eliminadas en los cursos de agua dulce, los huevos pueden eclosionar y liberar los *miracidios* para iniciar un nuevo ciclo. La otra mitad de los huevos no logra salir al exterior y queda atrapada en los tejidos, principalmente en el intestino, vejiga, pulmones o hígado, dependiendo de la especie de *Schistosoma*, en donde ocasionan las lesiones inmunopatológicas que caracterizan la enfermedad.

Las lesiones observadas en la infección son causadas por la acción directa del parásito, pero mayormente por la respuesta inmunomoduladora del huésped definitivo. Las principales manifestaciones clínicas derivan de la reacción inflamatoria que se genera alrededor de los huevos atrapados en los tejidos y secundariamente por las *cercarias* y *esquistosómulos*. Por estos mecanismos se conocen cuatro eventos inmunopatológicos en la esquistosomosis intestinal: dermatitis cercariana, toxemia (fiebre de Katayama), síndrome nefrótico y granulomas bilharzianos (Tabla 84). Clínicamente se reconocen cinco fases de la enfermedad: toxémica, intestinal, hepatointestinal, hepatoesplénica compensada y hepatoesplénica descompensada.

TABLA 84. FORMAS INMUNOPATOLÓGICAS DE LA ESQUISTOSOMOSIS

FASE	CLÍNICA	INMUNOPATOLOGÍA
I Dermatitis cercariana	Lesiones papulares, eritema, prurito. Pulmón (síndrome de Löeffler)	Hipersensibilidad tipo I
II Toxémica	Fiebre, esplenomegalia linfoadenopatías, urticaria, eosinofilia	Hipersensibilidad tipo III
III Nefropatía bilharziana	Glomerulonefritis y síndrome nefrótico	Hipersensibilidad tipo III
IV Granuloma y fibrosis bilharziana	Hipertensión portal	Hipersensibilidad retardada. Tipo IV

La hipersensibilidad tipo IV, en la fase crónica de la enfermedad determina la formación de granulomas alrededor de los huevos en el intestino, hígado y pulmón. La fibrosis hepática producida por los múltiples granulomas ocasiona hipertensión portal con circulación venosa colateral y hemorragia digestiva superior por ruptura de várices esofágicas. De igual manera, estas vías anastomóticas porto-cava establecen un cortacircuito que facilita el transporte de los huevos directamente de las venas intestinales hacia los pulmones y otros órganos. La oclusión de los vasos pulmonares puede conducir en forma progresiva a hipertensión pulmonar, dilatación e hipertrofia ventricular derecha, insuficiencia cardiaca y, finalmente, *cor pulmonale* esquistosomótico.

MANIFESTACIONES CLÍNICAS

La esquistosomosis en los niños puede causar anemia, retraso del crecimiento y problemas de aprendizaje, generalmente reversibles con el tratamiento específico. En el adulto, la esquistosomosis crónica afecta la capacidad laboral del individuo y en algunos casos es mortal. En Venezuela, la enfermedad por *S. mansoni* puede ser asintomática debido a la baja carga parasitaria o sintomática con manifestaciones agudas o crónicas (Tabla 85).

Manifestaciones agudas

1. Dermatitis cercariana. La penetración por la piel de las cercarias puede determinar exantema, prurito y otras manifestaciones alérgicas locales mediadas por hipersensibilidad tipo I. Se caracteriza inicialmente por un infiltrado local de polimorfonucleares y luego por linfocitos y macrófagos. Las lesiones son transitorias y varían en severidad según la inmunidad del individuo y el número de reinfecciones ocurridas.

2. Fiebre y/o toxemia. Se presenta en zonas de alta endemicidad. Cursa con astenia, fiebre, dolor en epigastrio, linfadenopatías, cefalea y hepatoesplenomegalia dolorosa. El laboratorio revela leucocitosis, eosinofilia, VSG aumentada y prueba de Kato-Katz negativa para huevos en heces.

Manifestaciones crónicas

1. Hepatointestinal (insidiosa). Puede cursar con diarrea en un 50% de los pacientes, ciclos de disentería, fatigabilidad, dispepsia, sensación de llenura y hepatomegalia moderada.

2. Hepatoesplénica con crisis diarreicas. Se presenta con diarreas, debilidad, cansancio, palidez, palpitaciones, dolor en hipocondrio derecho, hemorragia digestiva superior (hematemesis y melenas), red venosa colateral, hepatomegalia dura de borde cortante, esplenomegalia discreta y ascitis.

3. Pulmonar. Los mecanismos de hipersensibilidad producen alteraciones en las paredes de los vasos pulmonares (arteritis, endarteritis y oclusión vascular), que finalmente los obstruyen y crean hipertensión de la circulación pulmonar, repercusión cardíaca y *cor pulmonale*.

4. Mielitis transversa. Afecta sobre todo la médula espinal lumbosacra.

5. Nefropatías glomerulares. Un 12 a 15% de los pacientes con hepatoesplenomegalia cursa con hipertensión arterial, proteinuria e insuficiencia renal irreversible debido a una glomerulonefritis difusa o esclerosante por acumulación de inmunocomplejos circulantes en los glomérulos. Esta se caracteriza por engrosamiento del mesangio, alteraciones de la membrana basal y proliferación celular.

6. Otras patologías ocurren por ubicación de la respuesta inflamatoria en el miocardio, páncreas, vesícula biliar, piel, suprarrenales y SNC.

TABLA 85. FORMAS CLÍNICAS DE LA ESQUISTOSOMOSIS

TIPO	CLÍNICA
O. Toxémica	Dermatitis cercariana Fiebre Síntomas pulmonares Diarrea
I. Intestinal	Asintomático Diarrea Disentería Dolor abdominal
II. Hepatointestinal	Diarrea Dolor en epigastrio Dolor en hipocondrio derecho Hepatomegalia
III. Hepatoesplénica compensada IV. Hepatoesplénica descompensada	Hepatomegalia Bazo palpable Esplenomegalia Hígado (fibrótico) pequeño Red venosa colateral Hematemesis Ascitis

DIAGNÓSTICO

El diagnóstico de la esquistosomosis se orienta por la epidemiología, la clínica y los exámenes paraclínicos. El diagnóstico epidemiológico se basa en los antecedentes de baños en fuentes de agua dulce (ríos, acequias, quebradas) de áreas endémicas 1 a 2 meses antes del inicio de la enfermedad. El diagnóstico de laboratorio de certeza, incluye *métodos directos* Kato-Katz y biopsia de tejidos y *métodos indirectos*:* PPCO (Prueba de Precipitación Circumoval), ELISA-MPS (ELISA con metaperiodato de sodio), IEFA (Inmunoensayo de la fosfatasa alcalina) e IgM por inmunofluorescencia indirecta (IFI) o por Dot-ELISA. El diagnóstico imagenológico se logra con el ultrasonido abdominal. Según los resultados de las pruebas de laboratorio se utilizan criterios para definir los *casos de* esquistosomosis. En Venezuela, la razón por la cual se emplean estos criterios es porque los pacientes positivos excretan menos de 100 huevos por gramo de heces. La poca intensidad de la infección y la baja carga parasitaria impiden el diagnóstico parasitológico y clínico precoz. En países con áreas endémicas de baja transmisión, como Venezuela y Brasil, el Kato-Katz es un método poco sensible, por lo que la combinación de los métodos diagnósticos (directos e indirectos) mejora la sensibilidad y la detección de los casos positivos. Los criterios de laboratorio utilizados en el diagnóstico son:

Criterio I: huevos de *S. mansoni*presentes en las heces y positividad de las pruebas PPCO, ELISA-MPS y IEFA

Criterio II: heces sin huevos de *S. mansoni* y PPCO positiva en individuos que no hayan recibido tratamiento en los últimos 12 meses

Criterio III: heces sin huevos de *S. mansoni*, PPCO negativa, ELISA-MPS y IEFA positivas en individuos que no hayan recibido tratamiento en los últimos 12 meses.

*En Venezuela, las pruebas inmunológicas se pueden hacer en:

1. Infección con parásitos atenuados por irradiación o fármacos (cercaria-esquistosómulo); rango de protección: 75% y 90%.

2. Inmunización con extractos crudos de esquistosómulos por inoculación subcutánea (22% a 48%)

TRATAMIENTO

Existe el tratamiento farmacológico, quirúrgico y preventivo.

TRATAMIENTO FARMACOLÓGICO

Praziquantel (PZQ). Se usa para *S. mansoni, S. haematobium* y *S. intercalatum.* La dosis estándar es de 40 mg/kg VO OD, dosis única o dividida con un intervalo de 4 a 6 horas. La tasa de curación en Brasil es de 78% y en África de 70-100%. En Venezuela se han empleado diferentes esquemas de tratamiento y evidenciado que la respuesta de cura serológica (PPCO e IgM por IFI) depende del tipo de transmisión del área endémica donde proceda el paciente, ya sea baja, baja interrumpida o alta transmisión activa. Los diferentes esquemas de PZQ son los siguientes: *zonas de baja transmisión:* PZQ 60 mg/kg dosis única; zonas de baja transmisión interrumpida, PZQ 40 mg/Kg, repetida a los 3 meses y *alta transmisión activa:* PZQ 40 mg/kg dosis única, seguida de oxamniquina a la dosis única de 20 mg/Kg (García N y cols., 2006).

Las tasas de curación con praziquantel se alcanzan entre los 3 y 12 meses, excepto cuando se usa el PZQ a la dosis de 60 mg/Kg en zonas de baja transmisión, con curación antes de los 3 meses. La mayor tasa de éxito es en las zonas de baja transmisión y baja transmisión interrumpida, y la menor tasa de curación es en las zonas de alta transmisión activa. Los efectos adversos incluyen: cefalea, urticaria y gastrointestinales. Está contraindicado el uso en pacientes con neurocisticercosis.

Oxamniquina. Se usa para *S. mansoni*, aunque se han descrito parásitos resistentes a esta droga. La dosis es de 15 mg/Kg VO OD; en niños menores de 30 Kg se prefiere 10 mg/kg BID con una separación de 4 o 6 horas. En adultos, el esquema capaz de curar hasta el 95% es de 15 mg/Kg BID por dos días consecutivos (total de 60 mg/Kg).

Actualmente se estudian potenciales blancos terapéuticos en la vía glicolítica y en la vía de señalización de la insulina del parásito por cumplir ambas un papel crítico en la obtención de carbohidratos como fuente de energía por parte de los esquistosomas. La hembra fecundada pone numerosos huevos diarios, para lo cual requiere energía, siendo el bloqueo farmacológico de los nutrientes el responsable de la disminución de su fecundidad. Los criterios de curación farmacológica de la enfermedad son los siguientes:

Criterios de laboratorio. Usualmente se utilizan dos exámenes de los tres disponibles, pero se debe incluir la PPCO, posterior al tratamiento completo.

1.   PPCO negativa a los 6 meses

2.   Biopsia rectal (ovograma) negativa a los 4 meses

3.   Examen seriado de heces (Kato-Katz) negativo a los 4 meses y al año

4.   IgM por inmunofluorescencia a partir del tercer mes posterior al tratamiento

Criterio clínico. Resolución de los síntomas reversibles tomando en cuenta que las secuelas de las formas crónicas avanzadas no son reversibles.

TRATAMIENTO QUIRÚRGICO

Se usa en casos de hipertensión portal por el riesgo de ruptura de várices esofágicas y solo se recomienda para aquellos pacientes con antecedentes de hemorragia digestiva. La cirugía de elección es la esplenectomía con ligadura de las várices esofágicas, y, si es posible, ligadura de la vena gástrica izquierda. En la neuroesquistosomosis, por la cual los huevos causan una reacción inflamatoria en el cerebro o la médula espinal, la cirugía está reservada para la descompresión por los granulomas o casos complicados a pesar del tratamiento farmacológico. En la infección por *S. haematobium* se requiere cirugía de la vejiga y se utilizan las distintas técnicas de derivación o sustitución de la vejiga urinaria.

Medidas preventivas

Las medidas preventivas básicas que se han utilizado son:

1.   Control del vector biológico o caracol de agua dulce: molusquicidas químicos y biológicos (moluscos que no transmiten la infección pero compiten con el transmisor)

2.   Control de las excretas provenientes del huésped definitivo (orina y heces): disposición de excretas que eviten la contaminación de las aguas

3.   Diagnóstico y tratamiento precoz de la enfermedad.

Muchas de las medidas exitosas en el pasado, hoy día no lo son, por lo que se buscan alternativas como la creación de una vacuna *antischistosoma*. La búsqueda debe orientarse hacia el uso de una vacuna económica, sencilla y de fácil distribución que reduzca las tasas de reinfección y las cargas parasitarias en zonas de poco acceso al tratamiento farmacológico, como África subsahariana.

El desarrollo de una vacuna clásica para la esquistosomosis ha enfrentado múltiples dificultades debido a que el establecimiento de la respuesta protectora se desarrolla de manera lenta y parcial. Para explicar esto debemos recordar que la severidad de la morbilidad está relacionada con la intensidad de la fibrosis hepática establecida, y que los signos clínicos no aparecerán hasta que la carga parasitaria sea incrementada por acción de las infecciones recurrentes que generan un número importante de granulomas hepáticos e intestinales alrededor de los huevos. Además, se hace difícil contar con un modelo animal experimental que se asemeje al proceso patológico crónico de la enfermedad como ocurre en el humano, ya que ratones y hamsters poseen una vida media corta. Tomando en cuenta estas limitaciones se han utilizado cuatro estrategias diferentes para la identificación de antígenos involucrados en la inmunidad protectiva (Chacón N., 2000).

1.   Infección con parásitos atenuados por irradiación o fármacos (cercaria-esquistosómulo); rango de protección: 75% y 90%.

2.   Inmunización con extractos crudos de esquistosómulos por inoculación subcutánea (22% a 48%)

3.   Anticuerpos monoclonales que identifican antígenos que han demostrado mediar protección *in vitro* mediante ensayos de transferencia pasiva y a través de ensayos de fijación de complemento y citotoxicidad celular mediada por complemento (ADCC, siglas en inglés). La disminución de carga parasitaria oscila entre un 27 y 76%.

4.   Antígenos purificados obtenidos por ingeniería genética o síntesis química, como, por ej., la utilización de péptidos sintéticos. Muchos antígenos purificados se encuentran identificados tanto en la membrana del esquistosómulo como sobre el tegumento del verme adulto, en donde se ha caracterizado un gran número de antígenos entre 8 y 200 kDa.

REFERENCIAS

Alarcón de Noya B, Ruiz R, Losada S, Colmenares C, Contreras R, Cesari IM, Noya O. Detection of schistosomiasis cases in low-transmission areas based on coprologic and serologic criteria The Venezuelan experience. Acta Trop. 2007; 103 (1):41-9.

ALARCÓN DE NOYA, B., BALZAN, C., ARTEAGA, C., CESARI, I.M. AND NOYA, O. The last fifteen years of schistosomiasis in Venezuela: features and evolution. Mem. Inst. Oswaldo Cruz. 1999; 94(2):139-46.

BRANDÃO SC, GONDRA LDE A, VIANA RA, ANDRADE LR, BRANDT CT. Late Splenosis Evaluation After Autoimplantation of Spleen Morsels in Major Omentum in Hepatosplenic Schistosomiasis Patients Using SPECT/CT Imaging. Clin Nucl Med. 2012; 37(4):372-373.

CARVALHO DO ESPÍRITO-SANTO MC, PINTO PL, GARGIONI C, ALVARADO-MORA MV, PAGLIUSI CASTILHO VL, PINHO JR, DE ALBUQUERQUE LUNA EJ, BORGES GRYSCHEK RC. Detection of Schistosoma mansoni Antibodies in a Low-Endemicity Area Using Indirect Immunofluorescence and Circumoval Precipitin Test. Am J Trop Med Hyg. 2014 4;90:1146-52.

CHACÓN N. Inmunoprofilaxis con péptidos sintéticos derivados de antígenos enzimáticos de Schistosoma mansoni en el modelo múrido. Instituto Venezolano de investigaciones Científicas. Centro de Estudios Avanzados. Trabajo de grado para optar al título de Philosophus Scientiarum en Biología mención Inmunología. Tutor: Italo. M. Cesari. Caracas Venezuela, 1999. pp 170.

GARCÍA N, ISTURIZ G, AULAR S, INCANI RN. The efficacy of human schistosomicide treatment may depend on the rate of transmission. Parasitol Res. 2006; 98(6):545-549.

INCANI, R.N. The Venezuelan experience in the control of Schistosomiasis mansoni. Mem. Inst. Oswaldo Cruz. 1987; 82(S IV):89-93.

KATZ, N., CHAVES, A. AND PELLEGRINO, J.A simple device for quantitative stool thick smear technique in schistosomiasis mansoni. Rev. Inst. Med. Trop. Sao Paulo. 1972; 14: 397-400.

KELNER S. Critical evaluation of schistosomiasis portal hypertension surgery. Mem Inst Oswaldo Cruz. 1992; 87 Suppl 4:357-68.

NAVARRO P, COLMENARES LA, CHACÓN N, MARTÍN A, MONTERO R, GARRIDO E, MENDOZA I y CORASPE V. El Diagnóstico Presuntivo en Enfermedades Infecciosas Parasitarias. Casos Clínicos Relevantes. Informe Médico. 2011; 13(1).

OLIVER-GONZALEZ J. Anti-egg precipitin in sera of humans infected with Schistosoma mansoni. J Infect Dis 1954; 95: 86-91.

Organización mundial de la Salud. Centro de prensa. Esquistosomosis Nota descriptiva N°115. [pagina web: internet] [7 páginas]disponible en: URL http://www.who.int/mediacentre/factsheets/fs115/es/index.html.. OMS, enero de 2012.

Phillips, M.S. and Colley, D.G. Immunologic aspects of host responses to Schistosomiasis: Resistance, immunopathology and eosinophil involvement. Prog. Allergy. 1978;24:49-182.

Pinto PL, Kanamura HY, Silva RM, Rossi CR, de Andrade Júnior HF, Amato Neto V. Dot-ELISA for the detection of IgM and IgG antibodies to Schistosoma mansoni worm and egg antigens, associated with egg excretion by patients. Rev Inst Med Trop Sao Paulo. 1995; 37:109-15.

Pujol FH, Alarcón de Noya B. and Cesari IM. Immunodiagnosis of Schistosomiasis mansoni with APIA (Alkaline phosphatase immunoassay). Inmunol. Invest. 1989; 18: 1071-1080.

You H, Stephenson RJ, Gobert GN, McManus DP. Revisiting glucose uptake and metabolism in schistosomes: new molecular insights for improved schistosomiasis therapies. Front Genet. 2014; 5:176.

WHO. Schistosomiasis. [WHO Home Pag: internet][7 páginas]Disponible en URL: http://www.who.int/schistosomiasis/en/. Acceso : 3 de julio de 2014. WHO, 2014.

MICOSIS PROFUNDAS

José Cedeño Morales
José Agustín Caraballo S.

INTRODUCCIÓN

Las micosis en general son infecciones producidas por hongos, bien sea por levaduras o mohos. Se clasifican según su sitio de localización: las profundas o invasivas se refieren a las que comprometen órganos internos, es decir, más allá de la piel y tejido celular subcutáneo. La puerta de entrada más inmediata es la vía respiratoria, por lo que, frecuentemente, los pulmones son los primeros órganos afectados. Las micosis profundas pueden ser causadas por patógenos primarios (capaces de infectar al huésped normal) o por agentes oportunistas que afectan al huésped comprometido. Los primarios incluyen *Histoplasma capsulatum, Blastomyces dermatitidis, Paracoccidioides brasiliensis y Coccidioides immitis*. Los agentes oportunistas o secundarios son *Cryptococcus neoformans, Candida* spp, *Aspergillus* spp, *Penicillium marneffei, Trichosporon beigelii* y *Mucorales*. Este último grupo ha aumentado considerablemente su número en el transcurso del tiempo debido al incremento de personas susceptibles por tratamientos inmunosupresores, agentes biológicos, trasplantes de órganos, diabéticos, cirugías de gran magnitud y uso de antibióticos de amplio espectro y por tiempo prolongado. También se ha incrementado la variedad de hongos causales; hoy en día vemos nuevos agentes infecciosos, de los cuales, muchos se consideraban simples colonizadores.

Las micosis profundas tienen algunas características en común que merecen ser resaltadas para su mejor comprensión.

1. Pertenecen al mismo grupo taxonómico, *Eumycota* (hongos verdaderos)
2. No son contagiosas del animal al humano o de humano a humano

3. La enfermedad se adquiere generalmente por inhalación de las esporas, y en pocos casos por implantación directa (traumática) de la piel o las mucosas

4. El órgano inicialmente comprometido, en la mayoría de los pacientes, es el pulmón, de donde se puede diseminar al resto del organismo por vía hematógena, y raras veces por contigüidad

5. Son más frecuentes en hombres que en mujeres, en una relación de 4-5:1

6. La mayoría son asintomáticas o se presentan como infecciones simples, confundidas con cualquier episodio viral. Cuando el inoculo de microorganismos es alto o cuando hay debilitamiento del huésped puede progresar hasta una enfermedad bien definida

7. Las pruebas cutáneas o "intradermorreacción", con antígenos provenientes de extractos de estos hongos, tienen valor desde el punto de vista epidemiológico para evaluar prevalencia poblacional, no para el diagnóstico individualizado

8. El contaje globular blanco generalmente se encuentra dentro de rangos normales, pero aproximadamente en un 30% hay leucocitosis o leucopenia

9. Los anticuerpos pueden ser detectados por los métodos ELISA, contra-inmunoelectroforesis, aglutinación de partículas de látex, inmunodifusión o precipitación en tubo. La prueba de fijación del complemento positiva y títulos crecientes mayores de 1:32 indican actividad. La reacción en cadena de la polimerasa (PCR) detecta la secuencia del DNA del microorganismo, es más rápida y de gran sensibilidad y especificidad.

10. El estudio microscópico del tejido infectado, a menudo muestra una reacción granulomatosa con características tuberculoides y se pueden ver las células fúngicas en forma de levaduras o hifas.

11. El cultivo en medios apropiados, como el de Sabouraud, de especímenes clínicos (esputo, médula ósea, sangre, secreciones y muestras de biopsia), puede revelar el hongo en 4 a 6 semanas

12. El diagnóstico rápido y definitivo "estándar de oro" de las micosis profundas se logra con biopsias (coloreadas con el método de PAS, plata metenamina de Gomori o Grocott y Gram) de tejidos como ganglios, hígado, piel, mucosas, médula ósea, bloques celulares de esputo, y los extendidos de secreciones, como esputo, LCR, secreciones de úlceras y pus.

Con fines prácticos se estudian las micosis profundas de interés clínico más frecuentes observadas en nuestro medio: histoplasmosis, paracoccidioidomicosis, criptococosis, coccidioidosis, candidiasis, aspergilosis y cigomicosis. No se analizarán otras por su baja incidencia.

HISTOPLASMOSIS

La infección se produce por la inhalación de conidias (esporas de los mohos) de *Histoplasma capsulatum,* hongo dimórfico, sapróbico del ambiente perteneciente a la familia de los ascomicetos (micelio tabicado, con producción de esporas endógenas: macroconidios y microconidios). Se encuentra en todos los continentes (excepto en la Antártida), de hecho es la micosis profunda en humanos de mayor frecuencia. En Venezuela se reportan cifras de histoplasmina positiva hasta en un 89% en zonas de alta endemia, predominantemente en sitios donde hay cuevas y gallineros. Existen otros dos tipos de histoplasmosis: la causada por *Histoplasma duboisii,* observada solo en África, e *Histoplasma farciminosi* en equinos.

Las microconidias (esporas) son las formas infectantes del hongo, que una vez dentro del organismo humano, en un ambiente propicio a 37°C, germinan y se transforman en levaduras en gemación, que es su forma patógena. Así son transportados dentro de macrófagos por vía linfática y sanguínea hacia los ganglios linfáticos regionales y luego a sitios ricos en células mononucleares (hígado y bazo). Se describen varias formas clínicas de la enfermedad, que en gran parte dependen de la defensa inmune del hombre: histoplasmosis pulmonar aguda, mediastinitis granulomatosa, histoplasmosis pulmonar cavitaria crónica e histoplasmosis diseminada progresiva.

Histoplasmosis pulmonar aguda. También denominada infección aguda primaria, es asintomática o muy benigna en el 95% de los casos y por tanto pasa desapercibida sin dejar secuelas y no requiere tratamiento. Este tipo de evolución sucede cuando la exposición al hongo es ligera y transitoria, pero una exposición mayor produce síntomas inespecíficos de tipo resfriado común caracterizados por fiebre, escalofríos, tos no productiva, dolor pleural, mialgias y cefalea. En esta forma de infección primaria se desarrolla un "complejo primario", como en la tuberculosis, formado por un foco pulmonar, linfangitis y focos en los ganglios del hilio que luego se calcifican. Una exposición masiva del hongo ocasiona un daño pulmonar mayor con infiltrados micronodulares difusos tipo granulia o "miliar", que puede diseminarse a otros órganos y tener un curso fatal (histoplasmosis diseminada progresiva). Sin embargo, estos infiltrados desaparecen por lo general y dejan como secuelas calcificaciones pequeñas y puntiformes, como "perdigones", en ambos campos pulmonares.

Otra complicación de la histoplasmosis aguda primaria es el histoplasmoma, también muy infrecuente y localizado preferentemente en el pulmón. Se trata de un nido de levaduras que genera reacción inflamatoria y crece concéntricamente durante varios años. Radiográficamente se caracteriza por un nódulo de 3-4 cm de naturaleza cálcica en su parte central y en forma de anillos periféricos.

Mediastinitis granulomatosa por histoplasmosis. Es una rara complicación de la infección aguda consecuencia de un masivo agrandamiento de los ganglios linfáticos hiliares y mediastinales por la respuesta inflamatoria granulomatosa a *H. capsulatum*. La mediastinitis fibrótica engloba estructuras vecinas, vías aéreas mayores, vena cava superior y esófago, generando las manifestaciones clínicas propias por la compresión de cada órgano. El paciente puede presentar neumonías recurrentes, hemoptisis e insuficiencia respiratoria.

Histoplasmosis pulmonar crónica. Hay dos formas de histoplasmosis pulmonar crónica, la no cavitaria y la cavitaria. La *histoplasmosis pulmonar cavitaria crónica* es rara en nuestro medio y prácticamente es indistinguible de la tuberculosis pulmonar cavitaria; está asociada preferentemente a pacientes con EPOC, lo que sugiere que los cambios estructurales producidos por esta enfermedad predisponen a la formación de cavidades. Se caracteriza por fiebre de bajo grado (febrícula), tos productiva, disnea, sudoración nocturna, anorexia y pérdida insidiosa de peso. La Rx de tórax (infiltrados en lóbulo superior, cavernas y engrosamiento pleural semejante a la TBCP) amerita tratamiento antimicótico.

Histoplasmosis diseminada progresiva. Se le denomina progresiva para diferenciarla de la histoplasmosis aguda primaria que, en esencia, también es diseminada, pero que no progresa al deterioro pulmonar. Se refiere a la inflamación granulomatosa presente en diversos órganos simultáneamente, frecuentemente hígado, bazo, ganglios linfáticos, médula ósea, suprarrenales y SNC. Puede desarrollarse a consecuencia de reexposición o reactivación de un foco latente. Esto último es más probable en pacientes de edad avanzada (mayores de 54 años) y en inmunosuprimidos como receptores de trasplantes, quimioterapia y antifactores de necrosis tumoral y pacientes con SIDA, sobre todo cuando las células CD4+ descienden por debajo de 200/µl.

El espectro de la histoplasmosis diseminada progresiva es variable. Hay una forma aguda asociada a un curso fulminante con alta mortalidad que recibe el nombre de *histoplasmosis aguda diseminada progresiva,* pero existe todo un rango posible que incluye la subaguda progresiva con distribución focal en órganos.

La forma aguda se caracteriza por fiebre, tos, dolor pleural, disnea (infiltrados pulmonares intersticiales o reticulonodulares difusos), cefalea, anorexia, pérdida de peso, hepatoesplenomegalia, meningitis, úlceras orales, insuficiencia respiratoria, CID, insuficiencia suprarrenal, choque y falla multiorgánica y síntomas reumatológicos, además de uveítis posterior o coroiditis, que deja cicatrices atróficas conocidas como *histospots*, y la peor complicación ocular, la hemorragia macular, probablemente relacionada con la neovascularización.

La *histoplasmosis progresiva subaguda* se caracteriza por un curso indolente muestra síntomas ligeros, predominantemente malestar general y sensación de letargia. Lo más frecuente al examen físico son las lesiones ulcerativas orofaríngeas, bien circunscritas e indoloras, que se confunden con el carcinoma de células escamosas, además de hepatoesplenomegalia, linfadenopatías y cianosis. El pulmón muestra un infiltrado fibronodular difuso, a veces tipo miliar. El compromiso suprarrenal puede llevar a una enfermedad de Addison. En un 10 al 20% se puede producir un cuadro de meningitis linfocitaria y, en similar porcentaje, un cuadro reumático con artralgia, artritis y eritema nudoso.

En la histoplasmosis activa, los exámenes de laboratorio revelan anemia, leucopenia con linfopenia, trombocitopenia, alteración de las pruebas hepáticas (elevación de la fosfatasa alcalina, AST-GOT, ALT-GOT, bilirrubina y, muy notablemente, la deshidrogenasa láctica). Algunos reportan elevación de la ferritina como hallazgo de relevancia. La Rx de del tórax puede mostrar el amplio espectro de lesiones que produce esta enfermedad. La determinación del antígeno de *histoplasma* (orina, suero, LCR) es una excelente prueba de alta sensibilidad diagnóstica y de respuesta terapéutica; están presentes en la orina en un 90% y en el suero en el 70%. Sin embargo, el diagnóstico definitivo es por cultivo al demostrarse el dimorfismo (micelio y levadura); en la medula ósea puede ser hasta en un 75% de los pacientes. El examen directo de pus o de exudados puede sugerir el diagnóstico al observarse levaduras relativamente grandes, translúcidas, con gemación múltiple. Asimismo, la detección histoquímica con colorantes de plata, tipo GMS (Gomori Metenamina o Grocott) sirve como prueba rápida de identificación en tejidos. Incluso la coloración de Wright-Giemsa puede detectar el hongo hasta en un 40% en sangre de pacientes con histoplasmosis diseminada progresiva. Las pruebas serológicas de inmunofijación y fijación de complemento para detectar anticuerpos IgM, IgG e IgE, tienen valor cuando aumentan en el curso de la enfermedad. La PCR, aunque de gran utilidad, no está disponible en los laboratorios clínicos.

TRATAMIENTO

El tratamiento de la histoplasmosis depende de la forma clínica presentada; por ejemplo, la forma aguda oligosintomática solo requiere medidas generales, pero si los síntomas persisten por más de un mes, se indican antifúngicos. Por razones obvias, los casos con infecciones severas como meningitis y endocarditis requieren un tratamiento fungicida intenso y parenteral. Otras formas de histoplasmosis como histoplasmoma, fibrosis mediastínica, pericarditis y coriorretinitis (presumiblemente histoplásmica) no ameritan antifúngicos. Los antifúngicos empleados en las micosis profundas básicamente incluyen los azólicos (fluconazol, itraconazol, voriconazol y posaconazol) y las equinocandinas (caspofungina, anidulafungina y micafungina).

Histoplasmosis pulmonar aguda (leve a moderada, síntomas < 4 semanas). Generalmente no se trata, pero si los síntomas duran más de un mes se indica itraconazol, 200 mg VO TID por 3 días y después OD o BID durante 6-12 semanas.

Histoplasmosis pulmonar aguda (moderadamente grave o grave). AnfoBL, 3-5 mg/kg/día o ABCL, 5 mg/kg/día EV, o AnfoB, 0.7-1.0 mg/kg/día durante 1-2 semanas, después, itraconazol, 200 mg VO TID durante 3 días, luego, BID por 12 semanas + metilprednisolona, 0.5-1 mg/kg/día por 1-2 semanas.

Histoplasmosis pulmonar cavitaria crónica. Itraconazol 200 mg VO TID durante 3 días; después, OD o BID durante al menos 12 meses (algunos prefieren 18-24 meses). Documentar niveles sanguíneos terapéuticos de itraconazol a las 2 semanas. Se producen recaídas en 9-15% de los pacientes.

Linfadenitis mediastínica, granuloma mediastínico, pericarditis y síndromes reumatológicos *(casos leves)*. El tratamiento antifúngico no está indicado. Se usan AINES para pericarditis o síndromes reumatológicos, y si no hay respuesta a los AINES se indica prednisona, 0.5-1.0 mg/kg/día y disminuirlos durante 1-2 semanas.

Linfadenitis mediastínica, granuloma mediastínico, pericarditis y síndromes reumatológicos *(casos graves o severos)*. Pericarditis con compromiso hemodinámico, linfadenopatías con obstrucción, síndromes de compresión o síndromes reumatológicos graves: itraconazol 200 mg VO OD o BID durante 6-12 semanas. Se puede administrar prednisona.

Histoplasmosis diseminada progresiva (leve a moderada): itraconazol, 200 mg VO TID por 3 días y después BID durante al menos 12 meses.

Histoplasmosis diseminada progresiva (moderadamente grave a grave). AnfoBL, 3 mg/kg/día o ABLC, 5 mg/kg/día durante 1-2 semanas; después, itraconazol, 200 mg VO TID durante 3 días; luego, BID durante al menos 12 meses. Alternativa, AnfoB, 0.7-1.0 mg/kg/día.

Histoplasmosis del SNC. ABL, 5 mg/kg/día, para un total de 175 mg/kg en 4-6 semanas, después, itraconazol, 200 mg VO BID o TID durante al menos 12 meses. Fluconazol y voriconazol, probablemente sean efectivos para enfermedad del SNC o fracaso del itraconazol.

Profilaxis en pacientes inmunodeprimidos. Itraconazol, 200 mg VO OD. Considerar la profilaxis primaria en pacientes infectados por VIH con CD4< 150 células/mm^3 en zonas de alta prevalencia. La profilaxis secundaria (es decir, el tratamiento de supresión) se indica en pacientes infectados por VIH con CD4 < 150 células/mm^3 y otros inmunocomprometidos en quienes la inmunosupresión es irreversible.

Consideraciones terapéuticas

1. Todas las recomendaciones de dosis son para adultos y asumen una función renal normal
2. Cuando se usa el itraconazol se deben comprobar sus niveles sanguíneos para documentar concentraciones terapéuticas (niveles terapéuticos 2-10 µg/ml)
3. Los niveles de antígeno urinario son útiles para vigilar la respuesta al tratamiento y las recaídas
4. La anfoB puede utilizarse para pacientes con bajo riesgo de nefrotoxicidad
5. La endocarditis por histoplasma amerita cirugía cardiovascular
6. *AnfoB* = anfotericina B desoxicolato (convencional); *ABL* (AnfoBL) = anfotericina B lipídica o liposomal (en liposomas); *ABCL* = anfotericina B en complejo lipídico; *ABDC* = anfotericina B dispersión coloidal
7. Los triazoles en altas dosis son teratogénicos.

PARACOCCIDIOIDOMICOSIS

También llamada blastomicosis sudamericana porque es propia de Centro y Sudamérica, particularmente en Colombia, Venezuela, Brasil, Ecuador y Argentina, es producida por un hongo dimórfico, el *Paracoccidioides brasiliensis*. La infección se adquiere probablemente por inhalación de conidias del medio ambiente (el reservorio en la naturaleza aún se desconoce); sin embargo, existen casos de inoculación directa cutánea-mucosa en los que se produce un chancro constituido por una úlcera o nódulo. Ocasiona lesiones en órganos internos, fundamentalmente pulmón, hígado, bazo, suprarrenales, huesos, región anorrectal, piel y mucosas. Es una causa importante de muerte en pacientes infectados por VIH en Brasil. Desde el punto de vista clínico se presenta de dos formas: 1) aguda y subaguda, y 2) crónica.

Paracoccidioidomicosis aguda. También llamada juvenil porque aparece en niños, adolescentes y personas con inmunosupresión, representa el 10% de los casos. Progresa en forma rápida después de la exposición y tiende a afectar el sistema mononuclear fagocítico de una manera más severa. Aparece fiebre, malestar general, astenia, anorexia, diarrea y pérdida de peso. Se presentan linfadenopatías que pueden supurar y formar trayectos fistulosos.

Paracoccidioidomicosis crónica. Se presenta en el 90% de los pacientes y es llamada adulta por ser más frecuente en hombres de 30 a 50 años; con frecuencia produce fibrosis pulmonar progresiva. La reactivación ocurre meses o años después de la exposición, la cual puede ser unifocal si afecta un solo órgano (primariamente pulmones) o multifocal si compromete varios aparatos y sistemas simultáneamente, principalmente pulmones, membranas mucosas, piel y tejido linfático. Los síntomas generales son fiebre de bajo grado, malestar, pérdida de peso y síntomas locales, que dependen del sitio afectado; por ejemplo, tos (pulmones), dolor bucal, odinofagia, ronquera y disfagia (ulceras bucofaríngeas o laríngeas), cefalea (meningitis), diarrea (enteritis), hiperpigmentación y astenia (insuficiencia suprarrenal). Al examen físico se auscultan roncus, sibilancias y estertores bulosos. Las ulceras dérmicas y mucosas son superficiales, de fondo granuloso y sangrante, localizadas en la cara y mucosa bucal, nasal, faringe y laringe.

La Rx del tórax es de extraordinario valor para detectar el compromiso pulmonar de la paracoccidioidomicosis. En la forma crónica se encuentran imágenes fibronodulares a predominio de bases y regiones hiliares, nódulos de diferente tamaño, fibrosis, imágenes densas de aspecto neumónico y linfadenopatías mediastinales. Se debe pensar en paracoccidiodomicosis cada vez que un trabajador de la agricultura de una zona endémica presente lesiones pulmonares, activas o residuales, con o sin lesiones mucocutáneas. El diagnóstico es más común mediante la visualización de las típicas levaduras esféricas de pared gruesa con gemación en forma de "timón de barco" proveniente de material purulento y biopsias se tejidos; lamentablemente, es de baja sensibilidad. La detección de anticuerpos por inmunodifusión en gel se emplea como prueba de tamizaje, diagnóstica y para seguimiento del tratamiento; tiene una sensibilidad del 80% y una especificidad de más del 90%

El tratamiento tradicional de la paracoccidiodomicosis ha sido las sulfonamidas (trimetroprim/sulfametoxazol) y el ketoconazol, pero actualmente, el fármaco de elección es el itraconazol, al igual que para la histoplasmosis, y, por supuesto, la anfotericina B, que se utiliza en los casos severos o en el embarazo. Con itraconazol o ketoconazol se alcanza una mejoría de > 90%. Nuevos compuestos como el voriconazol y posaconazol no han demostrado superioridad.

1. Trimetroprim/sulfametoxazol: 800/160 mg VO BID o TID por 30 días, y después, 400/80 mg/día indefinidamente (1-3años). Se usa durante toda la vida en pacientes HIV+

2. Itraconazol: 100 o 200 mg VO al día por 6-12 meses

3. Ketoconazol 200-400 mg al día por 6-18 meses

4. AnfoB Se reserva para los casos más graves y para los intolerantes a otros agentes. Dosis total > 30 mg/kg; seguida de itraconazol, 200 mg VO BID por 12 meses.

COCCIDIOIDOMICOSIS

LLamada fiebre del Valle de San Joaquín, es producida por *Coccidioides immitis* y *C. posadassi,* hongo igualmente dimórfico térmico como *H. capsulatum* y *el P. brasiliensis.* Su reservorio es el suelo árido, en donde forma esporas (artroconidios) que son inhaladas al pulmón o pueden entrar por la piel. Es endémica en zonas de desierto; en Venezuela se observa en los estados Falcón y Lara. En la mayoría de los casos, la infección no va seguida de síntomas o estos son tan leves que no se busca atención médica. Un 30% a 40% de los pacientes se hace sintomático con todo un rango de severidad, desde muy leve, como un simple resfriado transitorio (forma de coccdioidomicosis benigna), hasta muy severa y rara de afectación pulmonar con insuficiencia respiratoria.

La coccidioidosis, al igual que la TBC y otras micosis, se inicia como un complejo primario (primoinfección) que puede progresar a una neumonía subaguda o crónica (forma de coccidiodomicosis crónica). Estos casos se caracterizan por fiebre, escalofríos, síntomas constitucionales (malestar general, sudores nocturnos y pérdida de peso), dolor torácico y tos con expectoración hemoptoica. La Rx del tórax puede mostrar evidencias de daño pulmonar crónico: acentuación de la trama pulmonar, lesiones nodulares y miliares, condensación, linfadenopatías de hilios pulmonares y mediastino, derrames pleurales, cavernas, fibrosis y calcificaciones.

En la coccidioidomicosis primaria son comunes las reacciones de hipersensibilidad cutánea. De hecho, entre un 25% a 50% de los pacientes después de 3 a 21 días desarrollan una erupción difusa, evanescente, maculopapular o urticaria que puede progresar a eritema nudoso o eritema polimorfo en los miembros inferiores, además de artritis. Asociadas a estas manifestaciones de reactividad cutánea aparecen frecuentemente reacciones de hipersensibilidad ocular (conjuntivitis, keratoconjuntivis, escleritis y episcleritis). Así, un paciente proveniente de un área endémica que tenga síntomas respiratorios seguidos de una erupción en miembros inferiores debe hacer pensar en esta enfermedad. Tal tipo de reactividad cutánea es diferente a las lesiones dérmicas debidas a infección directa del hongo, como las lesiones verrugosas y úlcerovegetantes producto de diseminación sistémica o de inoculación directa. Es oportuno destacar que las manifestaciones de hipersensibilidad cutánea constituyen un signo de valor pronóstico favorable debido a que estos pacientes tienen menor riesgo de diseminación.

Para el diagnóstico de la coccidioidomicosis es importante el estudio serológico para determinar anticuerpos tipo IgM e IgG, ya que un resultado positivo es significativo si el cuadro clínico es compatible debido a que son sumamente raros los falsos positivos. Se usa precipitina en tubo, fijación del complemento, inmunodifusión y ELISA, y aparecen positivos en el suero y LCR a los pocos días de la infección y permanecen por semanas. Crecen rápidamente en cultivos agar-sangre y debe tenerse el cuidado de procesarse con medidas de bioseguridad porque hay gran peligro de contagio. Las muestras de esputo y otros líquidos coloreados con Papanicolaou o metenamina argéntica de Gomori muestran esférulas del *coccidioides*; igualmente se pueden ver con la coloración H&E y Gomori en las biopsias de tejido. La prueba de PCR ha resultado más segura y útil por su rapidez, su muy alta especificidad y su valor predictivo negativo. Otras alteraciones de laboratorio son eosinofilia periférica, derrame pleural mononuclear y LCR con linfocitosis y eosinofilia.

En cuanto al tratamiento, es necesario considerar el riesgo de diseminación, por ejemplo, comorbilidades (diabetes mellitus, embarazo), inmunosupresión, edades extremas de la vida y severidad de la enfermedad (síntomas que persistan por > de dos meses, sudores nocturnos por > de 3 semanas, 10% de pérdida de peso, fijación del complemento > 1:16 y afectación pulmonar extensa). Se recomienda itraconazol, fluconazol y anfotericina B. El posaconazol tiene un éxito del 73% en pacientes refractarios no meníngeos. A continuación se detalla el tratamiento en las diferentes formas de la coccidioidomicosis.

Coccidioidomicosis en pacientes de bajo riesgo. Con síntomas "gripales" por 1-2 meses, generalmente no se recomienda tratamiento antifúngico. Tratar si la fiebre, pérdida de peso y/o fatiga no se resuelven en varias semanas hasta 2 meses.

Coccidioidomicosis pulmonar de gravedad de leve a moderada: itraconazol, 200 mg VO OD o EV BID o fluconazol, 400 mg VO o EV OD por 3-12 meses

Coccidioidomicosis local severa o diseminada: Anfo B, 0.6-1 mg/kg por día por 7 días, después, 0.8 mg/kg cada tercer día o ABL, 3-5 mg/kg/día EV, o ABCL, 5 mg/kg/día EV, hasta la mejoría clínica (generalmente, varias semanas o más tiempo en enfermedad diseminada), seguido de itraconazol o fluconazol por al menos 1 año. Tratamiento de supresión vitalicio en pacientes VIH+ o hasta CD4 > 250 en infección controlada: fluconazol, 200 mg VO OD o itraconazol, 200 mg VO BID.

Meningitis por *coccidioides*. Ocurre en 30-50% de los pacientes con coccidioidomicosis diseminada. Se indica fluconazol, 400-1000 mg VO OD indefinidamente o itraconazol, 400-800 mg VO OD asociado a la Anfo B EV como para pulmonar + 0.1-0.3 mg al día intratecal (intraventricular) a través de dispositivo de depósito. Continuar fluconazol indefinidamente por alto porcentaje de recaídas. Alternativa, voriconazol en altas dosis (6 mg/kg EV BID seguido por fluconazol, 200 mg VO BID.

CRIPTOCOCOSIS

Es producida por *Cryptococcus neoformans*, hongo levaduriforme cuya característica más prominente es su cápsula mucoide (polisacárida), la cual predice su capacidad de protección contra anticuerpos y su acción antifagocítica.

Existen varias especies, de las cuales *C. gatii* es la segunda en frecuencia. El reservorio más importante son los excrementos de paloma y la enfermedad se adquiere por inhalación pulmonar de las levaduras. Tiene especial predilección por el SNC, localización que representa el mayor peligro de este patógeno y a la que se le presta más atención, particularmente en SIDA, tratamiento prolongado con esteroides, trasplante de órganos, cáncer avanzado, diabetes mellitus y sarcoidosis; también en pacientes sometidos a tratamiento con los agentes biológicos. Sin embargo, en un 20% de los pacientes no se encuentra ningún tipo de enfermedad subyacente. Al ser la vía respiratoria puerta de entrada del *Cryptococcus*, es común la afectación pulmonar en pacientes inmunocompetentes, de ahí se disemina a otros órganos, particularmente al SNC en pacientes inmunosuprimidos.

Criptococosis pulmonar. Se manifiesta con dolor torácico, febrícula y tos crónica poco productiva; a la auscultación, estertores bulosos. A diferencia de las otras micosis profundas son raros cavitación, calcificaciones y compromiso linfático hilial. Cualquier región del pulmón puede estar afectada y los infiltrados pueden ser unilaterales, bilaterales, lobares o multilobares. Es posible que haya compromiso extrapulmonar sin que necesariamente haya evidente afección pulmonar.

Criptococosis del SNC. Es la micosis más frecuente del SNC, común en pacientes inmunosuprimidos, particularmente con SIDA. La mayoría de los pacientes presenta una meningoencefalitis de evolución subaguda o crónica a predominio de la base del cerebro. Las manifestaciones iniciales comprenden irritabilidad, trastornos demenciales, cefalea, visión borrosa, amaurosis, vómitos, ataxia, convulsiones, parálisis pseudobulbar y focalización neurológica. La fiebre y la rigidez de nuca son leves o faltan por completo. Puede producirse un cuadro de hipertensión endocraneana con papiledema y parálisis asimétrica de los pares craneales. Síntomas o signos focales de déficit neurológico aparecen cuando se forman criptococomas. El progreso de la enfermedad conduce al coma con signos de compresión del tallo cerebral e hidrocefalia de no poner una derivación ventricular.

Criptococosis de diferente localización. Se producen lesiones cutáneas en un 10% como consecuencia de la diseminación hematógena; pueden verse pápulas indoloras que crecen y tienden a ulcerarse, placas, tumores. En un 5% de los pacientes aparecen lesiones osteolíticas que evolucionan a abscesos fríos del hueso. Algunas manifestaciones raras incluyen endocarditis, pericarditis, abscesos renales, hepatitis y prostatitis.

La criptococosis se confunde frecuentemente con tuberculosis pulmonar y del SNC, así como con histoplasmosis, coccidioidosis, meningitis viral aséptica, sarcoidosis y neoplasias.

La infección pulmonar por *Criptococos* en el paciente inmunocompetente, por lo general se resuelve por sí sola, no así la correspondiente al SNC. El tratamiento de elección es la Anfo B con el esquema convencional, asociada a la flucitocina. Si el paciente padece de SIDA debe mantenerse con fluconazol indefinidamente o por lo menos hasta que las CD4 suban por encima de 200 células. Otro medicamento que se puede usar como monoterapia es el fluconazol.

Antes de tratar la criptococosis en otras localizaciones debe hacerse estudio del LCR para descartar compromiso del SNC. En cuanto a la localización prostática, cabe destacar que el fluconazol tiene mejor difusión que la AFB, así que puede erradicar la infección más rápidamente. Cada vez que se haga punción lumbar debe medirse la presión del LCR debido a que es un factor de importancia pronóstica en la meningitis criptocócica; presiones iniciales por encima de 250 mm de agua requieren drenaje de LCR hasta llevarla a 200. El frotis del sedimento del LCR teñido con tinta china muestra levaduras encapsuladas; además, se observa disminución de la glucosa, aumento de las proteínas (40 a 600 mg%), pleocitosis a predominio de linfocitos y Pandy fuertemente positivo. El 90% de los pacientes con enfermedad invasiva tiene un antígeno criptococócico del polisacárido capsular demostrable en el LCR y sangre. El cultivo de *Cryptococcus* es de gran valor para el diagnóstico. Seguidamente se describen las diferentes modalidades terapéuticas según la inmunidad del huésped y el sitio de infección: pulmonar sin evidencia de diseminación extrapulmonar y criptococosis extrapulmonar sistémica con o sin meningoencefalitis.

Criptococosis pulmonar (no SIDA). Riesgo de 57% en trasplante de órgano y en quienes reciben otras formas de agentes inmunosupresores: fluconazol, 400 mg/día EV o VO durante 2-6 meses.

Criptococosis pulmonar grave: AnfoB, 0.5-0.8 mg/kg por día EV hasta respuesta y después cambiar a fluconazol, 400 mg VO OD por 8-10 semanas. Como alternativa, itraconazol, 200-400 mg EV OD por 6-12 meses o Anfo B, 0.3 mg/kg OD EV + flucitosina 37.5 mg/kg VO QID por 6 semanas.

Meningoencefalitis criptococócica (no SIDA). Anfo B, 0.5-0.8 mg/kg día EV + flucitosina, 37.5 mg/kg VO c/6 h hasta que el paciente esté afebril, y cultivos neg (-6 semanas) después de interrumpir la Anfo B/flucitosina iniciar fluconazol, 200-400 mg VO OD por 8-10 semanas (paciente menos grave). Algunos recomiendan fluconazol durante 2 años para reducir la tasa de recaídas. El criptococoma se trata igual que la meningitis, iniciándose con AFB sola o combinada con flucitosina, pero el mantenimiento se hace por tiempo más prolongado: fluconazol, 400 mg VO OD por 1 a 2 años.

Meningoencefalitis criptococócica (SIDA). Anfo B, 0.7 mg/kg OD EV + flucitosina, 25 mg/kg VO cada 6 horas, durante al menos 2 semanas o más hasta que el LCR sea estéril. Como alternativa, Anf B o ABL más fluconazol, 400 mg VO o EV OD, o Anfo B, 0.7 mg/kg/día, o ABL solo 4 mg/kg/día EV, o Fluconazol [3] 800 mg/día (1.200 mg preferido VO o EV) más flucitosina, 25 mg/kg cada 6 h VO por 4-6 semanas. Terapia de consolidación: fluconazol, 400-800 mg VO OD para completar un curso de 10 semanas y después supresión.

Fluconazol como monoterapia. Tiene un 90% de efectividad para formas meníngea y no meníngea (tan eficaz como Anfo B). La combinación de interferón-γ (IFN-γ-Ib 50 µg m^2 SC 3 veces por semana por 9 semanas) más ABL, tiene adecuada respuesta en pacientes que no responden al tratamiento antifúngico. Posaconazol, 400-800 mg también fue eficaz en una pequeña serie de pacientes.

CANDIDIASIS

Es una micosis oportunista producida por especies del género *Candida*. En el humano, la más frecuente es *Candida albicans*, levadura unicelular que reside normalmente en las mucosas orales, vagina e intestino. Generalmente produce una infección cutáneo-mucosa leve, sin embargo, en sujetos debilitados, con defectos inmunológicos, tratados con antibióticos de amplio espectro y por tiempo prolongado, se puede producir una candidiasis sistémica con infección visceral diseminada y compromiso del SNC (meningitis aguda o crónica); de hecho, es la más común de las micosis invasivas y representa la cuarta causa de infecciones sanguíneas intrahospitalarias.

Lesiones sistémicas. La candidiasis invasiva es un término que incluye candidemia, candidiasis diseminada, afección de un órgano interno, endocarditis, endoftalmitis y meningitis. Generalmente, *Candida albicans* es introducida directamente a la corriente sanguínea por catéteres endovenosos, inyecciones en drogadictos, quemaduras, heridas infectadas, uso de hiperalimentación parenteral y cirugía cardiovascular. El cuadro clínico consiste en fiebre, depresión del sensorio, endocarditis y *shock*. En las formas diseminadas aparecen lesiones en la piel, que son indoloras, no pruriginosas, eritematosas, pustulosas o macronodulares, usualmente difusas en el tronco y extremidades proximales. Son fácilmente confirmadas mediante biopsia y su cultivo. Otro signo de valor diagnóstico son los exudados blancos en la retina producto de coriorretinitis, muy diferente a la endoftalmitis candidiásica porque la primera es un toque retiniano consecuencia de candidemia y la segunda es prácticamente un absceso profundo del ojo que generalmente requiere cirugía (vitrectomía). Igualmente, la extirpación quirúrgica de la válvula es necesaria en la endocarditis fúngica y ya que no hay forma de erradicar estas lesiones con tratamiento farmacológico.

La candidiasis bucofaríngea y cutánea no son manifestaciones sistémicas pero constituyen un factor de riesgo, al igual que la colonización en tracto urinario y tracto intestinal bajo. Aunque *C. albicans* es predominante en un 50%, ha habido un incremento de las especies no *albicans* como *C. glabrata* y *C. krusei* que predominan en pacientes con malignidades hematológicas y en receptores de trasplantes; *C. tropicalis* en pacientes con leucemia y neutropenia y *C parapsilosis*, que lidera las infecciones asociadas con cateterismo venoso central, instalación de prótesis y sonda vesical.

La sepsis por *Candida* es difícil de distinguir de cualquier otra causa pero se puede estimar el riesgo, particularmente en pacientes críticamente enfermos. Debido al hecho de que la infección sistémica, generalmente proviene de fuente endógena, se ha empleado el índice de colonización por *Candida* como medida predictiva de candidiasis invasiva. Este se refiere a la proporción de sitios (no sanguíneos) colonizados por *Candida* sobre el número total de sitios cultivados. Los pacientes con un índice $\geq 0,5$ se consideran altamente colonizados y, por tanto, de gran riesgo. Una escala más completa y que sirve para distinguir colonización de invasión consiste en asignar una numeración a los siguientes factores: cirugía 1 punto, colonización multifocal 2 puntos, nutrición parenteral total 1 punto y sepsis severa 2 puntos. Un resultado > 2,5 puntos tiene una sensibilidad mayor del 80% a favor del beneficio de indicar terapia antifúngica temprana. Por el contrario, con un resultado < 3,0 es poco probable una candidiasis invasiva.

El cultivo de sangre es positivo solo en el 50% de los pacientes, por tanto no es confiable cuando se reporta negativo. En preparados de secreciones en fresco (solución salina con KOH al 10%) se visualizan hifas, al igual que con tinción de Gram, argéntica metenamina y PAS de los tejidos. Otros métodos diagnósticos empleados son la determinación antigénica de manan (polisacárido constitutivo de manosa) y de anticuerpos antimanan, así como también el *1,3 β glucano* (componente de la pared celular de una variedad de hongos), con una sensibilidad del 70% y especificidad de 87% para hongos, no exclusivamente para *Candida,* ya que se encuentra también en *Aspergillus, Fusarium, Acremonium* y especies de *Saccharomyces.*

El tratamiento usual de la candidiasis invasiva no neutropénica es el fluconazol por su fácil adquisición y costo. Este medicamento cubre las especies sensibles como *C. albicans, C. tropicalis, C. parapsilosis, C. kefyr, C. dubliniensis, C. lusitaniae* y *C. guilliermondii.* Sin embargo, las equinocandinas han resultados ser más efectivas, tanto para las cepas azoles sensibles como para las resistentes como *C. glabrata* o *C. krusei.* La primera utilizada en nuestro medio ha sido la caspofungina, también se dispone de la anidulafungina. Como siempre, la anfotericina B sigue siendo una alternativa válida, sobre todo en casos de intolerancia o falla terapéutica. Cuando la infección es debida a *C. lusitaniae* o *C. guilliermondi* no se debe utilizar la AFB porque son intrínsecamente resistentes a este poliénico. Para el tratamiento se debe confirmar la inexistencia de compromiso del SNC por usarse un esquema específico. Aparte del tratamiento farmacológico, es imprescindible remover el foco causal, por ejemplo, catéteres intravenosos, prótesis, drenaje de absceso, cirugía de válvula cardiaca. A continuación se describe el tratamiento para la candidiasis diseminada y del SNC.

Candidiasis diseminada y candidemia. Caspofungina, 70 mg EV dosis de carga y después 50 mg EV al día o; micofungina, 100 mg EV OD; o anidulafungina, 200 mg EV dosis de carga y después 100 mg EV OD. Como alternativa, fluconazol, 800 mg (12 mg/kg) dosis EV de carga y después 400 mg EV diarios, o ABL, 3-5 mg/kg EV día, o Anfo, B 0.7 mg/kg EV día, ovoriconazol, 400 mg (6 mg/kg) EV, o VO BID por 2 dosis y después 200 mg BID. La duración del tratamiento recomendada es de 14 días después del último hemocultivo positivo, y la duración del tratamiento sistémico debe extenderse a 4-6 semanas en caso del compromiso de los ojos.,

Candidiasis del SNC. ABL 3-5 mg/kg al día ± 5-fluoracilo 25 mg/kg QID. Como alternativa fluconazol, 400-800 mg (6-12 mg/kg) EV o VO. La duración del tratamiento es de varias semanas hasta la resolución de las anormalidades radiográficas, clínicas y del LCR. Se recomienda la eliminación de dispositivos intraventriculares. Fluconazol, 400-800 mg VO/día como tratamiento de disminución gradual en pacientes estables y que no toleran la AnfoB.

ASPERGILOSIS

Es una enfermedad producida por mohos ampliamente distribuidos en la naturaleza, cuyas especies más comunes son *Aspergillus fumigatus, niger, flavus* y *terreus*. La infección en el hombre se adquiere por inhalación de esporas, por la piel, los senos paranasales y el tubo digestivo. En personas normales puede causar una neumonitis aguda difusa y autolimitada, y en pacientes hipersensibles puede desencadenar un cuadro asmático denominado *aspergilosis broncopulmonar alérgica* que responde a esteroides e itraconazol. En presencia de enfermedades previas como cavernas tuberculosas, enfermedad pulmonar obstructiva crónica, bronquiectasias, quistes, abscesos crónicos y silicosis, se forman aspergilomas (pelotas fúngicas causantes de hemoptisis), pero que no producen invasión sistémica.

La *aspergilosis invasiva pulmonar o extrapulmonar* ocurre en el huésped severamente inmunocomprometido (trasplantes, quimioterapia, alcoholismo, tratamiento esteroideo prolongado neutropenia) (PMN< 0.5 x 10^9/L). Pueden cursar con una neumonía necrotizante subaguda o crónica, generalmente asociada a enfermedad pulmonar subyacente. La *aspergilosis pulmonar invasiva* puede diseminarse más allá de los pulmones y potencialmente causa endoftalmitis, endocarditis, sinusitis y predilección por vasos sanguíneos con accidentes cerebrovasculares (infartos, abscesos, meningitis). Junto con *Criptococcus neoformans* y *Candida albicans, Aspergillus* es de los hongos que más frecuentemente afectan el SNC. La *aspergilosis pulmonar crónica* se presenta como una neumonía progresiva cavitaria (signo del halo, cavitación o macronódulos).

El diagnóstico definitivo de aspergilosis radica en la demostración de *Aspergillus* en cultivos y biopsia de tejido. Sin embargo, en el huésped apropiado con lesiones pulmonares compatibles, en la visualización de *Aspergillus* con coloración de GMS de esputo o de lavado broncoalvelolar debe procederse a terapia antifúngica de inmediato, particularmente si se trata de receptores de trasplante de medula ósea, en quienes tal hallazgo tiene un 95% de valor predictivo positivo para enfermedad. Está disponible una prueba inmunológica en sangre que detecta galactomanano en sangre (manosa enlazada a galactosa), un componente de la pared celular del hongo. Se utiliza como elemento diagnóstico de aspergilosis invasiva, sobre todo cuando se usa en forma seriada. La aspergilosis invasiva es una enfermedad severa y rápidamente progresiva que requiere tratamiento urgente, de ahí que sea mejor prevenirla. Para eso se emplean medidas como el flujo laminar y filtración de partículas aéreas de alta eficiencia, especialmente en aquellos pacientes más susceptibles como los trasplantados de médula ósea, de pulmón y en quienes reciben quimioterapia por leucosis agudas. Cuando se sospeche la enfermedad en las formas agresivas, el tratamiento debe ser inmediato.

Aspergilosis pulmonar o extrapulmonar invasiva. *Tratamiento primario.* Disponemos de las siguientes posibilidades: voriconazol, 6 mg/kg EV BID inicialmente y mantenimiento (4 mg/kg EV BID) o (200 mg VO BID para peso corporal ³40 kg) por 6 semanas. Posaconazol, 200 mg QID y después 400 mg BID tras estabilización de la enfermedad, o itraconazol, 600 mg/día VO por 3 días y después 400 mg/día (2.5 mg/kg de solución oral una vez al día).*Tratamiento alternativo:* ABL, 3-5 mg/kg/día EV; ABCL, 5 mg/kg/día EV; caspofungina, 70 mg/día y después 50 mg/día, y a partir de entonces micafungina, 100 mg BID.

CIGOMICOSIS

Es una infección causada por hongos del orden de los *Mucorales*, comúnmente llamados mucormicosis y *Rhizopus oryzae* que es el agente más común de esta enfermedad. El hongo está ampliamente distribuido en la naturaleza como agente saprofítico que rara vez causa enfermedad en individuos inmunocompetentes. Por el contrario, constituye el tercer agente productor más común de infección fúngica invasiva en huéspedes comprometidos, especialmente en diabéticos descompensados (cetoacidosis), trasplante de MO y enfermedades hematológicas malignas. Es menos frecuente en tratamiento con esteroides, con deferoxamina (quelante de hierro), pacientes con SIDA, abusadores de drogas intravenosas, traumas y quemaduras. Este microorganismo tiene particular predilección por vasos sanguíneos (angioinvasión), con la consecuente producción de necrosis y aparición de "pus negro". Según la puerta de entrada se conocen cinco grandes tipos clínicos: rinocerebral, pulmonar, abdominopélvica (gastrointestinal), cutánea primaria y diseminada. La localización rinocerebral tiene una mortalidad fulminante del 85% debido a la invasión de órganos vitales. Es impresionante ver como a partir de una pequeña lesión nasal (escara similar), la infección progresa rápidamente a necrosis de estructuras nasales, oculares y de tejido cerebral contiguo. Se observan síntomas que sugieren sinusitis (o dolor facial lateral o entumecimiento), úlceras palatinas y escaras negras, así como aparición de ceguera unilateral en pacientes severamente enfermos. El diagnóstico se logra por cultivo de tejido y coloración con PAS: hifas como listón ancho, no septado con variación en diámetro y ramificaciones en ángulo recto.

El tratamiento requiere intervención quirúrgica urgente y radical. Debe retirarse todo el tejido necrótico y corregir las alteraciones de base (hiperglicemia, acidosis, neutropenia y suspensión de esteroides). La terapia antimicótica debe iniciarse lo más pronto posible. Se emplea la anfoterina B, desoxicolato a la dosis convencional o las formulaciones lipídicas, que se prefieren para evitar las complicaciones con la preparación desoxicolato. La Anf B, 1-1.5 mg/kg/día o ABL, 5-10 mg/kg día; ABLC se emplea a la dosis de 5-7.5 mg/kg asociada a una de las siguientes equinocandinas: caspofungina, 70 mg EV OD inicialmente y luego 50 mg por 2 semanas; micafungina o anidulafungina, 100 mg/día EV por 2 semanas oposaconazol, 400 mg VO TID o QID con las comidas

REFERENCIAS

AMPEL NM. Coccidioidomycosis: a review of recent advances. Clin Chest Med.2009; 30(2):241-51.

CAGGIANO G, PUNTILLO F, CORETTI C ET AL. Colonization Index in Patients Admitted to an ICU. Int J Mol Sci. 2011; 12: 7038-7047.

CHEN SC ET AL. Antigungal Therapy in invasive fungal infections. Curr Opin Pharmacol. 2010; 10: 522

GALGIANI JN, AMPEL NM, BLAIR JE, CATANZARO A, JOHNSON RH, STEVENS DA, ET AL. Coccidioidomycosis. Clin Infect Dis. 2005; 41(9):1217-23.

HARMAN EM. Aspergillosis. http://emedicine.medscape.com/article/296052-overview. May 2012 .

LEROY G. LAMBIOTTE FABIEN, ET AL. Evaluation of *"Candida* score" in critically ill patients: a prospective, multicenter, observational, cohort study. Annals Intensive Care. 2011;1:50 .

PEÑA CE. Deep mycotic infections in Colombia. A clinicopathologic study of 162 cases. Am J Clin Path. 1967; 47: 505-520.

PARISH JM, BLAIR JE. Coccidioidomycosis. Mayo Clin Proc.2008; 83(3):343-48.

PERFECT J. Cryptococcus neoformans. Mandell, Douglas, and Bennett's Principles and Practice of Infectious Diseases, 2009,*7th ed.*; Chapter 263:477-95.

RESTREPO A ET AL. Pulmonary paracoccidioidomycosis. Semin Respir Crit Care Med. 2008, 29: 2008.

SALFELDER K, SCHWARZ J & SAWERTEIG E. Micosis profundas en el hombre. Atlas en color. Harla, Mexico, 1979.

SPELLBERG B, IBRAHIM AS. Recent advances in the treatment of mucormycosis. Curr Infect Dis Rep. 2010; 12: 423.

WALSH TJ ET AL. Treatment of aspergillosis: Clinical practice guidelines of the Infectious Disease Society of America (IDSA). Clin Infect Dis. 2008; 46:327.

ENFERMEDADES DE TRANSMISIÓN SEXUAL

J. Agustín Caraballo S.

INTRODUCCIÓN

Las enfermedades de transmisión sexual (ETS) son un grupo de entidades de muy diversa índole, mayormente microbianas, transmitidas durante relaciones sexuales. Inicialmente solo se incluían sífilis, gonorrea, chancro blando, linfogranuloma venéreo y granuloma inguinal, pero en realidad constituyen un número cada vez mayor de entidades como el síndrome de inmunodeficiencia adquirida (SIDA), uretritis no gonocócica, herpes genital, tricomoniasis, candidiasis, vaginitis por *Gardnerella vaginalis* o *Haemophilus vaginalis*, ciertas enfermedades virales que comprometen los genitales (condilomas acuminados y el molusco contagioso), síndrome de Reiter, orquiepididimitis aguda, escabiosis, pediculosis del pubis, enfermedad inflamatoria pélvica y hepatitis viral. Es frecuente la presencia simultánea de dos enfermedades transmitidas por la misma vía, razón por la cual debe investigarse esa posibilidad, en particular la sífilis y la infección por VIH, ya que un diagnóstico precoz reduce el riesgo de complicaciones y, lo más importante, limita la transmisión a otras personas. Es importante resaltar que un alto porcentaje de mujeres que se mantienen asintomáticas por largos períodos de tiempo, particularmente las infectadas por gonococos y clamidias, de tal manera que hay que manejar un alto índice de sospecha para detectarlas. A continuación se describen las infecciones más comunes y sus alternativas terapéuticas.

SÍFILIS

Es una enfermedad que cobra mucha importancia en la actualidad debido a su incremento mundial desde hace pocas décadas. Su nombre proviene de la palabra griega *syphlos* (incapacitado, inhabilitado, mermado, o desfigurado) debido al aspecto que adoptaban los afectados en tiempos remotos. Es producida por una espiroqueta denominada *Treponema pallidum*, que invade el organismo a través de la piel y las mucosas (genital, anal u oral) generalmente durante las relaciones sexuales, aunque se puede trasmitir por transfusiones de derivados sanguíneos y a través de la placenta al feto (sífilis congénita). A través de los tiempos, esta patología se ha considerado la "gran imitadora" de enfermedades debido a su potencial heterotrófico de afectar muchos tejidos, particularmente la piel, en donde puede dar una gran variedad de lesiones que simulan cualquier dermatopatía. Más aún, en épocas pasadas, cuando no existían pruebas diagnósticas ni tratamiento específico, la enfermedad progresaba generando todo tipo de manifestaciones. Las fases de la sífilis adquirida son primaria, secundaria, latente y terciaria.

Sífilis primaria. Comienza cuando el treponema penetra y se multiplica en el sitio de entrada, seguido a las 12 horas después de invasión a la sangre y su diseminación por todo el organismo, así que la sífilis es una infección sistémica desde su inicio. El conocido "chancro de inoculación" se hace evidente entre 9 días y 3 meses (generalmente al cabo de 2 a 3 semanas) y se caracteriza por una lesión papular eritematosa, indolora, generalmente única o doble, de uno a varios centímetros, que se ulcera en su centro en forma de cráter, de bordes elevados e indurados (para diferenciarlo del chancro blando o chancroide), es de fondo "limpio", a veces cubierto por una costra, y se localiza en el sitio de la inoculación de la espiroqueta (genitales, labios, lengua, amígdalas, faringe, pezones o dedos); concomitantemente, a los 7 a 10 días después aparecen linfadenopatías inguinales, firmes e indoloras. El chancro desaparece espontáneamente a las 2-4 semanas y no deja cicatriz, a menos que se infecte secundariamente.

Sífilis secundaria o secundarismo. Se inicia 2 a 8 semanas después de haber desaparecido el chancro de inoculación. Se presenta fundamentalmente en la piel como una erupción leve y pasajera que puede ser erróneamente interpretada como irrelevante; es morbiliforme o maculopapular, pero a veces se observan placas, pústulas o acneiforme, variedad cutánea que hace honor a su designación como gran imitadora. Las lesiones se presentan en forma localizada o distribuidas en varias zonas del cuerpo, inicialmente en el tronco, y se diseminan centrífugamente. Son de 5 a 10 mm de tamaño, no pruriginosas, de aspecto cobrizo, curiosamente comprometen las palmas y las plantas, frecuentemente van acompañadas de linfadenopatías indoloras generalizadas. Otras manifestaciones cutáneas son los condilomas planos (condiloma lata) ubicados en áreas húmedas (mucosas, zonas intertriginosas), indoloros y altamente contagiosos. En el cuero cabelludo pueden aparecer parches de alopecia como "comidos de polilla" y no citatriciales, así como también sobre el vello facial e incluso en las cejas.

En esta fase se pueden producir otros cuadros clínicos menos comunes que expresan la invasión del *T. pallidum* a muchos órganos de la economía: meningoencefalitis, hepatitis, glomerulonefritis, artritis, periostitis, iritis, escleritis y estomatitis, además de síntomas generales como fiebre, malestar, odinofagia, artralgias y mialgias. La meningoencefalitis sifilítica ocurre de 2 a 12 semanas después de la lesión primaria, tiende a predominar en la zona basal del cerebro, es de aparición insidiosa, de severidad moderada y cursa con náuseas, vómitos, cefalea, rigidez de nuca, compromiso de los pares craneales (VII y VIII), hidrocefalia obstructiva, sordera y diplejía facial. El líquido cefalorraquídeo revela pleocitosis a predominio de linfocitos, hipoglucorraquia y proteinorraquia. El diagnóstico se confirma mediante determinación de VDRL y FTA-ABS; la primera es más específica pero la segunda es más sensible en esta fase de la enfermedad.

Sífilis latente. Es un estado asintomático, tras pasar la etapa secundaria, en el que el paciente permanece serorreactivo. No implica ausencia de progresión de la enfermedad y en esta fase pueden experimentarse recurrencias de las manifestaciones cutáneas del secundarismo. Cerca de un tercio de los no tratados desarrolla sífilis terciaria. La sífilis latente se clasifica en temprana (menos de 1 año de evolución) y tardía (más de 1 año desde el contagio). Cerca de un 65% de los pacientes infectados por *T. pallidum* permanece latente de por vida, y cuanto más corto sea el tiempo de latencia, mayor es la posibilidad de ser infectantes.

Sífilis terciaria. Suele manifestarse entre los 4 y 30 años después de la lesión primaria y ocurre en el 35% de los pacientes que presentan la lesión inicial y cursan con pruebas serológicas positivas. Se conocen tres formas clínicas: la neurosífilis (5-10%), la sífilis cardiovascular (80-85%) y la sífilis gomatosa (10%).

Neurosífilis cuando el intervalo entre la infección primaria y el inicio de los síntomas de neurosífilis es mayor de 5 años. Los principales cuadros clínicos son la sífilis meningovascular y la parenquimatosa (parálisis general y la tabes dorsal). La neurosífilis es asintomática hasta en un 40% de los casos; solo se evidencia por un LCR alterado: aumento de linfocitos y de proteínas con disminución de la glucosa y, necesariamente, pruebas positivas para sífilis. Es oportuno resaltar que debido al uso generalizado de los antibióticos en la actualidad, las manifestaciones clínicas de neurosífilis suelen aparecer de forma sutil e incompleta y no como el cuadro clásico. Es decir, que entre asintomáticos y oligosintomáticos se agrupa un porcentaje considerable de personas, lo que justifica y aumenta la necesidad de sospechar de tal posibilidad, sobre todo en personas de alto riesgo. Es útil tener en cuenta que, independientemente de que sea o no asintomática, el tratamiento debe llevarse a efecto de todas maneras en el intento de evitar la progresión de la enfermedad.

La *sífilis meningovascular* se debe a una arteritis sifilítica y cursa con focalización neurológica progresiva (accidente cerebrovascular) precedida de cefalea, vértigo y alteraciones psiquiátricas. La parálisis general aparece alrededor de los 20 años del contagio y presenta un cuadro sintomático que se abrevia con una regla nemotécnica en inglés: PARESIS, que incluye alteraciones de la **P**ersonalidad, **A**fecto, **R**eflejos exaltados, **E**ye (ojos), como pupila de Argyll-Robertson y atrofia óptica, **S**ensorio (ilusiones, delirio y alucinaciones), **I**ntelecto (alteraciones de la memoria reciente, cálculo, juicio y razonamiento) y **S**peech (lenguaje). La tabes dorsal aparece después de los 25 años de la lesión primaria, afecta los cordones posteriores de la médula espinal y cursa con ataxia, parestesias dolorosas, pérdida del sentido de posición, ausencia de reflejos patelar y aquiliano, de la sensibilidad vibratoria, signo de Romberg positivo incontinencia fecal/urinaria y artropatía de Charcot (afortunadamente, esta no se observa en la actualidad).

Sífilis cardiovascular. Aparece 10 a 30 años después de la lesión primaria. Se produce una aortitis con dilatación aneurismática, insuficiencia de la válvula aórtica e insuficiencia coronaria por endarteritis obliterante. Es importante resaltar que, aun con tratamiento, las lesiones cardiovasculares son irreversibles.

Sífilis gomatosa. Se destaca por presentar lesiones granulomatosas de textura semielástica (gomosas) y evolución crónica que se caracterizan por un centro necrótico y están localizadas en piel, huesos, SNC e hígado. Los gomas cutáneos presentan ulceraciones necróticas con bordes indurados, negruzcos y serpiginosos. Para el tratamiento de la sífilis cardiovascular y gomatosa se usa el mismo esquema que para la sífilis latente tardía.

SÍFILIS Y EMBARAZO. En el embarazo puede ocurrir la sífilis congénita (temprana), manifestada con abortos, mortinatos, prematuridad, bajo peso, anemia y trombocitopenia, o al final del embarazo (tardía) caracterizada por sordera, retardo mental, convulsiones, dientes de Hutchinson y deformidades óseas. La sífilis en la gestante debe ser tratada de la misma forma que en la no embarazada para evitar los estigmas de la enfermedad en el feto. Hay que llevar un control clínico y serológico mensual hasta el momento del parto. La elevación de los títulos después de haber descendido por el tratamiento médico amerita considerar la posibilidad de reinfección.

DIAGNÓSTICO. En líneas generales, el diagnóstico de la sífilis se establece por la clínica, las pruebas serológicas y la visualización del *T. pallidum* en las lesiones mucocutáneas y ganglionares mediante la técnica del campo oscuro o el contraste de fase. La infección sifilítica provoca la aparición de anticuerpos que se detectan con dos tipos de pruebas: no treponémicas o reagínicas inespecíficas (VDRL y RPR) (reagina plasmática rápida), y treponémicas específicas (FT-ABS (prueba fluorescente de absorción de anticuerpos antitreponémicos), ITP (inmovilización del treponema), ADF-TP (anticuerpos fluorescentes directos frente al treponema) y MH-TP (método de microaglutinación para anticuerpos frente al treponema).

Prueba de VDRL. Detecta anticuerpos treponémicos IgG e IgM dirigidos frente a un complejo antigénico constituido por cardiolipinas, lecitina y colesterol, que se determinan mediante técnicas de floculación. Es útil para la pesquisa de la enfermedad en la población general y se hace positiva en un plazo de 1 a 3 semanas después de la lesión primaria, puede ser negativa en un 25% de los pacientes con sífilis tardía y cuantifica los anticuerpos séricos de la enfermedad activa sirviendo para evaluar la respuesta al tratamiento. La desaparición de los títulos o la persistencia de 2 diluciones (reactivo débil) expresan una adecuada respuesta al tratamiento. Es importante conocer que un alto porcentaje de personas tiene VDRL falsamente positivo (generalmente reactivo débil) debido a ciertas entidades clínicas que desarrollan anticuerpos contra productos usados en la prueba (como anticardiolipinas). Las más frecuentes son lupus eritematoso sistémico, síndrome antifosfolípido, artritis reumatoide, mononucleosis infecciosa y hepatitis viral. Otras menos factibles son SIDA, herpes genital, TBC, endocarditis bacteriana, lepra, paludismo, infecciones por *Mycoplasma pneumoniae*, uso de drogas ilícitas endovenosas, edad avanzada y vacunación reciente.

Prueba de FTA-ABS. Es muy específica y sensible, aunque puede haber un 2% de falsos positivos; es útil para confirmar la enfermedad en sus fases tempranas pero no para seguir la respuesta al tratamiento, puesto que persiste positiva indefinidamente. En vista de que el VDRL puede ser no reactivo en un significativo porcentaje de pacientes con sífilis activa, por ejemplo, en los días iniciales de la fase primaria (cuando todavía no ha desarrollado anticuerpos) y en la fase latente tardía, la fuerte sospecha de la enfermedad debe hacer repetir el VDRL a las 2 semanas o confirmarse con la prueba de FT-ABS

TRATAMIENTO. El estudio serológico (VDRL y FTA-ABS) y citoquímico del LCR es esencial para evaluar cualquier paciente seropositivo con signos y síntomas neurológicos u oftálmicos, sífilis no tratada de duración desconocida o con un tiempo mayor de un año, sífilis terciaria, falla al tratamiento o pacientes con SIDA. El control serológico postratamiento se lleva solo con VDRL, no con pruebas treponémicas, a los 3, 6 y 12 meses después. Antes de iniciar el tratamiento para la sífilis deben investigarse antecedentes en el paciente de alergia a la penicilina. Si los hubiese, hay que considerar entonces la posibilidad de su desensibilización, sobre todo en pacientes embarazadas (Tablas 86 y 87).

TABLA 86. CUADRO. GUÍAS PARA EL TRATAMIENTO DE LA SÍFILIS (REINO UNIDO, 2005)

Estadio de la sífilis	Tratamiento de elección	Tratamiento alternativo
Sífilis primaria, secundaria y latente temprana	Penicilina benzatínica, 2.4 millones IM en una sola dosis o penicilina procaínica, 600.000 U IM OD por 10 días	Doxiciclina, 100 mg VO BID por 14 días*
Sífilis latente tardía	Penicilina benzatínica, 2.4 millones IM los días 0, 7 y 14, o penicilina procaínica, 900.000 U IM OD por 17 días	Doxiciclina 200, mg BID por 28 días
Neurosífilis	Penicilina procaínica, 2.4 millones IM OD por 17 días más probenecid, 500 mg VO QID	Doxiciclina, 200 mg BID por 28 días Azitromicina o ceftriaxona

* En pacientes alérgicos a la penicilina se usa la doxiciclina para facilitar su absorción. Debe tomarse 30 minutos antes o dos horas después de las comidas y no acompañarla de leche o antiácidos. También se emplea la ceftriaxona, 1 g IM por 8-10 días, o la azitromicina, 2 g VO STAT.

TABLA 87. Centers for Disease Control and Prevention (CDC) para el seguimiento de la sífilis

Estadio de la sífilis	Seguimiento
Sífilis primaria o secundaria o latente temprana	El paciente debería ser reexaminado clínicamente y serológicamente a los 6 y 12 meses después del tratamiento
Sífilis latente tardía o sífilis latente de duración desconocida	Hacer seguimiento con VDRL a los 6, 12 y 24 meses después del tratamiento
Sífilis terciaria	No está establecida la respuesta clínica y el seguimiento
Neurosífilis	Examen del LCR cada 6 meses hasta que el contaje celular sea normal
Sífilis primaria, secundaria y latente primaria en personas infectadas con el HIV	Evaluación clínica y serológica para buscar falla en el tratamiento a los 3, 6, 9, 12 y 24 meses. LCR 6 meses después del tratamiento
Sífilis latente tardía en personas infectadas con HIV	Evaluación clínica y serológica a los 6, 12, 18 y 24 meses después del tratamiento.

Fuente: "Centers for Disease Control and Prevention". Guías para las enfermedades de transmisión sexual.2006. MMWR 2006; 55(No. RR-11):1–76

En caso de meningitis sifilítica durante el secundarismo y sífilis meningovascular (con LCR anormal) que se presenta frecuentemente, sobre todo durante los estados inmunosuprimidos (SIDA), se recomienda penicilina cristalina, 4 millones de UI EV cada 4 horas por 10 a 14 días, seguida de penicilina G benzatínica, 2.4 millones IM semanalmente por 3 semanas.

Las tetraciclinas deben evitarse en el embarazo por causar efectos dañinos en el feto. En caso de que la madre tenga que ser tratada con eritromicina, en el recién nacido debe insistirse con penicilina G cristalina o penicilina G procaínica a razón de 50.000 U Kg IM repartidos cada 12 horas por 10 días. La penicilina cristalina también es preferible en niños menores de 30 días.

El tratamiento utilizado para la sífilis puede generar la reacción de Jarisch-Herxheimer, fenómeno alérgico debido a la destrucción masiva de treponemas que se caracteriza por fiebre, escalofríos, artralgias, cefalea, hipotensión transitoria, linfadenopatías y exacerbación de las lesiones cutáneas. La reacción, por lo general, es leve; comienza a las 6 horas de instalado el tratamiento y desaparece espontáneamente en uno a dos días. Puede tratarse con aspirina y antialérgicos y no amerita suspensión de los medicamentos a menos que el cuadro sea grave.

Los contactos del enfermo sifilítico durante los últimos 90 días también ameritan tratamiento (aun con pruebas negativas). Asimismo, requieren evaluación clínica y serológica cada 6 a 12 meses. La aparición de manifestaciones clínicas y de aumento de los títulos del VDRL amerita retratamiento.

GONORREA

Es una infección causada por el diplococo gramnegativo intracelular *Neisseria gonorrhoeae* que tiene predilección por uretra, endocérvix, el canal del ano, faringe y conjuntivas. La uretritis gonocócica suele aparecer en los primeros 5 días del contacto sexual, aunque puede tardar hasta 2 semanas. El contagio es frecuente por mujeres asintomáticas (50%). La secreción uretral es espesa, amarillenta y el paciente experimenta notable disuria. En la mujer, la invasión de las estructuras vecinas produce bartolinitis, vaginitis, endometritis, salpingitis, peritonitis y enfermedad inflamatoria pélvica. En el hombre, ocasiona abscesos periuretrales, prostatitis y epididimitis. La afección anorrectal y faríngea es frecuente en los homosexuales; se manifiesta con prurito, tenesmo rectal y flujo mucoide o sanguinolento. En la rectosigmoidoscopia se aprecian abscesos y desgarros rectales. Cuando el gonococo invade el torrente sanguíneo da origen a gonorrea diseminada con manifestaciones sistémicas como el síndrome artritis-tenosinovitis-dermatitis (pústulas necróticas en el dorso de la mano) e, infrecuentemente, a miocarditis, endocarditis, pericarditis, meningitis y perihepatitis.

El diagnóstico de la gonorrea se logra mediante el frotis y la coloración de Gram (visualización de cocos gramnegativos en pares, intracelulares), cultivo de las secreciones en los medios de agar-chocolate o de Thayer-Martin (prueba oro) y pruebas de amplificación de ácido nucleico en orina y secreciones de uretra y endocérvix.

TRATAMIENTO. Dada la frecuente asociación de uretritis gonocócica y *Chlamydia trachomatis*, ambas deben ser tratadas simultáneamente; recordemos que durante la gestación debe evitarse el uso de las tetraciclinas por el riesgo de producir efectos nocivos en el feto. A continuación, las siguientes alternativas terapéuticas.

1. Ceftriaxona. Se puede emplear para todos los casos, incluyendo la localización faríngea, 250 mg IM, dosis única, y como alternativa la cefixima, 400 mg en dosis única

2. Alternativas: espectinomicina, 2 g IM; cefotaxima, 500 mg IM; cefuroxima, 1 g VO; cepodoxima, 400 mg VO o cefoxitina, 2 g IM más 1 g de probenecid

3. Azitromicina. Cualquiera que sea el tratamiento indicado se debe asociar este medicamento para clamidias: 1 g en dosis única o doxiciclina, 100 mg BID por 7 días

4. En casos de alergia a cefalosporinas se deja la azitromicina sola, pero 2 g STAT; recordemos que no es efectiva para faringitis gonocócica.

4. Cuando se emplee una terapia alternativa, por ejemplo, cefixima o azitromicina solas, debe asegurarse su cura a la semana después.

5. Considerando la preocupación sobre el potencial desarrollo de resistencia del gonococo, incluso hacia las cefalosporinas de tercera generación, se han experimentado nuevos esquemas terapéuticos. Una de ellas es la combinación de gentamicina, 240 STAT, con azitromicina, 2 g o gemifloxacina (fluroquinolona de amplio espectro) en dosis de 320 mg más azitromicina.

6. En la faringitis se deben aplicar además medidas generales, colutorios y gargarismos de solución salina tibia, así como analgésicos, y en conjuntivitis gonocócica se recomienda la irrigación salina y antibióticos tópicos, aparte de los sistémicos.

Para la gonorrea diseminada y la artritis gonocócica se utilizan las siguientes alternativas: ceftrixona,1 g IM STAT; cefotaxima, 1 g EV c/8h; ceftizoxima, 1 g EV c/8h, o espectinomicina, 2 g IM c/12h. Una vez que el paciente mejore (48 a 72 horas) se puede pasar a la cefixima VO hasta completar 7 días. En casos de epididimitis se extiende por 10 días, si es meningitis por 14 días y en caso de endocarditis por 4 semanas. La posible existencia de infección por clamidias obliga siempre a su cobertura.

ENFERMEDAD INFLAMATORIA PÉLVICA

Es una infección ascendente del tracto genital femenino que desencadena endometritis, salpingitis, absceso tubo-ovárico y pelviperitonitis, y como potenciales secuelas, dolor pélvico crónico, infertilidad y embarazos ectópicos. Ocurre entre el 15 al 20% de las mujeres afectadas de gonorrea; sin embargo, frecuentemente puede ser producida o estar asociada a infecciones por *Chlamydia trachomatis*. Es frecuente la asociación de gérmenes anaeróbicos (*Bacteroides fragilis, Peptostreptococcus, Peptococcus* y *Prevotella spp*) y otros gérmenes gramnegativos (*E. coli* o *Gardnerella vaginalis*) o grampositivos (*S. aureus* y *Streptococcus* del grupo D). Como factores desencadenantes se cuentan abortos provocados, curetajes, histerosalpingografía, histeroscopia e inserción de dispositivos intrauterinos. Cursa con dolor en el hemiabdomen inferior, fiebre, náuseas, vómitos, dispareunia, disuria, flujo vaginal, exudado cervical purulento, hemorragia uterina anormal y dolor a la palpación en la parte inferior del abdomen, así como dolor intenso a la movilización del cuello uterino en el tacto vaginal. Los exámenes de laboratorio revelan aumento de la VSG y la proteína C-reactiva, leucocitosis y positividad de las pruebas para gonorrea y *Chlamydia*.

En vista de que la enfermedad inflamatoria pélvica puede ser ocasionada por una gran variedad de gérmenes, incluyendo anaerobios, es conveniente hacer una cobertura de amplio espectro. Si la paciente no responde al tratamiento ambulatorio, si hay embarazo o un cuadro tóxico, se debe practicar un ultrasonido pélvico para descartar abscesos anexiales o tubo-ováricos que justifiquen una eventual laparotomía para drenaje. El tratamiento antimicrobiano depende de si es ambulatorio u hospitalizado.

Ambulatorio: ceftriaxona, 250 mg IM dosis única, más doxiciclina, 100 mg VO BID con o sin metronidazol, 500 mg EV C/8h por 14 días; el metronidazol se puede pasar a vía oral cuando las condiciones del paciente mejoren. Como alternativa, cefoxitina, 2 g IM dosis única y probenecid, 1 g, simultáneamente más doxicilina, con o sin metronidazol, 500 mg VO BID por 14 días. La azitromicina, 1 g VO OD por 7 días es una buena alternativa.

Hospitalizado: cefotetán, 2 g EV cada 12 h, o cefoxitina, 2 g EV cada 6 h, más doxiciclina oral. Como alternativa, clindamicina 900 mg EV cada 8 h, más gentamicina, 2 mg Kg inicial y luego 1.5 mg kg cada 8 h por 14 días.

URETRITIS NO GONOCÓCICAS

Son infecciones uretrales no causadas por *Neisseria gonorrhoeae*, sino por otros como *Chlamydia trachomatis, Mycoplasma hominis, Trichomonas vaginalis, Ureaplasma urealyticum C. albicans* y gérmenes piógenos (*Staphylococcus aureus, Streptococcus spp* y *H. influenzae*). En el hombre, los síntomas son menos severos que en la uretritis gonocócica. La secreción uretral aparece después del octavo día del contacto sexual, es mucopurulenta, poco abundante, con disuria discreta de aparición matinal, y puede asociarse con una epididimitis moderada. En la mujer, la vaginitis y cervicitis ocasionadas por

Chlamydia trachomatis cursa con disuria y puede complicarse con enfermedad inflamatoria pélvica. El diagnóstico se hace en muchos casos por exclusión y por cultivo.

Los exámenes de laboratorio para la identificación de *C. trachomatis* consisten en cultivos (muy costosos y solo se usan para casos médico-legales), pruebas de amplificación de ácido nucleico (PAAN), hibridación de ácido nucleico, ELISA y pruebas de anticuerpos fluorescentes directos. Las PAAN son las más sensibles, específicas, prácticas y se pueden hacer en personas asintomáticas; estas incluyen la PCR, TMA y SDA, que se hacen en orina y secreciones (uretra, vagina, cuello y recto); le sigue la prueba de ELISA, de mejor manejo, más económica, que se recomienda para secreciones endocervicales y uretrales.

El tratamiento para *Clamidias* consiste en las siguientes alternativas: azitromicina, 1 gVO OD (embarazo); doxiciclina, 100 mg VO BID por 7 días o levofloxacina, 500 mg VO OD por 7 días. Otras alternativas: amoxicilina, ofloxacina y eritromicina. En casos de que el responsable sea *Staphylococcus aureus* se usa la oxacilina (500 mg VO cada 6 horas por 10 días) o similares.

PROSTATITIS

Es junto con la epididimitis, la complicación más frecuente asociada a la uretritis. En los pacientes menores de 35 años, los gérmenes causantes son *Gonococo* y *Chlamydia*; por el contrario, en los homosexuales y mayores de 35 años son las enterobacteriáceas, predominantemente *E. coli*. En prostatitis aguda no complicada puede emplearse ciprofloxacina, 500 mg VO BID; o cotrimoxazol, 160 mg del componente TMP VO BID, por 4 a 6 semanas.

En la prostatitis aguda complicada se indica ciprofloxacina parenteral, ceftriaxona, 1 a 2 g EV diarias hasta que desaparezca la fiebre, seguida de ciprofloxacina o cotrimoxazol VO por 4 a 6 semanas. Una alternativa es la combinación de gentamicina (3-5 mg/kg por día) con ampicilina (2 g/día). En la prostatitis crónica se emplean ciprofloxacina o cotrimoxazol VO por 3 meses.

Si se diagnostica absceso prostático debe asociarse terapia antianaeróbica, por ejemplo, clindamicina, 600 a 900 mg EV c/8h o 150-300 mg VO c/8h. Sin embargo, el tratamiento médico suele ser insuficiente; usualmente se requiere drenaje (transrectal, perineal o transuretral), sobre todo si los síntomas no mejoran después de una semana con antibióticos.

CHANCRO BLANDO O CHANCROIDE

Es producido por un cocobacilo gramnegativo (*Haemophilus ducreyi*), anaerobio facultativo productor de una toxina citolítica responsable de la lesión ulcerativa (chancro). Tiene un período de incubación de 4-7 días, a partir del cual aparecen las manifestaciones clínicas, que se caracterizan por úlceras pequeñas, dolorosas, pruriginosas, múltiples, malolientes, confluentes, no induradas y en varios estados de evolución. Las úlceras se pueden producir en los pliegues opuestos, por autoinoculación (lesiones por beso). En el hombre se localizan en el frenillo, surco coronal y prepucio, y puede dejar como secuelas fimosis y parafimosis. En la mujer se ubican en los labios mayores, clítoris, comisura posterior de la vulva y región perianal; sin embargo, pueden tener una localización extragenital. Alrededor de los 10 días de haber aparecido las úlceras se desarrollan linfadenopatías inguinales, casi siempre unilaterales, dolorosas, de características inflamatorias, que pueden abrirse y drenar un material sanguinopurulento. La invasión de úlceras genitales y de áreas ganglionares puede alcanzar proporciones fagedénicas (extensas) con destrucción rápida de los genitales externos.

El chancro blando debe diferenciarse de las lesiones observadas en la sífilis, herpes genital, linfogranuloma venéreo y síndrome de Behcet. El diagnóstico microbiológico no es fácil porque *Haemophilus ducreyi* es un germen exigente, por lo que el tratamiento se hace con base en la clínica.

Las alternativas terapéuticas son azitromicina, 1 g VO en una sola toma; ceftriaxona, 250 mg IM en una sola dosis y como alternativa ciprofloxacina, 500 mg VO BID por 3 días. El dolor local se puede aliviar con compresas húmedas tibias de solución salina o de Burow, tres veces al día. Los bubones, muy molestos, pueden drenarse introduciendo la aguja por un sitio de la piel no afectado. La desaparición de los ganglios es mucho más lenta que en las úlceras fagedénicas.

LINFOGRANULOMA VENÉREO O ENFERMEDAD DE NICOLAS Y FAVRE

Es una infección causada por gérmenes del género *Chlamydia*, especie *Trachomatis* (serotipos L1, L2 y L3). Los síntomas comienzan entre 3 a 30 días después del contacto sexual en forma de una pápula, vesícula, pústula no indurada e indolora, que puede ulcerarse. Se localiza en el pene, vulva o vagina y en la región anorrectal (proctocolitis). Esta corresponde a la primera etapa, que cura espontáneamente en 2 a 6 semanas sin dejar cicatriz. Posteriormente, varias semanas después de haber finalizado la etapa inicial, ocurre una segunda, en la cual aparecen síntomas de enfermedad diseminada (malestar general, fiebre, diaforesis nocturna, escalofríos, artralgias, náuseas, vómitos, dolor abdominal, signos de irritación meníngea, eritema generalizado y hepatoesplenomegalia) y linfadenopatías inguinales dolorosas. Los ganglios se adhieren a la piel (periadenitis) y luego se originan abscesos que se rompen y forman fístulas crónicas que drenan por varios puntos (poradenitis). La enfermedad puede causar fístulas y ulceraciones en el pene, la vagina y la vulva, así como elefantiasis por obstrucción linfática. En la tercera etapa, hasta muchos años después, se origina un síndrome anogenitorrectal con proctitis, fístulas rectovesicales o rectovaginales, obstrucción intestinal, perforación y peritonitis. Esta ocurre fundamentalmente con relaciones sexuales promiscuas.

Los exámenes de laboratorio revelan anemia moderada, leucocitosis, elevación de la VSG, r la AST-GOT y la fosfatasa alcalina. El diagnóstico se establece con pruebas de inmunofluorescencia, PAAN, así como cultivos para identificar *Chlamydias*. El diagnóstico diferencial se hace con el chancro blando, la tuberculosis, la peste bubónica, el carcinoma del recto, el granuloma inguinal y la filariasis.

Las alternativas terapéuticas son doxiciclina, 100 mg VO BID por 21 días, y como segunda línea eritromicina, 500 mg VO cada 6 horas hasta que desaparezcan el dolor y las linfadenopatías, usualmente por un período de 3 a 4 semanas dependiendo de la invasión de la enfermedad. El reposo en cama y las compresas de agua fría son importantes para calmar el dolor. A veces, la respuesta al tratamiento es lenta, por lo que la cirugía puede acelerar la recuperación de fístulas, elefantiasis, estenosis rectal y cicatrices queloideas. Los contactos asintomáticos deben recibir azitromicina 1 g dosis única, o doxiciclina por 7 días.

GRANULOMA INGUINAL O DONOVANOSIS

Es una enfermedad crónica producida por una bacteria gramnegativa encapsulada, intracelular y pleomórfica llamada *Klebsiella granulomatis*, con un período de incubación de 6 semanas a 12 meses. Es de progresión lenta y después de pasar por etapas de úlceras pequeñas rojizas como "carne de res", de bordes bien definidos, indoloras, sangrantes en la región genitocrural y anal, termina en lesiones vegetantes y granulomatosas denominadas *pseudobubones*, que son dolorosas y malolientes. Las lesiones pueden presentarse en orofaringe y piel del cuello y tórax. En períodos avanzados pueden invadir la vejiga y el recto y causar secundariamente obstrucción linfática y elefantiasis. Curiosamente, no compromete los ganglios linfáticos y puede haber afectación sistémica (buconasofaringe, huesos, hígado y bazo).

El diagnóstico se logra con la identificación de los cuerpos de Donovan (inclusiones citoplasmáticas dentro de monocitos y macrófagos del material obtenido de la lesión y coloreado con Giemsa o Wright). La biopsia de las lesiones es importante para descartar enfermedades como carcinoma de la piel, micosis profundas que comprometen la piel, amibiasis, chancro en período primario y condilomas del período secundario de la sífilis.

El tratamiento brinda varias alternativas: doxiciclina, 100 mg VO BID, o trimetoprim-sulfametoxazol (160/800 mg) VO BID por 3 semanas; ciprofloxacina, 750 mg VO BID por 10 días o azitromicina, 1 g VO semanal o 500 mg VO diarios por 8 días. En caso de no obtener respuesta tras los primeros días de tratamiento se puede asociar gentamicina (1 mg/kg c/8h). La duración del tratamiento y la rotación de los medicamentos dependen de la severidad y la curación definitiva de la enfermedad. Es necesario hacer controles periódicos cada 2 meses para detectar recaídas y muchas veces se recomienda cirugía plástica.

HERPES GENITAL

Es producido por el virus del *Herpes simplex* (VHS-2 o el VHS-1), perteneciente a la familia *Herpeviridae* (virus DNA), que integra a varicela-zoster, Epstein Barr y citomegalovirus, con un período de incubación de 1 a 3 semanas. El tipo genital afecta de preferencia a las mujeres, en quienes se observan vesículas de 2 a 4 mm sobre una base eritematosa, dolorosas, planas, agrupadas, que luego se ulceran. Se localizan en los labios menores, en la comisura posterior de la vulva y en el cuello uterino. En el hombre ocasiona lesiones en glande, prepucio y cuerpo del pene, y en los homosexuales es frecuente la lesión perianal. Puede simular manifestaciones parecidas carcinoma, gonorrea, tricomoniasis, condiloma acuminado, linfogranuloma venéreo y granuloma inguinal. Las manifestaciones sistémicas consisten en malestar general, fiebre, estreñimiento, disuria, dolor abdominal, retención urinaria, linfadenopatías inguinales, dolores en la región sacra y anestesia perigenital.

Las manifestaciones duran de 2 a 3 semanas y tienden a la recurrencia crónica a pesar del tratamiento. El diagnóstico es en gran parte clínico, sin embargo puede comprobarse mediante el cultivo de la secreción de las vesículas (resultados entre 3-7 días); la PCR (de mayor sensibilidad, pero costosa, solo se usa en encefalitis y en neonatos). El simple frotis de Tzank evidencia células gigantes multinucleadas que sugieren infección por herpes. Otro método es la detección de antígeno fluorescente directamente de las lesiones, que permite diferenciar entre herpes 1 y herpes 2. La serología tiene más valor desde el punto de vista epidemiológico.

El tratamiento de elección es el aciclovir, un inhibidor específico de la DNA polimerasa del virus herpético que evita la síntesis del DNA. La dosis es de 400 mg VO c/8h por 7 a 10 días (para herpes recurrente por 5 días); como terapia supresiva en pacientes inmunosuprimidos se indica 400 mg BID VO por un año. Localmente, solo se usan lavados de las lesiones con solución salina; no está indicado el uso de tópicos antivirales. Otras alternativas son el valaciclovir, un éster del aciclovir, 1.000 mg VO BID por 7 a 10 días (herpes recurrente 5 días); terapia supresiva, 500 a 1.000 mg VO OD por más de un año. También se usa el famciclovir, un análogo nucleósido que inhibe la síntesis del DNA viral, cuya dosis es de 250 mg VO C/8h por 7 a 10 días (5 días para herpes recurrentes) y terapia supresiva, 250 mg VO BID. En pacientes inmunosuprimidos y recién nacidos de madres que padecen de herpes genital, la enfermedad puede complicarse con manifestaciones graves, por lo que se debe indicar el aciclovir a la dosis en el adulto es de 5 mg/Kg EV cada 8 horas en infusión lenta (1 hora) por 5 a 7 días.

VULVOVAGINITIS

Se refiere a la inflamación vaginal producida por diferentes causas, especialmente infecciosas, y que se manifiesta principalmente por flujo. En la infección por *Trichomonas*, el flujo es abundante, amarillo-verdoso, espumoso y maloliente, y el exocervix presenta lesiones eritematosas pequeñas ("cérvix de fresa"). En la vaginitis por el bacilo gramnegativo *Haemophilus vaginalis* es gris, homogéneo y a veces espumoso, y cuando es originado por *Candida albicans* es blanquecino, escaso, grumoso y espumoso. El prurito es frecuente en la vulvovaginitis por *tricomonas* y por *Candida*, lo cual genera lesiones por rascado de la región vulvar (escoriaciones dolorosas y disuria). En la tricomoniasis, estas manifestaciones se exacerban con la menstruación y poco después de esta, mientras que en la candidiasis se exacerban antes de la menstruación. El diagnóstico de la vulvovaginitis se confirma por el examen microscópico en fresco o coloreado. Las *tricomonas* tienen una forma característica inconfundible, y son móviles cuando la secreción vaginal se deposita en solución fisiológica. *Candida albicans* tiene forma de levadura, con formación de brotes y a veces pseudohifas, se observa al mezclar la secreción con una gota de hidróxido potasio al 10% (lisa las células epiteliales). Se denomina vaginosis bacteriana a la antes conocida como vaginitis inespecífica, en la cual, la flora normal (lactobacilos) es reemplazada por bacterias anaeróbicas, *Gardnerella vaginalis* y *Mycoplasma hominis*; se caracteriza por un flujo vaginal acuoso y maloliente (olor a pescado).

El tratamiento de elección para tricomoniasis es el tinidazol 2 g VO, en dosis única, y el metronidazol, 500 mg VO BID por 7 días; el tinidazol está contraindicado en el embarazo y en su lugar se usa metronidazol (2 g VO, dosis única), en el postparto debe suspenderse la lactancia hasta por 24 horas después de recibir la medicación. En la candidiasis pueden emplearse óvulos o cremas vaginales a base de imidazoles (clotrimazol, tioconazol o miconazol), nistatina o anfotericina B. Se aplican en la noche por tiempo variable (7 a 14 días); igual éxito se obtiene con el fluconazol, 150 mg VO dosis única. En la vaginitis por *Haemophilus vaginalis* se emplean óvulos o cremas vaginales a base de tetraciclina en aplicaciones nocturnas por 2 a 3 semanas, o antibióticos como ampicilina, 500 mg VO cada 6 horas por 5 días. El contagio de la pareja masculina es frecuente, presentando uretritis, balanitis erosiva, balanopostitis y fimosis, por cuya razón debe ser tratada simultáneamente, tenga o no síntomas. Esta conducta evita reinfecciones. El tratamiento de la vaginosis bacteriana consiste en metronidazol, 500 mg VO BID por 7 días; o tinidazol, 2 g VO como dosis única. Otra alternativa es la clindamicina (crema vaginal al 2%) por 7 noches, o el metronidazol (tópico al 0.75%) BID por 5 días. En la mujer embarazada puede emplearse la ampicilina a la dosis de 500 mg VO cada 6 horas por 10 días.

MOLUSCO CONTAGIOSO

Es una enfermedad producida por un poxvirus de la familia *Poxviridae* que aparece alrededor de un mes después del contagio sexual o por fómites (toallas de baño, esponjas o equipo de gimnasio). Se caracteriza por la formación de pápulas umbilicadas rosadas o blancas en el pene, vulva, pubis y cara interna del muslo, cada una de las cuales tiene un pequeño centro caseoso que se conoce como "tapón blanco". El diagnóstico es eminentemente clínico y la enfermedad tiende a curar espontáneamente sin dejar secuelas. En caso de haber angustia por parte del paciente se puede extraer el contenido con un bisturí o con electrocauterio. También se emplea con éxito el curetaje, la crioterapia y un gran número de agentes farmacológicos: queratolíticos y cáusticos (ácido salicílico, ácido bicloroacético, tricloroacético, podofilox, podofilina), antineoplásicos (ácido 5-fluoracilo), otros productos (tretinoina, imiquimod, interferón) y antivirales (cidofovir, ritonavir). Se aconseja su extracción, siempre que sea posible, para prevenir la autoinoculación y contagiar otros individuos.

INFECCIÓN POR EL VIRUS DEL PAPILOMA HUMANO (CONDILOMAS ACUMINADOS O VERRUGAS GENITALES)

Es una ETS que genera tumores epiteliales en piel y mucosas (condilomas, verrugas) en el área anogenital (prepucio, glande, meato externo, surco coronal, vulva, vagina y ano) causada por más de 30 tipos del virus del papiloma humano (VPH) con un período de incubación de 3 meses. Los tipos 16, 18, 31 y 33 se asocian particularmente con displasia cervical y cáncer del cuello. Las lesiones pueden ser digitadas, papulares, pediculadas, en forma de coliflor, de color rojo o gris; son indoloras y sangran fácilmente al menor traumatismo. El diagnóstico es clínico, aunque en casos dudosos es importante hacer una biopsia o prueba de PCR. El tratamiento, en general, es similar al molusco contagioso (resina de podofilo al 25%, imiquimod 5% o ácido bicloroacético al 80%), que se deben poner exactamente sobre la lesión con un aplicador, retirarlos con un buen lavado a las 2-4 horas y repetir dos o tres veces si es necesario. El podofilox, la podofilina, el interferón y el ácido 5-fluoracilo se deben evitar en la mujer embarazada (Tabla 88). El electrocauterio bajo anestesia local, la crioterapia con nitrógeno líquido y los rayos láser sonde gran valor para extirpar los condilomas. En cuanto a tratamiento preventivo se utiliza inmunización con vacunas, la bivalente para serotipos 16 y 18 y la cuadrivalente para los tipos 6, 11, 16 y 18, las cuales tienen un alto nivel de efectividad. Aunque están formalmente indicadas para muchachas y mujeres jóvenes de 9 a 26 años, se está evaluando su posible utilidad en mujeres de mayor edad (hasta 45 años). Para los muchachos y hombres se sigue utilizando en edades de 11 a 26 años. La inmunización completa incluye 3 dosis, 0,1-2 y 6 meses.

TABLA **88.** ESQUEMAS DE TRATAMIENTO RECOMENDADOS PARA EL VPH

Tratamientos aplicados por los mismos pacientes
Podofilox* al 0,5% en solución o gel
Imiquimod* al 5% en crema

Nota: De ser posible, el profesional de atención a la salud deberá aplicar el tratamiento inicial para demostrar la técnica de aplicación apropiada e identificar cuáles verrugas requieren tratamiento. Puede ser útil programar visitas de seguimiento varias semanas después de iniciar la terapia, para determinar la idoneidad del uso del medicamento y la respuesta del paciente al tratamiento.

* Estos tratamientos no deberán utilizarse durante el embarazo, ya que aún no se ha establecido su inocuidad durante la gestación.

SÍNDROME DE REITER

Esta entidad, incluida en la actualidad en las artritis reactivas, es una condición autoinmune desencadenada por una infección, habitualmente del tracto gastrointestinal (*Shigella, Salmonella* y *Yersinia*) o genital causada generalmente por *Chlamydia trachomatis*, y que ocurre entre 1 a 4 semanas después de esas afecciones. Existe una fuerte asociación entre este síndrome y el antígeno de histocompatibilidad HLA B27, que a su vez está relacionado con enfermedades inflamatorias articulares. Este síndrome es 10 veces más frecuente en el hombre que en la mujer, y se manifiesta por una tríada de uretritis (no gonocócica), conjuntivitis y artritis (oligoartritis asimétrica, predominante en los miembros inferiores). Cuando falta uno de ellos (2/3 de los pacientes) se denomina Reiter incompleto, pero en ocasiones se acompaña de otro tipo de afecciones (tétrada) como lesiones dérmicas psoriasiformes, cardiopatía y nefropatía. Las 2/3 partes de los pacientes tiene un curso autolimitado, el resto desarrolla síntomas crónicos que requieren tratamiento antiinflamatorio diverso (AINE, esteroides) e incluso agentes modificadores de enfermedad (sulfazalasina, metotrexato). No tiene un tratamiento específico, aunque se han usado las tetraciclinas para la uretritis.

REFERENCIAS

BRUCE G. TRIGG BG, KERNDT PR, AYNALEM G. Sexually Transmitted Infections and Pelvic Inflammatory Disease in Women. Med Clin N Am. 2008; 92 (5).

CDOMANTAY-APOSTOL GP, HANDOG EB, GABRIEL TG. Syphilis: The International Challenge of the Great Imitator. Dermatologic Clinics. 2008;26 (2).

FRENCH P. SYPHILIS. BMJ. 2007; 334 (7585): 143-147.

GUIDELINE WORKOWSKI KA, BERMAN S. Sexually transmitted diseases treatment guidelines, 2010. MMWR Recomm Rep. 2010; 59 (17):1-110.

KIRKCALDY R. Treatment of gonorrhoea in an era of emerging cephalosporin resistance and results of a randomised trial of new potential treatment options. Sex Transm Infect. 2013; 89: A14-A15.

ROSEN T, VANDERGRIFF T, HARTING H. Antibiotic Use in Sexually Transmissible Diseases. Dermatologic Clinics. 2009; (1) Issue 1

SEXUALLY TRANSMITTED INFECTIONS AND PELVIC INFLAMMATORY DISEASE IN WOMEN. US Department of Health and Human Services Agency for Healthcare Research and Quality. The guide to clinical preventive services: recommendations of the U.S. Preventive Services Task Force. AHRQ Publication No. 06-0588. June 2006

UPDATE TO CDC's Sexually Transmitted Diseases Treatment Guidelines, 2010: Oral Cephalosporins No Longer a Recommended Treatment for Gonococcal Infections. MMWR Morb Mortal Wkly Rep. 2012;61:590-4.

WORKOWSKI K., BERMAN S. Centers for Disease Control and Prevention. Sexually transmitted diseases treatment guidelines, 2006.

SÍNDROME DE INMUNODEFICIENCIA ADQUIRIDA

José R. Cedeño M.

INTRODUCCIÓN

La infección por el virus de la inmunodeficiencia humana (VIH) sigue teniendo una importante prevalencia mundial. El diagnóstico temprano es fundamental para reducir la transmisión en la población general y evitar la progresión hacia el síndrome de inmunodeficiencia adquirida (SIDA). Así pues, es necesario conocer las múltiples presentaciones clínicas, así como los exámenes pertinentes en cada etapa de la enfermedad, para una detección precoz. Existen diferentes clases de antirretrovirales que, utilizados en combinación, logran suprimir efectivamente el VIH, sin embargo, hasta ahora no se ha podido erradicar definitivamente; de ahí la importancia de practicar los diferentes tipos de prevención; lamentablemente, no se aplican lo suficiente, ni siquiera las medidas más generales y sencillas.

El SIDA es una condición clínica caracterizada por extrema susceptibilidad a enfermedades infecciosas como consecuencia de un serio deterioro de la inmunidad celular, producida por un retrovirus llamado VIH. La denominación de *inmunodeficiencia adquirida* claramente se diferencia de la inmunodeficiencia congénita, que se produce por otros mecanismos. La familia *retroviridae* causa igual condición en simios (SIDA simiano) originada por el virus de la inmunodeficiencia simiana (VIS); existen evidencias de que el VIH es una adaptación del virus animal al humano. Se reconocen dos especies de VIH, el VIH-1, que es el principal agente en el mundo, y el VIH-2, con menor virulencia y transmisibilidad, que tiene prevalencia en el oeste de África y en países europeos que se relacionan con esa región. Ambos pueden causar la misma enfermedad e inclusive coinfectar simultáneamente a un mismo individuo, sobre todo en áreas donde es prevalente el VIH-2.

Desde el reconocimiento del SIDA en los inicios de los años 80, se ha expandido rápidamente en el mundo hasta alcanzar cifras asombrosas; en efecto decenas de millones de personas han sido afectadas globalmente, de las cuales la mayor parte vive en el África subsahariana. La prevalencia en Suramérica es de 0,6%, para el Caribe 0,7% (excepto Cuba, con 0,3%) y para Norteamérica y Europa superior al 0,42%.

MANIFESTACIONES CLÍNICAS

La infección aguda se define como el período transcurrido entre la inoculación del virus hasta la seroconversión (detección de anticuerpos). Generalmente pasa desapercibida o cursa con un cuadro clínico que se confunde con un "síndrome gripal", denominada infección aguda o primaria por VIH o *síndrome retroviral agudo (SRA)*. En algunos casos puede llegar a ser severo e inclusive manifestarse con una infección oportunista producto de la inmunodeficiencia aguda generada por la gran retroviremia inicial; prácticamente es un SIDA agudo que se debe diferenciar del SIDA crónico. En líneas generales, las manifestaciones agudas consisten en fiebre, malestar, cefalea, dolor osteomuscular, hiporexia, odinofagia y linfadenopatías, que hacen pensar en cualquiera de los virus respiratorios superiores. En esta etapa pueden ocurrir manifestaciones neurológicas centrales (meningitis aséptica, encefalopatía aguda) o periféricas (mono o polineuropatía). El cuadro clínico es similar a la infección por virus *Epstein-Barr* (mononucleosis-similar), y si cursa con leucopenia y trombocitopenia se confunde con el dengue.

Una vez pasada la etapa aguda, sintomática o no, se entra en un período de "silencio clínico" que puede durar largo tiempo (promedio 5 a 10 años), característica que hace honor a la designación de *lentivirus* al género que agrupa este retrovirus. Transcurrido ese lapso comienzan a aparecer las manifestaciones clínicas, generalmente debidas a enfermedades infecciosas oportunistas, causadas por gérmenes que normalmente son controlados por la inmunidad celular como la TBC o micosis, circunstancia que refleja la severa afectación de los linfocitos T ayudadores CD4+, blanco fundamental del VIH. Pero a diferencia de la infección aguda, en la que hay recuperación temporal de esa población de células T, ahora sigue un descenso progresivo e irreversible que contribuye inexorablemente a la muerte de no tratarse oportunamente.

Es importante recordar que el paciente VIH seropositivo está sujeto a padecer las mismas enfermedades que afectan a cualquier persona normal; estas no se toman en cuenta como criterio de SIDA, únicamente se consideran cuando alcanzan un importante grado de severidad en extensión y duración. Las enfermedades oportunistas no solo se refieren a infecciones, sino también a afecciones malignas como el sarcoma de Kaposi. Para caracterizar mejor el estadio de la infección por el VIH se ha establecido una relación entre la condición clínica y la parte inmunológica (recuento de células TCD4+), cada una de las cuales dividida en 3 categorías; las clínicas se identifican con letras A, B y C.

A (no síntomas). Indica que es asintomática, aunque pueden presentar linfadenopatías generalizadas

B (síntomas y signos). Incluye algunas patologías como candidiasis bucal, diarrea prolongada, herpes zoster y angiomatosis bacilar

C (enfermedades oportunistas). Agrupa a todas aquellas afecciones que han sido reconocidas y asociadas fuertemente al SIDA, y que se dividen en 4 grupos:

1. *Infecciones oportunistas*: neumonía por *P. jirovecii*, toxoplasmosis cerebral, diarrea persistente (*cryptosporidium, isospora*), micosis diseminadas, micobacteriosis (*M. avium-intracelular, M. kansasii, M. tuberculosis) y* sepsis recurrente por *Salmonella*

2. *Enfermedades malignas*: sarcoma de Kaposi, linfoma no Hodgkin y carcinoma invasivo de cuello uterino; neoplasias relacionadas con agentes virales Herpes 8, *Epstein-Barr* y papiloma humano (VPH)

3. *Enfermedades neurológicas:* complejo demencial, neuropatía perifé-rica y mielopatía

4. *Síndrome de desgaste.* Pérdida progresiva de peso, mayor del 10%

La categoría inmunológica se basa en el recuento de células TCD4+ y se identifica con números: 1: igual o mayor de 500; 2: entre 200 a 499; y 3: menos de 200.

Al integrar ambas categorías se obtiene el *estatus de la enfermedad;* por ej., A1 corresponde a un individuo asintomático con valores de CD4+ suficiente, o sea, infectado pero sin SIDA. Por otro lado, el extremo opuesto, como el C3, es un paciente con enfermedad oportunista y conCD4+ muy bajos, y por tanto sufre de SIDA; igualmente se catalogan como tal a los A3, B3 y todos los C, independientemente del contaje de las subpoblaciones linfocitarias. En líneas generales, la presencia de enfermedad oportunista (infecciosa o neoplásica) es criterio suficiente para establecer el diagnóstico de SIDA aunque no haya linfopenia CD4+ significativa.

Otro tipo de manifestaciones clínicas que se puede presentar en el paciente VIH positivo corresponde al llamado síndrome inflamatorio de reconstitución inmunológica (SIRI) o, simplemente, síndrome de reconstitución inmunológica (SRI) producto de la restauración de la respuesta inmune generada por el tratamiento antirretroviral. Eso significa que se estaría revirtiendo un estado de indefensión inmunológica a uno de inmunocompetencia que sí puede responder a los tantos inmunógenos presentes. Como consecuencia de esa reactivación, las infecciones que estaban latentes se hacen evidentes y las ya sintomáticas se exacerban. Por ej., tuberculosis, micosis y otras infecciones pueden diseminarse fatalmente, por lo que es imprescindible tratar y controlarlas antes de iniciar los antirretrovirales. El SRI no solamente se debe a infecciones, también puede ser un proceso inflamatorio autoinmune tal como, LES, artritis reumatoide o polimiositis; o a otros como la sarcoidosis, e incluso tumorales como el sarcoma de Kaposi o linfoma. Como es de esperar, cuanto más lenta (menor) sea la recuperación del sistema inmunitario, más disminuye la probabilidad de presentar el SRI.

En conclusión hay que considerar este síndrome ante cualquier manifestación aparecida después de iniciado el tratamiento antiviral, particularmente en los 3 primeros meses. Por supuesto, debe diferenciarse de reacciones adversas, intoxicación medicamentosa y, obviamente, progresión de la enfermedad por falla terapéutica. En esta última posibilidad, el recuento TCD4+ va en descenso y la carga viral plasmática asciende, contrario a lo esperado, con la intolerancia medicamentosa. Las manifestaciones por efectos adversos al tratamiento antiviral dependen del tipo de fármaco empleado; por ej., zidovudina (ZVD): anemia, miopatía y ocasionalmente desencadena toxicidad mitocondrial manifestada por esteatosis hepática y acidosis láctica; abacavir: hipersensibilidad; nevirapina: hepatotoxicidad y lesiones cutáneomucosas; efavirenz: trastornos neuropsiquiátricos y teratogenicidad. Además, cualquiera de ellos puede ocasionar náuseas, hiporexia y molestia epigástrica.

Por último hay que tomar en cuenta que el VIH es capaz de producir lesiones *per se*, es decir, no solo indirectamente por la disfunción inmune, sino por infección primaria y directa. El virus ha sido encontrado en muchos órganos y tejidos como sistema nervioso, riñón, corazón e intestino, hallazgos que hacen suponer un rol causal, o por lo menos uno de ellos, en procesos tales como trastorno neurocognitivo o complejo demencial SIDA, mielitis, polineuritis, nefropatía asociada al VIH (síndrome nefrótico sin edema), miocardiopatía y enteropatía.

DIAGNÓSTICO

La infección por VIH en la *fase aguda* es difícil diagnosticar por la negatividad de las pruebas convencionales, lo cual, aunado a una presentación clínica inespecífica, hace que esta etapa pase frecuentemente desapercibida. De ahí la importancia de contemplar la posibilidad diagnóstica en personas con factores de riesgo (promiscuidad, homosexualidad y drogadicción), incluyendo a sus respectivas parejas, tengan o no los mismos hábitos; igualmente, pacientes con alguna enfermedad de transmisión sexual y las víctimas de asalto sexual. En estos casos se requiere la determinación del ARN viral por PCR (reacción en cadena de polimerasa), prueba muy sensible pero más laboriosa. Sin embargo, el antígeno P24 es de menor complejidad e igualmente útil; ambos análisis resultan positivos alrededor de la segunda semana de la infección, comparados con las pruebas convencionales de anticuerpos, que tardan de 3 a 8 semanas.

El diagnóstico de la *infección crónica* se hace fácilmente mediante las clásicas determinaciones de anticuerpos por inmunoanálisis enzimático (ELISA) y por inmunoelectrotransferencia (Western Blot). La primera se usa como tamizaje, dado que está diseñada con un máximo de sensibilidad para detectar todas las muestras positivas, y la segunda como prueba confirmatoria por su alta especificidad para asegurar la positividad de las muestras. Se considera que la prueba de Western Blot es positiva cuando detecta bandas de anticuerpos contra dos antígenos de la *envoltura viral* (gp160, gp120 o gp41) o, por lo menos, una contra la envoltura y otra contra un antígeno de la *cápsida* o núcleo (p24) o contra proteínas centrales *core* viral como la p32. El diagnóstico de la infección durante el período de latencia (asintomático) solo puede hacerse mediante la determinación rutinaria de la prueba de ELISA; todas las personas que sean o hayan sido sexualmente activas o aprovechando ocasiones como el examen prematrimonial, la evaluación preoperatoria, el embarazo e, incluso, el chequeo médico general. El advenimiento de pruebas cada vez más rápidas (10 a 20 minutos) y de fácil accesibilidad al público general, ciertamente contribuye a la detección oportuna de la infección. Precisamente, la FDA recién aprobó en agosto 2013 un combo para VIH 1, VIH 2 y VIH1 p24 (Organics, Ltd) que tiene la ventaja de que mide antígenos y anticuerpos.

Una vez confirmado el diagnóstico de laboratorio se evalúa el estado inmunológico celular, para lo cual se miden las subpoblaciones linfocitarias TCD4+ y TCD8+ y la relación entre ellas. Asimismo, es importante hacer estudios complementarios como hematología completa, orina, heces, proteínas séricas, urea, creatinina, aminotransferasas, lipidograma, VDRL, serología para toxoplasma, CMV, hepatitis (A, B y C), prueba de tuberculina y, en mujeres, citología vaginal, además de cualquier otro examen según la situación clínica o la condición del paciente. También se hacen determinaciones más específicas para evaluar al propio virus en su cuantía, como la carga viral plasmática (CVP) y su sensibilidad (prueba de resistencia); ambas pruebas se hacen en laboratorios especializados y se requiere de cierto tiempo para conocer sus resultados. La primera se solicita conjuntamente con la medición de subpoblaciones linfocitarias; en cambio, la segunda solo puede ser autorizada por el comité de resistencia de antirretrovirales de Venezuela debido a que requiere de ciertas condiciones muy particulares.

Una CVP mayor de 400 copias es uno de los factores de riesgo de mortalidad más importantes, así como un recuento CD4+ menor de 200. También es de interés la medición del contaje absoluto de linfocitos en sangre periférica, que puede servir como estimador del número de TCD4+ en pacientes VIH positivos que consultan por emergencia; un contaje menor de 950 linfocitos equivale a CD4+ menor de 200 y, por consiguiente, a alto riesgo de infección oportunista; esta información puede ser útil para decidir la hospitalización del paciente.

TRATAMIENTO

El inicio del tratamiento antirretroviral se ha basado fundamentalmente en el hallazgo de un número disminuido de células CD4+ (<250cel/μl) propio de los estadios A3, B3 y C3. Sin embargo, actualmente se prefiere comenzar mucho más temprano, es decir, antes de que se haya producido un grave trastorno del sistema inmunológico. En efecto, se recomienda tratar a todo paciente con niveles por debajo de 500 cel/μl, incluso independientemente del número de células, en cualquiera de las situaciones siguientes: embarazadas o en período de lactancia; parejas discordantes (uno positivo y otro negativo); nefropatía asociada al VIH; coinfección con el virus de la hepatitis B cuando la hepatitis requiera tratamiento, y niños menores de 5 años. El objetivo de la terapéutica antirretroviral es mantener una carga viral indetectable, lo cual es posible mediante la combinación de al menos tres agentes antivirales. Estos logran mejorar el pronóstico del paciente y al mismo tiempo disminuyen el riesgo de transmisión a otros. Actualmente disponemos de 6 diferentes clases de anti-VIH que actúan interfiriendo en 5 diferentes etapas del ciclo vital del virus.

Recepción de quimoquinas. Bloquean los receptores de superficie en los linfocitos CD4+ de tal manera que el VIH no puede anclarse a esas células

Fusión. Capacidad del virus de fusionarse con la célula huésped, necesario para que el genoma del virus penetre dentro de la célula infectada

Transcripción reversa. Suprimen la transformación del ARN viral en ADN

Integración. Evitan que el nuevo ADN viral formado se integre al ADN de la célula huésped, lo que frena su replicación

Desproteinización. Inhabilitan las enzimas encargadas de desintegrar proteínas grandes en porciones más pequeñas que sirven de ladrillos en la fabricación de proteínas fundamentales para el ensamblaje del VIH.

CLASIFICACIÓN DE DROGAS ANTIRRETROVIRAL VIH

I. **Inhibidores nucleósidos (y nucleótidos) de la transcriptasa reversa (IN-TRs)** Nucleósidos: abacavir (ABC), didanosina (DDI), lamivudina (3TC), zidovudina (ZVD), emtricitabina (FTC). Nucleótidos: tenofovir (TDF)

II. **Inhibidores no nucleósidos de la transcriptasa reversa (INNTRs)** Efavirenz (EFV), etravirina (ETRV), nevirapina (NVP), rilpivirina (RPV)

III. **Inhibidores de proteasa (IPs)** Atazanavir (ATV), darunavir (DRV), fosamprenavir (FPV), lopinavir (LPV), ritonavir (RTV)*, saquinavir (SQV)

IV. **Inhibidores de integrasa (IIs)** Raltegravir (RAL), dolutegravir (DTG), eltegravir (EVG)

V. **Inhibidores de fusión (IFs)** Enfuvirtide (T20)

VI. **Antagonistas de receptores de quimoquinas (ARQs)** Maraviroc (MVC)

*Usualmente asociado con otros IPs como el lopinavir (LPV/r)

La terapia conocida como de alta eficacia consiste en indicar dos INNTRs combinados con un INNTR o con un IP reforzado con ritonavir, o bien con un inhibidor de integrasa. La lamivudina ha sido hasta ahora el INTR de mayor uso y con ella se han combinado los demás compuestos de su grupo. De hecho, desde hace tiempo existe la coformulación de zidovudina con lamivudina en una sola tableta (Combivir). Más recientemente, la combinación de tenofovir y emtricitabina (Truvada) se está utilizando preferencialmente debido a su alta efectividad y menores efectos adversos. Tal combinación, unida a efavirenz o a raltegravir, o a un inhibidor de proteasa (principalmente atazanavir y darunavir) coformulado con ritonavir. El esquema usual de zidovudina/lamivudina/lopinavir-ritonavir se prefiere como alternativa; sin embargo, en pacientes embarazadas se mantiene como preferido. Es importante tener en cuenta que el esquema terapéutico indicado depende no solo de la efectividad, sino de reacciones colaterales, interacción de drogas, resistencia antiviral, comorbilidades y carga de medicamentos diarios. Ya en algunos países se dispone de presentación de 3 y 4 antirretrovirales en una sola tableta con el fin facilitar el cumplimiento del tratamiento, por ej., emtricitabina/tenofovir/efavirenz/emtricitabina/tenofovir/rilpivirina/emtricitabina/tenofovir/eltegravir/cobicistat; este último, conocido como *Quad pill (*píldora cuádruple*)*, contiene cobicistat, molécula que no es un antiviral propiamente dicho y actúa potenciando el efecto de los antirretrovirales mediante inhibición el citocromo CYP3A4.

Hay que destacar que cualquiera que sea el tratamiento seleccionado debe comenzarse lo antes posible, salvo cuando concurren infecciones como tuberculosis, en cuyo caso se recomienda iniciar los antituberculosos antes que los antirretrovirales con el fin de disminuir el riesgo del síndrome de reconstitución inmunológica. Por eso se difiere el tratamiento antirretroviral por un tiempo de 2 a 8 semanas. La medicación anti-VIH ha reducido la incidencia de SIDA en tal magnitud que hoy en día está prácticamente restringida a sitios donde no se dispone de ellos. Afortunadamente, en nuestro país hay acceso gratuito a estos antirretrovirales, lo que asegura el tratamiento a los pacientes de recursos económicos limitados.

PREVENCIÓN

Considerando que hasta ahora no se ha logrado la erradicación definitiva del virus es de vital importancia su prevención, pues, lamentablemente, no ha sido suficientemente practicada, entre las medidas preventivas básicas está el uso de preservativos en el hombre (y de tópicos microbicidas en la mujer), evitar actividades promiscuas y no compartir agujas o inyectadoras. Además, se incluye la pesquisa ordinaria de VIH en todas las personas, indistintamente de los hábitos y costumbres. La detección temprana, seguida de las recomendaciones pertinentes, reduce la carga de VIH en la población y, en consecuencia, el riesgo de transmisión en general. Otras formas de profilaxis más específicas son las denominadas de pre (prE) y de post exposición (psE), las cuales implican el uso de antirretrovirales. La primera, antes de llevar a cabo conductas de alto riesgo como, por ejemplo relación sexual con una pareja seropositiva, y la segunda, inmediatamente después (o por lo menos, antes de 72 horas) del contacto, por ejemplo, pinchadura con agujas contaminadas.

Como terapia prE se ha estado utilizando favorablemente la combinación tenofovir/emtricitabina en casos de relaciones homosexuales, situación en la que siempre está indicada. En cambio, la indicación de la terapia psE está sujeta al tipo de exposición; por ej., el contacto con saliva, orina o lágrimas no requiere medicación, pero si hay contacto de piel (no intacta) o de mucosas, con sangre, semen, secreciones vaginales o rectales, así como de leche materna, se recomienda tratamiento. Aquí se definen 2 tipos de esquemas terapéuticos, el básico (2 INTRs) y el ampliado (2 INTRs + IP/r), cuya selección depende de la severidad y/o tiempo de exposición; ambos indicados por un lapso de 4 semanas. Durante este tiempo deben mantenerse en forma intacta todas las medidas preventivas generales ya comentadas. Asimismo se recomienda controles clínicos periódicos y de pruebas de VIHa las 6 semanas, 3° y 6° mes.

Otro tipo de prevención más compleja es la dirigida al recién nacido de madres positivas. En el periodo antenatal debe ofrecerse en cualquier etapa del embarazo una combinación de 2 INTR's, que incluya zidovudina más un INNTR, o uno o más IP's. Si la carga viral es > 400 copias para el momento del trabajo de parto, debe recibir infusión de zidovudina EV, igualmente al planificarse cesárea, en cuyo caso debe recibir la infusión desde 3 horas antes de la intervención y mantenerla durante todo el proceso. Generalmente, la cesárea se propone en la 38ª semana si la carga viral supera las 1000 copias. Cuando la carga es < 400 copias no es necesario indicar la zidovudina EV, si ha estado recibiendo terapia antirretroviral.

En el peripartum de una mujer VIH positiva, pero sin tratamiento previo, se recomienda también zidovudina endovenosa intrapartum, evitando así procedimientos invasivos como ruptura artificial de membranas, amniocentesis, aplicación de electrodos fetales o cualquier otro. A todo recién nacido expuesto a VIH, por su parte, se le indica zidovudina oral por 6 semanas.

Ha resultado interesante la observación de que un procedimiento quirúrgico como la circuncisión haya reducido el riesgo de infección por VIH en hombres. Tal tipo de prevención podría tener relevancia en aquellas regiones donde la incidencia de infección por VIH sea alta, y no se cuente con recursos suficientes para tratamiento. Para terminar, la inmunización activa mediante vacunas sigue en estudio. El Instituto Nacional de Higiene de los Estados Unidos de Norteamérica (NIH) investiga una vacuna que contiene 2 diferentes cepas de VIH, esta se inyecta en 3 sesiones durante 8 semanas y luego se agrega un refuerzo a los 6 meses. Los ensayos han mostrado reducción del riesgo de infección, mayormente en individuos de alto riesgo. Muy recientemente, con un poco más de optimismo, se ha reportado eficacia de la utilización de una vacuna en monos Rhesus, en los que se utilizo un mosaico de antígenos de VIH. Es posible que ese enfoque también dé resultados en investigación humana. Esperemos que así sea.

REFERENCIAS

AIDS EPIDEMIC UPDATE. Joint United Nations Programme on HIV/AIDS (UNAIDS) and World Health Organization (WHO) 2009.

DAN BAROUCH ET AL. Protective Efficacy of a Global HIV-1 Mosaic Vaccine against Heterologous SHIV Challenges in Rhesus Monkeys. *Cell*, October 2013 http://www.sciencedaily.com/releases/2013/10/131024121150.htm

GRANT RM, LAMA JR, ANDERSON PL *ET AL*: Preexposure chemoprophylaxis for HIV prevention in men who have sex with men. N Engl J Med. 2010; 363 (27): 2587-2599.

GUIA PARA EL MANEJO del tratamiento antirretroviral de las personas que viven con VIH/SIDA en Venezuela. Programa Nacional de SIDA/ITS. MPPS, 4ª Edición, 2010-2012.

MOUNZER K, PALELLA F, SLIM J, ET AL. SPIRIT: Simplifying to rilpivirine/emtricitabine/tenofovir Df single-tablet regimen from boosted protease inhibitor regimen maintains HIV suppression in the black subgroup [abstract H-656]. Presented at: The 53rd Interscience

Conference on Antimicrobial Agents and Chemotherapy (ICAAC). 2013; Denver, Colorado.

PANEL ON ANTIRETROVIRALGUIDELINES FOR ADULTS AND ADOLESCENTS. Guidelines for the use of antiretroviral agents in HIV-1-infected adults and adolescents. Department of Health and Human Services. January 10, 2011; 1-174. Accessed June 16, 2011. Available at http://aidsinfo.nih.gov/contentfiles/AdultandAdolescentGL.pdf.

NATIONAL INSTITUTE OF HEALTH. HVTN 505 Vaccine Study to Expand Scope. Bulletin 4 august, 2011.

PANEL ON TREATMENT OF HIV-INFECTED PREGNANT WOMEN AND PREVENTION OF PERINATAL TRANSMISSION. Recommendations for use of antiretroviral drugs in pregnant HIV-1-infected women for maternal health and interventions to reduce perinatal HIV transmission in the United States. 2010. pp 1-117. http://aidsinfo.nih.gov/ContentFiles/PerinatalGL.pdf.

PUHAN MA, VAN NATTA ML, PALELLA FJ, ADDESSI A, MEINERT C. Ocular Complications of AIDS Research Group. Excess mortality in patients with AIDS in the era of highly active antiretroviral therapy: temporal changes and risk factors. *Clin Infect Dis.* 2010; 51(8):947-56.

US FOOD AND DRUG ADMINISTRATION. FDA approves first rapid diagnostic test to detect both HIV-1 antigen and HIV-1/2 antibodies. US Department of Health and Human Services, US Food and Drug Administration. Available at http://www.fda.gov/NewsEvents/Newsroom/PressAnnouncements/ucm364480.htm.

ENFERMEDADES PRODUCIDAS POR VIRUS

Marcos Troccoli H.

INTRODUCCIÓN

Los virus son agentes infecciosos que se comportan como microorganismos intracelulares obligados y requieren las células del huésped para replicarse; contienen un centro macromolecular, o *core*, de ácido nucleico (RNA o DNA) y una envoltura proteica, o *cápside*. El diámetro de las partículas virales oscila alrededor de 18 y 300 nanómetros (nm), entre los cuales, los más pequeños se encuentran los de fiebre amarilla, dengue y rubéola, y los de mayor tamaño son parotiditis, sarampión y varicela. El virus completamente desarrollado recibe el nombre de virión, cuyo ácido nucleico contiene el código de las estructuras proteicas, enzimáticas y el material genético indispensable para reproducirse.

Entre los virus RNA que ocasionan enfermedades infecciosas comunes se encuentran los arbovirus, productores de la fiebre amarilla y el dengue, los mixovirus y paramixovirus, que ocasionan la influenza, la parotiditis y el sarampión, y los togavirus de la rubéola. Entre los virus DNA se incluyen los herpesvirus, productores del herpes simple, herpes zoster, varicela y enfermedad por citomegalovirus, y finalmente el poxvirus, responsable de la viruela (actualmente casi erradicada en el mundo). En las infecciones por virus, el organismo reacciona produciendo proteínas antivirales que comprenden anticuerpos específicos neutralizantes y el interferón. En este capítulo se describirán someramente las enfermedades virales que a nuestro juicio son las más comunes y de mayor interés para el clínico.

FIEBRE AMARILLA

Es una enfermedad infecciosa aguda endémica en América Central, las Antillas, la zona tropical de Sudamérica y África Central. El virus (flavivirus) es transmitido por mosquitos de los géneros *Aedes* y *Haemagogus,* con dos variedades, la *selvática,* que tiene un ciclo natural mono-mosquito-mono, en la que el hombre es un huésped accidental, y la *urbana,* con un ciclo natural hombre-mosquito-hombre, en la cual el artrópodo transmisor es *Aedes aegypti.* El período de incubación es de 3 a 6 días y la sangre del enfermo es infectante para el mosquito los primeros 3-5 días de la enfermedad; esta no es trasmitida por contacto humano. La clínica comienza súbitamente y sin manifestaciones prodrómicas; afortunadamente, la mayoría de los pacientes sufre una infección leve de curso unifásico, poca fiebre y dolores generalizados; la recuperación ocurre en una semana, y solo se detecta por la presencia de anticuerpos. Existen sin embargo casos graves con una mortalidad del 10 a 50%, caracterizada por un curso bifásico con una primera fase en la cual se presenta fiebre, escalofríos, cefalea lumbalgia, mialgias náuseas y vómitos. Después de 3-4 días, la fiebre y otros síntomas remiten por 1-2 días y luego recurren y reaparece fiebre, cefalea, agitación, delirio, bradicardia (a pesar de la fiebre alta), ictericia (de ahí el nombre de fiebre amarilla), hemorragias del tubo digestivo, "vómito negro," y de otros órganos. En casos severos ocurre retención azoada por necrosis tubular aguda. Ocasionalmente puede ocurrir una sepsis bacteriana secundaria.

Los exámenes revelan leucopenia, neutropenia, linfopenia, linfocitos atípicos, trombocitopenia, pruebas hepáticas alteradas, trastornos de la coagulación y albuminuria importante. El diagnóstico diferencial debe hacerse con la leptospirosis icterohemorrágica, el paludismo por falciparum y el dengue hemorrágico. La única forma de confirmar el diagnóstico es mediante el aislamiento del virus de la sangre al comienzo de la enfermedad, la demostración de anticuerpos neutralizantes y la presencia de lesiones típicas histopatológicas en el hígado, aunque la biopsia hepática no debe ser intentada por el riesgo de una hemorragia fatal.

No hay terapia antiviral específica; el tratamiento consiste en mantener una buena hidratación y nutrición del paciente. Control de la fiebre y dolor con medios físicos y analgésicos-antipiréticos, preferiblemente acetaminofen. Puede ser necesario el soporte de las alteraciones hepáticas, renales y la coagulopatía. La recuperación de la fiebre amarilla confiere una completa protección contra futuros ataques. Las medidas preventivas incluyen el combate contra los mosquitos y programas de vacunación masiva con virus vivos atenuados en las zonas endémicas (debe evitarse en niños menores de 6 meses, embarazadas y personas alérgicas al huevo). La dosis es de 0.5 ml SC. El certificado internacional de vacunación tiene una validez de 10 años.

DENGUE

Es una enfermedad infecciosa aguda denominada "fiebre rompehuesos", distribuida geográficamente entre los 30° de latitud norte y los 40° al sur del Ecuador. Es causada por un arbovirus; sus 4 serotipos (1 al 4) son capaces de producir cualquier forma clínica; sin embargo, el serotipo dengue-2 es el responsable de la fiebre hemorrágica del dengue en Venezuela. La distribución geográfica del virus del dengue no se superpone con la de la fiebre amarilla, probablemente por interferencia. El ciclo natural es semejante al de la fiebre amarilla urbana: *hombre-Aedes aegypti-hombre*; aunque otras especies del género Aedes pueden actuar como transmisores, inclusive más temibles como A*edes albopictus*. Después de que la hembra del mosquito se alimenta de una persona con viremia ocurre una replicación viral que dura 1-2 semanas antes de que el mosquito pueda trasmitir el virus en un siguiente intento de alimentación. Es la enfermedad viral que causa más muertes por su forma hemorrágica. Las medidas preventivas incluyen la lucha contra el mosquito urbano.

El período de incubación es de 3 a 14 días; el cuadro clínico puede ser inaparente, leve o grave. A los 5 días desaparece el virus de la sangre y no quedan portadores. El *dengue clásico* (fiebre por dengue) se caracteriza por el inicio abrupto de fiebre, escalofríos, cefalea intensa, dolores retroorbitarios y de espalda, mialgias, postración, disgeusia, artralgias, a los 2-3 días exantema maculopapular o también eritema difuso o puntiforme parecido al de la escarlatina, puede haber descamación, disestesia en las palmas de las manos y planta de los pies. La fiebre puede tener una curva bifásica (en silla de montar), y los pacientes pueden presentar al examen físico linfadenopatías, hepatomegalia, esplenomegalia. El laboratorio frecuentemente revela trombocitopenia, leucopenia y aumento de las aminotransferasas.

El dengue clásico mejora en 6-8 días, pero puede persistir una astenia por varias semanas. En una proporción que oscila alrededor 1% de los casos de dengue se produce un cuadro clínico de curso grave denominado *fiebre hemorrágica por dengue* (dengue hemorrágico), en el cual se presentan manifestaciones de sangrado que pueden ser leves o severas, petequias, gingivorragias, epistaxis, hematemesis, melena, hematuria, metrorragias; y el laboratorio revela trombocitopenia por debajo de 40.000 por mm^3 y en ocasiones CID. Otra de las formas clínicas graves que puede acompañar al dengue hemorrágico o presentarse como forma clínica predominante es *el síndrome de shock por dengue*, caracterizado por un colapso circulatorio debido a permeabilidad vascular anormal, hipovolemia y trastornos de la coagulación. Los pacientes presentan un rápido deterioro clínico, diaforesis, dolor abdominal, piel fría y pegajosa, cianosis, inquietud, letargia, acompañado de hepatomegalia, hipotensión arterial y vómitos; luego, sobreviene un estado de *shock*. El laboratorio revela aumento de las aminotransferasas, acidosis metabólica, trombocitopenia y CID. La mortalidad puede llegar a un 40% si no se trata adecuadamente. La ocurrencia de estas formas graves de dengue depende de la edad del paciente, la predisposición genética, el serotipo infectante y/o algún antecedente de una infección previa con un serotipo diferente del virus que produce un fenómeno inmunológico conocido como *amplificación dependiente de anticuerpos heterólogos.*

El diagnóstico de la enfermedad se establece por la epidemiología, la clínica, la trombocitopenia y las pruebas inmunológicas. Los títulos de inmunoglobulinas se determinan mediante la prueba de ELISA, los anticuerpos específicos IgM aparecen 3-5 días después de iniciada la infección, y los anticuerpos IgG a los 9-10 días. Es de gran valor un aumento de cuatro veces de los títulos de los anticuerpos IgM o IgG a medida que evoluciona la enfermedad. La investigación de inmunoglobulinas tiene una sensibilidad de 95% si la muestra se obtiene entre el día 7-10 del inicio de la infección. En una segunda infección por dengue, la investigación de IgG e IgM por ELISA tiene una sensibilidad cercana al 100%si la muestra se obtiene a los 4-5 días del inicio de la enfermedad. La reacción en cadena de la polimerasa con transcriptasa inversa detecta rápidamente el virus del dengue.

Como no existe un tratamiento específico para la enfermedad, se recomienda una buena hidratación oral o parenteral según el caso, alimentación blanda, el uso de analgésicos-antipiréticos no derivados de la aspirina como el acetaminofen y medios físicos para controlar la fiebre. Para los dolores intensos se puede usar un opioide débil como el tramadol. Cuando existe trombocitopenia ($< 10,000$ mm^3) acompañada de fenómenos hemorrágicos se impone la transfusión de concentrado plaquetario (una unidad por cada 10 Kg de peso). En caso del síndrome de *shock* por dengue se requiere el manejo del paciente en una unidad de cuidados intensivos, con cristaloides, expansores del plasma y las medidas en general del *shock*.

INFLUENZA O GRIPE

Es una enfermedad infecciosa respiratoria aguda producida por un virus de regular tamaño de la familia *Orthomyxoviridae*. Existen 3 cepas principales,

A, B y C, con numerosos subtipos. La cepa A es más epidémica y la B más endémica, mientras que la cepa C, rara vez ocasiona infecciones importantes. El virus está difundido por todo el mundo y se han señalado verdaderas pandemia como la de 1918, que ocasionó entre 20 a 40 millones de muertes. El virus de la cepa A ocasiona extensas epidemias que se difunden rápidamente por todo el mundo cada 2 a 3 años. Como el virus sufre mutaciones periódicas se presenta con un nuevo subtipo que puede afectar hasta un 70% de la población. La cepa B tiene intervalos más largos y con una morbilidad menor. Los antígenos que diferencian los tres tipos de virus son la matriz interna y las nucleoproteínas, las cuales son relativamente estables y no accesibles a los anticuerpos. Los virus también tienen dos antígenos de superficie mayores, la hemaglutinina (HA) y la neuraminidasa (NA), que son variables y son accesible a los anticuerpos. Los tres tipos de virus pueden alterar tanto la HA como la NA gradualmente mediante una mutación. Además la influenza tipo A, pero no la B ni la C, tienen por lo menos 13 subtipos de HA y 9 subtipos de NA. Pueden emerger cepas que expresen diferentes combinaciones de antígeno de superficie. En humanos se han encontrado virus de influenza H1-5 y N1-2. Esto permite que el virus escape a la respuesta inmune del huésped. Casos endémicos ocurren continuamente en muchas comunidades. Epidemias focales asociadas a una modificación antigénica ocurren cada 4-8 años. Pandemias debidas a una mutación antigénica ocurren cada 10-20 años.

Desde 1977, los subtipos H1N1 y H3N2 han circulado frecuentemente al mismo tiempo. El virus de la influenza tiene un genoma segmentado que puede resultar en altas tazas de redistribución entre los virus que coinfectan la misma célula. Se ha sugerido que las cepas pandémicas pueden originarse de la redistribución de genes entre virus de la influenza animal y humanos que infectan simultáneamente a un huésped humano. Tal redistribución podría haber ocurrido cuando las infecciones por influenza H5N1 fueron detectados en humanos, al mismo tiempo que ocurría un extenso brote de influenza H5N1 en aves de corral, en Hong Kong en 1997.

La influenza produce un gran número de muertes, sobre todo en ancianos, por neumonías y colapso circulatorio, particularmente con el antecedente de enfermedades pulmonares crónicas o cardiopatías. La neumonía puede ser *primaria,* por invasión directa del virus al parénquima pulmonar, y *secundaria* debida a bacterias asociadas o ser mixta. Otras complicaciones raras son miocarditis, pericarditis, miositis, rabdomiolisis, mioglobinuria e insuficiencia renal aguda, y ocasionalmente, mielitis transversa, síndrome de Guillain-Barré y encefalitis.

La influenza se transmite por las gotitas expelidas en forma brusca con las secreciones respiratorias del enfermo mediante la tos o el estornudo. Tiene un período de incubación de 1 a 3 días y el proceso infeccioso agudo se extiende por una semana tras el desarrollo de los síntomas. La clínica se inicia con cefalea, mialgias, dolor retroocular al mover los ojos, ardor ocular, fotofobia, odinofagia, dolor en las extremidades, molestias retroesternales, gran decaimiento, escalofríos, fiebre hasta de 40° C, náuseas, vómitos y diarrea, sobre todo en niños y ancianos, además de rinitis, enrojecimiento faríngeo, disfonía, tos seca y dolorosa por traqueitis o bronquitis. La infección del tracto respiratorio superior puede complicarse con otitis media y sinusitis. El laboratorio usualmente revela leucopenia y linfocitosis relativa. En la convalecencia se observa diaforesis, taquicardia, astenia y depresión. Cuando existe una faringitis aguda importante se debe diferenciar, mediante cultivos de la secreción faríngea, de la causada por *Streptococcus* b-*hemolítico* del grupo A.

La *neumonía viral primaria* es una de las principales manifestaciones de las pandemias de enfermedad por AH1N1 (porcina) o AH5N1 (aviar). Clínicamente se presenta como una gripe que no se resuelve, fiebre persistente, tos seca o hemoptoica, disnea, cianosis, estertores crepitantes difusos, y la Rx del tórax revela un infiltrado intersticial difuso. Puede complicarse con hipoxia severa y un SDRA. Por el contrario, la *neumonía secundaria bacteriana* es común en el anciano y frecuentemente severa. Los microorganismos involucrados son *Staphylococcus aureus*, *Streptococcus pneumoniae* y *Haemophilus influenzae*. Aparece después de 2 a 3 días de la mejoría aparente de la gripe y se reinicia la fiebre, expectoración purulenta y signos físicos de neumonía. El diagnóstico de la influenza es básicamente clínico y epidemiológico, sin embargo, una serología tiene valor en la infección aguda cuando hay una elevación al cuádruplo o más de los títulos de anticuerpos determinados por inhibición de la hemaglutinación, fijación de complemento o ELISA.

El tratamiento de la influenza consiste en reposo en cama, hidratación adecuada, analgésicos-antipiréticos (dipirona o acetaminofen). La aspirina se contraindica por la posibilidad del síndrome de Reye, particularmente en niños y jóvenes menores de 18 años. También se usan expectorantes y antitusígenos (dextrometorfano, carboximetilcisteína o codeína), y para la faringitis, colutorios antisépticos. Cuando se complica con infecciones bacterianas (neumonías o infecciones otorrinolaringológicas) se recomiendan los antibióticos según el cultivo y el antibiograma, o comenzar empíricamente una cobertura para los gérmenes más frecuentes. El tratamiento antiviral específico incluye los inhibidores de la *neuraminidasa*, efectivos en la influenza AH1N1 y B; zanamivir (inhalado) ,10 mg cada 12 horas, y oseltamivir, 75 c/12-24 horas VO por 5 a 10 días. Si el tratamiento es iniciado en las primeras 48 horas de la enfermedad y en pacientes no complicados se reducen los síntomas a 1-1,5 días. El uso de oseltamivir se asocia a náuseas, vómitos, exantema y, poco frecuentemente, a síntomas neuropsiquiátricos. El zanamivir puede exacerbar el broncoespasmo en pacientes asmáticos. Como profilaxis pueden emplearse mientras dura la epidemia o hasta 14 días después de la vacunación. En pacientes complicados se ha usado el peramivir (inhibidor de la neuraminidasa), 600 mg EV por 5 días y zanamivir por vía EV.

La prevención de la influenza se basa en la vacunación, el uso profiláctico de los medicamentos antivirales y precauciones para impedir el contagio y la propagación de la enfermedad, tales como el uso de máscaras y la higiene de las manos. La vacuna contra la influenza está compuesta por virus gripales inactivados (AH1N1 y H3N2) e influenza B es adaptada anualmente a las características epidemiológicas de la enfermedad según instrucciones de la OMS y el Centro Mundial de la Gripe en Londres. Ofrece una protección de 70-90% si los virus de la vacuna y los virus que circulan en la epidemia que se desea prevenir están estrechamente relacionados. Alrededor de un 5% de los individuos desarrolla a las 24 horas fiebre de bajo grado y síntomas constitucionales leves, un 30% presenta eritema y discreta inflamación en el sitio de la inyección y rara vez se ha informado la ocurrencia de polineuropatía y síndrome de Guillain-Barré en pacientes ancianos. La vacuna se aplica generalmente en los meses de octubre y noviembre (antes de la estación de invierno) a grupos de alto riesgo, niños menores de 6 años y adultos mayores de 65 años, enfermos cardiopulmonares, diabéticos, personal de salud y embarazadas. En epidemias con ciertas características, la indicación de vacunación puede extenderse a la población general. Como la vacuna se desarrolla en huevos de gallina se debe tener precaución en personas alérgicas al huevo. La dosis es de 0.5 ml IM o SC en los adultos y niños mayores de 9 meses. La inmunidad se adquiere a los 15 días de la inyección y dura un año.

PAROTIDITIS AGUDA EPIDÉMICA

Es una enfermedad viral del género paramixovirus, altamente contagiosa difundida por todo el mundo, cuyo huésped es el hombre, y se transmite por las gotitas expelidas en forma brusca con las secreciones respiratorias del enfermo mediante la tos o el estornudo y por fomites. El período de incubación es de 14 a 21 días y los pacientes pueden contagiar la enfermedad 6 días antes de la aparición del cuadro clínico y 9 días después de este. Aunque es una enfermedad de la infancia y la adolescencia, también se observa en los adultos, en quienes pueden ocasionar complicaciones graves. Aunque la característica más importante es la inflamación dolorosa de las glándulas parótidas, puede comprometer otras como las salivares salivales y algunas veces las gónadas, el páncreas y las meninges. El 25% de los pacientes no experimenta síntoma alguno. La enfermedad confiere inmunidad permanente, sin embargo, puede repetir en un pequeño número de pacientes cuando se pierde la inmunidad.

El cuadro clínico comienza con fiebre no superior a 39°C, malestar general, cefalea y anorexia, seguida a las 24-48 horas de la inflamación de las parótidas por unos 3 días. En un 75% de los pacientes, la inflamación comienza en un lado y pasa al otro en uno a tres días; se produce una gran hipersensibilidad de las glándulas, otalgia, dificultad para hablar, deglutir y comer.

l orificio del conducto de Stenon suele estar enrojecido e inflamado. Entre las complicaciones están la orquitis en pacientes postpuberales (20%), que puede ser uni o bilateral, muy dolorosa, y dejar como secuela atrofia testicular y, rara vez, esterilidad; pancreatitis, que ocurre en 10% de los pacientes, meningoencefalitis aséptica (<10%), rara vez se presenta mielitis transversa, síndrome de Guillain-Barré, parálisis de pares craneales, ooforitis, miocarditis, tiroiditis y poliartritis. La parotiditis en mujeres embarazadas no se ha asociado a malformaciones congénitas. La mayoría de las complicaciones se resuelve favorablemente en un lapso de 7-10 días.

La enfermedad se diagnostica clínicamente, aunque la serología con la técnica de ELISA muestra la IgM específica. La amilasa sérica suele estar elevada aun en ausencia de pancreatitis. El diagnóstico diferencial debe hacerse con la parotiditis por estafilococos, la adenitis cervical por estreptococos, la parotiditis por yodo usado como medio de contraste, la angina de Ludwig y la mononucleosis infecciosa. Ocasionalmente, la meningitis aséptica (al igual que la orquitis) se presenta atípicamente sin parotiditis, lo cual obliga al estudio del líquido cefalorraquídeo.

El tratamiento de la parotiditis consiste en reposo en cama, hielo local en la zona parotídea y analgésicos-antipiréticos. El dolor de la orquitis se alivia con hielo local y analgésicos tipo codeína, 25 a 50 mg VO cada 4 a 6 horas, o tramadol, 5 a 10 gotas sublingual, e ir titulando la dosis cada 4-6 horas. La inmunización activa se efectúa con virus vivos atenuados; existe una vacuna trivalente (parotiditis, sarampión y rubéola) que se indica en una sola dosis de 0.5 ml SC a los 13-15 meses y un refuerzo antes de iniciar la escuela primaria (a los 6 años). La vacuna aislada contra la parotiditis se aplica a los 9 meses y adolescentes no vacunados, que no hayan sufrido la enfermedad, en una sola dosis de 0.5 ml IM.

SARAMPIÓN

Es una enfermedad exantemática infecciosa endémica producida por virus del género *Morbillivirus,* altamente contagiosa y difundida en todo el mundo. Aparece en oleadas epidémicas cada 2 a 3 años y afecta especialmente a los niños, aunque puede aparecer explosivamente en zonas aisladas y atacar a los adultos. El virus se elimina por las vías respiratorias, la transmisión es semejante a la influenza, el período de incubación va de 7-18 días y es contagiosa justo antes de aparecer los síntomas hasta 4 días después de desaparecer el exantema. Padecer la enfermedad confiere inmunidad de por vida.

El sarampión comienza con malestar general, fiebre de tres días de duración, tos, conjuntivitis, fotofobia y rinorrea (coriza) "catarro oculonasal". A las 48 horas de iniciada la enfermedad aparecen las manchas de Koplik, características de la enfermedad (lesiones blanco-azuladas de 1 mm de diámetro, rodeadas de un halo rojo, en la mucosa de la cara lateral de las mejillas, cerca de los segundos molares), además de un enantema de color rojo pardo, confluente, que ocupa el paladar y la faringe cubriendo las *manchas de Koplik*. Al cuarto día se inicia exantema, erupción eritematopapulosa, escasamente pruriginosa, de color rojo ladrillo denominada morbiliforme y proveniente del latín *morbillum*, que significa sarampión. La erupción se inicia en las orejas, la mejillas y el cuello, se extiende al tórax y luego se disemina por todo el cuerpo, inclusive en las plantas de los pies y las palmas, y permanece por una semana para luego involucionar con una descamación muy fina. Cuando desaparecen el enantema y exantema, aún persisten los síntomas catarrales y se pueden encontrar linfadenopatías generalizadas y esplenomegalia. En pacientes vacunados en el pasado con "virus muertos" puede ocurrir un *sarampión atípico* por una inmunidad parcial y un estado de reactividad anormal; este se caracteriza por fiebre muy alta de aparición brusca, erupción purpúrica centrípeta que se torna confluente, edemas de manos y pies, ictericia, alteraciones hepáticas e infiltrados pulmonares. Se ha descrito también un *sarampión modificado,* que es una forma menos severa, frecuentemente con un período de incubación prolongado que se observa en pacientes con inmunidad parcial, niños pequeños que tienen anticuerpos maternos o pacientes que han recibido previamente vacuna o inmunoglobulinas. El sarampión suele confundirse con rubéola, mononucleosis infecciosa, roséola sifilítica y erupciones medicamentosas. El diagnóstico se confirma con la prueba de ELISA, que determina la IgM específica. El sarampión durante el embarazo puede causar aborto o muerte fetal, pero no se ha asociado a malformaciones congénitas.

Las complicaciones más frecuentes del sarampión son la encefalitis (1 cada 1.000 casos de sarampión), diarrea, otitis media, miocarditis, pericarditis, hepatitis y neumonía. La encefalitis postinfecciosa tiene una letalidad del 30%, aparece8 a 21 días del inicio del exantema y un 30% queda con secuelas neurológicas como epilepsia, trastornos mentales, sordera y parálisis muscular. La *panencefalitis esclerosante subaguda* (1 en 100.000 casos de sarampión) de inicio insidioso, ocurre 6-8 años después del sarampión; el paciente presenta cambios conductuales y cognitivos que progresan luego a espasmos mioclónicos, déficit neurológicos focales, coma y muerte, usualmente en un lapso de 3 años. La neumonía es la complicación más común y severa, así como responsable de la mayoría de las muertes por sarampión. La infección directa por el virus puede causar bronquiolitis y neumonía de células gigantes con hiperinflación e infiltrados pulmonares difusos. Además, el virus condiciona el terreno para infecciones bacterianas secundarias, sobre todo por *Staphylococus* coagulasa positivo y *Streptococcus pneumoniae*; generalmente se inicia al desaparecer el exantema y se sospecha de él por la presencia de tos productiva, fiebre y leucocitosis.

El tratamiento del sarampión no complicado consiste en el aislamiento (dada la alta contagiosidad), reposo en cama hasta desaparecer la fiebre, mantener una buena hidratación y nutrición del paciente, protección contra la luz intensa y directa por la gran fotofobia, propiciar un ambiente húmedo con vaporizador, analgésicos-antipiréticos, antitusígenos/expectorantes y antisépticos bucofaríngeos. La OMS recomienda administrar vitamina A, 200.000 UI VO, durante 2 días. Esta terapia ha demostrado una disminución en la severidad de los síntomas, así como una disminución de los casos de ceguera por keratoconjuntivitis y mortalidad por sarampión en un 50% en comunidades con deficiencia de vitamina A. Los niños de 6 meses a 1 año deben recibir 100.000 UI. Una tercera dosis debe repetirse 2-4 semanas después. Este tratamiento se recomienda especialmente en niños hospitalizados, inmunodeficientes, pacientes con déficit de vitamina A, malnutridos y con síndrome de mala absorción. Los efectos colaterales transitorios son vómitos y cefalea.

La vacunación con virus vivo atenuado previene la enfermedad. Se recomienda de los 13 a 15 meses de edad 0.5 ml SC y un refuerzo a los 6 años de edad. En el adulto mayor se recomienda una dosis. Está contraindicada en el embarazo, pacientes inmunosuprimidos o con enfermedades malignas y la TBC activa no tratada. En países donde no existe el sarampión se recomienda la vacuna para personas adultas que no han padecido la enfermedad y para contactos dentro de las primeras 48 horas de exposición con un enfermo de sarampión. En caso de exposición después de 48 horas se recomienda la gammaglobulina antisarampionosa. Si es antes del quinto día, 0.15 ml/Kg IM; y después de 5 días, 0.25 ml/Kg. Si la enfermedad no aparece, el paciente debe recibir vacunación activa 2 meses después de la aplicación de la gammaglobulina. Para pacientes inmunosuprimidos no vacunados también se usa la inmunoglobulina a dosis mayores, 0.25 ml /Kg, no más de 15 ml. Los niños que nacen de madres inmunes están protegidos por anticuerpos maternos durante 6-9 meses. Las complicaciones bacterianas del sarampión, como la otitis media y la neumonía, se deben tratar con antibióticos según los resultados microbiológicos; generalmente se usa la penicilina o β-lactámicos asociados a las medidas generales de asistencia respiratoria.

RUBÉOLA

Es una enfermedad endémica, difundida por todo el mundo y que puede presentarse con brotes epidémicos. El togavirus del género rubivirus se elimina por las secreciones de la nasofaringe, heces y orina, y la enfermedad se transmite de forma semejante a la influenza. El período de incubación es de 18 días (rango 14-23). Las personas infectadas pueden contagiar la enfermedad una semana antes y otra después de la aparición del exantema característico. Afecta de preferencia a niños y adolescentes y no suele producir complicaciones.

La importancia de la rubéola radica en que constituye un potencial peligro para el feto si la madre contrae la infección durante el embarazo. El riesgo de producirse el síndrome de rubéola congénita depende de la edad de la gestación, en la cual ocurre la infección. Así, con <10 semanas, el riesgo es de alrededor de 90%; 11-12 semanas, alrededor de 40%; 13-20 semanas de 10-20% y con >20 semanas el riesgo es muy bajo; además, la infección del producto de la concepción puede conducir al aborto o a la muerte fetal. La inhibición de la mitosis celular produce malformaciones congénitas como microftalmia, cataratas, retinopatía pigmentaria, hepato y esplenomegalia, cardiopatías (persistencia del ducto arterioso, comunicación interauricular y estenosis pulmonar), anomalías de los huesos largos, sordera, microcefalia, quadriparesia espástica, retraso del desarrollo psicomotor y déficit mental permanente. La sordera neural es la manifestación más común y afecta alrededor de 80% de los casos, usualmente es bilateral y refleja un daño neurológico central y periférico. Existen alteraciones no visibles en el momento del nacimiento (50%) y se presentan posteriormente, tales como una tendencia a presentar diabetes mellitus, hipo e hipertiroidismo. La infección intrauterina o rubéola congénita se confirma por la identificación de anticuerpos IgM en el neonato, aislamiento del virus o demostrando la persistencia de IgG específicos después de los 12 meses de edad, cuando los IgG maternos ya deben haber desaparecido.

El 20% de los adultos que no posea inmunidad natural desarrolla la infección en forma subclínica. La forma clínica en el adulto se inicia con manifestaciones prodrómicas durante 1 o 2 días e incluye faringitis, escasa rinorrea hialina, cefalea y conjuntivitis; luego, aparece un exantema rosado que se inicia en la cara y se extiende después al resto del cuerpo; consta de manchas pequeñas que tienden menos a la confluencia que en el sarampión, desaparecen en unos 3 días y no dejan descamación. No existe enantema ni manchas de Koplik, aunque pueden observarse unas "manchitas rojas" como petequias en el paladar blando llamadas manchas de Forschheimer. La fiebre nunca sobrepasa los 39°C y son típicas las linfadenopatías blandas e indoloras en la región suboccipital, el cuello y detrás de los pabellones auriculares. En los adultos puede acompañarse de artralgia y artritis simétrica de grandes articulaciones, que se resuelve en 1-2 semanas. Las complicaciones de la rubéola (1 en 5000 casos) son 1 púrpura trombocitopénica, síndrome de Guillain-Barré y encefalitis.

El diagnóstico de la rubéola se establece por la elevación de los títulos de anticuerpos específicos IgM o un aumento de 4 veces o más de las IgG, desde la fase aguda a la convalecencia. Los anticuerpos IgM son negativos 1 semana antes y 3 semanas después del exantema. El tratamiento de la rubéola consiste en medidas generales, reposo en cama y analgésicos-antipiréticos. Una mujer que sufra de rubéola durante los cuatro primeros meses del embarazo o en quien existan títulos crecientes de anticuerpos, debe ser informada sobre las malformaciones congénitas y plantearse la posibilidad de un aborto terapéutico, y con las mujeres que lo rechacen debe emplearse la inmunoglobulina sérica lo más pronto posible, 20 ml IM, aun cuando su beneficio es controversial.

Los lactantes y mujeres en edad fértil que no posean anticuerpos contra la rubéola (demostrado por laboratorio) deben ser vacunados con virus vivos atenuados. La primera dosis entre los 13 y 15 meses con un refuerzo entre los 6 años de edad (generalmente se usa una vacuna triple contra parotiditis, sarampión y la rubéola) 0.5 ml SC. No se debe aplicar durante el embarazo y evitarse la gestación por un mes después de la vacuna.

VARICELA

Es una enfermedad sumamente contagiosa, más frecuente en los niños, producida por el virus herpes humano (el virus *Varicela zoster*). Está difundida por todo el mundo en forma endémica, aunque puede cursar con brotes epidémicos. El virus penetra por las mucosas del aparato respiratorio y las conjuntivas. El padecimiento de la enfermedad deja inmunidad duradera y cuando ataca al adulto puede producir neumonitis severa. Después de la infección aguda se establece una fase de latencia y la reactivación, y años más tarde, en los ganglios sensitivos causa el herpes zoster.

Después de un período de incubación de 10 a 20 días se inicia un cuadro de fiebre, cefalea, rinitis y malestar general que dura 2 a 3 días, posteriormente aparece un exantema pruriginoso en el tronco y se extiende a la cabeza, el cuello y extremidades. Las máculas eritematosas, del tamaño de la cabeza de un alfiler, evolucionan rápidamente a pápulas y luego a vesículas con aspecto de "gotas de rocío". Las lesiones de la piel se caracterizan por maculopápulas, vesículas sobre una base eritematosa y costras en varias etapas de evolución. Estas vesículas están llenas de un líquido claro con una sola cámara, y al pincharlas desaparecen y se secan formando luego costras que curan en 1 a 2 semanas sin dejar cicatrices. La fiebre permanece elevada por 4-5 días después de aparecida la erupción. Las vesículas pueden también aparecer en la boca y otras mucosas, en donde se maceran y forman erosiones aftosas muy dolorosas, especialmente en genitales, laringe y ojos; ocasionalmente afectan las mucosas del esófago y bronquios. La varicela también puede presentar un enantema en la cavidad oral y nasofaringe. El período infeccioso va desde 2 días antes de aparecer el exantema y vesículas hasta la aparición de las costras, las cuales no son infecciosas. El diagnóstico diferencial hay que hacerlo con el impétigo y otros exantemas vesiculares infecciosos, incluyendo el herpes simple, la infección gonocócica diseminada y causas no infecciosas como el síndrome de Stevens-Johnson, pénfigo y penfigoide.

El diagnóstico clínico se puede confirmar con el examen el contenido de las vesículas al microscopio de luz, el cual revela células gigantes multinucleadas (preparación de Tzanck). El diagnóstico retrospectivo puede hacerse por serología. La varicela durante la gestación puede conducir a un síndrome de varicela congénita si la infección ocurre antes de las 26 semanas y el riesgo es mayor durante el primer trimestre (alrededor de un 5%). Se manifiesta con hipoplasia de los miembros, dedos rudimentarios, microcefalia, hidrocefalia, retardo psicomotor, coriorretinitis y catarata. Puede ocurrir una infección neonatal si la madre desarrolla una varicela 5 días antes o después del parto. En este caso, el recién nacido puede desarrollar una infección diseminada severa.

En un 15% de los adultos, sobre todo si son fumadores, mujeres embarazadas o inmunosuprimidos, la varicela se complica con neumonía; esta aparece de 1 a 6 días después del inicio del exantema y se caracteriza por presentar fiebre superior a 38°C, dolor torácico, hemoptisis, taquipnea, disnea y cianosis. Al examen físico se observa tiraje intercostal y supraclavicular, estertores alveolares y soplos de condensación pulmonar. La función pulmonar revela disminución de la capacidad vital y descenso de la PaO_2, ly a Rx del tórax muestra un infiltrado pulmonar mixto: alveolar e intersticial. Pueden ser necesarias intubación y ventilación asistida por SDRA. En los pacientes que sobreviven puede ocurrir una fibrosis pulmonar residual y calcificaciones. La enfermedad pulmonar durante la varicela se debe frecuentemente a una neumonía bacteriana secundaria y los gérmenes frecuentemente aislados son *Streptococcus pneumoniae*, *Haemophylus influenzae* o *Staphylococcus aureus*.

Otras complicaciones raras de la varicela la encefalitis aguda, meningitis aséptica yataxia cerebelosa. Se presentan alrededor de 21-28 días después de aparecida la erupción y en pacientes inmunosuprimidos pueden ser muy graves. Trombocitopenia y CID ocurren muy raramente y causan la varicela hemorrágica con vesículas hemorrágicas. Las complicaciones son muy graves en pacientes inmunosuprimidos o que estén recibiendo corticoesteroides.

El tratamiento de la varicela no complicada consiste en reposo en cama, analgésicos-antipiréticos, compresas refrescantes de manzanilla, solución de

Burow, antipruriginosos y, cuando existan infecciones secundarias, antibióticos de acuerdo al resultado de los cultivos microbiológicos. En los pacientes que desarrollan neumonías es conveniente el uso deoxigenoterapia, ventilación con presión positiva continua de la vía aérea (CPAP) y aspiración de secreciones bronquiales; la falta de respuesta a estas medidas es indicadora de intubación endotraqueal y ventilación mecánica. La queratitis varicelosa amerita la consulta con un oftalmólogo. El uso de aciclovir EV está indicado en las siguientes circunstancias: pacientes inmunocomprometidos, incluyendo aquellos con SIDA, infección en recién nacidos y si hay evidencia de enfermedad diseminada o severa, en particular enfermedad ocular, neumonitis o encefalitis. La dosis es 10 mg/kg EV cada 8 horas durante 14-21 días. La dosis debe ser reducida en caso de insuficiencia renal y debe mantenerse una buena hidratación para evitar la cristaluria. En pacientes adultos inmunocompetentes con varicela severa, que se presenten en menos de 24 horas de establecido, el cuadro clínico pueden recibir aciclovir 1 g VO cada 8 horas. Actualmente se recomienda el uso precoz (al aparecer la erupción) del aciclovir EV en adolescentes y adultos con varicela al mínimo síntoma respiratorio, sobre todo en fumadores. La globulina inmune contra varicela zoster no previene la infección pero modifica su severidad. Debe ser administrada en las 72 horas postexposición, aun cuando confiere algún beneficio en los 10 días siguientes. Sus indicaciones se limitan a evitar las complicaciones de la varicela en pacientes de alto riesgo.

La vacunación preparada con virus vivos atenuados puede emplearse en niños entre 13 y 15 años de edad y se recomienda una dosis de refuerzo a los 6 y 12 años de edad. También se recomienda en adultos que no hayan sufrido la enfermedad. La vacuna protege en un 80% de padecer varicela y ofrece 95% de protección contra la enfermedad severa. Se debe evitar en pacientes inmunosuprimidos, febriles, con tuberculosis activa no tratada, neoplasias malignas y en el embarazo. La dosis del adulto es de 0.5 ml IM y se repite a las 4 semanas.

HERPES ZOSTER

Es una enfermedad de aparición esporádica, propia de la edad adulta (por encima de los 50 años) y que resulta de la reactivación del virus de la *Varicela zoster* que se encuentran en fase latente en los ganglios de los nervios sensitivos, frecuentemente en los ganglios de las raíces dorsales (T3 a L3). Aparece en los adultos que han perdido, a través del tiempo, la inmunidad contra la varicela.

Se produce una inflamación segmentaria de los nervios espinales o craneales, incluyendo sus ganglios, por un virus idéntico al de la varicela. Comúnmente es unilateral y afecta las zonas cutáneas de inervación de un ganglio espinal o sus homólogos en los nervios craneales, sacros, lumbares, torácicos, cervicales y pares craneales (glosofaríngeo, facial y trigémino). Puede haber un segundo ataque pero es inusual, excepto en individuos inmunocomprometidos, especialmente aquellos con SIDA.

El herpes zoster ocurre en personas seropositivas para el virus *Varicela zoster* o más específicamente en aquellas que han padecido varicela. La reactivación parece depender de un balance entre el virus y factores del huésped. La mayoría de los pacientes no refiere exposición reciente a otros casos de herpes zoster. Ocurre una disminución de la inmunidad celular específica contra el virus de la *Varicela zoster*, lo cual permite que el virus se reactive y a partir del ganglio viaje por el axón, se replique en las células epiteliales y cause la lesión de la piel en la dermatoma correspondiente. En personas inmunocomprometidas se produce una elevada viremia durante la reactivación, la cual puede causar un zoster diseminado.

La enfermedad comienza con un dolor quemante o punzante, frecuentemente severo, localizado en el territorio de una dermatoma que se confunde con una pleurodinia, infarto cardiaco, cólico renal, compresión radicular por un disco intervertebral o una neuralgia del trigémino. Después de 1-4 días aparece una erupción vesicular que progresa en las mismas etapas de la varicela, es decir, pápulas, vesículas y, finalmente, costras en un período de 7 a 10 días. Las lesiones de piel están confinadas a la misma dermatoma, no sobrepasan la línea media y perduran 2-4 semanas. Concomitantemente, los pacientes presentan malestar, fiebre de bajo grado y cefalea. En pacientes inmunocompetentes pueden verse algunas lesiones fuera del área del dermatoma, el herpes evoluciona en 4 semanas, la erupción cicatriza y el dolor desaparece, mientras que en el huésped inmunosuprimido o en ancianos debilitados puede ocurrir una diseminación progresiva, y las lesiones, ser hemorrágicas y necrotizantes. Un 50% de los pacientes ancianos y particularmente en mujeres, se presenta la neuralgia postherpética con dolor neuropático difícil de tratar, que puede evolucionar desde meses hasta 1-2 años. Otras complicaciones menos frecuentes son meningoencefalitis, mielitis transversa y angeítis granulomatosa que conduce a ictus isquémico.

Si el herpes zoster compromete el nervio trigémino (V par craneal), las lesiones aparecen en la cara, boca, lengua y ojo. En la rama oftálmica, la enfermedad es especialmente debilitante y puede producir amaurosis. Si se compromete la porción sensitiva del nervio facial (VII par craneal) se presenta dolor y vesículas en el conducto auditivo externo y tinnitus, además de parálisis facial ipsilateral y pérdida del gusto en los dos tercios anteriores de la lengua (síndrome de Ramsay Hunt). Si la afección involucra el vago y el glosofaríngeo (X y XI par craneal), los síntomas son dolor de garganta y disfagia; las lesiones vesiculosas se observan en el paladar blando y la faringe posterior.

El tratamiento del herpes zoster consiste en desecar las vesículas con solución de Burow utilizado como astringente (preparado que contiene sulfato de aluminio, ácido acético, carbonato cálcico precipitado y agua al 1:20 o 1:40); tradicionalmente se aplica en compresas frías sobre la zona afectada cuatro veces al día por 15 minutos. El dolor se trata con analgésicos corrientes, y de no ceder, con opioides débiles como codeína o tramadol. Cuando se compromete la rama oftálmica del trigémino es perentoria la intervención del oftalmólogo para descartar la queratitis y/o uveítis, que ameritan el uso de corticoesteroides sistémicos (para evitar las ulceraciones y cicatrices corneales) y midriáticos tópicos (atropina) para impedir la formación de sinequias. El síndrome de Ramsay Hunt (parálisis facial periférica prolongada, tinnitus y neuralgia postherpética severa) también requiere del uso de corticoesteroides sistémicos.

En caso de neuralgia postherpética se han usado múltiples medicamentos: corticoesteroides intradérmicos diariamente por 1 a 2 semanas; bupivacaína al 0.25% en inyección epidural; gabapentin, 300-400 mg VO BID o TID; pregabalina, 75 mg VO BID o TID. Puede combinarse con la amitriptilina, 25 a 100 mg VO diarias en dosis fraccionadas o la duloxetina, 30-60 mg VO diaria. También se ha recomendado el uso de prednisona, 50 mg VO días 1-7; 25 mg días 8-14 y 12.5 mg días 15-21, en personas inmunocompetentes, siempre combinado con la terapia antiviral específica.

Los medicamentos antivirales específicos para el herpes zoster son aciclovir, un análogo acíclico de la desoxiguanosina (constituyente normal del DNA) que disminuye la replicación de los virus del herpes zoster al inhibir la *DNA polimerasa* viral sin trastornar notablemente el metabolismo celular normal. Se absorbe satisfactoriamente por el tubo digestivo, alcanza un 50% de concentración en el LCR en relación al plasma y se elimina casi sin cambios por la orina, por lo que la dosis debe reducirse en la insuficiencia renal. El medicamento disminuye el eritema, alivia el dolor y acelera la curación en un lapso de 7 días. Los efectos colaterales del aciclovir son sensación de quemadura en la piel, náuseas, vómitos, diarrea, dolor abdominal, erupción y reacciones neuropsiquiátricas a altas dosis. Puede producir una nefropatía reversible por cristalización del medicamento en los túbulos renales. Se puede usar en el embarazo si es necesario. Existen presentaciones tópicas, orales y parenterales. La crema dérmica al 5% y la pomada oftálmica al 3% se aplican en la piel y en el saco conjuntival inferior, según el caso, cada 4 horas durante 1 a 2 semanas. En casos moderados se usa el aciclovir a la dosis 800 mg VO 5 veces al día, por 7 a 10 días; se comienza a las 8 am, cada 4 horas, y se puede obviar la dosis de las 4 de la mañana. También puede usarse la presentación en tabletas de 1 g cada 8 horas o dos tabletas de 1 g cada 12 horas, durante 7-10 días. Cuando el herpes es severo con diseminación en la piel y órganos vitales, como encefalitis, o se trata de pacientes con SIDA, se usa el aciclovir a la dosis de 10 a 12 mg/Kg (máximo 800 mg) EV cada 8 horas por 7 a 14 días; en caso de encefalitis herpética se debe mantener hasta por 21 días. La administración endovenosa se debe diluir en 200 ml de solución fisiológica y pasarla en el lapso de una hora; además, mantener una excelente hidratación. El probenecid aumenta la vida media del aciclovir. También se han empleado para el tratamiento del herpes zoster derivados del aciclovir como el valaciclovir, que deja menos neuralgia postherpética, a la dosis de 1 g VO TID por 7 a 10 días, o el famciclovir, 500 mg VO BID por 5 a 7 días. En infecciones por el virus *Varicela zoster* resistente al aciclovir, como pacientes con SIDA o receptores de trasplante de órganos, se ha empleado el foscarnet, 40-60 mg/kg cada 8 horas durante 2a 4 semanas o hasta que las lesiones lleguen a la fase de costra.

La vacuna del virus vivo atenuado contra la varicela estimula la inmunidad en el adulto y tiene un 50% de efectividad para evitar o modificar el herpes zoster, sobre todo la neuralgia postherpética con una eficacia en este caso del 66%. Se usa a partir de los 12 años de edad a la dosis de 0.5 ml SC. Está contraindicada en pacientes inmunosuprimidos y aquellos con neoplasias malignas hematológicas. Para evitar complicaciones en estos pacientes puede considerarse el empleo de la globulina inmune contra virus *Varicela zoster*, que tiene eficacia cuando se usa en las primeras 48 horas de establecido el herpes zoster.

ENFERMEDAD POR CITOMEGALOVIRUS

El citomegalovirus (CMV) pertenece al grupo de los virus herpéticos, un compuesto de DNA que produce en las células del huésped grandes inclusiones intranucleares de situación excéntrica rodeadas de un halo claro con aspecto de "ojo de lechuza" en diferentes órganos como el hígado, pulmones, SNC y riñones. La infección puede cursar en forma asintomática/subclínica o causar un síndrome de mononucleosis en individuos inmunocompetentes, y puede ocurrir una enfermedad diseminada grave en pacientes inmunosuprimidos. Si ocurre durante el embarazo puede dar origen a una infección congénita y los recién nacidos prematuros pueden adquirir la infección por transfusiones. Después de que ocurre la infección aguda e igual que otros herpesvirus sigue un período de latencia; la reactivación y enfermedad clínica puede ocurrir si el paciente llega a ser inmunodeficiente.El virus puede encontrarse indefinidamente en la sangre, leche, saliva, heces, orina, semen y secreciones vaginales, por lo que la transmisión está relacionada con transfusión de hemoderivados, promiscuidad sexual, precarias condiciones sanitarias e inadecuado control del embarazo.

El síndrome de mononucleosis es la manifestación más frecuente en el adulto joven inmunocompetente, el período de incubación es de 20 a 60 días y la enfermedad puede durar de 2 a 6 semanas. Se caracteriza por fiebre prolongada hasta de $40^{O}C$, rubefacción, escalofríos, astenia, cefalea, mialgias, hepatoesplenomegalia y erupción morbiliforme. La faringitis exudativa y las linfadenopatías cervicales se presentan en menos de 30% de los pacientes y no hay la presencia de anticuerpos heterófilos en el laboratorio, lo cual ayuda a diferenciarla de la mononucleosis producida por el virus de Epstein-Barr. Las complicaciones más frecuentes son neumonitis, miocarditis, pleuritis, artritis, encefalitis, síndrome de Guillain-Barré, parálisis facial y anemia hemolítica.

La infección materna primaria durante el embarazo resulta en infección fetal en 50% de los casos y en el 10% de ellos ocurren defectos estructurales. El recién nacido se presenta con petequias, ictericia, hepatoesplenomegalia, microcefalia con calcificaciones cerebrales, retardo del crecimiento intrauterino, prematuridad, sordera y coriorretinitis. La infección en el período neonatal se presenta en recién nacidos prematuros que reciben transfusiones, y clínicamente, los pacientes presentan color grisáceo en la piel, hipotensión y SDRA.

Si la inmunidad mediada por linfocitos T del huésped se altera por enfermedades (linfoma o SIDA) o por iatrogenia (trasplante de órganos o uso de drogas inmunosupresoras), el CMV se reactiva y causa gran variedad de manifestaciones clínicas como fiebre, hepatitis, neumonitis y rechazo del órgano trasplantado. El laboratorio, en la fase aguda de la enfermedad revela linfocitos atípicos (> del 10%) en la sangre periférica (linfocitos T CD8+ activados), leucopenia o leucocitosis, elevación de las aminotransferasas, trombocitopenia y hiperbilirrubinemia, y la serología revela un aumento de la IgM. La investigación con PCR se correlaciona bien con los resultados del cultivo.

La infección en el paciente inmunosuprimido, por ejemplo, en el SIDA, ocurre cuando los linfocitos CD4+ en sangre periférica están por debajo de 100 mm^3. Puede cursar con fiebre, leucopenia, hepatitis, colangitis esclerosante, neumonitis (Rx de tórax con infiltrados bilaterales intersticiales o reticulonodulares), úlcera esofágica, gastritis, colitis y coriorretinitis con hemorragias perivasculares y exudados que conducen a la amaurosis progresiva. En el SNC puede ocurrir una encefalitis con demencia progresiva o una ventriculoencefalitis caracterizada por lesión de pares craneales, nistagmo, desorientación, letargo e hidrocefalia, además de una polirradiculoneuropatía progresiva y mielitis transversa. En la fase aguda se elevan las IgM determinadas por ELISA, hemaglutinación indirecta o inmunofluorescencia. La biopsia de los órganos comprometidos revela grandes cuerpos intranucleares y de inclusión citoplasmática.

El tratamiento de elección es el ganciclovir, un derivado de la guanosina, que es metabolizado a ganciclovir trifosfato, el cual inhibe la *DNA polimerasa* del virus. Puede producir granulocitopenia y, menos frecuentemente, insuficiencia renal. La dosis es de 5 mg/kg EV en una infusión a pasar en una hora cada 12 horas por 14 a 21 días; como terapia de mantenimiento se indica ganciclovir, 5 mg/día EV o 3 g/día VO. También puede indicarse como terapia de mantenimiento valganciclovir (una prodroga de ganciclovir), 900 mg VO cada 12 horas por 14-21 días; y de mantenimiento, 900 mg VO/día. Una alternativa de tratamiento es el foscarnet, inhibidor de la *DNA polimerasa* del CMV, que se usa en caso de resistencia o intolerancia al ganciclovir. Los efectos adversos son insuficiencia renal, anemia, hipocalcemia, hipomagnesemia e hipofosfatemia, y la dosis recomendada es 60 mg/kg EV cada 8 horas o 90 mg/kg EV cada 12 horas y de mantenimiento 90-120 mg/kg/día EV. Un tercer medicamento que puede ser administrado en casos seleccionados es el cidofovir, un nucleótido análogo de la citosina que tiene una buena actividad antiviral contra CMV; como efecto colateral produce una degeneración irreversible de las células del túbulo contorneado proximal, con la consiguiente falla renal y necesidad de diálisis; por tanto, es conveniente prevenir esta complicación, previo a la administración del cidofovir, con una buena hidratación con solución salina y el uso de probenecid, 2 g VO. Tiene la ventaja de poseer una vida media larga y por eso puede administrase 5 mg/ kg/ EV una vez a la semana por 2 semanas, y luego, una vez cada 2 semanas. La neumonitis intersticial por CMV requiere combinación de ganciclovir con globulina hiperinmune contra CMV. Las complicaciones neurológicas por CMV deben ser tratadas con combinación de ganciclovir y foscarnet. La terapia de mantenimiento se prolonga hasta que ocurra la mejoría clínica, la reconstitución inmunológica y la descontinuación de la terapia inmunosupresora en pacientes con cáncer o que hayan sido trasplantados.

REFERENCIAS

AMERICAN ACADEMY OF PEDIATRICS: Measls, in Red Book: 2009. Report of the Committee on Infectious Diseases, 28th ed, LK Pickering et al (eds), Elk Grove Village, IL, American Academy of Pediatrics, 2009, pp 444-455.

ARVIN A. AGING, IMMUNITY AND THE VARICELLA-ZOSTER VIRUS. N Engl J Med. 2005; 352: 2266.

BEIGEL J, FARRAR J, HAN A, HAYDEN F, HYER F, DE JONG F, ET AL. Avian Influenza A (H5N1) infection in humans. N Engl J Med.2005; 353: 1374-1385.

DAWOOD F, JAIN S, FINELLY L, SHAW M, LINDSTROM S, GARTEN R, ET AL. Emergence of a novel swine-origin Influenza A (H1N1) virus in humans. N Engl J Med. 2009; 360: 2605-2615.

GNANN JW, WHITLEY RJ. Herpes zoster. New Engl J Med. 2002; 347: 340.

GUZMAN M, KOURI G. Dengue and dengue hemorrhagic fever in the Americas: Lesson and challenges. J Clin Virol. 2003; 27:1-13.

HVIID A. MUMPS. Lancet. 2008; 371: 932.

JEFFERSON T. Neuroaminidase inhibitors for preventing and treating influenza in healthy adults: Systematic review and meta-analyses. Br Med J. 2009; 339: b5106.

KAWAI N, IKEMATSU H, HIROTSU N, ET AL. Clinical effectiveness of oseltamivir and zanamivir for treatment of influenza A virus subtype H1N1 with the H274Y mutation. Clin Infect Dis. 2009; 49: 1828-1835.

KIMBERLIN D, WHITLEYR. Varicella-zoster vaccine for the prevention of herpes zoster. N Engl J Med. 2007; 356: 1338.

MANUAL DE VACUNAS DE LATINOAMÉRICA. Asociación Panamericana de Infectología. S.L.I.P.RR Donnelley Moore. 2005.

MONATH T. Yellow fever: An update. Lancet Infect Dis. 2001; 1: 11-20.

RUBELLA, MODULE 11, in the immunological bases for immunization series. Geneva, WHO. 2009. (http:7/www.who.int/immunization/documents/ISBN9789241596848/en/index.html).

TORRES-MADRIZ G, BOUCHER HW. Perspectives in the treatment and prophylaxis of cytomegalovirus disease in solid organ-transplant recipients. Clin Infect Gis. 2008; 47:702.

WREGHIIT T, TEARE E, SULE O ET AL. Cytomegalovirus infection in immunocompetent patients. Clin Infect Dis. 2003; 37: 1603-1606.

MONONUCLEOSIS INFECCIOSA

José R. Cedeño Morales

Popularmente, la mononucleosis ha sido denominada "enfermedad del beso" debido a su mayor transmisibilidad por contacto bucal, nombre que podría ocasionar suspicacia y situaciones de conflicto, particularmente a personas jóvenes, en quienes es más prevalente, de manera que cualquier exposición con secreciones orofaríngeas, directa o indirectamente, puede servir de contagio. Su nombre obedece al predominio de células mononucleares en la sangre periférica, particularmente de linfocitos. Debido a que el virus *Epstein Barr* (VEB), un miembro de la familia *Herpesviridae*, es el principal responsable etiológico (90%), prácticamente se ha considerado como si fuera el único; sin embargo, también son agentes causales el citomegalovirus CMV (5-10%), virus (inmunodeficiencia humana, rubéola, hepatitis), *Toxoplasma gondii* y *Bartonella henselae* (responsable de la enfermedad por arañazo de gato). Es importante destacar que la mononucleosis infecciosa es una de las presentaciones agudas de la infección por VEB; en efecto, puede manifestarse de muchas formas y maneras, que es lo esperado por un agente proliferador de linfocitos B que desencadena una tremenda activación policlonal de anticuerpos.

En la mononucleosis, entidad frecuente, su alto número de pruebas falsas positivas ha sobrestimado su real incidencia. En este sentido es importante alertar al médico para no convertirla en el *saco de explicación* de cualquier molestia o cuadro febril. Por eso es oportuno recordar la definición de síndrome (síntomas y signos), que aunque simplista pretende enfatizar en la importancia de no basar diagnósticos exclusivamente en exámenes de laboratorio. Crear falsas epidemias genera obvias consecuencias de incertidumbre, temor y gastos innecesarios.

MANIFESTACIONES CLÍNICAS

El síndrome de mononucleosis infecciosa tiene un período de incubación de 4 a 6 semanas. Se manifiesta clínicamente con fiebre, malestar general, cefalea, debilidad (fatiga) y, frecuentemente, odinofagia, aunque puede ser asintomática u oligosintomática, particularmente en niños. Los signos mas frecuentes son amigdalitis hipertrófica exudativa, linfadenopatías dolorosas laterocervicales o generalizadas, esplenomegalia, hepatomegalia, exantema morbiliforme o papuloso (tonco y brazos), eritema nudoso y eritema multiforme. Curiosamente, algunos pacientes desarrollan un exantema maculoso con el uso de la ampicilina. La enfermedad se puede complicar con ruptura esplénica, trastornos hematológicos (anemia hemolítica Coombs positiva, trombocitopenia y anemia aplásica), enfermedades neurológicas como síndrome de Guillain-Barré, encefalitis, mielitis transversa, meningitis (el LCR puede contener linfocitos atípicos), miocarditis aguda y hepatitis aguda. La mononucleosis infecciosa se asocia a una variedad de entidades crónicas como enfermedad linfoproliferativa asociada al cromosoma X, infección crónica activa por *Epstein Barr* y leucoplasia bucal peluda (en pacientes con SIDA), además de al linfoma de Burkitt, linfoma (Hodgkin y no Hodgkin), cáncer nasofaríngeo y cáncer gástrico.

En vista de que *Streptococcus pyogenes* es un agente común de faringitis, médicamente tratable, es importante descartarlo con la determinación del ASLO o el cultivo del exudado faríngeo. Recordemos que un 30% de los pacientes con mononucleosis infecciosa tiene estreptococo como portador, lo que hace necesario interpretarlo con cautela. La coloración de Gram puede diferenciar la colonización e infección por bacterias (presencia de neutrófilos polimorfonucleares). También la VSG sirve de ayuda porque se encuentra elevada en la mononucleosis y normal en faringitis estreptocócica.

DIAGNÓSTICO

Las bases fundamentales son la presunción clínica y la fórmula leucocitaria. Una leucocitosis con predominio de linfocitos (igual o mayor del 50%) con un 10% de linfocitos atípicos hace el diagnóstico de mononucleosis infecciosa. Lamentablemente, un porcentaje importante de pacientes no presenta atipia linfocitaria. La proliferacion linfocítica B en esta enfermedad genera una gran producción de anticuerpos no exclusivamente contra antígenos humanos, sino que algunos de ellos reaccionan contra otras especies como glóbulos rojos de carnero o de caballo, característica que originó la prueba de laboratorio conocida como "anticuerpos heterófilos". Esta prueba, generalmente se hace positiva entre una a dos semanas de la infección, pero puede tardar hasta 6 semanas. Permite clasificar al síndrome de mononucleosis infecciosa en dos tipos, heterófilos positivos y heterófilos negativos. El primero se considera casi patognomónico de infección por el virus *Epstein Barr*, mientras que el segundo comprende otras causas (citomegalovirus) e, inclusive, la misma infección por *Epstein Barr*. La respuesta de anticuerpos no específicos incluye otros como el factor reumatoide, AAN,

La determinación de anticuerpos heterófilos ha sido por mucho tiempo uno de los exámenes obligados en el diagnóstico de mononucleosis (alta especificad, menor costo y rapidez del procesamiento); en efecto, las pruebas comercialmente conocidas como monolatex (Biokit), monospot (Meridian) y monolex (Trinity) fueron muy populares; lamentablemente, hoy día no se procesan en muchos laboratorios. La creencia de que técnicas más nuevas son equivalentemente mejores y la presión del mercadeo, han sido determinantes a favor de las pruebas específicas actuales, a pesar de que estudios comparativos han demostrado que la medición de anticuerpos heterófilos, tiene no solo mayor especificidad, sino mejores valores predictivos, excepto en niños menores de 2 años, en quienes frecuentemente es negativo. Cuando las pruebas de anticuerpos heterófilos son negativas y se sospecha aun de mononucleosis infecciosa por virus *Epstein Barr,* se procede a la determinación de anticuerpos anticápsida viral (ACV) y antiantígeno nuclear de *Epstein Barr* (ANEB). En infección aguda, el primero se hace reactivo, mientras que en el periodo de convalecencia e infección pasada, el anti-ANEB resulta positivo. La IgM anticápsida viral permanece positiva por 3 meses, pero la IgG anticápsida se mantiene elevada de por vida. La serorreactividad anticápsida puede resultar falsa positiva con otros virus como el tipo herpes, CMV e, inclusive, *Toxoplama*. También hay disponible otra prueba denominada antiantígeno temprano de *Epstein Barr*; pero realmente no es necesaria para el diagnóstico de la enfermedad. Al igual que los anticuerpos heterófilos, los anti-*Epstein Barr* pueden ser negativos en niños menores de 2 años.

Aunque la biopsia de ganglios linfáticos puede mostrar un patrón histológico sugestivo de infección por virus *Epstein Barr*, no se utiliza como parte de los estudios confirmatorios. Sin embargo podría usarse cuando hay linfadenopatías sospechosas de malignidad. Si se ha descartado definitivamente la infección por *Epstein Barr* habrá que investigar cada uno de los otros agentes causales antes mencionados, sobre todo aquellos que requieren tratamiento médico y observación cuidadosa como el virus de la inmunodeficiencia humana, y más aun, porque las pruebas serológicas habituales pueden ser negativas durante el transcurso de la infección retroviral aguda, circunstancia que obliga a hacerciertos exámenes como el antígeno P24 o el contaje viral plasmático, este último muy sensible, ya que generalmente reporta cuentas virales sumamente altas. Asimismo es importante insistir en ello desde el punto de vista etiológico y particularmente en mujeres embarazadas debido al riesgo de consecuencias graves en el feto, especialmente la toxoplasmosis, rubéola y citomegalovirus, así como también en pacientes inmunosuprimidos, quienes ameritan tratamiento específico para *T. gondii* o CMV.

TRATAMIENTO

Lo fundamental en el manejo del síndrome de mononucleosis infecciosa son las medidas generales como reposo y analgésicos según la necesidad. No se justifica reposo absoluto basado exclusivamente en una prueba serológica positiva, así que tal indicación obedece solo a síntomas y signos bien definidos como fatiga incapacitante, esplenomegalia, hipertrofia amigdalar severa u otras complicaciones. Tampoco hay que indicar tratamiento farmacológico en pacientes con linfadenopatías y moderados síntomas constitucionales, muy comunes en la práctica diaria. Esos pacientes son a menudo objeto de tratamientos innecesarios presionados por el enfermo, la familia y el "amable" consentimiento del médico. Aunque aciclovir y ganciclovir reducen la carga viral por VEB, no se ha demostrado su efectividad desde el punto de vista clínico. La prednisona, 40-60 mg VO por dos a tres días, con reducción gradual en una o dos semanas, se usa en agrandamiento exagerado de amígdalas y obstrucción inminente de las vías respiratorias, así como también en otras manifestaciones de esta infección como anemia hemolítica autoinmune, trombocitopenia grave, miocarditis y compromiso del SNC (meningitis y encefalitis), además del tratamiento particular que requieren otras complicaciones agudas y crónicas como hepatitis fulminante, linfohistiocitosis hemofagocítica, leucemia, linfoma, cáncer (nasofaríngeo, gástrico).

REFERENCIAS

CEDEÑO-MORALES JR, NOVOA-MONTERO D. Diagnóstico de laboratorio en el síndrome de mononucleosis infecciosa. Med Intern. 1985; 1:205-214.

COHEN JI ET AL. Epstein-Barr virus infection. New Engl J Med. 2000; 343: 481.

GLASER SL, LIN RJ, STEWART SL, ET AL. Epstein-Barr virus-associated Hodgkin's disease: epidemiologic characteristics in international data. Int J Cancer.1997; 70:375-382.

LUZURIAGA K, SULLIVAN JL. Infectious mononucleosis. *N Engl J Med.* 2010; 362(21):1993-2000.

MACSWEEN KF, CRAWFORD DH. Epstein-Barr virus-recent advances. Lancet Infect Dis 2003; 3:131–40.

M LINDERHOLM, J BOMAN, P JUTO, AND A LINDE. Comparative evaluation of nine kits for rapid diagnosis of infectious mononucleosis and Epstein-Barr virus-specific serology. J Clin Microbiol 1994; 32: 259-261.

OKANO M, GROSS TG. Acute or chronic life-threatening diseases associated with Epstein-Barr virus infection. *Am J Med Sci.* 2012; 343(6):483-9.

RIMSZA ME, KIRK GM. Common Medical Problems of the College Student. Pediatric Clin N Am 2005; 52:9-24.

PARASITOSIS INTESTINAL

Ana Piña Bueno
Olga Vivas

INTRODUCCIÓN

La parasitosis intestinal se refiere a la presencia de parásitos en el tracto gastrointestinal, especialmente en el intestino, bien como comensales (infestación), como invasores (infección) o como ambos a la vez. Son producidos por protozoarios (unicelulares) o metazoarios (pluricelulares). Los protozoarios se agrupan como flagelados (*Giardia lamblia* y *Dientamoeba fragilis), ameboides (Entamoeba histolytica), ciliados (Balantidium coli*), formadores de esporas (*Cryptosporidium parvum, Cyclospora cayetanensis, Septata intestinalis, Enterocytozoon bieneusi*) y otros (*Blastocystis hominis). Los metazoarios, denominados helmintos, se clasifican en platelmintos (gusanos planos) y nematelmintos (gusanos cilíndricos). Los platelmintos intestinales son parásitos acintados (*céstodos) hermafroditas y están divididos en segmentos (o proglótides); los más comunes son *Taenia solium, Taenia saginata e Hymenolepis nana*. Los nematelmintos (nematodos) están cubiertos por una cutícula gruesa y poseen órganos sexuales diferenciados (dioicos). Los representantes de este grupo son *Ascaris lumbricoides, Enterobius vermicularis, Trichuris trichiura, Necator americanus* y *Strongyloides stercoralis*. La mayoría de estas parasitosis son cosmopolitas y se distribuyen con más frecuencia en las zonas tropicales, fundamentalmente en las poblaciones rurales, en donde las condiciones socioeconómicas son deficientes e inversamente proporcionales a la educación sanitaria de los países. La vía de contagio, en la mayoría de los casos, es la fecal-oral y afecta notablemente las edades preescolar y escolar por razones de hábitos higiénicos (falta de lavado de manos, geofagia y juegos en suelos contaminados). Sin embargo, oxiuriasis y giardiasis también son muy frecuentes en zonas templadas.

MANIFESTACIONES CLÍNICAS

Muchas veces, el parásito es bien tolerado por el organismo, sobre todo en el adulto, pero con frecuencia causa trastornos digestivos como cólicos abdominales, flatulencia, meteorismo, diarrea y síntomas generales (astenia, anorexia, cefalea, pérdida de peso, retardo psíquico y físico, irritabilidad e insomnio). Los pacientes con hipogammaglobulinemia o SIDA desarrollan formas graves y refractarias de infección por *Giardia lamblia*, *Cryptosporidium* y helmintos.

Es conocida la aparición de síntomas y signos respiratorios como tos, disnea, dolor retroesternal, sibilantes, crepitantes y consolidación pulmonar acompañados de fiebre, además de urticaria y eosinofilia; eso constituye el denominado síndrome de Löeffler, ocasionado por el ciclo pulmonar de los nemátodos *Ascaris lumbricoides, Necator americanus y Strongiloides stercoralis.*

DIAGNÓSTICO

El diagnóstico de las parasitosis intestinales se logra generalmente con la demostración del huevo, quiste o parásito adulto en el examen de heces (recordemos que la infestación con machos no se demuestra en las heces). A veces es necesario tomar al menos tres muestras y emplear procedimientos especiales para el diagnóstico como concentración de heces (Kato), aspiración del contenido duodenal o biopsia de la mucosa intestinal para detectar *Giardia*, *Strongyloides* o *Cryptosporidium*, así como también la aplicación del método de Graham, que consiste en tomar muestras de la región perianal con una cinta transparente adhesiva (en la mañana, antes de que el paciente defeque) y depositarla en el portaobjetos, método este útil para demostrar huevos de oxiuros y tenias. Exámenes como recuento blanco pueden revelar leucocitosis y eosinofilia. La mayor eosinofilia ocurre cuando las larvas de nemátodos (*ascaris y otros*) atraviesan los alvéolos pulmonares para migrar a través de las vías respiratorias al tubo digestivo.

TRATAMIENTO

Es importante resaltar que para la prevención de las helmintiasis es necesario insistir en las medidas higiénicas (lavado de manos, enjuague de los alimentos crudos, uso de calzado y adecuada eliminación de excretas). El tratamiento farmacológico debe incluir los medicamentos menos tóxicos, de más fácil manejo y mayor espectro, y se deben repetir según el grado de infestación y la respuesta del paciente. Veamos a continuación los medicamentos utilizados y afecciones más frecuentes.

MEDICAMENTOS CONTRA PROTOZOARIOS

Nitroimidazoles. Tienen un efecto trofozoitocida relacionado con la reducción del grupo nitro y formación de radicales libres (OH), los cuales alteran macromoléculas, en especial el ADN. Son altamente efectivos contra giardiasis y amibiasis (intestinal y extraintestinal). Todos los nitroimidazoles son capaces de ocasionar, en mayor o menor grado, hiporexia, náuseas, vómitos y sabor metálico, además del efecto disulfiram con la ingesta de alcohol. En este grupo se incluye metronidazol (2-metil-5-nitroimidazol), el más antiguo y utilizado de todos, tinidazol (1-sulfonic-2-metil-5-nitroimidazol) y secnidazol (1-propanol-2-metil-5-nitroimidazol), todos ellos equivalentemente activos contra estos protozoarios y con una vida media más larga, por lo que se pueden indicar en una sola toma diaria.

Furazolidona. Es un nitrofurano que interviene en la síntesis de la pared del parásito. Produce reacciones de hipersensibilidad, náuseas, vómitos y efecto disulfirán. Es útil en el tratamiento de la giardiasis.

Paromomicina. Aminoglucósido relacionado con la neomicina y kanamicina, es pobremente absorbido por el tracto gastrointestinal, en donde alcanza altas concentraciones. Es efectiva en la amibiasis intestinal aguda y crónica (quística), no en la extraintestinal y actúa por inhibición de la síntesis de proteína al unirse a los ribosomas.

Emetina y dehidrometina. Son derivados de la ipecuacana que inhiben la síntesis proteica y el ADN de los trofozoitos de la ameba histolítica en el ámbito tisular (intestinal y extraintestinal); no es activa contra trofozoitos en la luz intestinal ni las formas quísticas. Ha sido reemplazada por los imidazoles debido a la necesidad de uso parenteral y a sus efectos tóxicos, especialmente cardiovasculares (hipotensión arterial, dolor precordial, aplanamiento de onda T, alargamiento del QT, arritmias y miocarditis fatal) y otros (neuropatía periférica, náuseas, vómitos y diarrea).

Nitazoxanida. Es un derivado de la sialicilamida (hidroxi-bencil-amida) que interfiere con la enzima *piruvato ferrodoxina oxidorreductasa* (PFOR), dependiente de la reacción de transferencia de electrones, la cual es esencial en el metabolismo energético de protozoarios anaeróbicos. Así, inhibe el crecimiento de trofozoitos de *Giardia lamblia* y *E. histolytica,* además de esporozoitos y ooquistes de *Cryptosporidium parvum.* Es capaz de inhibir la polimerización de tubulina de los helmintos, por lo cual es un antiparasitario de amplio espectro. El medicamento es bien tolerado pero no debe ser administrado durante el embarazo o la lactancia.

Hidroxiquinolinas halogenadas. Son derivados quinolínicos que no se absorben en el intestino, en donde logran niveles elevados. Actúa sobre la forma quística de la amiba, supuestamente mediante quelación de iones ferrosos necesario para el parásito. El prototipo es la diyodo-hidroxiquinolina.

Dicloroacetamidas. Amebicidas luminales quísticos, entre los que se encuentran furoato de diloxanida, teclozan y otros. Probablemente, su acción se deba a la interferencia con fosfolípidos en la pared de los quistes. Se han descrito pocos efectos colaterales, principalmente digestivos, deben tomarse con las comidas y no se recomiendan en niños ni embarazadas.

GIARDIASIS

Es producida por *Giardia lamblia*, protozoario que en el estado de trofozoito es de aspecto piriforme, mide alrededor de 14 µ, y en su forma quística, 10 µ. Se localiza fundamentalmente en el duodeno y el yeyuno superior. Es expulsado por las heces pero es la forma quística la que sobrevive por varios días. El parásito se reproduce asexualmente, por división binaria; los trofozoitos hijos se quedan adosados al intestino o son expulsados al exterior; el enquistamiento se produce cuando las heces se deshidratan en su tránsito al exterior. Es frecuente observar diarrea con moco de curso agudo o crónico y dolor en el epigastrio. En casos severos puede producir un síndrome de malabsorción, posiblemente por acción de los trofozoitos en la pared intestinal, en donde actúa como barrera para la absorción de grasas y nutrientes (esteatorrea). A veces es difícil observar los quistes en las heces, por lo que se recurre al estudio del contenido duodenal. El tratamiento consiste en cualquiera de las siguientes alternativas:

1. Metronidazol: 250 a 500 mg VO TID por 5 días
2. Tinidazol o secnidazol: 2 g VO dosis única
3. Nitazoxanida: 500 mg VO BID por 3 días

4. Paromomicina: 25-35 mg/kg/día VO dividida en tres dosis durante 5-10 días. Se puede usar en mujeres embarazadas

5. En casos refractarios se puede usar teclozan 0.5 g VO cada 8 horas por 3 dosis, o metronidazol, 750 mg VO TID, más quinacrina (alcaloide derivado de la quinina y acridina); 100 mg VO TID durante 3 semanas o furazolidona, 100 mg QID durante 7 días.

AMIBIASIS INTESTINAL

Es una infección del intestino grueso producida por *Entamoeba histolytica*. La enfermedad se transmite generalmente por los portadores asintomáticos que propagan los quistes directamente de persona a persona por los malos hábitos higiénicos, especialmente por manipulación de alimentos; sin embargo, la propagación también ocurre mediante el agua, los alimentos y las moscas, a veces en forma de epidemia. Los quistes maduros tetranucleados, al ser ingeridos llegan a la válvula ileocecal, en donde se desenquistan y emerge una amiba metaquística tetranucleada, la cual, rápidamente se multiplica y da origen a 8 amibas pequeñas que constituyen la forma minuta, comensal y no patógena del parásito. Esta puede tener dos destinos: la formación de prequistes y, luego, de quistes, que son expulsados por las heces al medio ambiente, o bien la invasión de la pared intestinal, en donde se convierten en la forma magna, patógena que produce las lesiones características de la disentería amibiana aguda. La forma magna no se convierte en forma minuta ni se enquista, y al ser expulsada por las heces degenera y muere. La enfermedad puede presentarse bajo la forma de portadores sanos (albergan en el intestino la amiba minuta o sus quistes), cuadros diarreicos crónicos o disentería fulminante.

En la mucosa del colon, la amiba produce una lesión pequeña y por debajo de ella (submucosa y muscular) una necrosis más extensa, constituyendo la típica lesión en "botón de camisa" o "matraz". Estas úlceras alternan con mucosa normal. Los sitios más comprometidos, en orden de frecuencia, son ciego, colon ascendente, recto, sigmoides, apéndice e íleon terminal. En el ciego y sigmoides, la infección crónica puede conducir a la formación de grandes masas con tejido de granulación, o "amebomas". Se pueden observar cuadros clínicos variados:

1. *Forma asintomática.* Es la más frecuente e importante desde el punto de vista epidemiológico, ya que los portadores sanos perpetúan la enfermedad en la población a través de los quistes. La forma minuta vive en el intestino grueso como comensal

y se alimenta de bacterias y detritus hasta que en un momento determinado adquiere virulencia, muta a la forma patógena y puede invadir la mucosa del colon.

2. *Disentería amibiana.* Es la forma menos frecuente de la amibiasis intestinal y se caracteriza por el cuadro clásico de colitis amibiana disentérica. Comienza súbitamente con escalofríos, febrícula, malestar general, cólicos abdominales, flatulencia, deposiciones mucosanguinolentas, pujo y tenesmo rectal. El examen físico revela dolor en las fosas ilíacas y una "cuerda" cólica dolorosa.

3. *Amibiasis intestinal crónica*: Se caracteriza por cuadros de diarrea crónica, pastosa o líquida, a veces con moco y sangre, que alterna con períodos de relativa normalidad o constipación, y concomitantemente, dolores abdominales vagos y difusos, meteorismo, intolerancia alimentaria y anorexia.

El diagnóstico de la amibiasis intestinal se logra con la demostración de los trofozoitos o quistes en las heces y material histológico obtenido por rectosigmoidoscopia. Se usa la observación directa del material con las coloraciones de lugol o hematoxilina eosina férrica o los métodos de concentración. Las pruebas inmunológicas y la hemaglutinación indirecta cuantitativa son útiles en la amibiasis extraintestinal.

El tratamiento consiste en medidas generales como hidratación con solución salina y complemento de potasio, analgésicos y dieta rica en proteínas blandas y de poco residuo. El tratamiento farmacológico de la amibiasis depende de la forma clínica.

1. *Portador asintomático.* Individuo que elimina quistes de *E. hystolitica* en sus heces pero no presenta síntomas. Debe recibir paromomicina, 25-35 mg/kg/día, VO, dividida en tres dosis al día durante 7 días, o diyodohidroxiquinoleína, 650 mg VO tres veces al día durante 20 días. Como alternativa se puede usar furoato de diloxanida, 500 mg VO TID durante 10 días.

2. *Colitis amibiana.* Paciente con diarrea y/o disentería. El tratamiento se hace a base de metronidazol, 500-750 mg VO TID durante 7-10 días, o tinidazol o secnidazol, 2 g VO en una dosis diaria durante 3 días. La nitazoxanida, 500 mg VO BID durante 3 días también es efectiva. Si por alguna razón fuera necesaria la emetina, la dosis es de 1 mg/kg IM por 5 a 7 días, o dehidroemetina a 1.5 mg/kg por igual tiempo. Una vez cumplidos cualesquiera de estos medicamentos debe seguirse con una agente quisticida, bien paromomicina

o diyodohidroxiquinoleína, en las dosis mencionadas para el portador asintomático.

MEDICAMENTOS CONTRA HELMINTOS

Benzimidazoles. Son un grupo de fármacos químicamente relacionados que comparten similar mecanismo de acción: inhiben la polimerización microtubular, reducen la captación de glucosa (llevan a la depleción endógena de los depósitos de glucógeno) y desacoplan la fosforilación oxidativa. Además, tiene un efecto ovicida para los huevos de nemátodos (ascaris y tricocéfalos).

1. *Tiabendazol.* Es el primero de los benzimidazoles y solo se absorbe del 5 al 10% en el tubo digestivo. Los efectos colaterales son mareos, tinnitus, alucinaciones, eritema multiforme, parestesias, cefalea, ictericia colestásica y aumento de las enzimas hepáticas. Es uno de los antiparasitarios de elección para *Strongyloides*, aunque por sus efectos tóxicos ha sido desplazado por la ivermectina y otros benzimidazoles.

2. *Mebendazol.* Sus efectos colaterales son dolor abdominal, diarrea, cefalea y mareo; por ser teratogénico en ratas no se recomienda en mujeres embarazadas. Tiene una efectividad de alrededor del 95% contra oxiuros, tricocéfalos y tenias, razón por la cual es útil en caso de poliparasitosis.

3. *Albendazol.* Disminuye la producción de ATP, lo cual causa depleción energética, inmovilización y muerte. Sus efectos colaterales son semejantes al mebendazol y puede producir hepatitis. Es útil contra ascaris, oxiuro, *Strongyloides* y tenias, por lo que también se emplea en casos de poliparasitosis. Se indica en una sola dosis diaria.

4. *Flubendazol.* Derivado fluorado del mebendazol (fluoromebendazol) que también se emplea en dosis única. Produce pocas reacciones colaterales, mayormente digestivas.

Piperazina. Amina cíclica secundaria que induce parálisis en el parasito por su efecto anticolinérgico, lo cual permite su expulsión. Los efectos secundarios son vértigo, urticaria, trastornos gastrointestinales, diarrea y debilidad muscular hasta la paresia. Se puede usar en el embarazo y es de elección contra la infestación masiva por áscaris.

Pamoato de pirantel. Es un derivado pirimidínico que actúa como un agonista colinérgico directo por inhibición de la *colinesterasa* y produce despolarización y contractura en la musculatura del parásito. Por tener un mecanismo de acción antagónica a la piperazina, estos no se deben mezclar. Los efectos colaterales son molestias abdominales, náuseas y mareos. Se puede usar en el embarazo y es útil contra el oxiuro pero no contra tricocéfalos.

Hidroxinaftoato de befenio. Es un derivado del amonio cuaternario que tiene un mecanismo de acción semejante a la acetilcolina, lo que produce una parálisis muscular en el parásito. Los efectos colaterales son náuseas y vómitos. Es útil contra el necátor.

Pamoato de pirvinio. Colorante del grupo de las cianinas que inhibe la captación de glucosa por el parásito. Colorea las heces de rojo y produce náuseas, vómitos, diarreas y reacciones cutáneas de fotosensibilidad. Usualmente es indicado para oxiurasis.

Praziquantel. Es un derivado heterocíclico pirazino-isoquinolino de amplio espectro antihelmíntico para céstodos y tremátodos. Aumenta la permeabilidad de la membrana del parásito, resulta en pérdida del calcio intracelular y, como consecuencia, parálisis espástica de la musculatura. Se absorbe rápidamente por el tubo digestivo; atraviesa la barrera hematoencefálica y alcanza excelentes concentraciones en el LCR y el tejido cerebral, además de tener buenas concentraciones en el hígado, bilis y músculo estriado. Como efectos colaterales puede producir mareo, letargo, fiebre, prurito, urticaria, dolor abdominal y diarrea. Es útil contra la teniasis y la himenolepiasis. No se puede usar en el embarazo.

Niclosamida. Es una dicloro-nitrosalicilamida que produce necrosis de la cabeza (escólex) y de los segmentos adyacentes. Los efectos colaterales más notables son fiebre, malestar general, dolor abdominal, prurito y mareo. Es efectivo contra las tenias *T. saginata*, *T. solium*, *Difilobotrium latum* e *Hymenolepis nana*. Las tabletas se mastican y tragan con poca agua en una sola toma. Dada la efectividad del praziquantel, ha sido reemplazada por este.

Levamisol. Es un derivado sintético del imidazotiazol con acción inmunomoduladora y antihelmíntica; provoca la contracción de los nemátodos seguida de una parálisis permanente por bloqueo neuromuscular. Los efectos colaterales más frecuentes son náuseas, vómitos, cefalea, mareos, insomnio y confusión, además de agranulocitosis reversible y eritema cutáneo. Es efectivo contra los áscaris.

Ivermectina. Derivado de la vermectina que produce una parálisis tónica del parásito al inhibir la transmisión neuromuscular mediante liberación de ácido gamma-amino-butírico, probablemente como consecuencia del aumento de la permeabilidad al ion cloro. Sus efectos colaterales son letargia, ataxia, temblor, midriasis e hipotensión arterial. Es útil contra ascaridiasis, tricocefalosis, oxiuriasis y estrongiloidiasis.

ASCARIDIASIS

Es producida por *Ascaris lumbricoides*, el nemátodo más grande y común que parasita al hombre. Habita en el intestino delgado y mide alrededor de 20 a 40 cm. Los huevos fecundados, al encontrar un suelo en condiciones favorables, aproximadamente al cabo de 3 semanas se hacen infestantes. Al ingerirse el huevo, este se rompe en el duodeno, libera una larva que atraviesa la pared del intestino, llega al hígado por la vena porta y luego a los pulmones; de allí asciende por los bronquios y entra de nuevo al tubo digestivo para hacerse adulto. La ascaridiasis presenta una fase pulmonar y otra intestinal.

Fase pulmonar. La larva, en su paso por los pulmones, produce una reacción inflamatoria denominada "neumonía eosinofílica" o síndrome de Löffler.

Fase intestinal. Puede producir síntomas de la esfera digestiva. Cuando es masiva ocasiona expulsiones del parásito por la boca y fosas nasales y, a veces, ictericia obstructiva, pancreatitis y abscesos hepáticos por invasión de los conductos biliares. En el niño, en ocasiones, causa obstrucción intestinal, perforación y volvulus.

El tratamiento de la ascaridiasis puede ser con cualquiera de los siguientes medicamentos:

1. Albendazol. Es la droga de elección, 400 mg VO diarios en una sola toma
2. Mebendazol: 100 mg BID VO durante 3 días o 500 mg VO en una sola toma. Se puede repetir a los 15 días
3. Piperazina: 3,5-4,5 g VO en una sola dosis. Se puede repetir a los 15 días si es necesario
4. Pamoato de pirantel: 10 mg/kg en una sola toma, dosis máxima 1 g y repetirlo a las dos semanas. Se puede indicar durante el embarazo
5. Levamisol: 150 mg VO STAT en adultos
6. Ivermectina: 150-200 mcg/kg en una sola dosis
7. Nitazoxanida: 500 mg VO BID durante 3 días.

OXIURIASIS

Es producida por *Enterobius vermicularis*, que habita en el intestino grueso del hombre, especialmente en el ciego. La hembra tiene un tamaño promedio de 10 mm y el macho 3 mm. En horas de la noche, la hembra emigra a las márgenes del ano, en donde lleva a cabo la oviposición. Los huevos ya embrionados se hacen infestantes en pocas horas, de ahí que sea frecuente la autoinfestación por migración de la larva hacia el colon o al llevarse las manos a la boca después de manipularse las áreas perianales. Se transmite directamente de persona a persona, a diferencia de otros nemátodos (*Ascaris, Necator* y *Ancylostoma*) que requieren una fase de desarrollo en el medio ambiente, de manera que es frecuente la infestación de la familia por aspiración y deglución de los huevos depositados en ropas de cama. Al llegar los huevos al duodeno, se rompen y emergen las larvas que luego se ubican en el colon, en donde se hacen adultos. No hay una fase de migración tisular. El síntoma principal es el prurito, el tenesmo rectal a predominio nocturno y una lesión eczematosa perianal, además de trastornos sistémicos. En las mujeres puede ocurrir una vulvovaginitis.

El tratamiento puede ser a base de mebendazol o pamoato de pirantel, a igual dosis que en la ascaridiasis. El albendazol se usa a la dosis de 400 mg VO diarios en una sola toma y repetir en 2 semanas y el pamoato de pirvinio a la dosis de 5 mg Kg VO diarios por 3 días. Es importante la investigación y el tratamiento de los miembros de la familia más cercanos e insistir en el aseo personal, el corte de uñas y la limpieza subungueal.

TRICOCEFALOSIS

Es producida por *Trichuris trichiura*, parásito con forma de látigo. Habita en el intestino grueso, especialmente en el ciego, y mide de 3 a 5 cm. Los huevos fecundados tardan alrededor de 3 semanas para hacerse infestantes, y al ser ingeridos se rompen en el intestino delgado y las larvas emigran al colon. No hay una fase de migración tisular. Cursa con trastornos digestivos como diarrea crónica, cuadros disenteriformes, tenesmo y prolapso rectal (especialmente en niños). Se pueden perder 0.005 ml de sangre por parásito, lo cual lleva a una anemia microcítica hipocrómica. El tratamiento consiste en albendazol: 400 mg OD por 3 días; o ivermectina: 200 mcg/kg/día VO durante 3 días. Como alternativas puede usarse mebendazol y pamoato de pirantel, igual que en la ascaridiasis. Se recomienda además una dieta hiperproteica y sulfato ferroso.

NECATORIASIS (UNCINARIASIS)

Es producida por *Necator americanus* (uncinaria tropical del hemisferio occidental) y el *Ancylostoma duodenale*. Tiene una longitud de 7 a 13 mm y habita en el intestino delgado, en donde son fecundados sus huevos, que al ser expulsados en las heces y encontrar un medio ambiente adecuado dan origen a una larva rabditoide de vida libre. Estas crecen y se transforman en larvas filariformes infestantes, viables en la tierra por varias semanas. La larva penetra por la piel, generalmente de los pies, y por vía sanguínea llega al pulmón, atraviesa la membrana alveolo capilar, pasa al árbol respiratorio, de allí es deglutida y se localiza en su hábitat natural: el intestino delgado. En su paso por el pulmón puede producir una neumonía eosinofílica parecida a la infestación por áscaris. Las manifestaciones cutáneas se producen en el sitio de penetración de la larva; estas se caracterizan por una reacción inflamatoria pruriginosa, frecuentemente en los pliegues interdigitales. Las manifestaciones intestinales ocurren cuando los parásitos adultos se fijan en la mucosa del duodeno, allí producen una alteración mecánica de la mucosa y succión importante de sangre; cada parásito extrae de 0.05 a 0.5 ml de sangre al día, lo cual explica la anemia microcítica hipocrómica por deficiencia de hierro que ocurre en estos pacientes. Son frecuentes molestias abdominales como diarrea, cólicos y, a veces, melena. Puede producirse un síndrome de malabsorción intestinal. El diagnóstico se hace por el hallazgo con el microscopio de los huevos en las heces del enfermo.

El tratamiento debe repetirse las veces que sea necesario hasta erradicar al parásito. Las lesiones cutáneas pueden tratarse con crema de tiabendazol al 10%, y la anemia ferropriva con sulfato ferroso. Los medicamentos consisten en la siguiente selección:

1. Albendazol: 400 mg VO diarios en dosis única por dos días
2. Mebendazol: 500 mg VO diarios, en dosis única por 3 días
3. Pamoato de pirantel: 10 mg/kg/día VO durante 2 días.

ESTRONGILOIDIASIS

Es producida por *Strongyloides stercoralis*, que se localiza en el intestino delgado y mide alrededor de 2 mm, presenta dimorfismo sexual y su reproducción se lleva a cabo probablemente por partenogénesis. Es un parásito facultativo, es decir, puede hacer una vida libre (en el suelo) o parasitaria (en el huésped).

Es frecuente la invasión en pacientes inmunosuprimidos o con enfermedades malignas. Esta helmintiasis presenta un ciclo vital con distintas posibilidades:

- *Ciclo directo.* La larva, que se encuentra en el suelo, se modifica para poder penetrar a través de la piel al sistema circulatorio y así llega al corazón derecho y a la circulación pulmonar, asciende por las vías respiratorias hasta ser deglutida y dirigirse a la mucosa del intestino delgado. Allí se transforma en hembra infectante, produce nuevos huevos que eclosionan y se dirigen a la luz intestinal, desde donde son eliminados al exterior.

- *Ciclo indirecto.* Incluye una o varias generaciones de larvas en vida libre, sin afectación humana, hasta que se produce la modificación que hace a la larva infectante para el hombre.

- *Ciclo de autoinfección.* La modificación larvaria se produce en la luz intestinal en lugar del exterior y posteriormente penetra en el sistema circulatorio para hacer un recorrido similar al del ciclo directo. Es lo que se denomina síndrome de hiperinfección por *S. stercoralis* y explica que pueda existir una parasitosis persistente sin necesidad de reinfecciones externas, así como la afectación de otros órganos.

Las manifestaciones clínicas consisten en urticaria y alteraciones pulmonares parecidas a las de la necatoriasis. Produce trastornos sistémicos (pérdida de peso, malestar general) y digestivos superiores como dolor epigástrico, melena y esteatorrea (enteropatía perdedora de proteínas) y un cuadro que simula la colitis ulcerosa. *Strongyloides* es el parasito intestinal más difícil de tratar y debido al riesgo del síndrome de hiperinfección, que ocasiona alta mortalidad, debe asegurarse su erradicación aun en casos asintomáticos, sobre todo en pacientes inmunosuprimidos o que reciben esteroides e inmunosupresores. En el embarazo, la terapia debe diferirse hasta después del primer trimestre. Los medicamentos utilizados son los siguientes:

1. Ivermectina. Droga de elección a la dosis de 150 a 200 µg/Kg/día VO en una sola toma durante dos días. Puede repetirse a los 3 meses
2. Tiabendazol: 50 mg/Kg (máximo 3 g) VO repartidos en dos dosis diarias por 2 días
3. Albendazol: 400 mg VO BID durante 7 días
4. Mebendazol: 100 mg VO BID durante 3 días
5. Tribendimidina. Un antiparasitario de amplio espectro, desarrollado en China, que parece ser muy efectiva.

TENIASIS

Las más frecuentes en nuestro medio son *T. solium* y *T. saginata*. Son céstodos hermafroditas compuestos de segmentos o proglótides. Su hábitat es el intestino delgado, en donde se fijan por medio de sus ventosas y ganchos. El huésped definitivo es el hombre y los intermediarios son los cerdos (*Taenia solium*) y el ganado vacuno (*Taenia saginata*). La infestación se produce por la ingestión de carnes crudas o mal cocidas que posean cisticercos. Los quistes maduran y se trasforman en gusanos adultos segmentados en el intestino delgado. Los segmentos distales o proglótides, llenos de huevos, son eliminados en las heces, que contaminan los suelos y pastos donde se infecta el ganado vacuno y porcino. *T. solium* mide hasta 5 m y *T. saginata* hasta 10 m. Las manifestaciones clínicas más frecuentes son vómitos, diarreas nocturnas, expulsión espontánea de proglótides por el ano, dolores abdominales (mayormente en las mañanas), aumento del apetito (popularmente, dícese que tienen solitaria a los que siempre están hambrientos), bulimia, adelgazamiento, nerviosismo e insomnio; la complicación más seria es la apendicitis y el tratamiento consiste en las siguientes alternativas:

1. Praziquantel. Es la droga de elección, 10-20 mg/kg/día VO en una sola dosis

2. Niclosamida: 2 g VO o masticadas, en una sola toma.

HYMENOLEPIS NANA

H. nana, o tenia enana, es un parásito de pequeño tamaño que se localiza en la luz intestinal del íleon terminal y representa la infección más frecuente por céstodos. Las fases larval y adulta se efectúan en el mismo huésped sin que exista un ciclo biológico complicado o un huésped intermediario. Es más frecuente en niños que en adultos y se diagnostica ocasionalmente por la presencia de huevos característicos en las heces. La infestación se transmite por lo general de mano (contaminada de materia fecal) a boca, más que por la ingesta de alimentos o aguas. Puede haber muchos parásitos en la persona afectada, ya que la autoinfección es común. Generalmente es asintomática, aunque puede ocasionar vómitos y diarrea. El tratamiento es igual a las otras teniasis, pero en caso de usarse niclosamida debe durar 5 días consecutivos. Recientemente, la nitazoxanida ha sido agregada como nueva opción terapéutica.

CISTICERCOSIS-NEUROCISTICERCOSIS

La cisticercosis es la infección de tejidos por *Cysticercus cellulosae*, el estado larvario de *Taenia solium*, céstodo que tiene al porcino como huésped interviniente. Este parásito produce dos enfermedades diferentes, la teniasis (infestación intestinal) y la cisticercosis. La tenia adulta, en el intestino, consta de una cabeza (escólex) y el cuerpo dividido en segmentos (proglótides). Cada proglótide maduro contiene unos 50.000 huevos, los cuales son liberados periódicamente por las heces y sobreviven en el ambiente por muchos meses. La cisticercosis se adquiere cuando un huésped ingiere los huevos, bien de otra persona (heteroinfección) o provenientes de sí mismo (autoinfección); esta puede ser de dos tipos: autoinfección externa (contaminación con sus propias heces) o autoinfección interna (cuando un paciente portador, mediante el vómito, regurgita al duodeno los proglótides grávidos). Una vez que el embrión es liberado en el intestino, penetra su pared y es llevado por vía hematógena a cualquier órgano de la economía, donde se implanta (SNC, tejido celular subcutáneo, músculos, globo ocular, miocardio, hígado y cavidad peritoneal). En 2 a 3 meses después se convierte en cisticerco, quiste ovoide de color blanquecino que contiene el escólex.

El humano, al consumir carne de cerdo infectada con cisticerco e inadecuadamente cocinada, adquiere la teniasis intestinal debido a la evaginación del escólex y desarrollo del parásito maduro. El cerdo no produce cisticercosis humana directamente, solo sirve como intermediario y el hombre actúa como huésped accidental. Pero, a su vez, el humano es intermediario para la cisticercosis porcina. El agua y alimentos contaminados con heces de personas con teniasis son fuentes de contagio de la cisticercosis.

La mayoría de los casos de neurocisticercosis pasa desapercibida clínicamente, se diagnostica más como hallazgos *post mortem* o en estudios fortuitos de imágenes. La presentación clínica depende de la localización del órgano comprometido, del estado evolutivo de los quistes (viable y no viable) y de la cantidad de ellos. La forma más común es la *neurocisticercosis,* que se divide en dos tipos, parenquimatosa y extraparenquimatosa. La primera es de localización cerebral o médula espinal, en donde el cisticerco es capaz de frenar la respuesta defensiva del tejido; en efecto, se liberan prostaglandinas y otras sustancias que inhiben la activación del sistema de complemento y la producción de citoquinas; como consecuencia, hay escasa reacción inflamatoria sobre el cisticerco viable. La cisticercosis extraparenquimatosa se desarrolla en el líquido cefalorraquídeo, cisternas, espacio subaracnoideo o dentro del ojo. La cisticercosis ocular es dividida en intraocular (vítreo, subretina o cámara anterior) y extraocular (órbita y subconjuntiva).

La neurocisticercosis origina frecuentemente convulsiones, signos neurológicos focales e hipertensión endocraneana. Menos comunes son meningoencefalitis, trastornos psiquiátricos, apoplejía, radiculopatía y mielopatía. El examen físico es habitualmente normal, pero puede encontrase papiledema, rigidez de nuca y signos neurológicos focales. En el fondo de ojo puede observarse directamente el parásito en casos de localización subretiniana.

El diagnóstico se basa en las manifestaciones clínicas, las alteraciones en estudios de imágenes y la serología, además de consideraciones epidemiológicas como procedencia del paciente, estatus socioeconómico y condiciones higiénicas.

La neurocisticercosis es considerada la enfermedad neurológica más importante de origen parasitario en el humano, así como la principal causa de epilepsia de aparición tardía en los países donde *T solium* es endémica, como Centro y Sudamérica, India, China y África subsahariana. En Venezuela, según demostración de casos clínicos y estudios serológicos, hay evidencias de la infección en prácticamente todos los estados.

La hematología revela eosinofilia importante, particularmente cuando hay salida del contenido quístico. El estudio del LCR revela niveles normales de glucosa y proteínas, con muy ligera pleocitosis, a predominio de eosinófilos. No obstante, rara vez es necesaria la punción lumbar para hacer el diagnóstico; por el contrario, está contraindicada cuando se sospecha de hipertensión endocraneal.

La Rx del cráneo simple y de la musculatura esquelética puede mostrar calcificaciones; sin embargo, son la TC cerebral contrastada y la RM los procedimientos ideales para el diagnóstico y seguimiento terapéutico de la neurocisticercosis cerebral. La TC cerebral contrastada es excelente para detectar calcificaciones intracerebrales, mientras que la RM es preferible para precisar la enfermedad extraparenquimatosa y hasta en ocasiones permite visualizar el escólex dentro del quiste. Los hallazgos imagenológicos dependen del estadio de la infección: los cisticercos viables aparecen como quistes de 0.5 a 2 cm de diámetro sin rodete edematoso, los que están en vías de degeneración muestran reforzamiento periférico por el edema asociado (similar a granulomas) y en la fase residual (infección inactiva) son nódulos calcificados hasta de 1 cm de diámetro. La detección de anticuerpos (suero y LCR) mediante las técnicas de Western Blot y de EITB (*enzyme immunoblot transfer blot*) tiene alta sensibilidad y especificidad y han resultado comparativamente mejores que el método de ELISA, el cual es solo confiable para el LCR. La biopsia de cerebro está excepcionalmente indicada, aunque la del músculo es más fácil de hacer e implica menos riesgo.

La mayoría de los enfermos son asintomáticos, por cuya razón no requiere tratamiento médico, pues no se ha demostrado beneficio. El uso de drogas antiepilépticas es suficiente en caso de convulsiones. Cuando se usan los antihelmínticos se deben asociar los esteroides durante su uso, prednisona, 1 mg/kg OD o dexametasona, 8 mg c/8h; es preferible iniciarlos antes de los parasiticidas debido a la posibilidad de exacerbar una reacción inflamatoria súbita. De igual manera, en presencia de encefalitis, hipertensión endocraneana, enfermedad ocular y neurocisticercosis subaracnoidea, deben resolverse primero estas situaciones antes de indicar cualquier antihelmíntico. Se recomienda instalar una derivación ventrículo-peritoneal en caso de hidrocefalia o cuando el cisticerco produce efecto de masa en el parénquima cerebral o médula espinal. En la cisticercosis intraocular se debe hacer la extirpación quirúrgica de los quistes y en la ventricular es preferible su extracción por vía endoscópica. Para la cisticercosis muscular (extraocular) se indica tratamiento médico. Los antiparasitarios usualmente indicados tienen actividad cisticercocida, sin embargo es preferible el albendazol por su favorable farmacocinética y su mayor efectividad:

1. *Albendazol*: 15 mg/kg/día VO por 8-30 días. Los periodos cortos son usualmente suficientes para lesiones cerebrales intraparenqui-matosas, mientras que los largos son mejores para las extraparen-quimatosas. La droga se administra con las comidas c/12 horas, máximo, 400 mg BID.
2. *Praziquantel*. En la neurocisticercosis se recomiendan 50-100 mg/ Kg VO al día cada 8 horas por 15 días. No se recomienda para la cisticercosis ocular.

REFERENCIAS

BETHONY J, BROOKER S, ALBONICO M, GEIGER SM, LOUKAS A, DIEMERT D, ET AL. Soil-transmitted helminth infections: ascaridiasis, trichuriasis, and hookworm. *Lancet.* 2006;367(9521):1521-32.

BOULWARE DR, STAUFFER WM, HENDEL-PATERSON BR, ROCHA JL, SEET RC, SUMMER AP, ET AL. Maltreatment of Strongyloides infection: case series and worldwide physicians-in-training survey. *Am J Med.2007;120(6):545. e1-8.*

CHERO JC, SAITO M, BUSTOS JA, BLANCO EM, GONZALVEZ G, GARCIA HH. Hymenolepis nana infection: symptoms and response to nitazoxanide in field conditions. *Trans R Soc Trop Med Hyg.* 2007;101(2):203-5.

CRAIG P, ITO A. Intestinal cestodes. *Curr Opin Infect Dis.* Oct 2007;20(5):524-32.

FARDET L, GÉNÉREAU T, POIROT JL, GUIDET B, KETTANEH A, CABANE J. Severe strongyloidiasis in corticosteroid-treated patients: case series and literature review. *J Infect.* 2007;54(1):18-27.

DEL BRUTTO OH. Neurocysticercosis. *Semin Neurol.* 2005;25(3):243-51.

FARTHING MJ. Treatment options for the erradication of intestinal protozoa. *Nat Clin Pract Gastroenterol Hepatol.* 2006;3:436-45.

GARCIA HH, PRETELL EJ, GILMAN RH, MARTINEZ SM, MOULTON LH, DEL BRUTTO OH, ET AL. A trial of antiparasitic treatment to reduce the rate of seizures due to cerebral cysticercosis. *N Engl J Med.* 2004;350(3):249-58.

GRAVORI T, STEINEKE T, BERGSNEIDER M. Endoscopic removal of cisternal neurocysticercal cysts. Technical note. *Neurosurg Focus.* 2002;12(6):e7.

LAM CS, TONG MK, CHAN KM, SIU YP. Disseminated strongyloidiasis: a retrospective study of clinical course and outcome. *Eur J Clin Microbiol Infect Dis.* 2006;25(1):14-8.

RATH S, HONAVAR SG, NAIK M, ANAND R, AGARWAL B, KRISHNAIAH S, ET AL. Orbital cysticercosis: clinical manifestations, diagnosis, management, and outcome. *Ophthalmology.* 2010;117(3):600-5, 605.e1.

Rojas G, Aguilar C, Ferrer E, Alviarez Y, Parkhouse M, Cortéz M. Cisticercosis Humana: una dolencia olvidada. Salus, Universidad de Carabobo, Dic 2007;11 (suppl 1):53-6.

Steinmann P, Zhou XN, Du ZW, Jiang JY, Xiao SH, Wu ZX, et al. Tribendimidine and albendazole for treating soil-transmitted helminths, Strongyloides stercoralis and Taenia spp: open-label randomized trial. *PLoS Negl Trop Dis. 2008;2(10):e322.*

CEFALOSPORINAS

Vanel Machuca

INTRODUCCIÓN

Las cefalosporinas son antibióticos que fueron extraídos inicialmente del hongo *cephalosporium acremonium*. Posteriormente se aislaron tres sustancias provenientes de este hongo con propiedades antimicrobianas, una de ellas, denominada cefalosporina C, no era destruida por las penicilinasas y era resistente al ácido, por lo cual se transformó en la base de las cefalosporinas actuales semisintéticas. La cefalosporina C está compuesta por un anillo betalactámico fusionado con un anillo dihidrotiazina de seis elementos. De la hidrólisis ácida de la cefalosporina C resulta el ácido 7-aminocefalosporánico, anillo betalactámico que es la estructura básica de las diferentes cefalosporinas, resistente a las *betalactamasas.*

PROPIEDADES FARMACÓLOGICAS. Las cefalosporinas son agentes bactericidas que actúan por inhibición de la síntesis de la pared celular bacteriana y específicamente interfieren en la formación del componente peptidoglicano. La producción de *betalactamasas* es la forma de resistencia más frecuente de las bacterias gramnegativas; estas enzimas pertenecen a una familia de las *proteasas* de la serina. Se codifican en los cromosomas o extracromosómicamente en los plásmidos o transposones. La unión de la *betalactamasa* al antibiótico produce una hidrólisis en la unión amida del anillo betalactámico con su consecuente inactivación. Las *betalactamasas* en los gérmenes grampositivos son excretadas al exterior de la bacteria, pero las cefalosporinas son poco hidrolizadas por estas enzimas; por el contrario, en los gramnegativos, las *betalactamasas* se encuentran en el espacio periplásmico y el antibiótico puede ser hidrolizado más eficazmente dentro de este espacio. Algunas *betalactamasas* se conocen como de espectro ampliado o expandido (BLEE) y se trata de enzimas que mantienen las mismas características en cuanto a su capacidad de transmisión plasmídica pero que han modificado su perfil de hidrólisis.

E. coli, Klebsiella y *Enterobacter*, hasta el momento son las bacterias gramnegativas que producen con más frecuencia BLEE, la cual confiere resistencia a las cefalosporinas de 3ª generación y el aztreonam. Estas BLEE confieren también resistencia cruzada para aminoglucósidos, tetraciclinas, trimetoprim-sulfametoxazol y en un 50% para las fluoroquinolonas. Los carbapenémicos son los únicos agentes betalactámicos eficaces contra las bacterias gramnegativas productoras de BLEE.

La mayoría de las cefalosporinas no se absorbe por el tubo digestivo, con excepción de algunas de la primera generación como cefalexina, cefradina y cefadroxilo; de segunda generación como cefaclor, cefuroxima y cefprozil, y de tercera generación como ceftibutén, cefixima y cefpodoxima. Las cefalosporinas no se metabolizan generalmente y son excretadas sin cambios por el riñón mediante filtración glomerular; sin embargo, otras lo hacen a través de la vía biliar, en donde alcanzan excelentes concentraciones, como cefoperazona, ceftriaxona, cefotaxima y cefalotina. Las cefalosporinas penetran todos los tejidos del organismo, excepto SNC, próstata, huesos y humor acuoso; sin embargo, las cefalosporinas de tercera generación alcanzan niveles terapéuticos en estos órganos. La penetración en el humor acuoso es relativamente buena con las cefalosporinas de tercera generación, aunque su penetración en el humor vítreo es escasa. Cuando están indicados su administración es relativamente segura durante el embarazo.

La toxicidad a las cefalosporinas es muy parecida a la de las penicilinas, aunque en menor proporción.

1. Lesión renal: necrosis tubular aguda por la cefaloridina y nefritis intersticial por hipersensibilidad a la cefalotina. De igual manera, la cefalotina y la cefazolina, a dosis elevadas, pueden lesionar el túbulo contorneado proximal. La asociación de medicamentos como los aminoglucósidos y la furosemida aumenta este efecto nefrotóxico

2. Reacciones de hipersensibilidad. Son parecidas a la penicilina y puede haber una reacción cruzada con ellas hasta en un 20% (anafilaxia, fiebre, urticaria, broncoespasmo, enfermedad del suero, anemia hemolítica, eosinofilia, neutropenia y prueba de Coombs positiva)

3. Dolor por la vía intramuscular (la menos dolorosa es la cefazolina)

4. Flebitis por administración intravenosa

5. Manifestaciones gastrointestinales con el uso oral (náuseas, vómitos y diarrea)

6. Aumento de enzimas hepáticas, leucopenia, trombocitopenia y pruebas falsas positivas para la glucosa en orina.

7. Moxalactam, cefoperazona, cefamandol, cefmetazol y cefotetan tienen la cadena lateral metiltiotetrazol (MTT), la cual deteriora la recirculación de la vitamina K y puede causar hipoprotrombinemia con prolongación del tiempo de protrombina. Los pacientes con sospecha o con deficiencia conocida de vitamina K que reciben agentes con cadena lateral MTT, deben recibir esta vitamina. La cadena lateral MTT también puede causar una reacción tipo disulfirán (antabuse) cuando los pacientes ingieren licor.

INDICACIONES. Las cefalosporinas actúan contra los gérmenes grampositivos y gramnegativos. Las de primera generación son más efectivas contra grampositivos, inclusive *S. aureus meticilinosensibles*, mientras que las subsiguientes generaciones amplían su espectro contra los gramnegativos, incluyendo *Pseudomonas aeruginosa* y *Bacteroides fragilis*. Ninguna cefalosporina actual es efectiva contra *Enterococcus, Legionella pneumoniae, Mycoplasma, Chlamydias* y *Listeria monocytogenes*. La elección de una cefalosporina, la dosis y el intervalo de administración dependen de la susceptibilidad del germen, localización y agresividad de la infección. No son los antibióticos de elección para infecciones específicas por un solo germen. Se indican en infecciones polimicrobianas y son generalmente asociadas a los aminoglucósidos o aztreonam para los gramnegativos, a la clindamicina o el metronidazol para los anaerobios y a las penicilinas antipseudomónicas (carbenicilina, ticarcilina y piperacilina) para *Pseudomonas*.

Mediante manipulaciones del anillo 7-aminocefalosporánico se han podido desarrollar numerosos compuestos para tratar de obtener mayor espectro antimicrobiano y mejor penetración en los humores orgánicos. Para una mejor comprensión se han agrupado de acuerdo al orden de aparición en generaciones. Los agentes, sus dosis y vías de administración aparecen en la tabla (antibióticos-dosis).

Cefalosporinas de primera generación. Comprenden el siguiente espectro antimicrobiano:

1. Grampositivos: *Staphylococcus aureus meticilinosensible* y los *Streptococcus*

2. Gramnegativos: *E. coli, Klebsiella pneumoniae, Haemophilus influenzae, Proteus mirabilis.*

Las indicaciones principales son infecciones de tejidos blandos, sobre todo extrahospitalarias y en pacientes diabéticos, infección urinaria no complicada, profilaxis de cirugía del tórax y abdomen y amigdalofaringitis.

La *cefalexina* no se metaboliza y se excreta en más del 90% por la orina, razón por la cual su principal indicación es en la infección urinaria. La *cefradina* es parecida en estructura a la cefalexina, su actividad *in vitro* es casi idéntica y tiene la ventaja de que puede usarse por vía oral y parenteral; no es metabolizada y tras una excelente absorción por vía oral se excreta sin cambios en la orina. La *cefalotina* es la cefalosporina de primera generación más resistente al ataque de la *betalactamasa* estafilocócica; puede usarse en infecciones leves a moderadas por este microorganismo, no se absorbe por vía oral y solo está disponible por vía intravenosa porque la intramuscular es muy dolorosa. La *cefazolina* tiene un espectro parecido a la cefalotina, además es muy efectiva contra los gramnegativos pero muy lábil a la acción hidrolítica de la *betactamasa*; tiene una vida media más prolongada, razón por la cual se puede usar cada 8-12 horas; no se absorbe por vía oral y solo se presenta para administración endovenosa o intramuscular; se elimina por filtración glomerular. Otra cefalosporina útil por vía oral es el cefadroxilo.

Cefalosporinas de segunda generación. Son antibióticos de elección para gérmenes gramnegativos y tienen actividad contra ciertos anaerobios. Se emplean contra bacterias que han desarrollado resistencia a las cefalosporinas de primera generación. Son efectivos contra *Proteus indol positivo, E. coli, Klebsiella pneumoniae, Neisseria meningitidis, Moraxella catarrhalis, Haemophilus influenzae y Providencia*. También son efectivos contra los grampositivos *Streptococcus* y *Staphylococcus aureus*, con excepción de *S. aureus meticilina resistente*. El *cefamandol* es más activo que las cefalosporinas de primera generación contra algunos gérmenes gramnegativos, particularmente *Enterobacter, Proteus indol positivo, Haemophilus influenzae* y especies de *Klebsiella*. Se excreta sin cambios por la orina. La cefuroxima es activa contra *Streptococcus pneumoniae y H. influenzae*.

La *cefoxitina* es menos activa que las cefalosporinas de primera generación y que el cefamandol contra bacterias grampositivas; es más activa que las demás cefalosporinas de segunda generación contra anaerobios, especialmente *Bacteroides fragilis*, y se indica en la enfermedad pélvica inflamatoria. El *cefotetán* es una cefamicina y, al igual que la cefoxitina, tiene buena actividad contra *Bacteroides fragilis,* pero también es efectivo contra otras especies de bacteroides y ligeramente más activo que la cefoxitina contra anaerobios gramnegativos. Como se mencionó, puede producir hipoprotombinemia y sangrados, lo cual se corrige con la administración de vitamina K. El *cefotetán* es efectivo también contra *Serratia marcescens.* La cefoxitina y el cefotetán son útiles para pacientes con infecciones abdominales severas. Otras cefalosporinas de segunda generación son cefaclor, cefuroxima, cefprozil y cefonicid

Cefalosporinas de tercera generación. La característica más resaltante de las cefalosporinas de tercera generación es su amplio espectro contra la mayoría de las infecciones mixtas intrahospitalarias: peritoneales, pélvicas, broncopulmonares, meníngeas y óseas. Son efectivas contra *E. coli, Enterobacter, Pseudomonas, Yersinia, N. meningitidis Citrobacter, Serratia, Providencia, Morganella, Proteus vulgaris y mirabilis, Salmonellas, Shigellas, Staphylococcus aureus meticilino sensibles* y *Streptococcus.* No son efectivas contra los anaerobios. Presentan algunas características que la diferencian de las otras cefalosporinas y son altamente resistentes a las *betalactamasas.*

1. Por su alta liposolubilidad penetran la barrera hematoencefálica, próstata, humores oculares, huesos y articulaciones. Se han empleado satisfactoriamente en la meningitis por gérmenes extrahospitalarios como *Haemophilus influenza, Streptococcus pneumoniae, Neisseria meningitidis, Staphylococcus aureus meticilino sensible* y los aerobios gramnegativos. Son de gran utilidad cuando existe una meningitis por germen desconocido; las más empleadas son cefotaxima, ceftriaxona, ceftazidima, cefoperazona, moxalactam, ceftizoxima, cefsucodina, ceftibuten, cefixima y cefpodoxima. Como atraviesan pobremente las meninges sanas, no se deben usar en profilaxis de meningitis en neurocirugía y traumatismos craneoencefálicos abiertos.

2. Poseen una alta excreción biliar, en especial la ceftriaxona y cefoperazona, por tanto se debe ajustar la dosis cuando exista un trastorno de la función hepática u obstrucción de las vías biliares

3. La ceftriaxona, debido a su tasa de eliminación muy lenta, puede administrarse cada 12 a 24 horas.

4. Por regla general, cefoperazona y cefotaxima no ameritan ajuste de dosis en el daño renal, a menos que la filtración glomerular esté por debajo de 50 ml/min.

5. La cefoperazona es efectiva contra bacterias muy resistentes como *Acineto-bacter*. Existe una presentación de este antibiótico asociado al sulbactán, lo cual hace que aumente su eficacia y es muy útil en infecciones graves por gérmenes resistentes.

6. Aun cuando la cefoperazona y la ceftazidima son efectivas contra *Pseudo-monas spp,* no superan a las penicilinas antipseudomónicas (carbenicilina, ticarcilina, azlocilina y piperacilina). Estas cefalosporinas no deben emplear-se en infecciones por *Enterococos, S. aureus y epidermidis*. La ceftazidima se elimina fundamentalmente por la bilis, no tiene efecto sobre la síntesis de la protrombina, no posee efecto disulfirán y es muy efectiva contra *Pseudomonas*. Sin embargo, no debe emplearse como único antibiótico porque puede inducir sobreinfección a grampositivos, tiene poco efecto sobre el estafilococo y no se debe asociar a los aminoglucósidos por tiempo prolongado.

7. La ceftriaxona es efectiva contra la uretritis gonocócica y el chancroide, a la dosis de 125 a 250 mg IM una sola vez; para estas enfermedades también se han usado la cefotaxima, cefpodoxima (200 mg VO OD) y cefixima (400 mg VO OD). La ceftriaxona también se ha usado con éxito en la endocarditis bacteriana, particularmente por *S. viridans* y *S. bovis*, a la dosis de 2 g EV en 24 horas, y también en la actinomicosis.

8. La cefixima es efectiva contra *S. pneumoniae, H. influenzae, Moraxella catharralis E. coli y K. pneumoniae,* por lo que es muy útil para el tratamiento empírico de las exacerbaciones de las infecciones pulmonares crónicas y en las neumonías extrahospitalarias; es comparable a la amoxicilina/ácido clavulánico, claritromicina y cefuroxima.

Cefalosporinas de cuarta generación. Son comparables a las cefalosporinas de tercera generación, pero más resistentes a las *betalactamasas*. Atraviesan satisfactoriamente la barrera hematoencefálica. La cefepima tiene un espectro semejante a las cefalosporinas de tercera generación; es efectiva contra *H. influenzae, N. gonorrhoeae y N. meningitidis*; su acción contra la *P. aeruginosa* es comparable a la ceftazidima y posee buena actividad contra los estreptococos y *S. aureus sensible a meticilina*, así como de gran utilidad para *Citrobacter freundii y Enterobacter cloacae*. No tiene actividad contra anaerobios. Se elimina 100% por el riñón y puede administrarse cada 12 a 24 horas. Es de gran utilidad en pacientes severamente infectados, meningitis a gramnegativos y neutropénicos febriles. La cefpiroma tiene actividad similar al cefepime pero es más eficaz que este contra Enterobacterias y *P. aeruginosa*.

REFERENCIAS

ADRIOLE VT. Ambulatory use of parenteral cephalosporins. Drugs. 2000; 59 (suppl) 3: 1-49.

BADARO R. Administración empírica de cefepime a pacientes neutropénicos. Infect Dis in Clin Pract. (edición en español) 2004: 12-16.

GILBERT D, MOELLERING R, EHOPOULOS G & SANDE M. The Sanford guide to antimicrobial therapy. 2014.

HAWKEY PM. Mechanism of resistance to antibiotics. Intensive Care Medicine. 2000; 26: s9-s13.

MENDOZA M, LARA I. Evaluación de la sensibilidad para cefalosporinas de tercera y cuarta generación en bacilos gramnegativos aislados en la clínica El Ávila en el período de enero 2001 a junio 2002. Actualización en infectología 2003; 19 (1): 2-4.

PALADINO J, HOLEMS B & SCHMITZ. Uso apropiado de los antibióticos. Science Press. 2003.

SANZ MA. Ensayos clínicos en el paciente neutropénico. Evidencias disponibles. Infect Dis in Clin Pract. (edición en español) 2004: 17-22.

SCOTT G. Prevention and control of infections in intensive care. Intens Care Med. 2000; 26: s22-s25. Bottom of Form

AMINOGLUCÓSIDOS

Vanel Machuca

INTRODUCCIÓN

Los aminoglucósidos constituyen una clase de antibióticos bactericidas que comparten entre sí propiedadesquímicas, antimicrobianas, farmacológicas, tóxicas y de resistencia. Fueron extraídos originalmente de los hongos actinomicetales, específicamente de las especies *Streptomyces* y *Micromonospora*. Están constituidos por dos o más aminoazúcares ligados a una hexosa, el aminociclitol, por uniones glucosídicas. A partir de ellos se han sintetizado otros con el objeto de disminuir su toxicidad y evitar la resistencia bacteriana. El primer aminoglucósido descubierto fue la *estreptomicina* a inicios del año 1944. Los aminoglucósidos pueden ser naturales cuando se obtienen de los hongos *Streptomyces,* como estreptomicina, neomicina, kanamicina, y originados de los géneros *Micromonospora,* como la gentamicina y tobramicina. Los semisintéticos son amikacina, sisomicina, netilmicina, dibekacina y paromomicina (aminosidina).

PROPIEDADES FARMACOLÓGICAS

Los aminoglucósidos son agentes bactericidas que inhiben la síntesis proteica de la bacteria al unirse irreversiblemente a la subunidad 30S del ribosoma de la bacteria. Para penetrar al interior de la bacteria requieren un transporte activo de la pared celular dependiente del oxígeno, por cuya razón no son efectivos contra gérmenes anaeróbicos o en ambientes ácidos o con tensión de oxígeno baja.

La resistencia a los aminoglucósidos tiende a ser proporcional a su uso indiscriminado, además gérmenes como *Pseudomonas, Serratia, Klebsiella* y *Enterobacter* adquieren resistencia rápidamente. Los mecanismos que intervienen en esta resistencia son:

1. Falta de penetración a través de la pared celular. Este mecanismo se evita con la asociación de los β-lactámicos y la vancomicina, que alteran la estructura de la pared bacteriana y hacen más factible la penetración del aminoglucósido.

2. Baja afinidad de la droga al ribosoma bacteriano por mutaciones, por ej., un aminoácido es sustituido por otro.

3. Inactivación del aminoglucósido por enzimas producidas por plásmidos bacterianos, que tienen la propiedad de inducir adenilación, acetilación o fosforilización de estos antibióticos.

Debido a que son cationes hidrosolubles muy cargados iónicamente, no se absorben por el tubo digestivo, además de ser inactivados por el pH ácido. La absorción intramuscular no es buena, sobre todo en pacientes en estado de shock, de modo que su uso se limita a la vía intravenosa y, en casos seleccionados, a la intramuscular. Pueden absorberse por la piel y mucosas, sobre todo cuando se ponen en contacto con grandes heridas, quemaduras y úlceras del intestino; en estas condiciones pueden producir nefro y ototoxicidad. La vida media de la mayoría de los aminoglucósidos es de 2 a 3 horas y depende casi por completo de la función renal, de tal manera que existe una relación lineal entre la filtración glomerular y la vida media del antibiótico.

Los aminoglucósidos se excretan sin cambios y casi totalmente por el riñón; además, se pueden eliminar por hemodiálisis. Se unen a la albúmina del plasma en menos del 10%, por lo que prácticamente están libres en el compartimiento vascular.

Penetran los tejidos en grado variable; sin embargo, la concentración en el globo ocular, el SNC y la próstata es casi nula incluso en presencia de infección. Aunque la inflamación de los tejidos favorece la penetración, hay factores que la impiden, como pH ácido, abscesos, isquemia y condiciones anaeróbicas. En vista de tener una distribución mínima en el tejido adiposo, para calcular la dosis se sugiere usar el peso corporal magro o ideal. La concentración más alta se localiza en la corteza renal; es adecuada en la bilis, hueso y líquido sinovial y en el feto se acumula en un 25% de la concentración plasmática materna; finalmente, tiene escasa penetración en el espacio pleural y las secreciones respiratorias (25% de los niveles séricos).

Los aminoglucósidos muestran efecto postantibiótico y la duración es variable según el tipo de bacteria. Oscila entre 0,5 a 7,5 horas y, en general, la presencia de neutrófilos tiende a doblar la duración del efecto postantibiótico frente a bacilos gramnegativos. Este efecto se refiere al tiempo necesario para que las bacterias regresen a la fase de crecimiento una vez que ha disminuido la concentración del antibiótico por debajo de la concentración inhibitoria mínima (CIM) del microorganismo infectante.

Los principales problemas que limitan el uso de los aminoglucósidos son la nefro y ototoxicidad.

Nefrotoxicidad. Alrededor de un 8 y 26% de los pacientes tratados con aminoglucósidos durante varios días desarrolla algún grado de falla renal. La alta concentración de los aminoglucósidos en las células tubulares proximales conduce a la necrosis tubular aguda. La disminución de la función renal, por lo general es reversible debido a que las células tubulares se regeneran rápidamente. La toxicidad es proporcional a la cantidad total del medicamento recibido, al uso prolongado y a los niveles séricos por encima de un nivel crítico; también cuando se usan en infusión continua. Inicialmente se observan defectos en la concentración renal, proteinuria leve y cilindros hialinos y granulosos. En un período avanzado se observa reducción de la filtración glomerular, elevación de la creatinina sérica, hiperkalemia, hipocalcemia e hiperfosfatemia. El más nefrotóxico es la neomicina, y el menos, la estreptomicina.

Es importante destacar que la insuficiencia renal aguda por aminoglucósidos se presenta en un gran porcentaje sin la fase oligúrica inicial. Por todo eso es indicación formal la vigilancia de la función renal en todo paciente tratado con aminoglucósidos. Existe evidencia confiable de que la toxicidad puede ser prevenida evitando las concentraciones pico–valle excesivas de estas drogas; de hecho, la experiencia con una dosis diaria del medicamento es capaz de mantener picos altos sin aumentar la toxicidad. Cuando se usan es recomendable evaluar periódicamente la orina y la creatinina sérica (por lo menos cada dos días). La nefrotoxicidad se exacerba en el género femenino, edad avanzada, disminución previa de la función renal, diabetes mellitus, deshidratación, hipotensión arterial, embarazo, hipokalemia, enfermedades hepáticas y *shock* séptico, así como con el uso concomitante de otros medicamentos (AINES, anfotericina B, cefalotina, furosemida, cimetidina, ciclosporina, cisplatino y administración previa de aminoglucósidos en un lapso menor de un año) y uso de medios de contraste yodado y gadolinio.

Ototoxicidad. Los aminoglucósidos pueden comprometer el VIII par craneal, tanto la función vestibular como auditiva; se acumulan progresivamente en oído interno. Su concentración ótica es 5 a 6 veces mayor que la del plasma, de tal manera que los factores que lleven a un aumento de los niveles séricos permiten mantener por más tiempo el antibiótico en el oído interno (perilinfa y endolinfa). Otros elementos que aceleran la ototoxicidad son bacteriemia e hipertermia. Los aminoglucósidos destruyen las células ciliadas sensitivas del órgano de Corti y de la cresta ampular, las cuales tienen poca capacidad de regeneración, lo que origina respectivamente sordera irreversible y/o síntomas vestibulares incluso varias semanas después de haber suspendido el tratamiento. Debido a que el número de estas células va disminuyendo con la edad, los ancianos son más susceptibles a la ototoxicidad. Al parecer, el ácido etacrínico y la furosemida potencian el efecto ototóxico de estos antibióticos. El más ototóxico es la estreptomicina (sordera irreversible) y el menos, la netilmicina. El componente coclear se afecta más con el uso de kanamicina, neomicina y amikacina, y el vestibular con estreptomicina y gentamicina. La tobramicina afecta igual ambas funciones.

Se recomienda la vigilancia de la función vestíbulococlear (controles audiométricos) en pacientes que reciban estos medicamentos y sean considerados de alto riesgo para desarrollar ototoxicidad, ya que en etapas iniciales, esta toxicidad es reversible. Aunque la incidencia de este efecto tóxico es difícil de determinar, hay evidencias de que ocurre en aproximadamente el 25% de los pacientes que reciben estas drogas. A continuación se describen los síntomas cocleares y vestibulares producidos por los aminoglucósidos.

1. Síntomas cocleares. Se inician con tinnitus agudo, luego sigue la disminución en la percepción de sonidos de alta frecuencia (solo detectables por métodos audiométricos) y posteriormente se afectan los de frecuencias más bajas (discriminación de la voz).

2. Síntomas vestibulares. Cursa inicialmente con cefalea moderada, náuseas, vómitos, vértigo en posición erecta, incapacidad para percibir la finalización de los movimientos, dificultad para pararse o sentarse, movimiento pendular del tronco, nistagmo espontáneo y signo de Romberg positivo. En la etapa crónica, la ataxia es el rasgo más prominente.

Otros efectos tóxicos. El bloqueo neuromuscular con apnea ocurre sobre todo cuando se usan grandes dosis intrapleurales o intraperitoneales durante la cirugía con anestesia general y curare, particularmentecon neomicina y kanamicina, que hoy ya no tienen indicación para uso sistémico. Sin embargo, también puede ocurrir, aunque en menor grado, con amikacina, gentamicina y tobramicina. Este efecto se puede revertir con la administración de gluconato de calcio endovenoso. Los pacientes con miastenia grave son especialmente susceptibles al bloqueo neuromuscular por aminoglucósidos. Con la estreptomicina se ha observado disfunción del nervio óptico y neuritis periférica. Con el uso dermatológico de la neomicina se ven reacciones alérgicas locales, y por la vía oral sobreinfección intestinal y un síndrome de malabsorción intestinal con diarrea y esteatorrea. Los aminoglucósidos por vía parenteral, raramente producen eritema, urticaria, fiebre o eosinofilia.

Se ha demostrado que el uso de aminoglucósidos durante el embarazo aumenta el riesgo de daño fetal, especialmente del VIII par craneal. Sin embargo, su beneficio potencial puede sobrepasar ese riesgo. Es decir, la indicación de los aminoglucósidos puede ser aceptable si es necesaria en una condición que ponga en peligro la vida de la madre y en la cual otros antimicrobianos más seguros no pueden ser usados o son inefectivos.

INDICACIONES

Los aminoglucósidos deben restringirse al tratamiento de las infecciones severas comprobadas o sospechadas por gérmenes gramnegativos aerobios. El temor de la toxicidad no debe prevenir el uso de los aminoglucósidos en casos de una legítima indicación, sobre todo si la dosis es la adecuada, la terapia es indicada una vez al día y la duración menor a 7-10 días. El hecho de que un germen sea sensible o resistente a un aminoglucósido no significa que lo sea necesariamente para otro. Los aminoglucósidos no son útiles contra gérmenes anaeróbicos, neumococos, *Haemophilus influenzae*, *Mycoplasma*, *Listeria*, *Legionella*, *Salmonella* y *Shigella*.

El espectro antimicrobiano de los aminoglucósidos incluye gérmenes gramnegativos aeróbicos (*Escherichia coli*, *Pseudomonas*, *Proteus* (indol positivo y negativo), *Enterobacter Aerogenes*, *Klebsiella pneumoniae*, *Citrobacter*, *Providencia*, *Acinetobacter spp*, *Serratia)*.

Los aminoglucósidos tienen una acción bactericida sinérgIca cuando se usan combinados con penicilina y vancomicina en terapias de endocarditis bacteriana por *Staphylococcus aureus y epidermidis*, *Streptococcus viridans* y *Enterococos*.

También se indican usualmente en combinación con un antibiótico betalactámico para el tratamiento de la bacteriemia por gramnegativos.

Se usan en infecciones severas como peritonitis, pelviperitonitis, septicemias, pielonefritis, quemaduras infectadas, pacientes febriles inmunosuprimidos con neutropenia, en estos casos asociados a las penicilinas antipseudomonas (carbenicilina, ticarcilina, piperacilina o mezlocilina). En el tratamiento empírico de las neumonías nosocomiales se recomienda asociarlo a una cefalosporina o penicilina de espectro expandido debido a la poca penetración del aminoglucósido a la secreción bronquial. Los aminoglucósidos tienen una acción sinérgica con las penicilinas, cefalosporinas, quinolonas, macrólidos y lincomicina. La amikacina, asociada a los betalactámicos, es la más sinérgica contra *Enterobacteriaceae* y *P. aeruginosa*.

En vista de que el nivel sérico ideal de los aminoglucósidos se alcanza a la cuarta dosis, es recomendable iniciar con la mitad de la dosis total diaria calculada (dosis de impregnación), por ejemplo, para gentamicina, tobramicina y netilmicina, 2 mg/Kg, y para amikacina, 7.5 mg/Kg inicial. Esta dosis se debe emplear aun cuando exista insuficiencia renal. Se ha demostrado que dada la actividad bactericida residual de los aminoglucósidos, la administración de la dosis total calculada en infusión EV en 60 minutos, alcanza mayor nivel bactericida y menos concentraciones tóxicas en el tejido renal y ótico. El ajuste de la dosis de aminoglucósidos es extremadamente útil para evitar daños irreversibles. Aunque lo ideal es llevar un control de las concentraciones séricas, el cálculo de la dosis permite controlar los niveles en una forma aceptable. Existen varios métodos para el cálculo de la dosis:

Creatinina sérica. Para el intervalo de la dosis de gentamicina, tobramicina y netilmicina se multiplica la creatinina del paciente por 8 y para la amikacina por 10. Por ej., si el paciente tiene 3 mg/dl de creatinina y requiere 80 mg de gentamicina cada 8 horas, se multiplica 3 x 8 = 24, es decir, se dará la dosis de 80 mg con un intervalo de 24 horas. Tiene la desventaja de que puede producir niveles mínimos inhibitorios por debajo de lo ideal.

Nomogramas: Para eso es necesario conocer la dosis y el intervalo normal de administración. La tabla ofrece el porcentaje de medicamento a utilizar en el intervalo recomendado según la creatinina y la depuración de creatinina. Es el método de elección para ajustar las dosis.

Calcular la dosis según la tasa de filtración glomerular estimada (TFGe), la cual toma en cuenta edad, el peso, género y creatinina del paciente. En caso de obesidad, el peso ajustado del paciente se calcula según la siguiente fórmula: Peso ideal en kg + 0,4 (peso actual – peso ideal). Entonces, estimamos primero la depuración de creatinina (tasa de filtración glomerular estimada) con la fórmula de Cockroft-Gault:

$$\text{Filtración glomerular (FG) ml/min} = \frac{(140\text{-edad}) \times Kg}{72 \times \text{creatinina sérica}}$$

El resultado se multiplica por 0.85 en la mujer o por 1.24 en el hombre.

La depuración de creatinina obtenida representa el porcentaje de la dosis total a administrar en 24 horas. Pongamos como ejemplo un paciente con una depuración de creatinina de 30 ml/min y que amerita por cálculo 210 mg de gentamicina en 24 horas. Entonces, 210 x 0.30 = 63 mg en 24 horas, o sea, 21 mg cada 8 horas. También se puede administrar la dosis total cada 24 horas según la depuración de creatinina (FG), por ejemplo > de 60 ml/minuto cada 24 horas, entre 40 y 59 ml/minuto cada 36 horas y entre 20 y 39 ml/minuto cada 48 horas.

A continuación se describen los aminoglucósidos en particular y las dosis usualmente indicadas.

Gentamicina. Es el aminoglucósido más usado por el bajo costo. Su gran difusión intrahospitalaria ha creado resistencia a los gérmenes gramnegativos más comunes como *Pseudomonas, Serratia, Klebsiella y Enterobacter*. Usualmente, la dosis se ajusta según la función renal. En casos de conjuntivitis por *P. aeruginosa* se emplea por vía tópica.

Amikacina. Es menos tóxica que la tobramicina y la supera en acción antimicrobiana debido a la alta resistencia contra las enzimas que inactivan a los aminoglucósidos, razón por la cual es el aminoglucósido de elección en pacientes hospitalizados con infecciones severas resistentes a la gentamicina. Es una de las más efectivas contra *Pseudomonas*, además de infecciones por *Nocardia asteroides* y *Mycobacterium avium-intracelulare*. Es menos nefrotóxica pero afecta igual la función auditiva.

Tobramicina. Es menos tóxica que otros aminoglucósidos y más eficaz contra *Pseudomonas* y *Acinetobacter,* y se usa particularmente asociada a las penicilinas antipseudomonas. Tiene resistencia cruzada con la gentamicina.

Netilmicina. Al igual que la amikacina, no es inactivada por las enzimas bacterianas y posee el mismo espectro antimicrobiano de la gentamicina, la tobramicina y la amikacina. Supuestamente afecta menos la función auditiva pero es tan nefrotóxica como los otros aminoglucósidos.

Estreptomicina. Actualmente, su empleo está limitado al tratamiento de la tuberculosis. La combinación de estreptomicina y doxiciclina se emplea para el tratamiento de la brucelosis severa con espondilitis. Otras indicaciones son tularemia, plaga y granuloma inguinal.

Kanamicina. Su uso es muy restringido. En Asia se indica como alternativa para tratar la *N. gonorrhoeae* y ocasionalmente como terapia alternativa en la tuberculosis.

Neomicina. Su uso se limita a la vía tópica. En el tubo digestivo: para esterilización del intestino previa a la cirugía electiva del colon. La dosis recomendada es de 1 a 2 g VO cada 4 a 6 horas hasta completar 3-4 dosis, usualmente combinadas con eritromicina. En el coma hepático se usa en dosis de 4-12 g/día, VO. Para el globo ocular, bajo la forma de gotas y ungüentos en casos de conjuntivitis, queratitis y úlceras de córnea por gérmenes gramnegativos aeróbicos.

Paromomicina. Se puede usar para tratar individuos asintomáticos con quistes de *Entamoeba histolytica* en las heces. Se emplea por 7 días.

La dibekacina y la **sisomicina,** prácticamente no tienen indicaciones terapéuticas.

REFERENCIAS

Gilbert DN, Moellering R, Eliooulos G & Sande M. The Sanford Guide to antimicrobial therapy, 3th edition. 2004.

Hawkey PM. Mechanism of resistence to antibiotics. Intens Care Med. 2000; 26: s9-s13.

Paladino J, Holems B & Schmitz. Uso apropiado de los antibióticos. Science Pres.2003

Palomino J, Pachón J. Aminoglucósidos. Enferm Infecc Microbiol Clin. 2003; 21: 105-15.

PICAZO JJ, GARCÍA RJA ET AL. Tratamiento antimicrobiano empírico y pautas de elección. Documento de consenso. Infect Dis in Clin Prat (edición en español). 2004: 30-36.

SCOTT G- Prevention and control of infections in intensive care. Intensive Care Med. 2000; 26: s22-s25.

VIDAL L, GAFTER-GVILI A, BOROK S ET AL. Efficacy and safety of aminoglycoside monotherapy: Systemati review and meta-analysis of randomized controled trials. J Antimicrobiol Chemother. 2007; 60 (29): 247-257.

TRIMETOPRIM-SULFAMETOXAZOL (COTRIMOXAZOL)

María M. Cierco de Gutiérrez
María A. Vargas G.

INTRODUCCIÓN

El cotrimoxazol es la combinación de dos antimicrobianos bacteriostáticos, el trimetoprim (trimetoxi-piridina=TMP) y la sulfonamida (sulfametoxazol=SMX), los cuales, al actuar conjuntamente se comportan como bactericida al producir inhibición competitiva y secuencial del metabolismo del ácido fólico de las bacterias. El SMX, análogo estructural del ácido p-aminobenzoico (PABA), compite para bloquear su conversión a ácido dihidrofólico (inhibición competitiva). Secuencialmente, el TMP inhibe la enzima *dihidrofolato reductasa*, que cataliza la conversión del ácido dihidrofólico al ácido tetrahidrofólico, forma metabólicamente activa del ácido fólico, necesario como cofactor en la elaboración de purinas, timidina y metionina, indispensables para la síntesis proteica de las bacterias. El cotrimoxazol es un producto de amplio espectro pero tiene el inconveniente de inducir con facilidad resistencia por mutaciones y plásmidos transferibles, por cuya razón su empleo debe ser reservado para aquellos gérmenes donde las concentraciones mínimas inhibitorias sean netamente más bajas en comparación con otros productos más específicos y potentes. ElTMP-SMX tiene una proporción de 1:5, es decir, 80 mg de TMP y 400 mg de SMX; aunque existe en el mercado una concentración doble de 160:800 mg respectivamente, ambas para uso oral. La administración endovenosa contiene 80 mg de TMP más 400 mg de SMX en 5 ml para diluir en 125 ml de solución dextrosa al 5% e infundir durante 60 a 90 minutos.

PROPIEDADES FARMACOLÓGICAS. El TMP-SMX se absorbe rápida y extensamente por el tubo digestivo y posee una vida media de 8 a 12 horas. Alrededor del 50% del TMP se excreta sin cambios por la orina y el resto se elimina conjugado con el ácido glucurónico. Un 20% del SMX se excreta por la orina sin cambios y el 80% se conjuga con el ácido glucurónido; este es relativamente insoluble, con gran tendencia a cristalizar y ocasionar daño tubular renal. El medicamento se distribuye en todos los líquidos y tejidos, incluyendo el líquido cefalorraquídeo. La alta excreción renal justifica el mantenimiento de las dosis cuando la FG supera los 30 ml/min. Su dosis debe ser reducida a la mitad cuando la FG oscila entre 15 a 20 ml/min y no se recomienda en casos menores a 15 ml/min. Este antibiótico puede ser removido por hemodiálisis. EL cotrimoxazol potencia la acción de la warfarina sódica, hipoglicemiantes orales, difenilhidantoína, digoxina y ciclosporina A. Debido a que atraviesa la barrera placentaria y se elimina por la leche materna se debe evitar en el embarazo y lactancia, ya que el producto interfiere en la síntesis de folatos del feto, produce defectos neurales y cardiovasculares durante el inicio del embarazo y kernicterus en los lactantes, aunque se puede usar en edad pediátrica.

El TMP alcanza concentraciones 2 a 3 veces mayor en próstata que en el plasma, penetración que lo hace muy útil en infecciones de ese tejido, particularmente en prostatits aguda; igualmente en orina, humor acuoso, bilis, esputo, secreciones vaginales y líquido pleural. La SMX alcanza concentraciones tisulares menores que las séricas; sin embargo, atraviesa excelentemente la barrera hematoencefálica, donde alcanza notables niveles terapéuticos(30-50% de la sangre).

Las manifestaciones de toxicidad del cotrimoxazol son reversibles al suspen-derlo. Las más frecuentes (10%) son náuseas, vómitos, anorexia, estomatitis y alergia cutánea (3%); exantema, urticaria, fiebre y fotosensibilidad. En enfermos con SIDA infectados con *P. jirovecii*, el cotrimoxazol ocasiona toxicidad con ma-yor frecuencia que en el resto de la población (50-60%) como erupción cutánea, pancitopenia y fiebre, así como aumento de las aminotransferasas y creatinina tras un lapso de 7-14 días de iniciado el tratamiento. Esta susceptibilidad se trata mediante esquemas de desensibilización a fin de continuar el tratamiento en el paciente con SIDA sobreinfectados con agentes sensibles al TMP-SMX.

A continuación se describen los efectos secundarios más severos, afortunadamente muy infrecuentes, del cotrimoxazol (1%-10%).

1. Anemia megaloblástica. Es debida al antagonismo con el ácido fólico; se observa en pacientes con deficiencia de las reservas de ácido fólico, como desnutridos, alcohólicos, embarazadas, urémicos y quienes reciben difenil-hidantoína. Se puede evitar con la administración de ácido fólico y vitami-

na B$_{12}$. Otros trastornos hematológicos son hipoplasia y aplasia medular, trombocitopenia (en pacientes con infección por VIH) y anemia hemolítica (en pacientes con deficiencia de *glucosa-6-fosfato deshidrogenasa*).

2. Reacciones cutáneas y vasculares severas (eritema multiforme, necrolisis tóxica epidérmica, dermatitis exfoliativa, síndrome de Stevens-Johnson y vasculitis).

3. Hepatitis colestásica, nefritis intersticial y necrosis tubular aguda con IRA, sobre todo cuando se usa en pacientes con una FG por debajo de 30 ml/min.

4. Pancreatitis aguda con tratamientos muy prolongados. La colitis pseudo-membranosa ha sido reportada muy raramente

5. En ancianos, el tratamiento con diuréticos tiazídicos puede aumentar la incidencia de púrpura por trombicitopenia.

INDICACIONES. Fundamentalmente, el cotrimoxazol se usa contra gérmenes aeróbicos gramnegativos: *(E. coli, Proteusmirabilis, Klebsiella spp, Aeromonas, Burkholderia -pseudomonas- cepacia, Enterobacter spp, Citrobacter, Haemophilus influenzae, B. pertussis, Salmonella typhi,Shigellas, Vibrio cholerae, Yersinia enterocolitica, Neisseria gonorrhoeae, M. catarrhalis, Morganella morganii y meningitidis, Brucellas, F. tularensis, Legionella, L. monocytogenes, Pneumocystis jirovecii, Yersinia pestis y meningitidis, Stenotrophomonas maltophilia y el protozoario Isospora belli).* Son susceptibles en un 50% cepas de *Serratia, Providencia* y *Proteus no mirabilis*. Lamentablemente, el aumento creciente de resistencia ha disminuido la confianza, sobre este antibiótico, contra gérmenes gramnegativos, incluso contra infecciones urinarias por *E. coli*; es más, no se recomienda debido a que la prevalencia de resistencia de esta bacteria es de alrededor del 20% en infecciones urinarias. Observaciones posteriores han demostrado la eficacia del cotrimoxazol en infecciones por grampositivos (*Streptococcus, Staphylococcus aureus,* incluso contra estafilococos meticilinorresistentes de la comunidad), pero en la práctica clínica solo debe ser utilizado contra estreptococos y estafilococos si se acepta su sensibilidad en la comunidad y el hospital donde se hace su prescripción. Ha sido activo contra microorganismos atípicos como *Chlamydias,* pero no contra ureaplasma.

Los *gérmenes resistentes* al TMP-SMX son *Pseudomonas aeruginosa, Streptococcus grupo A, Enterococcus fecaelis* y anaeróbicos (*Bacteroides fragilis, Fusobacterium y Chlostridium perfringens)* porque estos son capaces de utilizar folato del medio. Las indicaciones más establecidas del TMP-SMZ son:

Infección urinaria. El TMP-SMX está indicado en infecciones no complicadas, sobre todo en las crónicas recurrentes del tracto urinario causadas por gérmenes gramnegativos. La dosis es de una tableta de concentración doble cada 12 horas por 10-14 días. Es especialmente efectivo en la profilaxis de la infección urinaria recurrente y la bacteriuria asintomática de la mujer en dosis de una combinación simple en las noches. Tiene indicación en las pielonefritis crónica por enterobacterias, en dosis de 1 tableta de doble concentración VO BID durante 4 a 6 semanas. También se ha usado en la prevención postcoital de la infección urinaria asociada a la relación sexual. La insuficiencia renal no impide obtener niveles urinarios de ambas drogas para erradicar la mayoría de los patógenos urinarios.

Prostatitis aguda y crónica. El TMP-SMX es efectivo contra la mayoría de las prostatitis, pero dada la alta frecuencia de recidivas se sugieren tratamientos prolongados hasta por 3 meses con una tableta de concentración doble VO BID. También se ha usado para la orquiepididimitis aguda.

Uretritis. El TMP-SMX era usualmente efectivo contra las uretritis gonocócica entre el 80 y 90% y las no gonocócicas en un 68%, pero debido al grado de resistencia desarrollado por la bacteria se ha prescindido del TMP-SMX en las recomendaciones del CDC para este tipo de problema. Además, es inefectivo para la sífilis, es decir, no está indicado para ninguna de las siguientes enfermedades de transmisión sexual: gonorrea chancroide ni para *Chlamidiatrachomatis.* Una excepción es el granuloma inguinal, que junto a la doxicilina son las drogas de elección a la dosis de una tableta de doble concentración VO BID por 3 semanas.

Infecciones por *Pneumocystis jirovecii*. Es el tratamiento de elección para infecciones por pneumocystis en pacientes con SIDA e inmunocompetentes. Ha resultado mejor que la pentamidina para la profilaxis y tratamiento de las neumonías y otras infecciones por *Pneumocistis jirovecii*, particularmente en pacientes con SIDA, leucemia aguda o receptores de agentes inmunosupresores. La dosis recomendada es de 5 mg/kg de TMP y 25 mg/kg de SMX EV también cada 8 horas o 2 tabletas de doble concentración cada 8 horas, usualmente por 21 días. Para la profilaxis secundaria es suficiente una tableta de la concentración doble una vez al día o 3 veces por semana. Todos los pacientes VIH positivos con células TCD4+ alrededor de 200, con candidiasis oral o infección previa por *Pneumocystiso* deben recibir TMP-SMX como profilácticos, a menos que sean alérgicos a las sulfas. Otras alternativas incluyen agentes como trimetoprim-dapsona, sobre todo por la alta incidencia de reacciones adversas a las sulfonamidas en pacientes con SIDA, particularmente neutropenia, erupción y trastornos electrolíticos (hiponatremia e hiperkalemia).

Infecciones en otorrinolaringología. En la otitis media aguda, el TMP-SMX es eficaz contra los microorganismos más frecuentemente encontrados como *Streptococcus pneumoniae, M. catarrhalis y Haemophilus influenzae*. Es tan efectivo como la amoxicilina-ácido clavulánico. Se ha usado con éxito en la sinusitis aguda a la dosis de una concentración doble VO BID por 10 días.

Infecciones pulmonares. Se emplea en el tratamiento y profilaxis de las bronquitis crónica y bronquiectasia sobre todo causadas por *Streptococcus pneumoniae* y *Haemophilus influenzae*. Puede ser efectivo en pacientes con neumonía por gérmenes gramnegativos sensibles, *Legionella* y *Burkholderia (pseudomonas) cepacia*. Se tiene como antimicrobiano de segunda línea después de la ampicilina para *H. Influenzae*. Por razón de sensibilidad no debe ser indicado para todos los casos de otitis media. El uso prolongado de TMP-SMZ, seguido de betalactámicos de amplio espectro, ha sido exitoso en muchos casos de melioidosis (*Burkholderia pseudomallei*).

Meningitis bacteriana. Se puede emplear para la meningitis a gramnegativos, inclusive para las meningitis más frecuentes adquiridas en la comunidad por *Streptococcus pneumoniae, Neisseria meningitidis, Haemophilus influenzae* y *Klebsiella pneumoniae*. La dosis recomendada es de de 10 mg/Kg/día, según el componente TMP, EV dividida cada 6 horas por 14 días. En meningitis por *L. monocytogenes* puede usarse sola o combinada con ampicilina; a la dosis de 20 mg/kg/día, dividida cada 6 horas. Es efectivo contra la enfermedad de Lyme en combinación con roxitromicina, pero se prefieren otros agentes.

Infecciones de piel y tejidos blandos. Se usa como terapia empírica en las infecciones del pie del diabético, en combinación con una cefalosporina o una fluoroquinolona. También en infecciones debidas a *Mycobacterium marinum* y *ulcerans*, en combinación con etambutol. El TMP-SMX ha llegado a ser una alternativa válida para infecciones de piel por *S. aureus*. En combinación con isoniacida y rifampicina ha funcionado para tratar casos de lepra, incluso en pacientes con acné vulgaris refractario.

Toxoplasmosis. En pacientes con toxoplasmosis cerebral y SIDA puede emplearse en dosis de 10 mg/kg/día dividida cada 12 horas por 30 días. También está indicada en la profilaxis primaria, en dosis de una tableta de doble concentración, VO diariamente. TMP-SMX se considera una alternativa a la terapia estándar sulfadizina-pirimetamina y es equiparable en pacientes con toxoplasmosis ocular.

Endocarditis. Se ha empleado esporádicamente para endocarditis a gramnegativos, sobre todo cuando no responden a los aminoglucósidos, pero en general se prefieren otros tipos de antmicrobianos.

Brucelosis. Ha demostrado efectividad y pocas recidivas, incluyendo las lesiones osteoarticulares, siempre combinado con doxiciclina y/o gentamicina, por un período de 6 semanas.

Nocardiosis. Es el antimicrobiano de elección para esta enfermedad, y en pacientes con defensas normales, el tratamiento debe ser continuado por 6 semanas después de la recuperación clínica. En pacientes inmunocomprometidos, el tratamiento debe prolongarse por un año o más.

Otros. Una dosis diaria dada 5 días a la semana puede prevenir casos de peritonitis espontánea en pacientes con cirrosis. TMP-SMX ha sido exitoso en bacteriemia a *B. Cepacia,* también en la enfermedad de Whipple, pero se puede hacer resistente durante el tratamiento. Igualmente ha sido útil la granulomatosis de Wegener, sola o en combinación con otros antimicrobianos, aunque la efectividad clínica varía según el estadio de la enfermedad. Además, se han tratado infecciones causadas por *Mycobacterium chelonae, Mycobacterium fortuitum* y el protozoario *Cyclospora cayetanensis* (ciclosporidiasis intestinal). Una dosis diaria, cinco días a la semana, puede prevenir casos de peritonitis espontanea en pacientes con cirrosis.

REFERENCIAS

Anzueto A. Treatment of acute exacerbations of chronic bronchitis antibiotics therapy. Semin Resp Crit Care Med. 2000; 21: (2)97-106.

Avdic E, Cosgrove SE: Management and control strategies for community-associated methicillin-resistant Staphylococcus aureus. Expert Opin Pharmacother.2008; 9:1463-1479.

AZANZA J, SÁBADA B, Y MEDIAVILLA A: Quinolonas, sulfamidas, trimetoprima Cotrimoxazol, Nitrofurantoína, en Farmacología Humana, 4ª edición Florez, A: Madrid,Masson. 2001.

CHAMBERS H. Sulfonamidas, Trimetoprim y Quinolonas, en Farmacología básica y Clínica. 8ᵛᵃ edición, Bertram Katzung, Manual Moderno, 2003.

KNAAPEN HK, BARRERA P: Therapy for Whipple's disease.J Antimicrob Chemother.2007; 60: 457-458.

SIVAPALASINGAM S, NELSON JM, JOYCE K, ET AL: High prevalence of antimicrobial resistance among Shigella isolates in the United States tested by the National Antimicrobial Resistance Monitoring System from 1999 to 2002.Antimicrob Agents Chemother2006; 50:49-54.

SOHEILIAN M, SADOUGHI MM, GHAJARNIA M, ET AL: Prospective randomized trial of trimethoprim/sulfamethoxazole versus pyrimethamine and sulfadiazine in the treatment of ocular toxoplasmosis. Ophthalmology.2005; 112: 1876-1882.

VERSLEIJEN M, NABER A, RIKSEN N, WANTEN G & DEBANYNE F. Recurrent pancreatitis alter trimethoprim-sulfamethoxazole rechallenge. Neth J Med. 2005;63: (7): 275-277.

TERAPIA ANTIMICROBIANA

José R. Cedeño M.
J. Agustín Caraballo S.

MACRÓLIDOS

Los macrólidos son un grupo de antibióticos llamados así porque tienen un gran (macro) anillo lactona compuesto de un número de átomos entre 14 y 16 al cual se unen uno o varios deoxiazúcares (monosacáridos en los que se ha eliminado algún átomo de oxígeno), usualmente, cladinosa y desosamina. Su mecanismo de acción consiste en inhibir la síntesis proteica al unirse a la subunidad 50S del ribosoma de las bacterias sensibles. El prototipo de ellos es la eritromicina, originalmente proveniente de una cepa de *Streptomyces erythreus*. Este grupo de antimicrobianos tiene propiedades fundamentalmente bacteriostáticas, pero también pueden ser bactericidas dependiendo de su concentración y la sensibilidad del microorganismo. La clindamicina y la lincomicina (lincosamidas), aunque no pertenecen químicamente a los macrólidos, se describen entre ellos debido a que poseen un mecanismo y espectro de acción semejante, inclusive, cierta resistencia cruzada. Los macrólidos tienen propiedad antiinflamatoria, mejor documentada en la prevención de exacerbaciones de la fibrosis quística.

PROPIEDADES FARMACOLÓGICAS. Se absorben adecuadamente por vía oral, aunque los alimentos retardan su absorción. Los ésteres de la eritromicina (estolato, estearato y etilsuccinato) mejoran la estabilidad del medicamento, favorecen su absorción y reducen la inactivación por el jugo gástrico. Se concentran en el hígado y su eliminación es por bilis, heces y orina. Requieren poco ajuste de la dosis cuando hay falla hepática o renal, se difunden con facilidad en los tejidos, inclusive el prostático, y atraviesan la barrera placentaria pero no la hematoencefálica. Entre sus efectos colaterales se describen reacciones alérgicas (fiebre, urticaria y eosinofilia), dolor epigástrico, diarrea, debilidad y malestar general. La hepatitis colestásica por hipersensibilidad está asociada particularmente con el uso estolato de eritromicina en adultos; se caracteriza por náuseas, vómitos, diarrea, dolor abdominal, fiebre, ictericia, leucocitosis, eosinofilia y aumento de las aminotransferasas, por cuya razón no se usa en adultos.

La claritromicina, un congénere de la eritromicina (6-0-metil eritromicina), es un macrólido de nueva generación, al igual que la azitromicina. Esta última es una subclase de macrólidos llamada azalido porque tienen un nitrógeno agregado en la molécula. Ambos antibióticos poseen mayor espectro antibacteriano, particularmente en las neumonías atípicas y enfermedades de transmisión sexual. Son más estables en el ácido gástrico, mejor absorbidos y mejor tolerados; la claritromicina no es interferida por los alimentos, pero sí la azitromicina. Ambos tienen una vida media mayor, por lo que se pueden usar hasta una vez diaria y por menos tiempo (3 a 5 días). Tienen mayor penetración tisular, acumulación rápida e intensa en los macrófagos y polimorfonucleares, por lo que resultan útiles contra microorganismos intracelulares (*Legionella spp. Chlamydias* y *Mycobacteria spp*) y con menos efectos colaterales, específicamente los relativos al tracto gastrointestinal.

INDICACIONES. Son apropiados para enfermedades como tosferina (*Bordetella pertussis*), neumonías atípicas, neumonías por *Moraxella catarrhalis, S. pneumoniae, S. pyogenes y H. influenzae*, así como en faringoamigdalitis, sinusitis, otitis media, conjuntivitis, uretritis por *Chlamydia trachomatis*, infecciones gastrointestinales causadas por *Helicobacter pylori, Campylobacter jejuni* y *Yersinia enterocolítica*, y en infecciones asociadas al *Propionibacterium, Clostridium perfringens* y *Bacteroides*. También es una alternativa para infecciones causadas por *Actinomices, Bartonela, Borrelia* y *Toxoplasma gondii* (inclusive la forma quística).

Los macrólidos son de elección cuando existe alergia o resistencia a la penicilina en infecciones por cocos grampositivos, *Streptococcus pyogenes, S. viridans* y *S. pneumoniae*. Además, en gérmenes como *Listeria monocytogenes, Haemphilus influenzae, Bacilus anthracis, Corynebacterium diphteriae, Neisseria gonorrhoeae, Ureaplasma urealyticum, Micoplasma hominis, Haemophilus ducreyi* y los *treponemas pallidum* y *pertenue*. Además, en profilaxis de la endocarditis bacteriana y en la recurrencia de fiebre reumática.

La dosis de eritromicina habitual para los adultos es de 1a 2 g diarios, preferentemente con el estómago vacío. Sin embargo, debido a sus efectos gastrointestinales y a la disposición de compuestos más efectivos, se usa con menos frecuencia. Tienen cabida en infecciones por *Bartonella* (angiomatosis bacilar), *Campylobacter* y por *Rhodococcus* species. En enfermos graves con neumonía por *Legionella pneumophila* se recomiendan hasta 4 g/día. La duración del tratamiento depende de la enfermedad en particular, con un promedio de 10 a 14 días. En la faringitis por *Streptococcus* betahemolítico del grupo B se usa 1 g diario por 10 días. Para la profilaxis continua contra recidivas de infecciones estreptocócicas en pacientes con evidencia de enfermedad valvular reumática se proporcionan 250 mg VO BID hasta la edad adulta. Para pacientes con enfermedad valvular que van a ser sometidos a intervenciones quirúrgicas, 1.5 g dos horas antes del procedimiento y luego 500 mg 6 horas después. En la sífilis temprana, 500 mg cada 6 horas por 15 días. La azitromicina se usa por 3 a 5 días, o 500 mg el primer día y 250 mg OD por 3 a 7 días; en la uretritis no gonocócica es suficiente 1 g VO en una sola toma. La claritromicina, 250 a 500 mg VO BID por 7 a 14 días; esta se ha empleado con éxito en patologías gastroduodenales como úlcera o gastroduodenitis causada por *Helicobacter pylori*, en varias combinaciones con la amoxicilina o el metronidazol (ver tratamiento de la úlcera péptica).

La espiramicina es un macrólido de 16 átomos en su molécula, mayor a claritromicina y azitromicina, que tienen 14 y 15 átomos respectivamente. Tiene un espectro de acción superponible a la eritromicina, pero se utiliza señaladamente en la toxoplasmosis durante el embarazo, por dos semanas, y se puede repetir según la respuesta del paciente y la evolución de los títulos serológicos

CLINDAMICINA

La clindamicina es un derivado clorado de la lincomicina, antibiótico originado del *Streptomyces lincolnesis*; de ahí la denominación de grupo lincosamida. Es eficaz contra la mayoría de los anaerobios de importancia clínica, particularmente contra el *Bacteroides fragilis*. Son bacteriostáticos que se conjugan exclusivamente a la subunidad 50-S de los ribosomas y suprimen la síntesis de proteínas bacterianas, al igual que los macrólidos. Se absorbe casi por completo en el tubo digestivo y los alimentos no disminuyen la absorción. El clorhidrato se absorbe mejor que el palmitato y para la vía parenteral se emplea el fosfato de clindamicina. La sobrevida oral es de 2 a 8 horas, y la mayor parte del fármaco es metabolizado por el hígado; sus metabolitos se eliminan por la bilis y el riñón. La vida media de la droga no se modifica con alteraciones leves a moderadas de la función renal, pero se debe distanciar en casos de insuficiencia renal severa. La concentración sérica se eleva cuando existe deterioro de la función hepática, por lo que debe vigilarse en estos casos. El 10% de la droga se excreta sin modificaciones por la orina.

PROPIEDADES FARMACOLÓGICAS. Alcanza niveles adecuados en diferentes tejidos y humores del organismo (aparato respiratorio, líquido pleural y ascítico, tejidos blandos, próstata, apéndice cecal, huesos y articulaciones). Las concentraciones en hígado y vías biliares son de 2 a 3 veces mayores que en el suero. No atraviesa la barrera hematoencefálica ni el globo ocular y uno de los problemas más temidos es intestinal, la colitis pseudomembranosa, sobreinfección debida a la proliferación de *Clostridium difficile* en el colon. Se caracteriza por fiebre, cólicos abdominales y diarrea con moco y sangre; esta responde al suspender el antibiótico y con la administración por vía oral de metronidazol o vancomicina. Afortunadamente, este efecto colateral parece ser menos frecuente en nuestro medio, así como erupción cutánea, síndrome de Stevens-Johnson, granulocitopenia, trombocitopenia, hipertrigliceridemia, reacciones anafilácticas, tromboflebitis local y elevación discreta de la ALT-TGO y de fosfatasa alcalina.

INDICACIONES. La clindamicina es un antibiótico útil en el tratamiento de la mayoría de las infecciones anaeróbicas, con excepción a las localizadas en el SNC, globo ocular y endocardio. Es efectiva contra *Prevotella, Clostridium, Peptococcus, Peptostreptococcus* y *Fusobacterium.* Sin embargo, hasta un 25% de los *Bacteroides* es resistente, por lo que en esos casos deben utilizarse otras alternativas. Es de valor contra *Staphylococcus aureus*, neumonía por *Pneumocystis jiroveci* (combinado con primaquina), absceso pulmonar, abscesos intraabdominales, peritonitis y encefalitis por *Toxoplasma gondii* (combinado con pirimetamina). También es útil en el tratamiento de la vaginosis bacteriana (*Gardnerella vaginalis*) y como tratamiento profiláctico de endocarditis bacteriana en pacientes alérgicos a penicilina.

La dosis depende de la vía de administración y la severidad de la enfermedad. En casos leves, el clorhidrato de clindamicina VO, y en casos graves, el fosfato de clindamicina EV por una a dos semanas.

QUINOLONAS

Las quinolonas son antimicrobianos sintéticos derivados de la quinolina (estructura bicíclica), pero con un grupo cetona (C=0) en el carbono 4, del cual deriva su denominación de 4-quinolona o simplemente de quinolonas. La primera generación (ácido nalidíxico y oxolínico) se usó en la década del 60 exclusivamente para infecciones urinarias por gramnegativos. Prácticamente se indicaban por una sola vez debido a la pronta generación de resistencia bacteriana. Más adelante, desde los años 80, la incorporación de flúor a estas moléculas dio origen a las fluoroquinolonas, compuestos bien recibidos por los clínicos debido a sus amplias ventajas terapéuticas. En efecto, se absorben mejor por vía oral y tienen efecto bactericida contra gramnegativos, lo que les permitió ser buenas alternativas de los aminoglucósidos pero sin la toxicidad otorrenal.

Inicialmente, su cobertura para *Pseudomonas* era deficiente hasta que la adición de nuevos radicales como el piperazil dio origen a la ciprofloxacina. Ha sido tan buena su acogida que las quinolonas han llegado a ser los antimicrobianos más frecuentemente utilizados en el mundo. El espectro antigrampositivo de las primeras fluoroquinolonas era muy moderado, pero ciertas modificaciones moleculares dieron origen a nuevas generaciones de compuestos no solo con mayor actividad contra gramnegativos, sino también contra cocos grampositivos. Así, se llega a la cuarta generación, que tiene actividad contra *S. pneumoniae*, incluso penicilinorresistente, y contra anaerobios, además de *Chlamydia pneumoniae y Legionella pneumophila*, a tal punto que se les ha llamado "quinolonas respiratorias".

PROPIEDADES FARMACOLÓGICAS. Las quinolonas interfieren en la replicación bacteriana al inhibir la actividad de la DNA girasa y topoisomerasa IV bacterianas, necesarias para la transcripción y estructuración helicoidal de su DNA. La resistencia bacteriana de las quinolonas se debe a tres mecanismos: 1. Mutación cromosómica que altera las enzimas *DNA-girasa y topoisomerasa*, 2. Mediada por plásmidos, y 3. Disminución del antibiótico intrabacteriano por aumento de la bomba de eflujo e incremento de la permeabilidad de la membrana, mecanismos encontrados frecuentemente en *Staphylococcus aureus, Pseudomonas aeruginosa y Serratia marcescens*. Las quinolonas pueden crear resistencia cruzada entre sí, pero no con otros antibióticos, aunque parecieran favorecer el desarrollo de betalactamasas.

Las quinolonas se absorben adecuadamente por el tubo digestivo y se detectan concentraciones séricas aceptables a las 8 y 12 horas de su administración;

los antiácidos inhiben su absorción. Alcanzan excelentes concentraciones en pulmón, hígado, corazón, huesos, articulaciones y próstata. La concentración en el LCR, aunque es adecuada cuando existe inflamación de las meninges, no alcanza niveles efectivos contra *Pseudomonas* y *Streptococcus pneumoniae*. Se obtienen buenos niveles en el árbol urinario, incluso en presencia de insuficiencia renal, y alcanzan excelentes concentraciones en la mucosa y luz intestinal, en donde erradican las bacterias en menos de 48 horas. Las quinolonas se excretan por el riñón (secreción tubular), por lo que la dosis se debe reducir en caso de insuficiencia renal (generalmente la mitad de la dosis); sin embargo, moxifloxacina, sparfloxacina, trovafloxacina y grepafloxacina solo se eliminan por la vía biliar, por lo que no ameritan ajustes en la insuficiencia renal. Todas las quinolonas, excepto ofloxacina, lomefloxacina y fleroxacina, elevan los niveles séricos de las teofilinas, warfarina sódica y digoxina. Tienen efecto sinérgico con los betalactámicos, aminoglucósidos y rifampicina.

Los efectos colaterales de las quinolonas, y en líneas generales son pocos y de escasa trascendencia (náuseas, vómitos, dolor abdominal, diarrea, mareos, cefalea, inquietud, depresión, insomnio o somnolencia, convulsiones, fotosensibilidad (más común con la lomefloxacina y sparfloxacina), fiebre, urticaria, hiper o hipoglicemia, neutropenia y eosinofilia). En ocasiones se ha descrito cristaluria, cardiotoxicidad (sparfloxacina), ruptura de tendones por tendinitis en la tercera edad y hepatitis con aumento de las aminotransferasas. En vista de que pueden lesionar el cartílago, no se recomiendan en niños, adolescentes y durante el embarazo, aunque las de última generación no han demostrado este efecto. Las quinolonas prolongan el QTc, particularmente en caso de cardiopatías orgánicas, por lo que deben utilizarse con precaución en pacientes que reciben antiarrítmicos o en personas con historia de alargamiento del QT. Las de menor frecuencia son ciprofloxacina y moxifloxacina.

INDICACIONES. El espectro antimicrobiano de las quinolonas es el siguiente:

1. Bacilos gramnegativos: *Haemophilus* (*influenzae, parainfluenzae y Ducreyi*), *E. coli, K. pneumoniae, Enterobacter cloacae, Citrobacter freundii, Providencia, P. vulgaris y mirabilis, Serratia marcescens, C. freundii, M. catarrhalis, N. meningitidis* (portadores), *Salmonellas, Shigellas, Pseudomonas aeruginosa* (ciprofloxacina de elección), *Campylobacter, Aeromonas spp, Brucellas, Acinetobacter y Yersinia enterocolítica*

2. Gérmenes grampositivos: *Staphylococcus* methicillin-susceptible (*aureus y epidermidis*) y *S. pneumoniae*

3. Anaerobios: *B. fragilis, Clostridium spp, Streptococcus, Peptostreptococcus, Fusobacterium spp y Prevotella*. Para estos gérmenes, las más efectivas son las quinolonas de última generación

4. Micobacterias: tienen acción contra *Mycobacterium*, particularmente *M. fortuitum, M. kansasii y M. tuberculosis.*

Las fluoroquinolonas que han sido aprobadas en Venezuela son norfloxacina, lomefloxacina, fleroxacina, pefloxacina, ciprofloxacina, ofloxacina, levofloxacina y moxifloxacina; las más utilizadas son ciprofloxacina, levofloxacina y moxifloxacina. Se han ensayado quinolonas desfluoradas (como la garenoxacina), las cuales conservan su efecto antimicrobiano, pero con supuesta disminución de efectos colaterales (sobre tendones). Las indicaciones clínicas más recomendadas son las siguientes:

1. Infecciones genitourinarias. En infecciones urinarias agudas no complicadas, ciprofloxacina o levofloxacina por un lapso de 5 a 7 días; en infecciones urinarias crónicas complicadas, pielonefritis y prostatitis aguda, levofloxacina o ciprofloxacina hasta por 14 días, y en la prostatitis crónica, ciprofloxacina, levofloxacina o moxifloxacina por un mes. La moxifloxacina no es útil para la infección urinaria por tener excreción hepática

2. Neumonías extra e intrahospitalarias y bronquitis crónica, reagudizadas por *S. pneumoniae, H. influenzae, M. catarrhalis, M. penumoniae Chlamydophila, L. pneumophila, B. antharacis*. Son útiles las fluoroquinolonas respiratorias, levofloxacina, moxifloxacina y gemifloxacina, por 7 a 14 días

3. Diarreas infecciosas por gérmenes gramnegativos: *Shigellas* y *E. coli* enteroinvasivas y otras bacterias intestinales. Se usa la ciprofloxacina por 3 a 5 días, con lo que se logra acortar el curso de la enfermedad. También son de gran utilidad para la fiebre tifoidea (*S. typhi*) y para erradicar portadores sanos de salmonellas (no comprobado). Se usa la ciprofloxacina por 10 días

4. Infecciones cutáneas intrahospitalarias como las úlceras de decúbito y "pie diabético": ciprofloxacina, levofloxacina o moxifloxacina por 7 días

5. Pacientes neutropénicos febriles por quimioterapia o enfermedades neoplásicas, que generalmente se asocian a antipseudomónicos como la piperacilina-tazobactam

6. Sinusitis u otitis aguda: ciprofloxacina, levofloxacina o moxifloxacina por 7 a 10 días

7. En osteomielitis a gramnegativos o como alternativa contra grampositivos

8. Infecciones intraabdominales: ciprofloxacina combinada con un agente antianaeróbico, o lamoxifloxacina como monoterapia.

Las dosis recomendadas de las quinolonas se describen en el anexo sobre antibióticos-dosis. La duración del tratamiento depende de la severidad del proceso infeccioso, pero en líneas generales está entre 7 a 14 días. En procesos como prostatitis, endocarditis y osteomielitis se recomiendan hasta por 3 meses.

TETRACICLINAS

Las tetraciclinas son agentes bacteriostáticos de amplio espectro, compuestos de 4 estructuras cíclicas conjuntas, eficaces contra una variedad de microorganismos causantes de neumonía adquirida en la comunidad, como *S. pneumoniae, H. influenzae, Moraxella catarrhalis, Mycoplasma pneumoniae, Chlamydia spp, Coxiella burnetti, Legionella spp y Borrellia burgdorferi* (borreliosis de Lyme). También son efectivos contra protozoarios (*plasmodios y amibas*), espiroquetasy rickettsias.

PROPIEDADES FARMACOLÓGICAS. Las tetraciclinas inhiben la síntesis proteica de la bacteria al unirse a la subunidad ribosomal 30S. Adquieren rápidamente resistencia mediada por plásmidos y por inhibición de la entrada del antibiótico a la bacteria. Se absorben casi totalmente en el estómago e intestino delgado, pero los alimentos, productos lácteos, antiácidos y preparados de hierro dificultan su absorción. Tetraciclina, oxitetraciclina y clortetraciclina pertenecen a la primera generación, y doxiciclina y minociclina a la segunda; estas últimas tienen una vida media más prolongada y excelente absorción intestinal aun en presencia de alimentos. Los anticonvulsivantes (barbitúricos, carbamazepina y difenilhidantoína) aceleran el metabolismo de la doxiciclina. Las tetraciclinas se eliminan por vía renal (> del 50%), por lo que se deben evitar o hacer ajustes en presencia de insuficiencia renal. Sin embargo, las de segunda generación no ameritan ajustes en presencia de daño renal. En general, este grupo de compuestos interfiere con la acción de los antibióticos bactericidas.

Los efectos colaterales son náuseas, vómitos, diarrea, ulceraciones esofágicas, colitis pseudomembranosa, hipersensibilidad cutánea, fotosensibilidad, síndrome vestibular reversible, necrosis hepática y pseudotumor cerebral. No se utiliza en niños por su efecto dentario y sobre huesos; tampoco se usan en el embarazo ni en el período de lactancia porque cruzan la barrera hematoplacentaria y se eliminan por la leche materna. En pacientes que han recibido tetraciclinas vencidas se ha observado un síndrome Fanconi-similar caracterizado por náuseas, vómitos, poliuria, polidipsia, proteinuria, acidosis, glucosuria y aminoaciduria. Las tetraciclinas son útiles en las siguientes entidades clínicas:

INDICACIONES

1. Neumonías atípicas por *Mycoplasma pneumoniae, Chlamydia pneumoniae, Chlamydia psittaci* y *Legionela pneumophila.*

2. Sífilis en pacientes alérgicos a la penicilina

3. Síndromes diarreicos, cólera y diarrea del viajero por *E. coli*

4. Prostatitis crónica, enfermedad inflamatoria pélvica (asociada a la ceftriaxona)

5. Uretritis no gonocócica (*Chlamydia trachomatis* y *Ureaplasma urealyticum*), linfogranuloma venéreo, granuloma inguinal y chancroide

6. Exacerbación de la bronquitis crónica, brucelosis (droga de elección junto a la estreptomicina y rifampicina) y en la borreliosis de Lyme

7. Oxitetraciclina (terramicina) y clortetraciclina se usan en ungüentos oftálmicos y por vía oral para el acné (*Propionibacterium acne*).

8. Infecciones gástricas por *Helicobacter pylori* asociado a subsalicilato de bismuto y metronidazol o claritromicina.

9. Infecciones por *Ehrlichias*: doxiciclina, 100 mg VO BID por 7 a 10 días.

La dosis habitual de las tetraciclinas se describe en el anexo sobre antibióticos-dosis

GLUCOPÉPTIDOS

Los glucopéptidos son antibióticos policíclicos glucosilados de pequeño espectro que actúan por inhibición dela síntesis de la pared bacteriana. Son bactericidas contra la mayoría de los microorganismos grampositivos pero bacteriostáticos contra enterococo. Los más usados son vancomicina y teicoplanina. Existen otros poco disponibles en nuestro medio, como telavancina, oritavancina y ramoplanina, con menos efectos colaterales.

Vancomicina. Se aísla de *Amycolatopsis orientalis*. Inhibe la biosíntesis del peptidoglicano en la pared celular y, en menor proporción, la síntesis del RNA citoplásmico de los microorganismos grampositivos. No se absorbe por vía oral y se elimina por el riñón. La nefrotoxicidad y ototoxicidad son raras (menor de 5%), sobre todo cuando se usa como droga única, pero sus efectos tóxicos aumentan cuando se administran dosis altas, asociados a otros agentes nefrotóxicos (aminoglucósidos, furosemida), y en comorbilidades, diabetes mellitus, insuficiencia renal y alteraciones hemodinámicas. Puede ocasionar flebitis en el sitio de venopunción y el llamado síndrome de "hombre-rojo" debido a liberación de histamina, sobre todo cuando se administra rápidamente; se caracteriza por un eritema difuso, pruriginoso, no alérgico (no mediado por IgE) e hipotensión arterial, inclusive anafilaxis.

Es útil en casos de alergia a los betalactámicos o cuando hay resistencia a ellos; de hecho, es una de las primeras elecciones contra *Staphylococcus* meticilinarresistente. En líneas generales es efectiva contra grampositivos, particularmente *Staphylococcus aureus* y *epidermidis*, *Streptococcus pyogenes, Streptococcus pneumoniae, Streptococcus viridans*, Enterococos (*faecium* y *faecalis*) y en infecciones por *Corynebacterium jeikeium*. Actúa sinérgicamente con los aminoglucósidos y la rifampicina, por lo que se deben asociar en infecciones severas como endocarditis, particularmente por enterococos, *S. viridans* y estafilococos meticilinarresistentes. Es útil en infecciones severas (neumonías, endocarditis, colitis pseudomembranosa por *C. difficile*, empiemas y osteomielitis) que no respondan a los medicamentos antiestafilocócicos convencionales. La concentración valle útil y segura es de 10-20μg/ml (15 a 20 en infecciones severas) y la dosis diaria total es 30 mg/kg, lentamente en un lapso de 30 a 60 minutos, para evitar el síndrome de hombre rojo. La mayoría de las infecciones ameritan un tratamiento de 2 a 4 semanas; sin embargo, las enfermedades que deben prolongarse por 4 a 6 semanas son endocarditis, osteomielitis, artritis séptica, abscesos (viscerales y cerebrales) y las neumonías.

Teicoplanina. Es producido por *Actinoplanes teichomycetius* y similar a la vancomicina en su estructura química, mecanismo de acción, espectro antimicrobiano y ruta de eliminación. Actúa sinérgicamente con los aminoglucósidos, imipenem-cilastatín y rifampicina contra estafilococos y enterococos. Tiene una vida media muy prolongada, hasta de 100 horas, en pacientes con función renal normal, por lo que se puede usar cada 24 horas. Sus efectos tóxicos son erupción cutánea, reacciones de hipersensibilidad, fiebre, neutropenia trombocitopenia y, eventualmente, ototoxicidad. Es recomendable el monitoreo de la función hepática y renal. También es útil en la endocarditis y osteomielitis causadas por estafilococos meticilinarresistente, estreptococos y enterococos. Dosis (ver anexo)

TIGECICLINA

La tigeciclina es el primer antibiótico de la clase glicilciclina relacionado estructuralmente con las tetraciclinas, particularmente con la minociclina. Actúa igual que ellos sobre el ribosoma 30S, pero supera notablemente la resistencia bacteriana de esos compuestos. En efecto, no es alterada por las bombas de eflujo ni por las proteínas protectoras de la unidad ribosómica. Es en esencia un bacteriostático pero ha demostrado ser bactericida contra neumococo y *Legionella pneumophila*. Tiene amplia cobertura contra gramnegativos y grampositivos aerobios y anaerobios multirresistentes (betalactamasa de espectro extendido), particularmente enterobacterias (*E. coli, Klebsiella*), *Enterococcus spp* resistentes a la vancomicina, *S. pneumoniae* resistente a la penicilina, *Staphylococcus aureus* meticilinarresistentes (MRSA), *Staphylococcus* coagulasa-negativa y micobacterias no tuberculosas. Posee excelente respuesta contra gramnegativos respiratorios como *Haemophilus influenzae, Moraxella catarrhalis, Mycoplasma pneumoniae* y *Chlamydophyla pneumoniae*. No es activo en infecciones por *P. aeruginosa*. La tigeciclina está aprobada para infecciones intraabdominales y de piel, al igual que para neumonía adquirida en la comunidad.

PROPIEDADES FARMACOLÓGICAS. La tigeciclina se elimina por la vía biliar, razón por la que se puede usar en la insuficiencia renal y moderado daño hepático. Al no interferir con el citocromo p450 es poco común la interacción con otros medicamentos, sin embargo, aumenta el efecto de la warfarina. Los efectos colaterales más importantes son náuseas y vómitos, erupción máculopapular y diarrea. No se debe usar en el embarazo (categoría D).

INDICACIONES. Se emplea empíricamente en infecciones polimicrobianas, particularmente cuando se requiere penetración profunda de los tejidos. Está indicada en infecciones cutáneas superficiales y profundas, abscesos, celulitis, miositis e infecciones intraabdominales complicadas; además, está aprobada para neumonía adquirida en la comunidad. Sin embargo, debido a un incremento del riesgo de mortalidad, debe dejarse reservada para aquellas condiciones clínicas en que no haya otra alternativa. Dosis (ver anexo).

LINEZOLIDA

Es el primer antibiótico sintético del grupo de la oxazolidinona y un potente inhibidor de la síntesis de proteínas por fijación a los ribosomas de las bacterias grampositivas (*S. aureus, S.* coagulasa-negativos y enterococos). Su mecanismo de acción es único porque previene la formación del complejo 70S, al bloquear la interface entre la subunidad 50S con la 30S. Es tan efectivo como los glucopéptidos y betalactámicos, pero mucho más costoso.

PROPIEDADES FARMACOLÓGICAS. Tiene una excelente biodisponibilidad y penetración tisular adecuada. Aunque se considera un agente bacteriostático, se comporta como bactericida contra neumococo y *S. pyogenes*. Potencia el efecto de las drogas serotoninérgicas y adrenérgicas por ser un inhibidor de la MAO. Los efectos colaterales son diarrea, cefalea, náuseas, trombocitopenia (después de dos semanas de tratamiento), neuritis óptica y neuropatía periférica. Tiene una absorción oral de cerca del 100%. Un tercio del antibiótico se elimina por diálisis, razón por la que se debe administrar después del procedimiento.

INDICACIONES. Actúa sobre la mayoría de los grampositivos de importancia clínica, entre ellos los estreptococos, incluyendo el neumococo resistente a la penicilina. También ha demostrado actividad contra Nocardia, *M. tuberculosis* y otras micobacterias. Se emplea para infecciones demostradas por *S. aureus* meticilinarresistentes: infecciones cutáneas, neumonía nosocomial y adquirida en la comunidad, neumonía necrotizante y síndrome del shock tóxico. Dosis (ver anexo).

AZTREONAM

Es el primer miembro de una clase de antibióticos betalactámicos denominados monobactámicos porque tienen un solo anillo en lugar de dos. Son bactericidas provenientes de ciertas bacterias del suelo, *gluconobacterium, chromobacterium* y *flexibacterium*, recomendados solamente para bacterias gramnegativas aeróbicas, pero su efecto es reducido contra *Enterobacter, Pseudomonas* y *Acinetobacter*.

PROPIEDADES FARMACOLÓGICAS. El aztreonam inhibe la síntesis de la pared bacteriana al unirse a la proteína 3 enlazadora de penicilina (PBP3), causando así la lisis de la pared del microorganismo. Alcanza excelentes concentraciones terapéuticas cuando se administra por vía intramuscular o intravenosa, no se absorbe por el tubo digestivo. Se obtienen óptimas concentraciones en el pulmón, hígado, corazón, huesos, articulaciones, próstata, tejido adiposo, vesícula biliar, riñones, intestino y peritoneo, y penetra adecuadamente en el líquido cefalorraquídeo. Es eliminado principalmente por el riñón (filtración glomerular y excreción tubular). También ha resultado útil por vía inhalatoria, particularmente en pacientes con fibrosis quística. De hecho, ha sido aprobado por la FDA en el tratamiento de infecciones por *P. aeruginosa* en esos pacientes. La dosis es de 75 mg cada 8 horas por 28 días, administrada mediante un nebulizador portátil específico para drogas. Los efectos colaterales, en general, son náuseas, vómitos, diarrea, erupción eritematopruriginosa, flebitis, prueba de Coombs positiva y elevación de las aminotransferasas. El aztreonam puede producir reacciones alérgicas cruzadas mínimas con las penicilinas y cefalosporinas; sin embargo, puede ser usado en pacientes alérgicos a estas porque su estructura química difiere a la de otros betalactámicos.

INDICACIONES. El aztreonam es un antibiótico que puede reemplazar a los aminoglucósidos debido a su acción restringida sobre gérmenes gramnegativos *Haemophilus influenzae, E. coli, Klebsiellas, Providencia, Proteus* (*mirabilis y vulgaris*), *Serratia, Moraxella catarrhalis, Neisseria* (*meningitidis y gonorrhoeae*), *Salmonellas, Shigellas, Aeromonas, Morganella* y *Citrobacter freundii*. En infecciones polimicrobianas, el aztreonam debe combinarse con antibióticos contra anaerobios y grampositivos, como clindamicina, metronidazol, penicilina y vancomicina. Las indicaciones clínicas más recomendadas son:

1. Infección de las vías urinarias: pielonefritis, cistitis, prostatitis y uretritis gonocócica

2. Neumonías, bronquitis, abscesos pulmonares y neumonías por aspiración

3. Infecciones cutáneas: heridas quirúrgicas, quemaduras, úlceras y abscesos, siempre combinados con antibióticos para grampositivos.

4. Pacientes neutropénicos

5. Septicemias severas y peritonitis

6. Endometritis y la enfermedad inflamatoria pélvica.

La dosis recomendada de aztreonam es variable y depende de la severidad de la enfermedad, lo normal es 0.5 a 2 g IM o EV cada 6 a 8 horas. La dosis debe ser reducida cuando existe insuficiencia renal. Para una depuración de creatinina de 10 a 30 ml/min se indica una dosis de impregnación de 1 a 2 g seguidos de 0.5 a 1 g cada 8 horas, y para una menor de 10 ml/min, la misma dosis de impregnación seguida de 0.5 a 1 g cada 12 a 24 horas. Actualmente, este betalactámico tiene poco uso debido a la disposición de otras opciones como las fluroquinolonas, sin embargo, en niños o en casos de bacterias multirresistentes con sensibilidad al aztreonam, podría ser útil.

CARBAPENÉMICOS

Los carbapenémicos son antibióticos betalactámicos, bactericidas que penetran fácilmente la membrana celular de las bacterias. El primero que se aisló fue la tienamicina, proveniente del hongo *Streptomyces catleya*. Progresivamente se incorporaron el imipenem (N-formimidoiltienamicina), el meropenem (1-beta-metil carbapenem), el ertapenem y el doripenem.

PROPIEDADES FARMACOLÓGICAS. Como todos los betalactámicos, inhiben la síntesis de la pared bacteriana al inactivar las proteínas fijadoras de penicilina (PBP), hecho que lleva a la lisis de la bacteria. Estos antibióticos son altamente estables a las betalactamasas de espectro extendido y las AmpC betalactamasas. Sin embargo, la constante aparición de resistencia de las *Enterobacteriaceae* se debe al desarrollo de betalactamasas clase A (carbapenemasas clase A) codificadas por plásmidos o cromosomas que hidrolizan los carbapenémicos.

No se absorben por vía oral, por lo que se usan por vía parenteral y alcanzan concentraciones inhibitorias mínimas aceptables hasta por 8 horas después de su administración. Los carbapenémicos y sus metabolitos se eliminan exclusivamente por vía renal, razón por la que debe ajustarse en presencia de insuficiencia renal. La dosis se debe distanciar cada 12 horas cuando la depuración de creatinina es menor de 50 ml/min, y reducirla al 50% cuando sea menor de 25 ml/min. No se requiere de ajustes en insuficiencia hepática. El imipenem es hidrolizado por la dihidropeptidasa 1 (DHP 1) de las células del túbulo contorneado proximal del riñón, donde puede producir nefrotoxicidad, razón por la que se usa un inhibidor de esta enzima, la cilastatina. El meropenem es más estable a la DHP 1, por lo que no necesita asociación con ningún inhibidor. El imipenem puede producir erupción cutánea, cefalea, dolor abdominal, vómitos, diarrea, constipación y convulsiones en pacientes susceptibles. El meropenem tiene menos potencial para producir convulsiones y no es nefrotóxico.

INDICACIONES. Son de amplio espectro antibacteriano, pues cubren la mayoría de los gérmenes grampositivos y gramnegativos, bacilos y cocos aerobios y anaerobios. Dentro de los grampositivos, *S. aureus* (meticilinasensibles), *Streptococcus pneumoniae* y *Enterococcus*, *Streptococcus pyogenes* y Enterobacterias. En cuanto a los gramnegativos, *Haemophylus influenzae, Pseudomonas aeruginosa, Burkholderia cepacia, E. coli, Klebsiella, Enterobacterspp, Citrobacterspp, L. monocytogenes, Salmonella spp, Shigella spp, Acinetobacter spp, Serratia, Neisseria gonorrhoeae* y *meningitidis, Moraxella catarrhalis, Morganella morganii, Yersinia enterocolítica* y géneros de la tribu *Proteeae* (*Proteus, Morganella* y *Providencia*). Además, son útiles contra la mayoría de los anaerobios (inclusive *Clostridium, Bacteroides* y *Fusobacterium spp*). Como microrganismos resistentes están *Staphylococcus* meticilinarresistente, *Pseudomonas putidas, Citrobacter, Enterococcus faecium, Stenotrophomonas* (*Xanthomas*) *maltophilia*.

El imipenem es más activo contra *S. aureus*, pero el meropenem es más potente contra *H. influenzae*, miembros de la tribu *Proteeae, P. aeruginosa, Enterobacterias, Neisseria* y *Moraxella*. El ertapenem es útil para neumococo resistente, *Klebsiella* productora de BLEE, *S. aureus* meticilinasensible y anaerobios; no es útil para *Pseudomonaaeruginosa, Enterococcus spp* y *Acinetobacterspp*. El doripenem tiene mayor efecto sobre *P. aeruginosa* y *Staphylococcus aureus* meticilinarresistente. El ertapenem es un carbapenémico útil para neumococo resistente, *Klebsiella* productora de BLEE, *S. aureus* meticilinasensible y anaerobios.

Este grupo de antimicrobianos están indicados como monoterapia empírica en los siguientes procesos infecciosos:

1. Infecciones urinarias graves y complicadas
2. Infecciones respiratorias severas
3. Infecciones polimicrobianas severas: abdominales, pancreatitis aguda con sepsis, ginecológicas, respiratorias intra y extrahospitalarias, tejidos blandos y osteomielitis.
4. Pacientes neutropénicos o inmunosuprimidos febriles
5. Como alternativa en pacientes que han sido tratados previamente con antibióticos (cefalosporinas, aminoglucósidos y fluoroquinolonas) que no respondan adecuadamente.
6. Infecciones por *Pseudomonas* resistentes a los antibióticos antipseudomónicos, siempre combinados con aminoglucósidos.

El tratamiento con carbapénemicos ha resultado comparable al uso de combinaciones como clindamicina + aminoglucósido en el tratamiento de sepsis abdominal, infecciones ginecológicas y de neumonías severas, así como también a la asociación de ceftazidima + aminoglucósido en pacientes neutropénicos febriles. La dosis recomendada del imipenen es de 0.5 a 1 g EV cada 6 a 8 horas. El meropenem es de 0.5 a 1 g EV cada 8 horas y se ha empleado con buenos resultados en la meningitis bacteriana (por *S. pneumoniae, H. influenzae* y *N. meningitidis*) a2 g EV cada 8 horas. La dosis de doripenem es de 500 mg EV cada 8 horas y la de ertapenem 1 g EV OD. Es oportuno mencionar el valor que cada día se está dando al uso extendido (>3 horas) o continuo (24 horas) de antibióticos betalactámicos, incluyendo los carbapenémicos. Sin embargo no se recomienda para el meropenem porque se inactiva al pasar en mayor tiempo de una hora.

REFERENCIAS

AHFS DRUG Information 2006 (2006 ed.) American Society of Health-System Pharmacists.2006.

ANGELI G, ALBANO OD, CASTILLO Z, CEDEÑO J, ET AL. Estudio abierto no comparativo de la eficacia y seguridad de la azitromicina. Arch Hosp Vargas. 1994; 36 (1-2): 49-54.

ARIAS CA, MURRAY BE. Antibiotic-resistant bugs in the 21st century-a clinical super-challenge. N Engl J Med. 2009; 360: 439.

BHAVNANIA SM, FORRESTA A, HAMMELA JP ET AL. Pharmacokinetics–pharmacodynamics of quinolonesagainst Streptococcus pneumoniae in patients with community-acquired pneumonia. Diag Microb Infect Dis. 2008; 62: 99-101.

BLONDEAU JM & TILLOTSON G. Role of gemifloxacin in the management of community-acquired lower respiratory tract infections. InternatJAntimicro Agents2008; 31: 299–306 Review

BOLON MK. The newer fluoroquinolones. Infect. Dis Clin N Am. 2009 23 (4).

CONILA JM, GEORGES B, LUSSYA A, KHACHMANC D, ET AL Ciprofloxacin use in critically ill patients: pharmacokineticand pharmacodynamic approaches. Intern J Antimicrob Agents. 2008; 32: 505–510.

CRIDER KS ET AL. Antibacterial medication use during pregnancy and risk of birth defects.National Birth Defects Prevention Study. Arch Pediatr Adoles Med. 2009; 163: 978

CURCIO D,FERNÁNDEZ F, DURET F. Tigecycline use in critically ill older patients: case reports and critical analysis. J Am Ger Soc. 2007; 55: 312.

DOMINGUEZEA. Single-agent therapy with tigecycline in the treatmentof complicated skin and skin structure and complicated intraabdominal infections. Infect Dis Clin Pract. 2009;00: 00y00).

DYBOWSKI B, JABŁO'NSKA O,RADZISZEWSKI P ET AL. Ciprofloxacin and furagin in acute cystitis: comparison of early immune and microbiological results. Intern J Antimicro Agents. 2008; 31:130-134.

FRIPPIAT F, VERCHEVAL C, LAMBERMONT B, DAMAS P. Is extended or continuous infusion of carbapenems the obvious solution to improve clinical outcomes and reduce mortality? Clin Infect Dis. 2013 Jul;57 (2):324-5.

GOLD HS, PILLAI SKANTISTAPHYLOCOCCAL AGENTS. Infec Dis Clin N Am. 2009; 23 (1).

JONES RN, KIRBYA JT,RHOMBERGAPR. Comparative activity of meropenem in US medical centers (2007): initiating the 2nd decade of MYSTIC program surveillance. Diagnostic Microb and Infect Dis. 2008; 61: 203-213.

KATHLEEN A.HAZLEWOOD KA, BROUSE SD, PITCHER WD. Ronald G. Hall, PharmDa,.Vancomycin-Associated Nephrotoxicity: Grave Concern or Death by Character Assassination? The American Journal of Medicine.2010; 123 (2).

LAUDLAM HA AND ENOCH DA. Doxycycline or moxifloxacin for the management of community-acquired pneumonia in the UK?.Review.Int J of Antimicro Agents.2008; 32: 101-105.

LIVERMORE DM. Tigecycline: what is it, and where should it be used? J Antimicrob Chemother.2005; 56:611-4.

MASTERTON RG. The new treatment paradigm and the role of carbapenems. The Intern J Antimicrob Agents xxx (2008) xxx.e1–xxx.e8 Review

MATTHEW E FALAGAS,ILIAS I SIEMPOS, KONSTANTINOS Z VARDAKAS. Linezolid versus glycopeptide or β-lactam for treatment of Gram-positive bacterial infections: meta-analysis of randomised controlled trials. The Lancet Infectious Diseases.2008; 8: 53-66 (Review).

MOSBY'S DRUG CONSULT 2006 (16 ed.). Mosby, Inc. 2006.

NOSKIN GA. Tigecycline: A new glycylcycline for treatment of serious infections. Clin Infect Dis. 2005; 41(suppl 5):s303-314.

PANKEY GA, Steele RW. Tigecycline: A Single Antibiotic for Polymicrobial Infections. PedInfec Dis. J 2007; 26 (1): 77-78.

PRASAD P, SUN J, DANNER RL, NATANSON C. Excess deaths associated with tigecycline after approval based on non-inferiority trials. Clin Infect Dis. 2012;54:1699-1709.

RAHAL JJ. The role of carbapenems in inicial therapy for serious gram-negative infections. CriticalCare 2008; 12 (4): 1-7.

RIBAK MJ ET AL. Vancomycin therapeutic guidelines: A summary of consensus recommendations from the Infectious Diseases Society of America, the American Society of Health-System Pharmacists, and the Society of Infectous Diseases Pharmacists. Clin Infect Dis. 2009; 49: 325.

STEIN GE, CRAIG WA. Tigecycline: a critical analysis. Clin Infect Dis. 2006; 43: 518-524.

US. Food and Drug Administration Approves Cayston (Aztreonam for Inhalation Solution) for the Improvement of Respiratory Symptoms in Cystic Fibrosis Patients with Pseudomonas Aeruginosa. Feb 23, 2010.

WALTER-RASMUSSEN J & HOIBY N. Class A carbapenems. Review. J Antimicrob. Chemother. 2007; 60 (3): 470-482.

WICKMAN PA, MOLAND EM, ET AL. In Vitro Activity of DX-619, a Novel Des-Fluoro(6) Quinolone, against a Panel of Streptococcus pneumoniae Mutants with Characterized Resistance Mechanisms. Antimicrob Agents Chemother. 2008,50 (2):706-798.

ZHANEL GG, WIEBE R, DILAY L ET AL. Comparative review of the carbapenems Drugs 2007; 67 (7): 1027-1052.

ÍNDICE ALFABÉTICO

B

CH

Chancro blando, 996
Chlamydias, infección
    psittaci, 1484
    trachomatis, 995
Choque, estado, 805
    anafiláctico, 817
    antibióticos, 812
    cardiogénico, 814
    diagnóstico, 811
    etiología, 805
    hipovolémico, 807
    manifestaciones clínicas, 806, 808, 817
    séptico, 807
    tóxico
        estafilocócico, 827
        estreptocócico, 837
    tratamiento, 807, 811, 815, 817

D

Dabigatrán, 1683
Dalteparina, 1674
Danazol, 172, 202
Dapsona, 919
Dasatinib, 101
Dedo en gatillo, 1370
DDAVP, 669
Deficiencia,
    disacaridasa, 328
    glucosa -6-fosfato deshidrogenasa, 62
    piruvatoquinasa, 63
    proteína C, 1400
    proteína S, 1401
Degeneración cerebelosa alcohólica, 465
Denosumab, 1269
Densitometría ósea, 1265
Demencias, 479
    alcohólica, 466, 492
    Alzheimer, 485
    clasificación, 482
    corticales, 482
    Creutzfeldt-Jakob, 492
    cuerpos de Lewy, 492
    cuidador, 499
    diagnóstico
        criterios, 483
        diferencial, 480
    examen mental abreviado, 483
    farmacoterapia, 496
    hidrocefalia normotensiva, 494
    Huntington, 494
    manifestaciones clínicas, 481
    olvido, diferencias, 480

Parkinson, 493
Pick, 491
SIDA, complejo demencial, 495
    subcorticales, 482
    tratamiento, 495
    vascular, 490
Dengue, 1019
Denosumab, 1337
Densitometría ósea, 1331
    indicaciones, 1332
Depresión, 501
    mayor, 502
    criterios, 502
    postesquizofrénica, 522
    tratamiento, 506
Dermatomiositis, 1321, 1322
    diagnóstico, 1324
    manifestaciones clínicas, 1322
    tratamiento, 1326
Derrame pleural, 1465
    causas, 1466
    diagnóstico, 1470
    exudado, 1466
    imagenología, 1470
    manifestaciones clínicas, 1469
    pleurodesis, 1475
    toracocentesis, 1471, 1475
    trasudado, 1467
    tratamiento, 1474
Desarrollo gonadal, anormalidades, 749
Desatinib, 101
Desmopresina, 189
Detemir, 728
Diabetes insípida, 667
    diagnóstico, 668
    farmacoterapia, 669
    manifestaciones clínicas, 668
    tratamiento, 669, 671
Diabetes mellitus, 703
    clasificación, 703
    coma, 736
    complicaciones,
        cardiovasculares, 742
        enfermedad coronaria, 742
        hipertensión arterial, 743
    diagnóstico, 706
    dieta, 718
    disfunción eréctil, 740
    educación del paciente, 733
    embarazo, 741
    frágil, 729
    gestacional, 705, 708
    hipoglicemiantes orales, 720
    insulinas, 725
    insulinodependiente, 704, 725
    macroangiopatía, 710
    manifestaciones clínicas, 710

E

M

T

W

X

Y